口腔固定修复工艺学

第 2 版

主　编　于海洋

副主编　岳　莉

编　委　Louis Chow　黄嘉谋

编　者（按姓氏拼音排序）

董　博　黄嘉谋　江　山　李俊颖

任　薇　孙　珍　杨兴强　于海洋

岳　莉　赵文双　郑力维　朱晓华

人民卫生出版社

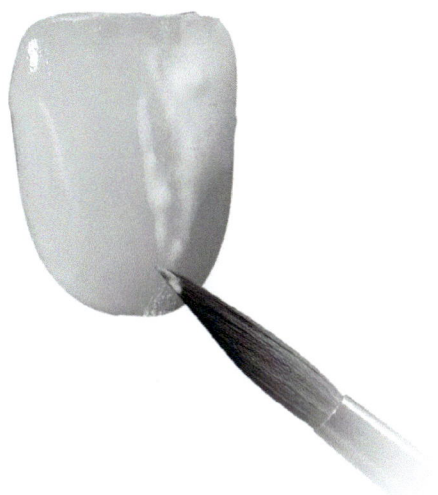

图书在版编目（CIP）数据

口腔固定修复工艺学/于海洋主编 . —2 版 . —北京：人民卫生出版社，2014

ISBN 978-7-117-18725-1

Ⅰ. ①口… Ⅱ. ①于… Ⅲ. ①口腔科学 – 矫形外科学 Ⅳ. ①R783

中国版本图书馆 CIP 数据核字（2014）第 040822 号

| 人卫社官网 | www.pmph.com | 出版物查询，在线购书 |
| 人卫医学网 | www.ipmph.com | 医学考试辅导，医学数据库服务，医学教育资源，大众健康资讯 |

口腔固定修复工艺学
第 2 版

主　　编：于海洋
出版发行：人民卫生出版社（中继线 010-59780011）
地　　址：北京市朝阳区潘家园南里 19 号
邮　　编：100021
E - mail：pmph @ pmph.com
购书热线：010-59787592　010-59787584　010-65264830
印　　刷：北京建宏印刷有限公司
经　　销：新华书店
开　　本：889×1194　1/16　印张：21
字　　数：665 千字
版　　次：2006 年 12 月第 1 版　　2014 年 5 月第 2 版
　　　　　2023 年 7 月第 2 版第 3 次印刷（总第 4 次印刷）
标准书号：ISBN 978-7-117-18725-1/R·18726
定　　价：198.00 元

打击盗版举报电话：010-59787491　E-mail：WQ @ pmph.com
（凡属印装质量问题请与本社市场营销中心联系退换）

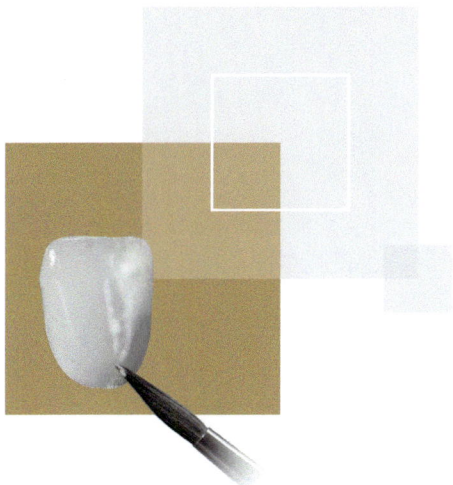

主 编 简 介

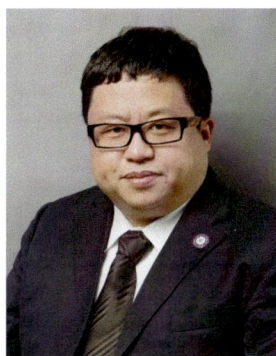

　　于海洋教授,现任四川大学华西口腔医学院副院长,博士生导师,四川省有突出贡献的优秀专家、省卫生厅有突出贡献中青年专家、教育部新世纪优秀人才及全国宝钢优秀教师,我国口腔修复学及修复工艺学领域的知名专家。任中华口腔医学会修复工艺专委会副主任委员、教育专委会副主任委员及修复专委会常委,四川省口腔医学会口腔修复专委会主任委员,教育部口腔医学教学指导委员会秘书长。主持了全国首招口腔修复工艺学(口腔医学技术)专业的本科及硕士博士的教育教学工作,提出的教育模式、编写的教材及开展的国际交流等对我国修复工艺学教育的发展做出了贡献;对学科的发展有很深的理解和跨临床、工艺的管理经历。在美学修复设计、仿真制作、美观卡环、义齿标准、义齿生产质量管理等领域有不少创新工作。主笔起草过修复工、定制式固定义齿、定制式活动义齿等多项国家及行业标准。主持国家及省部级项目20余项,发表论文百余篇;获国家发明专利9项;主编出版专著7部。

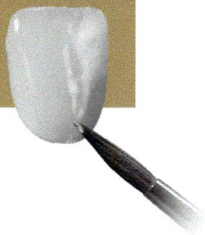

口腔修复工艺学是以口腔临床医学、口腔材料学、口腔生物力学、口腔解剖生理学、心理学、精密铸造与加工、模具、材料成型技术、色彩学和雕塑学等为基础,研究各类口腔修复体的设计、加工、制作和修补等工艺技术的学科。口腔修复工艺学与其他理工、艺术及工商等学科的关系十分密切,具有多学科交叉的学科特色,代表了今后口腔医学的发展方向。

随着现代口腔医学的进步,我国口腔修复工艺学也得到了快速发展。但与国外发达国家相比,无论在学科建设,还是制作工艺技术上都存在一定的差距。另一方面,与其他兄弟口腔学科相比,我国口腔修复工艺学的发展速度和现状都不尽如人意。为了改变这种历史现状,大力发展我国口腔修复工艺学的高等教育是我们的必由之路。在口腔修复工艺学学科建设的各项内容中,师资和教材是我们必须花力气尽快解决的瓶颈问题,否则将严重影响今后我国口腔修复工艺学教育向更高层次上发展。

为了改变这种现状,我院于2004年成立了口腔修复工艺学教研室,2005年在全国首招了口腔修复工艺学(理学)本科专业。作为配套的教材建设,在华西口腔百年院庆到来之际,由我院于海洋教授牵头,组织编写了这套理论和技能并重的口腔修复工艺学教材,主要用于今后的本科教学,本书是该套教材的第一本。于海洋教授是我院口腔修复工艺学科的学术带头人,具有多年口腔修复临床经验,同时又乐于解决口腔修复工艺学所面临的问题,相信这两种背景的整合有利于今后口腔修复工艺学学科建设的成功。

本书图文并茂,文字精炼,实用性强,对各级技师、医师及学生都是一本非常值得一读的书籍。

中华口腔医学会牙体牙髓病学专业委员会主任委员

华西口腔医学院院长

博士生导师　周学东教授

2006 年 6 月

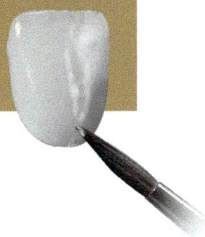

口腔修复工艺学作为一门新兴的学科,在我国起步晚,发展水平相对滞后。与发达国家相比,在制作工艺和人才培养方面存在相当大的差距。近年来,随着该学科的职业、中专、大专及本科教育的开展,技师人才的短缺有了一定程度的缓解,但修复工艺学的教学水平有待提高。尤其是教材匮乏,高质量的工艺学教材更是极其稀缺。

本书是华西口腔自 2005 年首次全国招收修复工艺学本科专业(理学)之后,推出的口腔修复工艺学系列教材的第一本书。全书共分十六章节,涵盖了固定修复工艺学的经典内容和当今的最新技术,尤其是有关仿真制作、质量管理和质量检验等章节,更是本书的一大亮点。书中图文并茂,着重从技师操作的角度对各种工艺流程进行了详尽的介绍,易于理解和掌握。

本书的主编于海洋教授是华西口腔修复工艺学的学术带头人,同时也有丰富的口腔修复临床经验。近年来,他主持华西口腔修复工艺学教研室和制作中心的各项工作,积累了大量的国内外资料,也获得了不少宝贵的实践经验,使他能够对口腔修复和修复工艺学科具有整体的驾驭能力。而编委中吴景轮主任技师和周敏副主任技师曾先后担任中华口腔医学会口腔修复工艺学专业委员会主任委员,对专业认识深刻。编委 Louis 是加拿大资深的注册技师,熟知北美修复工艺学的教育体系。编委朱智敏教授是华西口腔修复学的学术带头人。而主要编者是华西修复制作中心的资深技师,具有丰富的工艺操作实战经验,所有的这些都使得本书理论与实践并重,中西合璧,具有较强的科学性,极强的实用性和可读性。

随着口腔修复工艺技术的进步,以及人民群众对美观要求的日益增高,固定修复在口腔修复临床中的应用日益广泛,固定修复工艺也成为整个修复工艺技术中最重要的部分和口腔技师们热衷学习的关键内容。鉴于本书对技师操作具有重要的指导价值,在此推荐本书为口腔修复工艺专业的首选教材和参考书。同时,本书对于口腔专业的学生、研究生以及各级医师也是一本必不可少的参考书。

作为一名口腔修复专业医师,我非常愿意看到修复工艺专业也能齐头并进,与修复学一起为我国口腔医学的发展共同努力。祝愿华西口腔修复工艺学学科建设取得更大的成绩,也祝愿我国的口腔修复工艺学早日步入国际先进水平。

中华口腔医学会口腔修复学专业委员会主任委员

博士生导师　巢永烈教授

2006 年 6 月

再版

前言

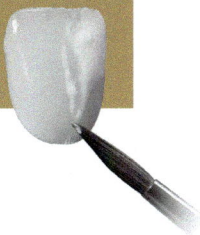

8 年前出版第 1 版时我写道:"当我们还未尊重这个学科的时候,我们同样也不会正视这个学科的科学规律,自然谁也不会从中受益。但愿今后口腔修复工艺学的自立成熟能给未来口腔医学,尤其是口腔修复临床和教育注入新的活力。"如今口腔修复工艺学(口腔医学技术)本科已有近十家,大专已有近百家! 可喜可贺! 尽管口腔修复工艺学(口腔医学技术)的学科地位并没有实质性的提升,毕业后就业情况评价良莠不齐,但其教育的重要性已经逐渐被大家重视了,目前学科重点是在如何提升教育质量。我们学院还在 2009 年始开设了口腔修复工艺学的研究生教育,博士、硕士毕业生相继奔赴学院、企业工作一线,深受好评。

口腔修复工艺技术本身也有了很多进步,各种 CAD/CAM 技术应用到义齿设计制作的许多环节,性能更强,表现更好,对口腔修复学、种植学等的发展起到了重要推动作用,已经成为数字化口腔医学的重要部分。

行业企业的发展经历了二十几年的大浪淘沙,涌现了一大批优秀的各具特色的义齿生产技术企业,部分企业享誉国际,为我国口腔修复工艺(口腔医学技术)的发展提供了很好的舞台和机遇。

因此,再版是必需的! 此次再版工作主要由修复工艺学教研室主任岳莉负责,除修订了原来的保留内容外,还与时俱进地增加了新的内容:CAD/CAM 的新技术、瓷美学仿真

9

制作等,郑力维博士、李俊颖硕士等几名在读的研究生也参与了这项工作,一并表示感谢!特别感谢登士柏(亚洲)的黄嘉谋老师(KM)这么多年来对我一贯的支持与帮助!

Louis、赵文双、江山等编委好几年都未见面了,十分想念!上一版年轻的秘书孙珍已经是一对可爱龙凤胎的父亲了!希望有下一次"缘"让我们再合作!

于海洋

2013 年 12 月 18 日于华西坝

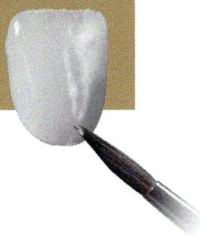

近年来我国口腔修复学得到了快速的发展，各个层次的人才培养也十分火爆。但与其血缘关系最近的口腔修复工艺学的现状却不容乐观——指责湮没了理解、不满削弱了支持、等待代替了实干；近期又有企业化之声傲视学院工艺学学科建设的倾向。同时随着口腔修复临床技术和修复材料的进步，目前国内口腔修复工艺学的水平已经很难满足医师和患者对各种修复体更高的质量需求，如何尽快发展我国口腔修复工艺学，尤其是学院内的口腔修复工艺学已成为学者们关注的焦点。但无论如何有一点是肯定的：口腔修复临床质量的提高离不开成熟的口腔修复工艺学。因此，口腔修复学和口腔修复工艺学这两个血缘关系最近的学科如何找准自己的定位、协调步调双赢发展已经成为当今最重要的口腔学科关系问题。

如何走好中国的口腔修复工艺学之路的确令人烦恼。一连串的问题摆在我们面前：合格的义齿工厂必须是外来的吗？国人的聪明才智只能展现在"全盘西化"上吗？学院内制作中心的企业化尝试能代替学科建设吗？购进一大堆高质量的进口设备能真正解决我们的问题吗？为什么以能工巧匠著称于世的国人中还未出现一批大师级的口腔技师？

我想所有的问题都集中在一个"人"字上面。如何从专业上改造人是教育的问题，如何发挥人才的作用又是个管理问题。一个是技术层面的问题，一个是非技术层面的问题。这两个方面的问题在实战中解决的效果，直接决定了口腔修复工艺学的现在与未来。

我国口腔修复工艺学的教育虽历经磨难，但也正因为承载了太多的历史希望而必须负重前行。如果以本科教育作为学科成熟标志的话,在现代口腔医学诞生九十几年之后,我国的口腔修复工艺学才蹒跚迈出重要的一步,成为一个独立的学科。史鉴使人明智,当我们还未尊重这个学科的时候,我们同样也不会正视这个学科的科学规律,自然谁也不会从中受益。但愿今后口腔修复工艺学的自立成熟能给未来口腔医学,尤其是口腔修复临床和教育注入新的活力。

在过去的十几年中,第四军医大学口腔医学院、四川大学华西口腔医学院等院校和一些个人相继出版过有关口腔修复工艺学的教材或专著。但总体来说,有关实用的、新的口腔修复工艺技术的教材仍显匮乏。迄今为止还没有口腔修复工艺学的全国高等教育统编教材,尤其是具有自主知识产权、图文并茂的新版图书更是寥寥无几。因此,我们考虑到口腔修复工艺学本科的教学需求,在学习和借鉴国内外教育经验的基础上,编写一套适合国情的口腔修复工艺学教材成为必须完成的首要任务。

第四军医大学的吴景轮主任技师德高望重,为我国口腔修复工艺学的发展殚精竭虑,毫无保留地为本书提了不少宝贵建议,使我十分感动。我的朋友加拿大VCC的Louis Chow技师把自己十几年在西方的口腔修复工艺学的教学和制作经验体会无偿地传授给我们教研室的老师,并对本书的内容安排、国外资料的选择和购买等做了许多令人尊敬的工作。口腔修复工艺学现任主任委员周敏教授和华西口腔医学院的朱智敏教授对本书的内容安排、图示选择也倾注了不少心血。可以说没有编委们的认真工作,就没有此书的今天。

作为人民卫生出版社出版发行的口腔修复工艺学系列的第一本书,全书共分十六章,合计近三十余万字,插图近千幅,以实战工艺流程为主线,系统详实地阐述了常见的口腔固定修复工艺技术,其中"第一章口腔修复工艺学概述"和"第十五章定制式义齿的质量管理理论"虽不是口腔固定修复工艺学这本书所独有,但因固定修复工艺学为此套书的第一本,故将其放于此。全瓷修复工艺技术日益成熟,全瓷修复已成为临床的新宠,本书的"第十一章瓷沉积技术和第十二章仿真制作"由目前国内比较擅长仿真制作的北京易和佳技术咨询中心的江山技师撰写,可以预见今后将是仿真制作的天下。从2002年起按照我国相应的法律法规,我们所熟知的义齿多了一个法定属性——定制式义齿(医疗器械Ⅱ类),因此,从业者应尽快熟悉相应的法律法规,各制作中心(厂)必须依法生产和销售。同时各义齿制作中心内部也必须依法建立相应的质量体系。尽管学术界和产业界对此的看法不一,但法不容情。因此,我专门设计了两个章节的内容以方便读者探讨其中的利弊:"第十五章定制式义齿的质量管理理论"由德国海德堡大学医学生物统计和医学信息学院的赵文双博士撰写;"第十六章义齿制作过程中的质量检验"由我们制作中心的老师根据实践撰写而成,尽管学术气不重,但适合于生产实战,十分宝贵。同时,由于口腔材料和工艺技术的更新,出现了大量的新口腔修复工艺学专业术语,我们首次单独对这些英文专业术语做了汇总,以便今后口腔修复工艺学同行们讨论更正。

尽管我们的专业水平有限,愿我们奋力的笔耕能够在今后我国口腔修复工艺学高等教育中收获一点希望。并真心希望得到全国同行们的批评与指正。

衷心感谢登士柏公司在华西口腔修复工艺学学科建设中给予了我们长久的支持和帮助。尤其是要感谢 Albert、KM、Adward 等对本书有关章节标本的精心制作和专业拍摄。感谢我们制作中心的何大庆、岳莉、张晓蓉、牛光珠等几位技师对有关章节标本的精心制作。感谢四川省蓝地广告公司对本书示意图的专业制作。

衷心感谢华西口腔修复工艺学教研室的全体师生在口腔修复工艺学学科建设中所体现的团队精神和奋发向上的工作热情。

衷心感谢我的研究生孙珍(本书的秘书)、高姗姗、权慧欣、江帆等在此书编写过程中承担的许多默默无闻的文稿汇总整理文字、图片图示的校对及部分标本的拍摄工作。

最后我还要感谢我的老师杜传诗教授和巢永烈教授多年来给我的鼓励和无私帮助,更要感谢华西口腔医学院周学东教授领导的"华西团队"对口腔修复工艺学学科建设的鼎力支持与真心帮助。

谨以此书献给我的母校华西口腔医学院一百周年华诞!

于海洋

2005 年 12 月 31 日于华西坝

目录

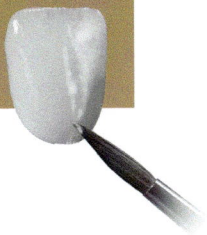

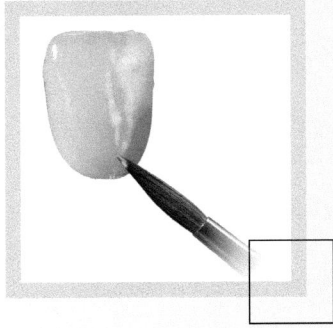

第一章

口腔修复工艺学概述

　　口腔修复工艺学是口腔医学的一个重要分支,它是一门以满足口腔临床需求为前提,以口腔临床医学、口腔材料学、口腔生物力学、口腔解剖生理学、心理学、精密铸造与加工、模具、材料成型技术、色彩学和雕塑学等为基础,研究各类口腔修复体的设计、加工、制作和修补等工艺技术的学科。如果以本科教育作为学科成熟的标志,口腔修复工艺学从 1912 年我国现代口腔医学诞生开始,走过了漫长的九十多年(2005年华西口腔医学院全国首招口腔修复工艺学 4 年制本科,理学学士)的艰辛发展历程,才在本科大学成为一个独立的学科。史鉴使人明智,当我们还未尊重这个学科的时候,我们同样也不会正视这个学科的科学规律,自然谁也不会从中受益。但愿今后口腔修复工艺学的成熟能给未来口腔医学,尤其是口腔修复学的医、教、研注入新的活力。

　　根据口腔修复工艺的工作对象,该学科又可细分为固定修复工艺学、活动修复工艺学、种植和附着体制作工艺学及活动矫治器制作工艺学等几个部分。本章对我国口腔修复工艺学的历史、现状以及未来的发展加以阐述。

第一节　口腔修复工艺学的发展历史

　　早在公元前 7000 年左右的旧石器时代,人类就开始把黏土或者泥土和矿物的混合物塑成一定的形状,通过焙烧,制作成酒杯、水罐或动物等各种实用品或艺术制品,但其表面粗糙多孔,易被水渗透。随着技术的进步,人类后来又逐渐学会了制作外表光滑致密的瓷器。公元前 1000 年左右的商代(早在西方掌握制瓷技术之前一千多年),我国已能制造出相当精美的瓷器。通常把胎体没有致密烧结的黏土等制品统称为"陶器";其中把烧结温度较高,烧结程度较好的那一部分称为"硬陶"(约公元前 2000 年),把施釉的一种称为"釉陶"(公元前 200 年的汉朝)。与其相对,我们把经过高温烧制、胎体烧结程度较为致密、釉色品质优良的黏土等制品称为"瓷器"。我国的瓷器具有玻璃化、透明、坚硬的优点,兼具美观和功能的需要,得到了广泛的应用和传播。直到 17 世纪欧洲人才掌握了类似的制作技术。

　　在国外,Pierre Fauchard 等人于 18 世纪后半叶开始把陶瓷引入到牙科领域。18 世纪末期,在铂箔基底上烧结的全瓷甲冠开始用于口腔临床。20 世纪 50 年代中期,具有与牙科铸造合金的热膨胀系数接近的牙科陶瓷问世了,50 年代末期,相对成熟的金瓷修复材料和制作技术开始应用于口腔修复临床。

　　而在我国,口腔修复工艺具有更悠久的历史。早在唐宋年间,人们就开始进行缺牙后的口腔修复职业活动,制作义齿技术也被认为是我国口腔医学的四大发明之一。例如,12 世纪宋代诗人陆放翁诗中证实中国有补堕齿者;并有文献证实宋代陈士生为有案可考的第一人;18 世纪梁氏《白士集》记载,当时市肆已有"镶牙如生"的补齿铺。这些都证明了当时口腔修复工艺技术的存在。19 世纪 80 年代,随着西方镶牙术传入我国,有人开始使用硬化橡胶作为基托材料加工义齿。20 世纪 40 年代末期,人们开始采用丙烯酸制作塑胶义齿。

　　提起我国口腔修复工艺学学科的发展,我们不得不提起"华西"。提起华西更不能不提起最早从事修

1

复体制作的前辈——邓真明老师。据说邓真明老师是学临床的,在求学期间英语水平较好,能自如地与"中国牙医之父"加拿大人林则博士进行交流。林则博士于1912年让邓真明和刘仲儒二人在牙症医院学习口腔修复工艺学的相关内容,逐步培养他们专门从事义齿制作。同年,在成都四圣祠牙症医院正式建立口腔修复制作室,引进了电弧熔金技术,专业开展义齿制作工作。三年后,邓真明老师因为成绩突出,毕业后正式留在了华西修复制作室工作。

1913年林则又招收了6名学生,这是中国第一期正式的口腔修复工艺学技师班,为两年制的口腔修复工艺学培训班。学生晚上在夜校学习协和教育学校的课程,白天上实验室和临床的课程。两年学习完成后,一部分学生进入全日制班继续学习,成为专业培训过的医术精湛的牙医;另外一些学生在牙症医院当牙医助手、牙科技师或修复示范教师。

华西口腔医院从诞生之日起就以优良的医疗诊治技术为中外人士所称誉,不断有各界名流来此就医。1949年,蒋介石离开大陆前来华西口腔医院做了最后一副全口义齿,当时由吉士道医师进行临床操作,技工制作方面则由邓真明老师来完成,仅义齿的打磨抛光就花了两个多小时,义齿制作得十分精美。蒋介石对制作的义齿非常满意,之后邀请有关人员来到北校场进行款待,以表示感谢。成都解放后的第二天,贺龙就来到华西医院就诊,当时做了一副即刻义齿,贺龙对制作的义齿非常满意,以后又多次来华西口腔医院制作可摘局部义齿。贺龙对华西口腔医院的信任和支持更表现在国家的经济困难时期,他为华西医院的发展争取了大量的中央资金,使当时华西口腔医学院及口腔医院的发展一直保持在全国的领先水平。

但是总体来说,1949年以前及建国初期,义齿加工只是作为牙医的附属工作,专业的口腔修复工艺人才奇缺,因而很难作为一门独立的学科取得很好的发展。同时,修复工艺的器械设备陈旧,技术落后,所用的修复材料性能不高。直至70年代,除少数大的口腔医学系和口腔医院为了自身的需要,举办过短期的口腔技术员训练班外,中国口腔界没有培养修复技师的学校,更没有统编的口腔修复工艺学教材。口腔修复技师主要靠师傅带徒弟的方式培养,而修复工艺的业务范围也很局限。

80年代以后,我国相继开展了培养口腔技士的中等专业教育、修复技师的高等专科教育及本科教育,口腔修复工艺学初步作为一门学科得到了一定的发展。建国后的口腔修复工艺学的发展可划分为早期发展、快速发展和成熟预备期三个阶段,即20世纪50~70年代为早期阶段,80~90年代为快速发展阶段,2000年至今为成熟预备阶段。

一、口腔修复工艺学的早期发展阶段

(一)早期发展阶段的修复工艺技术

20世纪50~70年代,我国口腔修复体制作部门主要集中于国内的少数几家大型综合性医院的口腔修复科,统称为"制作室",主要任务是根据临床医师设计完成的模型制作义齿。但囿于当时的口腔修复制作技术,制作室只能开展一些最基本、最简单的活动义齿和固定义齿的制作。许多技师得不到正规的教育,技师的从业人员有部队转业过来的,也有护士中愿意从事该职业并跟师学习修复体制作技术的人员(图1-1)。一般一个单位仅有2~3人,而且具体工作时临床修复科医师与技师之间的分工也不是十分明确。修复体的工艺制作过程很多都是由修复医师来完成,有时医师因某些原因不能到诊断室或工作繁忙时,也请技师到诊断室去协助完成一些临床工作。

20世纪50年代中期,活动义齿的主要组成为不锈钢卡环、塑料基托和塑胶牙。固定义齿根据修复材料分为金属固定义齿(锤造冠和铸造冠桥)和塑胶固定义齿两种。70年代末期至80年代中期,铸造支架技术等各种新的活动义齿制作技术陆续进入普及阶段,活动义齿的各种制作工艺在这一阶段基本成型。同时,复合树脂材料和烤瓷技术进入固定义齿修复领域。烤瓷修复技术以诸多优势全面替代了传统的锤造冠的和塑料冠桥技术,成为近代固定义齿修复中最成熟的制作技术。

(二)早期发展阶段的口腔修复工艺专业教育

建国初期,我国口腔修复工艺理论知识几乎为零,制作技术也十分落后,从业人员基本上是以跟师学徒模式进行培养的。此时制作室的从业人员文化素质普遍较低,技工的口腔修复工艺理论知识几乎为零,同时制作室的业务范围也很局限,最初制作室开展的业务只有活动义齿的装盒、充胶、打磨、铸造、焊接等。

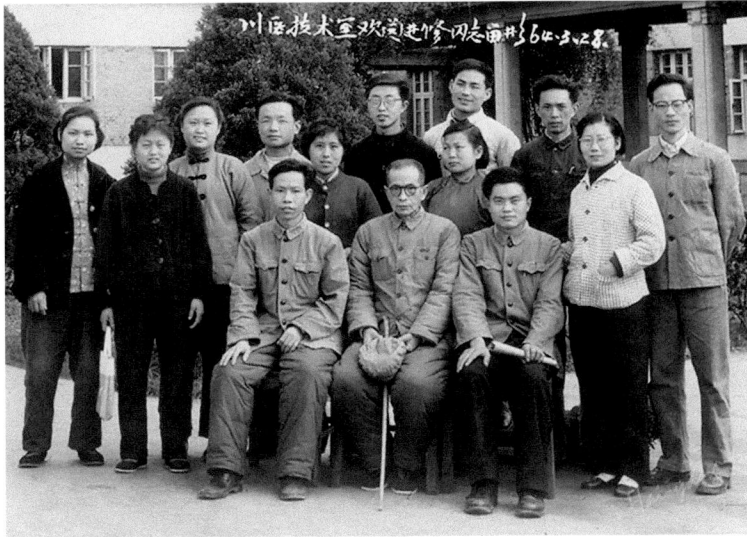

图 1-1　1964 年原华西医科大学培养的一批技师留影
（居中为邓真明老师，华西口腔修复工艺学的创始人，林则博士的学生）（照片由牛开源提供）

70 年代中期，我国创办了口腔中等专业教育，培养了大批口腔修复制作技术专业人员，提高了从业人员的专业知识和技能，改变了旧式师带徒的人员培养方式。同时这批人员在后来的学科发展和生产中发挥了重要的作用。但是，当时基本没有关于修复制作工艺理论的专业书籍，中等专业教育也没有统一的教材。

二、口腔修复工艺学的快速发展阶段

20 世纪 80~90 年代末，随着口腔修复理论的进步以及材料、设备、技术的不断更新，口腔修复工艺学进入了快速发展时期（图 1-2、图 1-3）。这 10 年，无论是从修复材料的开发、牙科陶瓷颜色的匹配性研究、

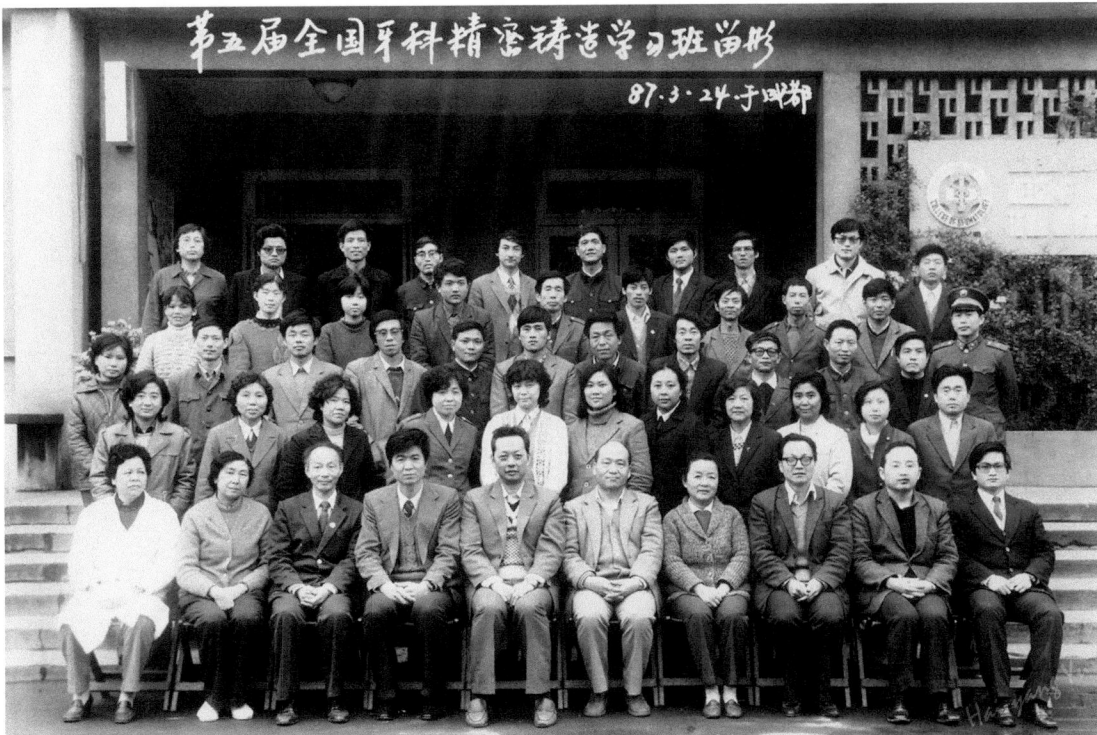

图 1-2　1987 年全国牙科精密铸造学习班留影（照片由牛开源提供）

复合树脂在口腔医学的应用学术交流会 1987.5. 于西安第四军医大学口腔医院

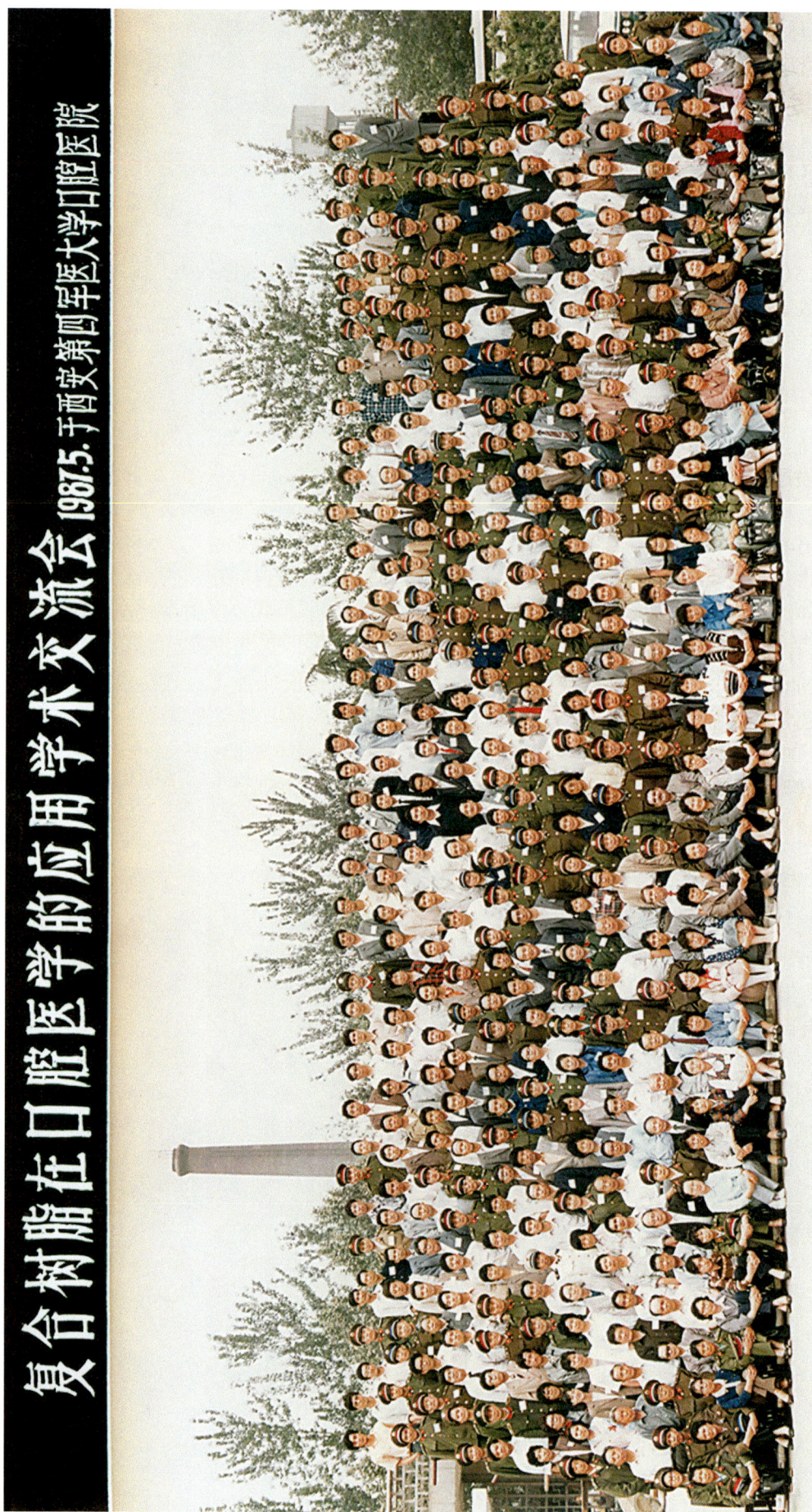

图 1-3　1987 年复合树脂在口腔医学应用的学术交流大会（照片由周敏提供）

力学研究、修复体适合性研究,还是制作工艺方面的研究,均表明了我国的口腔修复工艺水平已由经验型上升为技术理论型。

(一)快速发展阶段的口腔修复工艺技术

随着瓷修复(烤瓷、全瓷、瓷贴面)、钛铸造、附着体、种植等新技术的完善,口腔修复工艺技术已不仅仅是简单的活动义齿和固定义齿修复体的制作,适合临床各种需求的仿真制作技术也在逐步推广。与此同时,口腔修复工艺技术人才队伍也在逐步的发展和壮大,技术人员在专业上越来越细,通过分工合作,制作质量不断提高。

自20世纪90年代中期开始,随着社会需求的增大,原来的口腔义齿制作模式已经不能完成众多口腔医院对义齿的数量和质量的需求,一种类似企业化模式的"制作中心"应运而生。制作中心作为一个独立的经济实体,它的主要工作模式已不再是由一名技师去独立完成整个修复体的工艺制作,而是将制作工艺流程优化为若干个环节,每个环节由专人来负责完成。此种模式缩短了修复体的制作时间,提高了修复体的质量。同时,一些民营大中型加工企业对海外口腔修复体的加工业务,客观上也促进了国内修复体整体制作水平的提高。

(二)快速发展阶段的口腔修复工艺专业教育

在90年代,国外先进的口腔修复工艺技术通过各种渠道进入我国并逐步得到普及,例如全瓷、附着体、钛支架、CAD-CAM等工艺技术。为适应日新月异的口腔修复制作技术的发展需要,各口腔医学院校相继开设了口腔修复工艺学课程,部分学校还开设了口腔工艺技术(口腔修复工艺)专科教育,为口腔修复制作技术培养了业务骨干,壮大了技师队伍。至此,我国口腔修复工艺学初步成为具有一定专业理论,融合多学科知识,具有独立发展潜力的学科。

在此历史阶段,在中华口腔医学会的领导下,1998年10月口腔修复工艺学专业委员会的成立,标志着口腔修复工艺学有了自己的专业学术组织。口腔修复工艺学专业委员会成立至今,举办了13届专业年会和10多届全国修复新技术继续教育学习班,对口腔修复工艺技术的普及和发展起到了一定的推动作用。但是,口腔修复工艺学本身的学术地位不高,影响力不大,职业技师的专业水平不高,从属于口腔修复学的痕迹明显。

三、口腔修复工艺学成熟预备阶段

2000年至今,随着高新科学技术的应用和对外交流的急剧增多,以及中国制造义齿在国外中低市场的不俗表现,所产义齿具有类别齐全、价格低等特点,使我国口腔修复工艺学产业获得了前所未有的发展。与此适应,2005年诞生了口腔修复工艺学的本科专业教育(理学)。这里我们说"成熟预备阶段"而不是"成熟阶段"是因为目前我国口腔修复工艺学的学科地位不高,实战中工艺水平、产品质量、产值与利润不高,但上升空间大。

(一)成熟预备阶段的口腔修复工艺技术

随着社会的发展、学科的进步和人们生活质量的不断提高,口腔修复体已从简单实用型转变为舒适美观实用型,新的修复观念带动了口腔修复工艺技术也朝着这一方向发展。目前,烤瓷修复技术已得到广泛应用,已从高等院校、省市专科医院普及到地县、社区医疗机构及个体诊所。

据不完全统计,在口腔专科医院中烤瓷修复体已占冠桥修复体中80%以上,但所采用的金属大多数为贱金属。贱金属烤瓷的颈缘变色、金属元素的毒性等问题尚未得到解决,而目前主要解决办法是采用贵金属烤瓷合金或全瓷修复体。贵金属烤瓷修复体以优良的综合性能打破了以贱金属烤瓷修复体为主体的格局,全瓷修复体因具有优良的生物相容性、耐腐蚀性、耐磨损性及仿真效果好等优点,越来越受到人们的关注。而高强度、高韧性的牙科陶瓷材料、CAD-CAM全瓷冠桥、附着体和种植工艺技术等,将是21世纪口腔修复制作工艺的重要发展方向。

(二)成熟预备阶段的口腔工艺学专业教育

在口腔修复工艺学成熟预备阶段,我国口腔修复工艺学存在高等教育滞后和从业人员工作态度被动两大特点。高等教育滞后,主要是指迄今为止我国尚无受过专业高等教育的口腔修复工艺技术从业人员,现有从业人员的理论和技术水平相对较低。被动主要是指口腔修复工艺学的重要的新理论和新技术,大多是由不制作义齿的医师推动的,而不是由制作义齿的技师提出。因此,化滞后为先进、变被动为主动,尽快发展口腔修复工艺学高等教育,提高从业人员的理论和专业技术水平,使其具备可持续发展的能力才是解决一切问题的关键。

针对上述情况,四川大学华西口腔医学院、北京大学口腔医学院等积极申报了口腔修复工艺学四年制本科专业教育(理学学位)并获得批准。四川大学华西口腔医学院(2005年,理学学位)和大连医科大学口腔医学院(医学学位)在全国招收口腔修复工艺学四/五年制本科生的举措,标志着中国口腔修复工艺学的高等教育体系的初步形成,必将对今后口腔修复工艺学的发展产生深远的影响。如今据不完全统计,本科已近十家,专科近百家,可喜可贺!

第二节　口腔修复工艺学的现状和不足

说到我国口腔修复工艺学的现状和不足,不能不说一下它与口腔修复学的关系演绎过程。在口腔医学各学科中,没有哪两个学科具有如此紧密的血缘关系。根据前文的叙述,我们画出了二者的关系进化图(图1-4),在二者对立统一的相互关系中有许多问题值得深思。应该说没有成熟的口腔修复工艺学理论和可靠的生产工艺技术,就不可能满足医师和患者日益增高的对修复体质量的要求。如何尽快提升口腔修复工艺学与口腔修复学的关系层次,是目前摆在我们面前的现实问题。

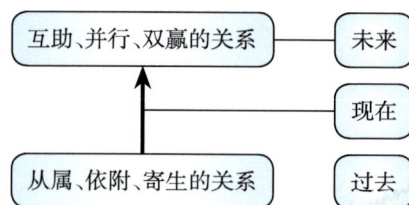

图1-4　口腔修复工艺学与口腔修复学的关系演绎图

尽管新中国成立以来尤其是80年代以来口腔修复工艺学得到了一定的发展,但是仍存在诸多的不足,还不能真正算作一门独立成熟的学科。具体表现如下:

(一)从业人员整体素质较低,结构层次不合理

目前从业人员的专业最高学历仅为大专,以中等学历的毕业生为主,还有大量的无学历学徒工;专业职称则以初级为主,中高级较少,还有大量无专业资格的从业人员(目前口腔修复工的国家职业标准等还在审定之中,2006年实施)。因此,与口腔临床医学相比,口腔修复工艺学从业人员无论是整体素质,还是组成结构,都有相当大的差距。

(二)学科基础差、学术和教育水平低

据不完全统计,口腔修复工艺学的相关文章数量和质量都远低于其他口腔临床医学学科(表1-1、1-2)。学科发展极不平衡,学术研究集中于国内几大口腔院校。研究人员也多为口腔修复医师或研究生,说明其学科基础较差,对口腔临床学科的依赖性较强,自主创新和自我发展能力较低。

而口腔工艺技术的学术交流常常以商业公司类似"王婆卖瓜"性质的产品介绍为主,专业学术会议较少。作为一门高等教育学科,虽然具备了初步的高等教育体系和专业组织,但是还没有自己的专业期刊,学术水平较低。

表1-1　2003年、2004年、2005年已公开发表的口腔修复工艺学中文文章数量一览表

篇/%	固定修复 (Fixed)	活动修复 (Removable)	全口义齿 (Complete)	种植义齿 (Implant)	附着体 (Attachments)	正畸 (Orthodontics)	合计 (篇)
2003年	44/44.4%	18/18.2%	17/17.2%	7/7.1%	9/9.1%	4/4.0%	99
2004年	51/33.6%	32/21.0%	29/19.1%	14/9.2%	12/7.9%	14/9.2%	152
2005年	59/30.7%	46/24.0%	19/9.9%	21/10.9%	20/10.4%	27/14.1%	192
合计(篇)	164	96	65	42	41	45	443

注:共计443篇文章,有2篇同时在固定、活动及附着体三类中计;2篇同时在全口和种植两类中计;1篇同时在全口和附着体两类中计

表 1-2　2006 年至 2013 年已公开发表的口腔修复工艺学中文文章数量一览表

篇 /%	固定修复（Fixed）	活动修复（Removable）	全口义齿（Complete）	种植义齿（Implant）	附着体（Attachments）	正畸（Orthodontics）	合计（篇）
2006 年	40/34.8%	19/16.5%	16/13.9%	3/2.6%	26/22.6%	11/9.6%	115
2007 年	61/43.6%	18/12.9%	17/12.1%	3/2.1%	16/11.4%	25/17.9%	140
2008 年	71/46.4%	23/15.0%	20/13.1%	2/1.3%	20/13.1%	17/11.1%	153
2009 年	90/42.9%	20/9.5%	43/20.5%	9/4.3%	16/7.6%	32/15.2%	210
2010 年	92/43.8%	22/10.5%	41/19.5%	7/3.3%	19/9.1%	29/13.8%	210
2011 年	96/44.7%	24/11.1%	40/18.6%	14/6.5%	12/5.6%	29/13.5%	215
2012 年	77/40.1%	21/10.9%	43/22.4%	10/5.2%	18/9.4%	23/12.0%	192
2013 年	65/44.5%	11/7.5%	30/20.6%	7/4.8%	14/9.6%	19/13.0%	146
合计（篇）	592	158	250	55	141	185	1381

我国口腔修复工艺学高等教育平均水平较低,生源质量不高,目前仅有四川大学华西口腔医学院和大连医科大学口腔医学院等设置了口腔修复工艺学的本科专业,暂无全国统编教材。在教学实践中主要问题表现在"听得多,练得少","基本操作和基础知识差"。而且也缺乏规范的实习基地和大师级的技能操作指导老师。由于办学经费不足,教育办学收费等敏感问题近期无法解决,学生在校学习期间的讲习比不尽合理,各项基本技能训练不够,操作能力较差,教育培训的效果与生产实际需求严重脱节。对于从业人员的职业培训和继续教育也开展得不够。

（三）技术认证和管理体系不健全

美国早在 1958 年就进行了口腔技师的资格认证,1978 年通过了现行的牙科制作室认证标准,并成立了全国牙科制作协会和牙科技工技术认证委员会。要取得资格认证,技师不仅要具有两年以上的口腔修复工艺学(牙科技术)学历,还要通过严格的笔试和技能测试。此外,取得资格认证并不是一劳永逸,要继续持有资格证书,每年都必须有至少 10 小时的继续教育记录,还包括感染控制的学习。牙科制作室的认证除了要求其技师认证外,还包括相关设备的卫生、安全和维护,以及对感染控制的培训和操作。认证资格也必须每年审定。

相比之下,我国口腔修复工的职业资格认证才刚刚开展,目前多数从业技师尚未取得认证资格,这与我国的认证制度起步晚、从业人员整体素质低有关。而且对技师的继续教育和职业培训方面要求较低。对于专业职称的认证,目前沿用的是类似于医学的分级,由于行业的特殊性,这一分级并不适合口腔修复技师人员。2005 年 9 月由卫生部、劳动部和中华口腔医学会发起并起草了口腔修复工标准。2006 年 3 月又经过了一定的修订,该标准以当前生产工艺流程点为职业功能单位,分级相对合理,培训和考评的可操作性强,实施后必将对中国口腔修复工艺学的发展产生深远的影响。

同时,实践中也必须高度重视口腔修复工的职业培训和考评的大纲及教材的规范建设、培训指导站的设立以及培训员和考评员的培训和认证等工作。通过申请、考查及验证合格后再批准。杜绝以谋利为目的,假借培训之名,行敛财之实的所谓"培训"。此种以"证"卖钱的现象如不及时制止,今后对口腔修复工艺学从业人员的培训、考评和认证将流于形式。

另一方面,义齿作为Ⅱ类医疗器械,对现有定制式义齿企业实施的生产许可和产品注册等规范管理工作有待进一步完善。有些地区的管理部门对定制式义齿企业的管理很严,产品注册的评审很难;而有些地区又很容易拿到。同时,由于主管部门对该行业的学习和认识不足,稽查管理不到位,导致"违法成本"太低,致使义齿加工企业陷入价格恶性竞争的怪圈。因此,应学习借鉴国外经验,尽快成立行业协会,统一管理,推行行业自律,重视从业人员的技术认证和生产材料的注册管理,改变目前义齿加工企业多层管理或管理不到位的现状,才能更好地促使义齿加工企业朝着规范化的方向发展。

综上所述,可以认为目前我国口腔修复工艺学的学科地位较低,学术水平不高,学科发展不平衡,行业管理混乱,自律性差。这种现状不仅会阻碍口腔修复学的发展,也无法满足人民群众日益增高的需求。

第三节　我国口腔修复工艺学的发展展望

发展才是硬道理。我们认为我国口腔修复工艺学高等教育的学科建设与发展可从以下五个方面予以考虑：

一、以本科教育为契机，完善口腔修复工艺学的教育模式

本科教育是衡量一所大学的办学水平和综合实力的重要指标，也是实现和提升社会专业需求的重要平台。因此设立口腔修复工艺学本科专业，逐步完善口腔修复工艺学学科建设的各项内容，全面提高其教学水平，完善本科教育体系，是口腔修复工艺学成熟的必由之路。

（一）重视各层次教育的教材建设

在过去的十几年中，第四军医大学口腔医学院、四川大学华西口腔医学院等院校和一些个人相继出版过有关口腔修复工艺学的教材或专著。但总体来说，相关教材仍显匮乏，实用性差。迄今为止还没有全国高等教育的统编教材，尤其是具有自主知识产权的新版图书更是寥寥无几。因此，考虑到口腔修复工艺学本科的教学需求，在学习和借鉴国内外教育经验的基础上，编写一套实用的口腔修复工艺学的教材，成为首要任务。同时，高职高专和职业培训等层次的教材有待规范和提升。

（二）师资培养是关键

目前从事口腔修复工艺学教学的教师主要都是口腔修复临床的医师，口腔修复工艺学教学处于一种"说的不练，练的不说"的尴尬状况，所培养的技师很难适应市场的需求。因此，采取各种途径，培养能够胜任教学实习工作的新一代口腔技师，是该学科稳定发展的基础。

（三）培养方向和定位最重要

我国口腔修复工艺水平与世界先进国家相比，差距不仅表现在新技术的学习和应用上，如种植体和附着体制作技术，而是突出地体现在专业素质和基本功上。专业素质差，集中地体现在"咬合和精度"两方面，比如咬合设计和𬍡架的使用过于简化、修复材料的使用方法太过随意、模型的保护差、代型的精度不高和铸造精度控制不足等。因此，在今后相当长的一段时间内，把我国口腔修复工艺学的培养方向定位于基本理论和基本技术，是提高口腔修复工艺水平的重要途径。

二、突出口腔修复工艺学的手工特点，建立高水平的教学实习基地

手工操作是口腔修复工艺学中的一个重要特点，因此现代化的"手工式或作坊式"的实习基地建设对于口腔修复工艺学发展来说十分重要。而目前实习中对常用的烤瓷、全瓷等实用技术以看为主，无系统的、规范的和全面训练的实习方式，是不可能掌握其制作技法的。

建立高水平的教学实习基地，既要解决好基地的场地、设备等硬件问题，也要解决好技能培训教材、实习耗材等软件的问题。比如实习耗材和常用的手用工具，在国外是由学生自己购买，而在国内如果全都靠医学院内部解决，学生实践的质和量就可能成问题。另外，还要解决体制中存在的一些问题。

三、依法搞好医学院内制作中心的建设，重视医学院加工中心的生产实践

近十年来，国内各地的口腔医疗事业进入了稳定发展的新阶段，口腔修复学成为热门专业。各高校为此培养了大量的博士、硕士等高层次人才，为口腔修复临床注入了新的活力，使得该学科得到空前的发展。而与其伴生的修复工艺学却一直饱受先天不足、后天营养不良的折磨，尽管成立了制作中心，但是受重视的程度还远远不够，医技矛盾愈演愈烈，严重阻碍了国内修复的精品之路。

从历史上看，国内医学院内的定制式义齿生产加工经历了三个阶段，第一阶段是幼稚期，此时制作室依附于修复科，加工的产品品种单一，加工质量一般。第二阶段是少年期，制作中心相对独立但又不是企业，加工的产品品种较多，加工质量中等，没有全面系统的质量管理和控制体系。目前多数学院内的制作中心处于此阶段。第三阶段是成熟阶段，有完善的质量管理和质量控制体系，加工的产品品种日益增多且

质量较高。因此,在国家相应法规的指导下,尽快完成高校制作中心的发展定位,走企业化之路,是口腔修复工艺学教育成功的重要基础。

四、建立完整的口腔修复工艺学的多层教育体系,通过职业培训、继续教育或研究生教育完成知识的更新

口腔修复工艺学的发展与相关科学技术的发展息息相关,要让口腔技师跟上日新月异的新知识、新技术前进的步伐,就必须建立合理的口腔修复工艺学的教育体系,使之通过职业技能培训、继续教育或研究生教育完成知识的更新。对立完整的口腔修复工艺学教育体系,是口腔修复工艺学的最终成熟的标志。

根据我国目前口腔修复工艺专业发展的实际状况,对口腔修复技师的培养将采取学校学历教育和职业培训同时并举的办法。一方面加强改善中专、大专及本科的学校教育,提高教学质量;另一方面对已工作的从业人员进行系统的、规范的职业培训和技术认证,使其获得口腔修复工等国家职业资格认定,提高他们的业务技术水平和综合素质。通过多层次的教育最终达到提高修复体质量,提高口才满意度的目标。

五、学科建设和教育效果与现实需求的差距,国产口腔材料及设备生产的质和量的落差是必须解决的历史难题

教育的产品——技师(中专生、大专生、本科生……)能否满足义齿工厂的实战需求,成为衡量教育是否成功的重要指标之一。但目前存在的另一方面问题更值得深思:一方面急需各种口腔修复工艺人才,但学成后相当一部分人都采取"各种手段"改学口腔临床或其他专业了。部分学生宁愿当二三流的医师,也不愿当口腔技师。同时,由于在学校学习时对学生的技能培训较差,就是从事本专业的工作,在实战中也需要重新实习才能达到实战工作的要求。因此,部分工厂宁可要熟练的没有学历的工人,也不愿意花时间培养有学历但无技能的高校毕业生。另一方面,国产口腔材料和设备厂商的自主创新的能力不强,产品的质量不稳定,企业规模较小,也是制约今后口腔修复工艺学从"中国制造"发展到"中国创造"的另一瓶颈。

总之,认清中国口腔修复工艺学的历史和现状,尽快建立合理的教育体系,完善人才培养和储备,自主创新,是解决目前存在的各种问题的唯一途径。

呼唤大师级的中国口腔技师!呼唤真正的"中国创造"!

(于海洋)

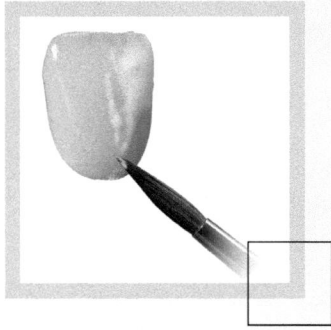

第二章

固定修复工艺学总论

固定修复工艺学是研究各种口腔固定修复体的设计、加工和修补工艺技术的一门学科,是口腔修复工艺学的一个重要的分支。与活动义齿修复相比,固定修复能够更好地恢复缺损或缺失牙齿的形态和功能,同时其美观仿真的效果也明显优于活动义齿,因此患者更愿意选择固定修复体。目前大多数口腔修复临床使用的修复体为固定修复体。

另一方面,近年来随着牙科材料和义齿制作加工技术的进步,使得固定修复的适应证逐渐扩大,从单个牙齿的缺损修复,到多个牙齿的牙列缺损,甚至咬合重建,在一定条件下都可以成为固定义齿修复的适应证。

本章内容主要包括固定修复的种类、固定修复的一般临床操作过程和制作室操作三个方面内容。

第一节　固定修复体的种类

固定修复多用于牙体缺损和牙列缺损的修复。牙体缺损修复的类型主要包括嵌体和冠两大类;牙列缺损的固定修复,则称为固定义齿,也称固定桥。

一、嵌体

嵌体(图 2-1)是一种嵌入牙体内部,用来恢复牙体缺损形态和功能的固定修复体。多用于修复单个牙的外形和功能,有时也用作固定桥的固位体。由于嵌体是作为临床牙冠的一部分嵌入牙冠内,且多数情况下被牙体组织包绕,常被归为冠内修复体。其制作材料多为合金,近年来也有用复合树脂、陶瓷等材料制作嵌体,来提高嵌体修复的美学效果。

(一) 嵌体的命名

嵌体多根据所修复的牙面部位命名,如 MO(近中邻𬌗)嵌体,MOD(邻𬌗邻)嵌体,DI(远中邻切)嵌体,MID(邻切邻)嵌体等。也可以根据修复的牙面数量不同,分为单面、双面和多面嵌体。

(二) 嵌体的类型

根据嵌体修复牙面的特点将其分为下列六类:

Ⅰ类嵌体(图 2-2):是指用于修复前磨牙、磨牙𬌗面以及位于唇(颊)、舌面点隙龋坏的缺损。

Ⅱ类嵌体(图 2-3):用于修复涉及𬌗面及一侧或双侧邻面缺损,例如 MO 嵌体、DO 嵌体、MOD 嵌体。

Ⅲ类嵌体(图 2-4):用于修复前牙邻面但未累及切角的缺损。该类嵌体多利用舌侧鸠尾辅助固位,用于尖牙的远中面修复。

Ⅳ类嵌体(图 2-5):用于修复前牙邻面并累及切角的缺损。多采用固位钉辅助固位,如 MID(邻切邻)嵌体。

Ⅴ类嵌体(图 2-6):用于修复唇(颊)舌面颈部的缺损,钉固位是常用的辅助固位形。

Ⅵ类嵌体:用于修复磨损的切缘和𬌗面,该类嵌体常采用钉洞辅助固位。

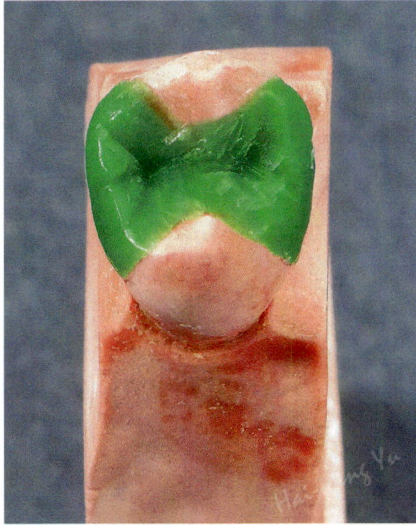

图 2-1　嵌体

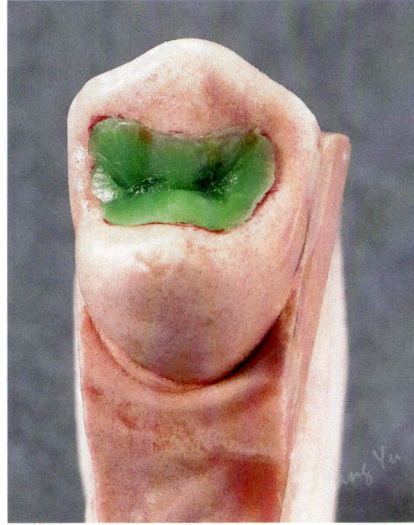

图 2-2　Ⅰ类嵌体

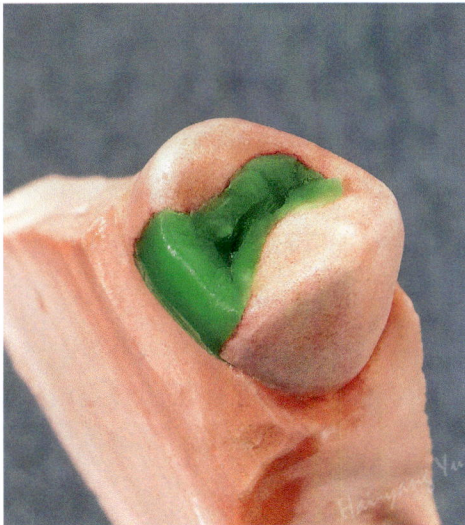

图 2-3　Ⅱ类嵌体

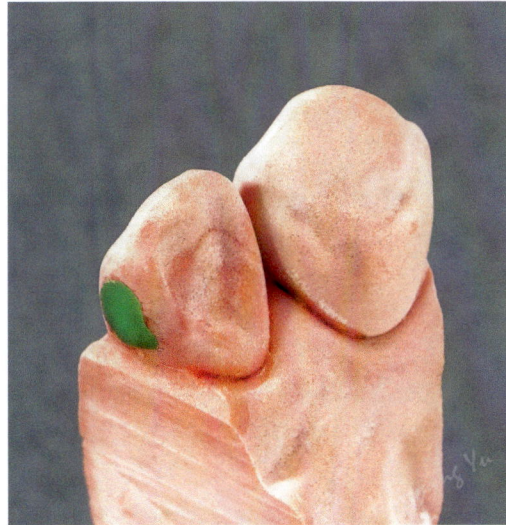

图 2-4　Ⅲ类嵌体

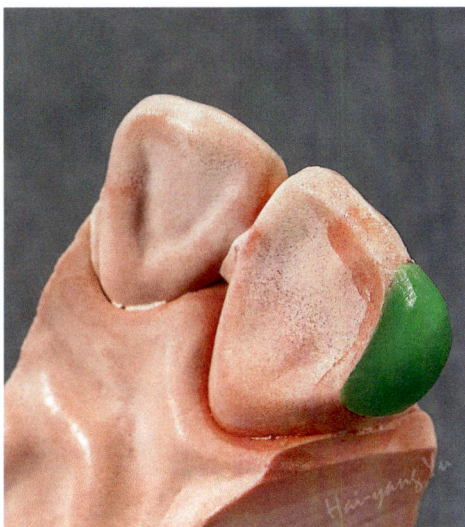

图 2-5　Ⅳ类嵌体

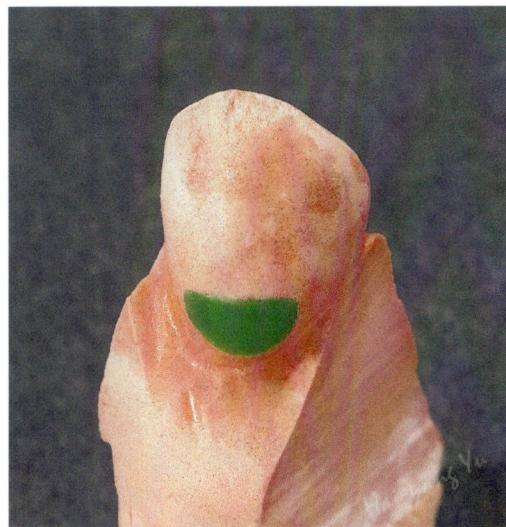

图 2-6　Ⅴ类嵌体

根据嵌体的制作材料和方法可分为金属嵌体、全瓷嵌体、树脂嵌体以及 CAD/CAM 嵌体等。

（三）特殊类型嵌体

1. 高嵌体（图 2-7） 指覆盖牙冠的整个拾面并就位于牙体洞形内的一种嵌体。通过冠内的窝洞进行固位。由于多数高嵌体覆盖牙体表面的大部分，因而被归为冠外修复体。高嵌体可以保护牙体免遭因过大咬合力而导致的折裂。在后牙，高嵌体通常覆盖牙体的近、远中邻面和拾面，用于需要升高咬合和容易牙折的病例。高嵌体还可用作固定义齿的固位体，尤其适用于不易患龋的病例。

2. 钉嵌体（图 2-8） 指利用钉洞固位，覆盖前牙舌面以及单侧或双侧邻面的特殊嵌体。固位钉一般 2~3 根，约 1.5~2.0mm 长，相互平行深达舌侧牙本质。在其中一个钉的区域，常制备邻沟加强固位。

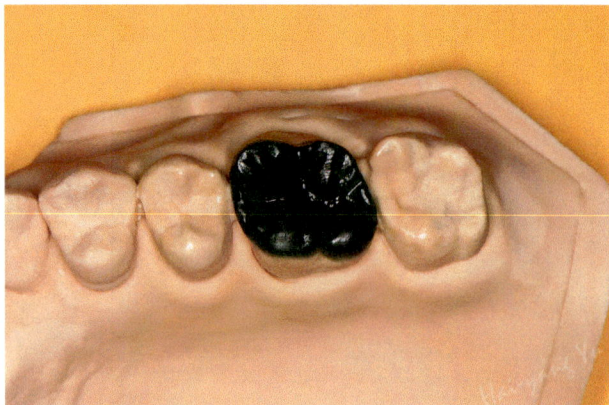

图 2-7　高嵌体

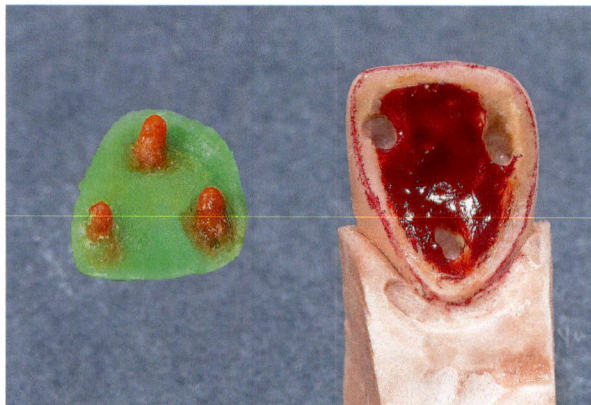

图 2-8　钉嵌体

二、冠

冠（图 2-9）是覆盖部分或全部临床牙冠的冠外修复体，由于该类修复体替代部分或全部牙冠，因而称之为冠修复体。根据覆盖牙面的范围可分为部分冠和全冠；根据制作材料可分为金属冠、树脂冠、非金属—金属冠以及瓷全冠等。冠修复不仅是个别牙牙体缺损修复的主要方法，也是固定义齿最常用的固位形式。

（一）部分冠

部分冠（partial crown）仅覆盖部分牙冠表面，根据其覆盖牙面的比例分为半冠、3/4 冠、4/5 冠以及 7/8 冠等。其中最常见的部分冠是 3/4 冠（图 2-10），是指没有覆盖前牙唇面或后牙颊面的部分冠修复体。传统观点认为，相较于金属全冠，3/4 冠修复体更加美观、牙体预备更加保守。随着人们美观要求的增加和新材料的开发，3/4 冠由于邻面和切缘显露金属的不足，已经逐渐淘汰。

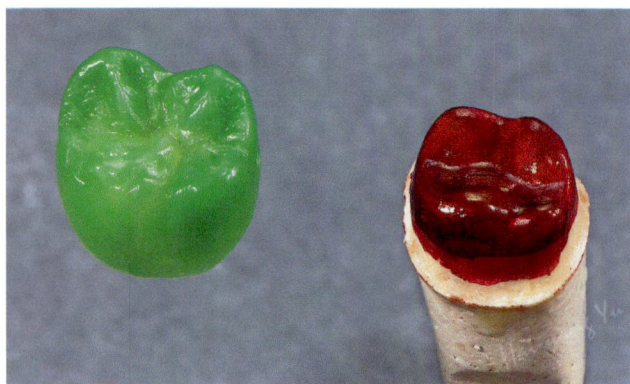

图 2-9　全冠

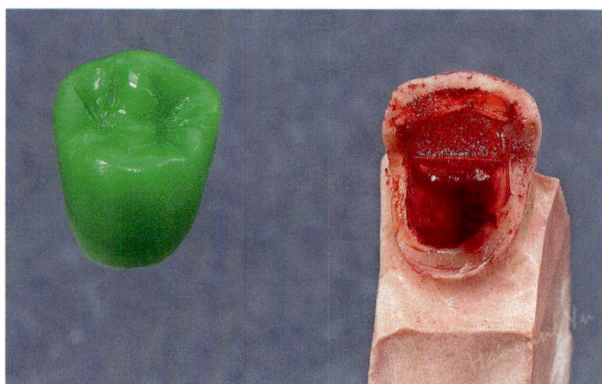

图 2-10　3/4 冠

（二）金属全冠

指用金属材料制作的全冠修复体（图 2-11）。根据制作工艺可分为锤造冠和铸造金属全冠。锤造冠因其密合性差，强度不够，已被完全淘汰。铸造冠具有良好的固位性和耐用性，切割牙体组织较少，但由于美观性差，主要用于后牙修复和烤瓷修复的底层支架。

（三）非金属全冠

指以树脂、瓷等非金属修复材料制作的全冠修复体，覆盖整个牙面，又称甲冠（jacket crown）。根据修复材料分为塑料全冠和瓷全冠。非金属全冠美观效果较好，但强度较差，因此多用于前牙的美学修复。

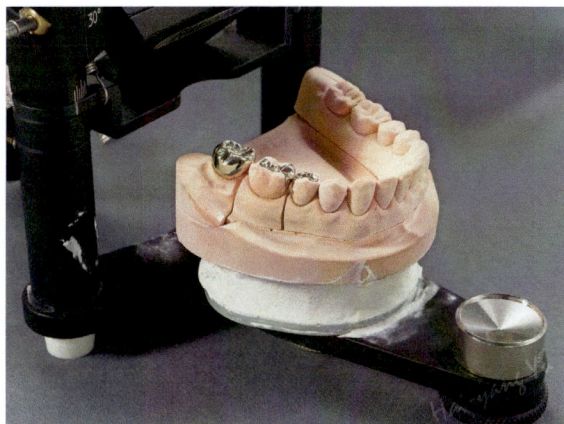

图 2-11　金属全冠

1. 塑料全冠（图 2-12）　用各种树脂材料制作的全冠修复体，由于耐磨性差，容易老化变色，目前多用于暂时修复。

2. 瓷全冠（图 2-13）　用各种瓷材料制作的全冠修复体。陶瓷材料耐磨、美观、生物安全性好，但是脆性大，易折裂。尽管如此，只要设计和使用合理，陶瓷全冠可以在较长时期内正常行使功能。近年来，随着新型的全瓷系统和制作技术的发展，其强度得到极大的提高，加之优良的边缘适合性和美学性能，全瓷修复越来越受到人们的青睐。

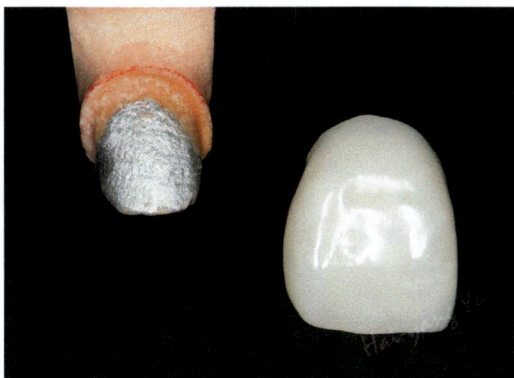

图 2-12　塑料全冠

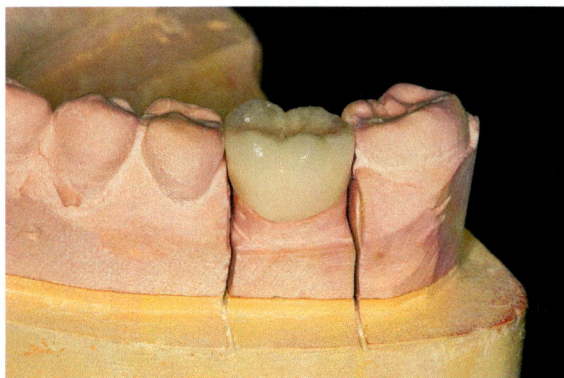

图 2-13　瓷全冠

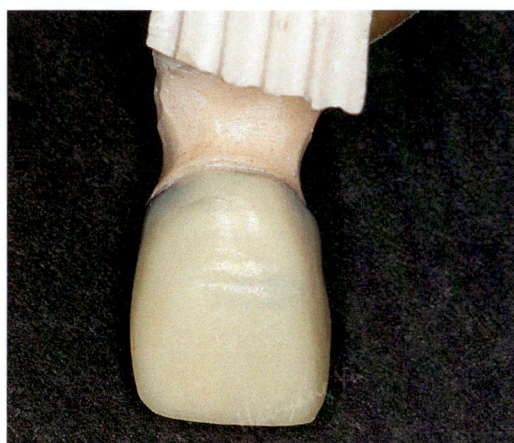

图 2-14　金属塑料全冠

（四）非金属—金属全冠

非金属—金属全冠兼具金属材料和非金属材料的优点，美观与功能俱佳，是目前最常用的修复形式。根据所使用材料和制作工艺的不同，非金属—金属全冠可分为金属塑料全冠和金属烤瓷全冠两种类型。

1. 金属塑料全冠（图 2-14）　指在金属基底上覆盖树脂牙面的全冠。金属塑料全冠具有外形美观、价格低廉等优点，并且损坏后可以在口内进行修改。但由于树脂材料有易磨损、易老化、吸附变色以及与金属的结合强度低等缺点，目前应用较少。

2. 金属烤瓷全冠　也称烤瓷熔附金属全冠（porcelain-fused-to-metal crown, PFM），或金瓷全冠（图

2-15),是在高温真空条件下将烤瓷熔附在金属基底上制作的金瓷复合结构的全冠。它兼具金属的强度和烤瓷的美观效果,是目前应用最广泛的固定修复形式。

(五)桩冠

桩冠指利用桩钉插入根管内进行固位的冠修复体(图 2-16)。常用于经根管治疗后的残冠残根的修复。根据制作方法和材料的不同,可分为简单桩冠、金属桩冠、陶瓷桩冠和纤维树脂桩冠等类型。

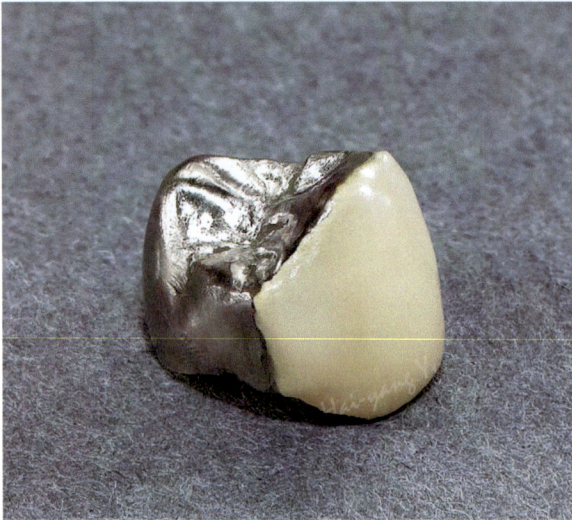

图 2-15　烤瓷全冠

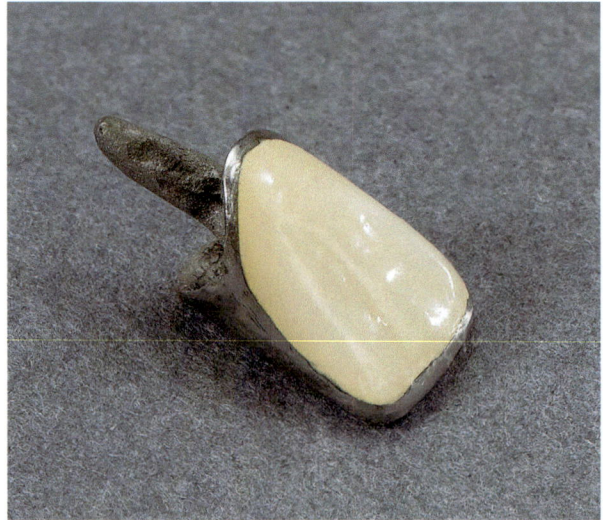

图 2-16　桩冠

三、固定义齿

固定义齿又称固定桥(图 2-17),是修复牙列缺损中的一个或多个天然牙的固定修复形式。它主要利用缺牙两端或一端的天然牙作为基牙,然后在基牙上制作固位体,将固位体与人工桥体连接为一体,然后通过粘接剂粘固在基牙上。由于固定桥具有诸多优点,应用越来越广泛,对于活动和固定修复都可选择的病例,多倾向于选择固定义齿修复。

固定义齿的作用:首先是恢复缺失牙的咀嚼功能;其次,通过修复缺失牙,使邻牙和对殆牙得到支持,维持了牙弓的完整性;再者,固定修复尤其是前牙区的固定修复更具有美观作用;此外,还具有恢复语音及舌体习惯运动位置感觉的作用,这些则因缺牙情况而异。

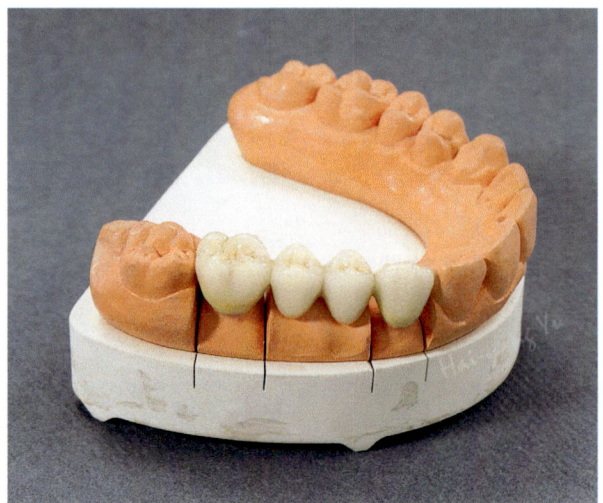

图 2-17　固定义齿

固定义齿的选择:对于牙列缺损,一般有可摘和固定两种修复方法,有时两种都可以选择,但是,相比于可摘义齿,固定义齿具有稳定、体积小、支持作用好和美观耐用的优点,有时也可以保护固定桥的基牙。因此,只要条件允许,最好选用固定义齿。

(一)固定义齿的类型

固定桥的分类方法有很多种。根据制作材料的不同分为金属桥、金瓷桥、金属树脂桥、全瓷桥等。根据桥体与牙槽嵴之间的关系可分为卫生桥和接触桥。而目前最常用的分类则是根据固定桥的结构不同分为:双端固定桥(图 2-18)、半固定桥及单端固定桥三种基本类型。还有一些特殊类型的如复合固定桥、粘接固定桥、种植固定桥以及可摘 - 固定联合桥等。

1. 根据固定义齿的结构分类

（1）双端固定桥：又称完全固定桥。固定桥两端的固位体与桥体之间为固定连接，修复体粘固以后，基牙、固位体、桥体连接为一个整体发挥功能。该类型比较符合生理学和生物力学原理，在临床中应用广泛。

（2）半固定桥：桥体一端的固位体为固定连接，另一端为活动连接的固定桥。由于活动连接体具有应力中断的作用，又称为应力中断式固定桥。

（3）单端固定桥：也叫悬臂固定桥。该固定桥一端有固位体，修复体只粘固在一端基牙上，另一端为游离端，或者仅仅与邻牙相接触。该类固定桥在受力后，将以基牙为支点产生杠杆作用，损害基牙，因而应用范围较窄。常用于缺牙间隙小，承受 耠力不大，且基牙比较粗壮的病例，如利用尖牙作基牙修复侧切牙。

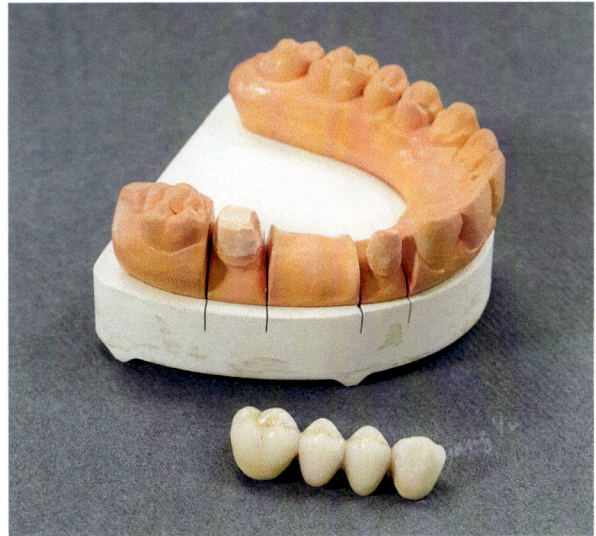

图 2-18　双端固定桥

（4）复合固定桥：上述三种类型称为简单固定桥，如果两种或两种以上的简单桥组合，即为复合固定桥，复合固定桥常用于间隙缺牙的情况，常包括四个以上的基牙，一般跨度较大，难以取得共同就位道。

2. 特殊类型的固定桥

（1）种植基牙固定桥：顾名思义，该类固定桥是以种植体作为基牙的固定桥。多用于后牙区的游离缺失，或缺牙区为连续缺牙的病例。

（2）粘接固定桥：指利用酸蚀、粘接技术将固定桥直接粘接于基牙上的一种固定桥。此类修复体磨除牙体组织少，不显露金属，比较美观，仅依靠粘接力获得固位。

（3）固定 - 可摘联合桥：该类固定桥支持形式与双端固定桥类似，但是可以自行摘戴。一般包括两种类型：一是利用套筒冠获得固位，一是利用附着体进行固位。该类义齿虽然具有很多优点，但是对制作的精度要求较高。

（二）固定义齿的组成

1. 基牙　基牙是指为修复体提供支持固位的天然牙或牙根，固定桥的基牙通常叫做"桥基牙"。传统上认为基牙是口腔器官的一部分，而不是人工修复体的一部分，但是从实际作用上来看，整个固定义齿连同基牙都作为人体器官的一部分在行使各种生理功能，因而在此将其作为固定义齿的组成部分加以阐述。

基牙的选择一般应从支持、固位作用以及共同就位道等几个方面来考虑。支持作用主要从牙根的形态、数目、牙周膜的面积以及牙槽骨的情况来考虑；而固位作用则主要考察基牙的牙冠形态，是否有足够的牙体组织和是否为活髓牙等；共同就位道主要是指有多个基牙时固定义齿就位的方向和角度一致。

基牙数目主要取决于桥体的长度和跨距。通常修复单个缺牙多由缺牙间隙两边各一个基牙支持，共涉及三个单位——两个基牙和一个桥体，称为三单位桥。在有些情况下，桥体两侧各有一个基牙，可以修复两到三个缺牙。通常缺牙数目越多，桥体的跨度越大，所需的基牙数目越多。

2. 固位体　是固定桥粘固于基牙上的部分，其修复形式可以为全冠、部分冠及嵌体等。它将桥体和基牙连接为一个整体，从而使修复体获得固位。固位体的固位力必须与修复体的修复范围和所承受的咬合力的大小相适应，并且两侧的固位体要匹配。这样桥体承受的咬合力就能通过固位体传导至基牙和牙周组织，从而使固定桥发挥功能。

3. 桥体　即固定桥修复缺失牙的部分。桥体可以恢复缺失牙的外形、美观和部分咬合功能。制作桥体的材料，尤其是组织面材料要具有良好的生物相容性，并且具有良好的机械性能和美学效果。

桥体一般分为两类：黏膜接触式和非接触式。根据桥体龈方的形状，这两类又可有许多亚类（表 2-1）。桥体的设计主要是从美观、功能和口腔清洁等三方面来考虑。在前牙区，主要考虑美观，需要桥体与牙龈紧密贴合,具有天然牙从牙龈长出来的效果;而后牙区,尤其是下颌前磨牙和磨牙区,对美观要求不高,主要要求考虑满足功能和口腔清洁的需要。各种桥体设计类型的优缺点见(表2-2)。

表2-1　桥体的设计种类

桥体的种类	桥体的亚类			
黏膜接触设计	盖嵴式桥体	改良盖嵴式桥体	圆锥形桥体	卵圆形桥体
黏膜非接触设计	卫生桥体	改良卫生桥体		

表2-2　主要桥体设计的优缺点、适应证及禁忌证

桥体设计	示意图	适应牙位	优缺点	适应证	禁忌证	修复材料
卫生桥体		下颌后牙区	有利于维护口腔卫生,但美观差	不影响美观且要求口腔卫生	影响美观区、垂直距离过短	全金属
盖嵴式桥体		均可	美观,不利于口腔卫生	均可	无	金属/非金属
改良盖嵴式桥体		高度美观要求的牙位	良好的美观效果,比较容易卫生清洁	多数要求美观的区域	不需要考虑美观的地方	金瓷树脂
圆锥形桥体		不要求美观的磨牙	易于维持口腔卫生,美观差	不考虑美观的后牙区	口腔卫生差的	金属、金瓷、树脂
卵圆形桥体		上前牙和前磨牙	极好的美学效果,易清洁,需要修复前外科准备	美学要求极高、笑线较高的	不愿意手术的	金瓷树脂

4. 连接体　连接体是连接桥体和固位体的部分,可以是固定的,也可以是活动的。固定连接体是在桥体和固位体之间铸造或焊接形成整体的金属连接体。可动连接体是通过金属部件的机械嵌锁作用连接桥体和固位体,在固位体上设计安装阴性部件,然后在桥体相应部位安装阳性部件,与固位体阴性部件紧密结合,形成(半)精密连接体。可动连接体主要应用于基牙移位,无法形成共同就位道,分段制作的长桥,以及需要采用应力中断设计的病例。

常用的半精密连接体是简单的凹-支托结构(图2-19),与可摘局部义齿的𬌗支托-支托凹相似,固位体上制备凹槽,与桥体上延伸的支托相嵌。这种固位体可以支持加载在桥体上的垂直向力,但不能抵抗侧向力和扭力。T形插销式连接体(图2-20)是最常用的精密连接体,不但可以承受垂直向力,在很大程度

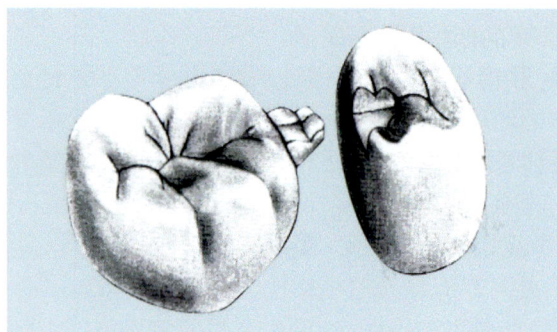

图2-19　半精密连接体

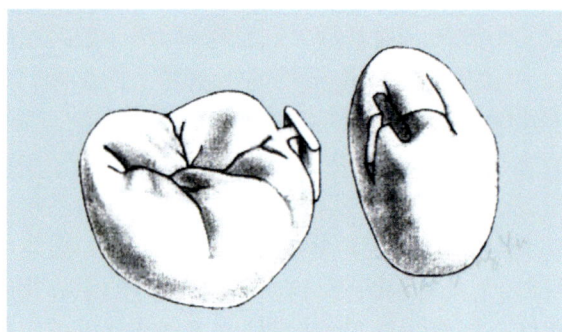

图2-20　T形插销式连接体

上还可以抵抗侧向力和扭力。其设计形式分为锥形设计和平行设计。锥形设计的连接体,通常用于连接分段制作的固定长桥;平行设计的连接体常是制作精密的金属附着体,除了可用于固定桥各部件的连接,还常作为可摘局部义齿的附着体。

第二节　固定修复的临床就诊步骤

固定修复整个治疗过程分为三个阶段:第一阶段是明确患者的情况,做出正确的诊断,必要时需要制取研究模型,并制作诊断蜡型辅助诊断和分析;第二阶段是在充分和患者协商的基础上,医师制定出完整的治疗方案,并形成书面治疗计划书,必要时还应与技师进行沟通协商;第三阶段主要是制作室制作出修复体并交由医师戴入。本节主要阐述临床的就诊步骤,制作室的操作则在下一节讨论。

临床操作是指医师在诊室内进行的治疗,通常根据患者的就诊次数分为以下几步:

1. 第一次就诊　主要是收集系统和专科既往史,进行全面的口腔检查和必要的辅助检查(牙科 X 线片),拍摄数码照片,做出初步诊断,并取诊断用初印模,灌注研究模型,并进一步制作诊断蜡型等。

如果病情简单,诊断明确,医师可以直接确定方案后进入下面的第三步。

2. 第二次就诊　制定治疗计划:必要时结合模型、诊断蜡型等的展示,将可选择的治疗方案告知患者,供患者选择。最后在与患者充分协商的基础上,结合患者的自身情况,选择出一个最佳的治疗方案,并形成书面治疗计划书。

3. 第三次就诊　牙体预备:对修复的牙齿或者基牙进行牙体预备,制取预备的基牙和邻牙及对𬌗牙的印模。同时还要记录准确的咬合关系和牙齿比色的结果(文字、图片等),将其送往制作室进行修复体制作。还要制作暂时修复体保护预备后的基牙。

4. 第四次就诊　试戴完成的修复体:取下暂时修复体,戴入完成的修复体并仔细检查边缘适合性以及与邻牙、对𬌗牙和软组织的关系,必要时对修复体进行调改。如果是嵌体或铸造冠修复,则粘接就位后结束治疗;如果铸造体是固定桥的固位体或者需要进行焊接,则需将修复体戴入后再取一次印模或求一次咬合关系,作为下一步焊接时确定位置关系的依据;如果是金属烤瓷修复体,试戴完成后再送回制作室进行瓷面的制作。最后重新将暂时修复体戴入并临时粘固。

5. 第五次就诊　取下暂时修复体,将最终完成的修复体戴入,检查适合性、咬合及邻接关系,并进行必要的调改,患者满意后,将修复体取出,交给护士进行抛光和消毒处理,然后粘接就位。

实际治疗过程中的临床操作基本步骤如上所述。根据治疗程序的复杂程度,医师可相应的调整就诊的顺序和次数。必须指出的是,临床操作应该与工艺制作过程协调一致,只有这样整个治疗过程才能顺利进行。

第三节　修复体的制作室操作步骤

本节对常规的固定修复体的制作过程进行了简单概括。通常固定修复体的制作方法为失蜡法,其制作过程分为以下几步:

1. 印模和模型　在医师进行牙体预备之后,使用合适的印模材料制取牙体预备后的印模,即指定口腔区域的阴模。随后,往印模中灌入调拌好的模型材料,获得相应口腔区域的阳模,称为模型。印模和模型要求能够精确复制口腔内相应部位的软硬组织形态。

2. 制作代型　在模型材料完全固化之后,修整模型、安装代型钉,然后使用代型锯小心的切割代型。切割时不能伤及邻牙和基牙。修整代型之后完成代型的制作。

3. 制作蜡型(熔模)　蜡型(wax pattern)是按照铸造修复体的准确外形进行雕刻的熔模,由于常用蜡材料制作,因此称为蜡型。在体外代型上制作的蜡型称为间接蜡型;而部分由医师在口内完成,部分由技师在代型上制作的蜡型称为直接—间接蜡型,但由于医源性感染控制很难,复诊次数多等原因而少用。对于完全铸造的修复体,蜡型完成之后应送回诊室进行评估。金属烤瓷修复体则应在基底蜡型回切之前将解剖外形完整的蜡型送回诊室评估,蜡型的边缘、咬合设计以及邻面触点应正确。

4. 包埋、铸造　在蜡型完成并经过评估之后,将其用耐火包埋材料包埋。待凝固后对铸型进行焙烧,蜡受热挥发后便在包埋料内形成中空的铸模腔。然后,将其放入铸造机中进行铸造,熔融的合金在离心或高压作用下注入铸模腔,形成最终的铸件。

5. 表面处理、烤瓷等　对于非贵金属铸件,常采用喷砂做表面处理;而对贵金属铸件,常用酸洗法,将铸件置于酸中去除表面氧化物。在试戴适合后打磨、修整、抛光和清洁,完成修复体的制作。当然,如果是金属烤瓷修复体,还要进行后面的塑瓷、烤瓷、瓷体外形修整等操作。

最后,修复体经检验合格、消毒处理之后,送往临床诊室。

一般的固定修复体的制作过程就如上所述,但是根据修复的复杂程度,技师常常要增加一些步骤,如穿插其中的评估检查、临床试戴等。对于固定义齿,有时还需要进行焊接等操作,相应的就需要将固定义齿戴入患者口腔中确定相互位置关系,重新取印模,灌注焊接模型。

同样地,技师的操作也需要与医师的临床操作协调一致,临床操作和义齿制作并不是截然分开的,而是同步并进的。因此,医师和技师在整个过程中要相互配合,医师要高水平地完成自己的临床设计和操作,并将足够的信息传递给技师,技师在发现问题之后也应立即沟通或纠正,这样才能制作出医师、技师及患者满意的仿真修复体(见第十二章详细论述)。

(于海洋)

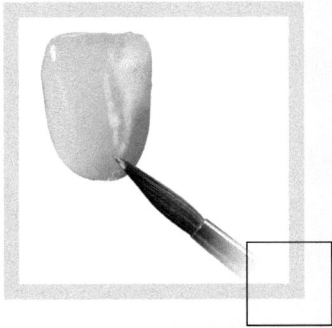

第三章

技师、医师与患者间的沟通与协作

口腔修复工作的最终目的就是为患者制作出满足个体需要的修复体,这也是修复医师、技师以及患者的共同目的。然而,作为一项需要团队精诚协作的医疗服务工作,要实现这个最终目标,除了各自完成好自己的职责之外,还需要互相的支持与配合。下面,我们从以下五个方面来说明如何在技师、医师与患者间(简称医—技—患)进行沟通与协作,最终制作出一个仿真的修复体。

第一节　治疗团队内协作的重要性

医师和技师是治疗团队里最重要的两个组成部分。因此,医技之间的良好协作是团队工作获得成功的关键。这需要医技之间建立密切的工作关系,以及对对方工作的理解和尊重。如果医师对技师的工艺水平有足够的认识和理解,就容易获得期望的修复效果。医师通过深入了解技师的工作,掌握各种技术和材料的优缺点,不仅有助于制定出更好的临床治疗方案,也使医师在考虑材料技术限制、生物因素以及美观等因素的同时达到最佳的修复效果。同样,技师更要了解医师临床诊治的原则和计划,以便获得双方满意的最终效果。

在修复过程中,医技间必须步调一致,相互协作,这样才能使整个治疗方案顺利地完成。医技要经常就修复中的关键问题进行交流,如颜色的控制、修复设计和印模技术等,进而协商解决问题。同时修复团队的每一个成员必须清楚各自的职责,并且非常了解自己的局限与不足。在制定治疗计划和制作步骤时,医师应当了解技师可能面临的困难,并积极参与到技师制作的过程中(表3-1)。

由此可见良好的协作需要整个治疗团队之间,尤其是医技之间建立密切的工作关系。例如,美国牙科协会(ADA)发布的临床工作指南就认为"这种良好协作关系的基石就是各自完成自己的职责,并对对方

表 3-1　理想固定修复治疗计划安排表

医师—患者	医师—技师	技师—患者
1. 初诊:临床检查后,解释可行的修复方案的优缺点、修复步骤、时间表以及费用;拍摄照片等。	2. 通过诊断蜡型、照片等,医师与技师讨论修复预后效果,以及双方应注意的临床操作或工艺细节。	3. 可能的话,技师向患者详细介绍选用工艺技术的效果,并比对颜色和形态。
4. 牙体预备,取模。将患者的要求初步转移到蜡型或暂时修复体上。	5. 试戴后,医师将患者的意见及时反馈给技师。	6. 综合各种信息完成修复体。
7. 修复体的试戴,调整咬合、检查边缘适合性,以及是否与邻牙的颜色和外形协调。	8. 试戴修复体后,由技师根据意见调整颜色或外形。	9. 特殊的病例,也可由技师当面征求患者的意见,调整后使患者满意。
10. 调整后临床试戴,患者满意后,永久粘固,说明使用方法和注意事项,并作保修等承诺。		

的能力和贡献有足够的尊重和理解"。因此有必要对医技双方的职责范围做一定的说明。

一、医师的职责

1. 提供详细的书面工作授权书(详见第四节),并签字认可。
2. 提供精确的印模或模型、咬合或颌位记录。仿真修复时还要提供数码照片等。
3. 为修复体制作或修改提供口头或书面许可。如制作室发现工作授权有问题或不明之处,应及时回答技师的询问,最好给出书面说明。
4. 按定制式义齿生产法律规定,保留工作授权书面说明复印件一段时间(一般为两倍保修时间)。
5. 遵守职业医师法等法律法规。

二、技师的职责

1. 根据医师提供的书面授权说明、印模、模型、数码照片及各种记录制作修复体。
2. 核查授权书、模型等的情况,如认为该病例的加工难以完成,应立即通知医师。制作过程中若发现问题应及时与医师联系。
3. 按产品质量标准制作修复体,并准时出件。
4. 收集各种反馈信息,做好记录,定期分析数据,并根据结果做相应的工艺调整。
5. 遵守定制式义齿生产的法律法规,尤其是要遵守有关定制式义齿的质量管理和控制的标准。

第二节　医—技—患三者之间的交流及技巧

随着医学模式从传统的生物医学转变为生物—心理—社会模式,患者在整个医疗服务中的地位越来越重要。因此,医患间的沟通变得非常重要,尤其是口腔修复治疗,更需要患者的理解和积极配合。医师要提前使患者处于治疗状态,并就治疗过程中可能遇到的问题进行说明,争取患者的理解,医患双方要共同商定整体的治疗计划。而作为治疗团队的一员,患者除了必须的理解、耐心与合作之外,还应积极地参与整个治疗过程,并准备随时与技师沟通,尤其是一些高要求的美学修复,常常需要患者和技师进行直接交流。因此,医师、患者和技师三方的相互交流与沟通都非常重要,缺一不可,只有三方共同执行预先制定的治疗计划(图 3-1),相互合作,才能获得理想的治疗效果,减少医疗纠纷的发生。

医—技—患三者之间的交流是实现高水平口腔医疗服务的重要基础。耐心的倾听和详尽的回答可在医—技—患三者之间建立良好的、互相信任的工作关系。这里重点介绍一下技师应具备的一些交流技巧。

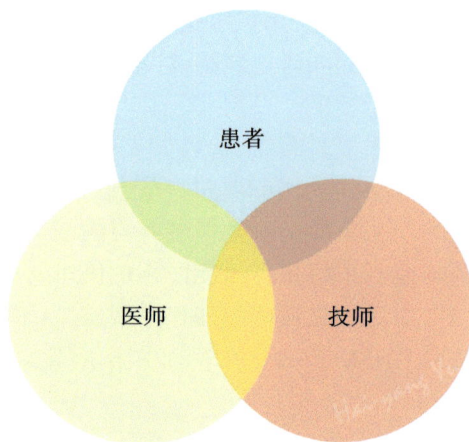

图 3-1　医师—患者—技师交流三联图

一、倾听的技巧

(一) 倾听的身体语言

1. 与人保持 1 米左右的距离;
2. 保持与人稳定的目光交流;
3. 穿着得体,注意仪表,表明你是个有经验的技师;
4. 不要坐在桌子后面,身体应正对医师或患者;
5. 用提问的方式保持交流;
6. 不要看表、传呼、手机等,消除分散你注意力的行为;

7. 面部表情自然而关注;

8. 对医师或患者的说活内容应有适度的反应;

9. 注意确保隐私。

(二) 倾听的注意事项

人类听、说语速是每分钟 500 字对每分钟 125 字,这种听、说语速的差异可造成人在倾听时注意力分散。当医师或患者说话时千万不要转移注意力,要认真体会医师或患者诉说的全部内容而非单个字眼,尤其是要鼓励患者毫无顾忌地诉说;要认真评价患者流露出的情感或认识,及时地发表评论或做出回应,注意尊重患者的思维方式和价值观;不要教训医师或患者,遇到反感的医师或患者也必须克服自己的消极情绪,积极地倾听,找到共同点,必要的时候纠正患者的认识错误时不要武断。总之,倾听的目的是破解对方讲话的涵义,抓住对方讲话的基本内容,明确对方的思维方式和习惯,提问时注意在情感上与医师或患者交流,充分真实地向患者表明技师是理解和认同医师和患者的,并乐于全心全意为医师或患者服务。

二、回答的技巧

(一) 回答的身体语言

1. 注意口头语言应是安慰、鼓励和支持的话。

2. 注意非语言沟通技巧 真诚的面部表情、身体距离为 1 米左右、与医师或患者保持目光交流,手势要小。

3. 说话时语速不要太快,声音不要太高,但要从胸腔内发音,语气诚恳。

(二) 回答的注意事项

首先技师应深入了解患者的心理,回答方式符合患者的心理特点。切忌强加于人,武断、消极的解释或模棱两可的解说常引起患者的焦虑紧张,增加患者的痛苦。回答的重点并不只是解释的内容如何科学,关键在于患者是否接受了解释。医技人员应提高自己的语言修养,熟悉民间俚语,善于用患者能听懂的语言同患者交流;说到病情、预后时要考虑患者的心理特点并选择恰当的时机,要言之有据,切忌主观臆断;适当的时候问一些问题,引导患者的思路;回答时注意患者面部表情和身体的一些变化,如认同,说明你与患者已成功交流,若反感,说明你必须改变交流方式。同医师交流时更要注意说话的分寸,切忌太多、太满。

总而言之,倾听和回答作为人际交往中的重要技巧,在医—技—患之间有着不可低估的意义。技师要善于倾听患者和医师的述说,全面理解患者和医师的想法,这样可显著减少不同年龄段、不同性别和背景的口腔患者产生牙科畏惧症或降低其表现的程度。同时医师和技师之间的良好交流,也可以创造医技之间融洽的工作氛围,精诚合作,共同服务好患者。

第三节 医师应注意的事项

理想的修复效果首先源于高质量的修复临床水平,而技师的各种操作则是建立在临床操作基础上的后续工作。医师应根据患者的情况进行合理的临床操作,如果需要加入特别的操作步骤,应告知技师。

医师应该从下面几个方面加以注意。

(一) 临床设计方案应科学合理

不能草率(见下一节工作授权)。重视患者的知情权,尤其是对预后效果和保修等事宜应陈述清楚而明确,不能只报喜不报忧。拍摄数码照片还应注意患者的知情权、隐私权等。

(二) 临床操作要规范专业

避免出现诸如牙体预备不足、边缘线不清晰、颌间记录咬合关系不当及美学修复的比色不明之类的错误。

1. 完善牙体预备 根据不同的修复体要求,准确地预备出修复体所需的空间。对于金属烤瓷修复来说,颈部和舌侧(咬合面)预备不足是最常见的问题。例如咬合紧的活髓牙,预备完全可能导致穿髓。但是,如果牙体预备量不够,即使很优秀的技师来做,也很难获得满意的美学效果。因此,这种问题在治疗计划的制订阶段就应该考虑到并妥善解决,必要时可首先进行牙髓治疗,然后再进行完善的牙体预备。

2. 边缘预备清晰　模型(代型)的边缘应清晰,并具有良好的可操作性。否则将影响后续的工作,并最终导致修复体的失败。清晰的边缘取决于医师良好的边缘预备和精确的印膜技术。对于边缘有不清楚的地方,医师可以根据自身对预备过程的了解进行标记(图 3-2),以免技师发生误判。同时还要注意,边缘预备的形态应当和修复体的种类相匹配,否则将导致修复体边缘不密合或者折裂。

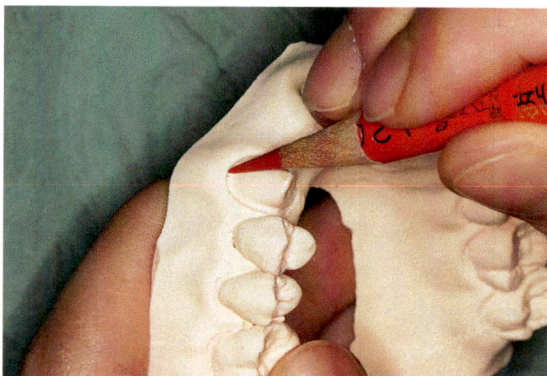

图 3-2　红色铅笔标记代型边缘

3. 记录咬合关系　在正确的咬合关系下将模型上𬌗架也是医师的职责。对于复杂的治疗设计最好再约患者单独复诊一次校正咬合关系。咬合关系不当可能会导致返工。而通过校对咬合关系能降低返工率。

4. 严格的感染控制　医师在临床操作过程中应严格遵守感染控制的原则,此外,送往制作室的印模、模型以及咬合记录等物品,都应当进行严格的消毒处理,否则将导致医技之间的交叉感染,严重威胁技师的健康。

(三) 戴牙后修改或返工

无论什么原因,最好不要当患者的面抱怨技师。同时应注意收集反馈信息,以利于下次成功。须知制作工艺中有些误差无法避免,应正确看待返工或修改。

第四节　重视医技间信息传递的载体——工作授权书

要获得一个理想的修复体,最重要的就是团队成员之间的充分交流与友好合作。目前这种信息的交流最主要的手段和载体就是工作授权书。技师对于医师整个治疗计划的了解一般也是从工作授权书中获取。

工作授权书是指在定制式义齿加工时,委托方(医师等)给受托方(义齿加工厂等)关于所送修复体加工事宜的加工单,它包括患者的基本信息、设计的要求、成品出件时间和加工费、及授权签字(本人)等内容,说明受托方对修复体加工依法具有合同处置权。

工作授权书(通常叫加工单或设计卡等)的本质特征等同于普通商业合同,内容应明确,变更时受益方应赔偿损失,双方的职责和权利受法律法规的保护。值得注意的是目前国内义齿加工时常忽视医技平等互利的原则,随意更改已制作完成的修复体设计,这些行为亟须规范。同时使用的工作授权书(加工单或设计卡)的问题也很多,有的授权书设计不合理,也有医师配合的问题——不少医师甚至不画设计卡,不重视授权的重要性,严重地忽视了技师和患者的利益。

除了法律规定的一些必需信息外,工作授权书(图 3-3)主要包括修复体的整体设计、修复材料的选择、咬合关系的设计、选色、下次复诊的时间以及操作注意事项等。如果有特殊的制作要求,医师最好直接与技师进行交流讨论,否则,技师往往很难满足这些要求。下面就以金属烤瓷修复为例来说明工作授权书中几个特别需要注意的问题。

一、姓名、性别、年龄及联系电话等个人信息应如实填写

姓名在制作过程中或以后的保修中可以起到关键词的作用,也可以有效避免保修或回访时出现的各种问题;性别和年龄的数据对固定修复体的外形和颜色选择等有一定参考作用。目前国内义齿加工时所填的患者基本信息中,患者的联系电话常常被忽视。电话作为方便快捷的人际交流工具,对医—技—患三者之间的沟通起到十分重要的作用。比如,加工时意外延期,由加工厂向患者说明并通知医师,比医师直接向患者说要好得多。制作中遇到个别问题时技师也可直接与患者交流。

华西口腔修复制作中心
保修权益说明

1. 本中心产品的免费保修期固定修复体为壹年，活动修复体半年内免费重作，一年内免费修改（保修期起始日期为原产品的出件日期）；
2. 以下情况，不在免费保修范围内：
 • 产品种类、牙位、患者名称与中心出件时的编号和内容不一致者；
 • 保修时医生修改设计者；
3. 当需要保修时，请务必将原设计单连同原牙一起送回，否则恕不办理；

注：此说明相关内容自2004年12月1日起执行。

注意：本中心产品属订单加工产品，恕不退货。

谢谢你对我中心的支持和信任，希望再次合作！

地址：四川省成都市人民南路三段14号
邮编：610041
电话：(028)85502878
(028)85556686
(028)85501466

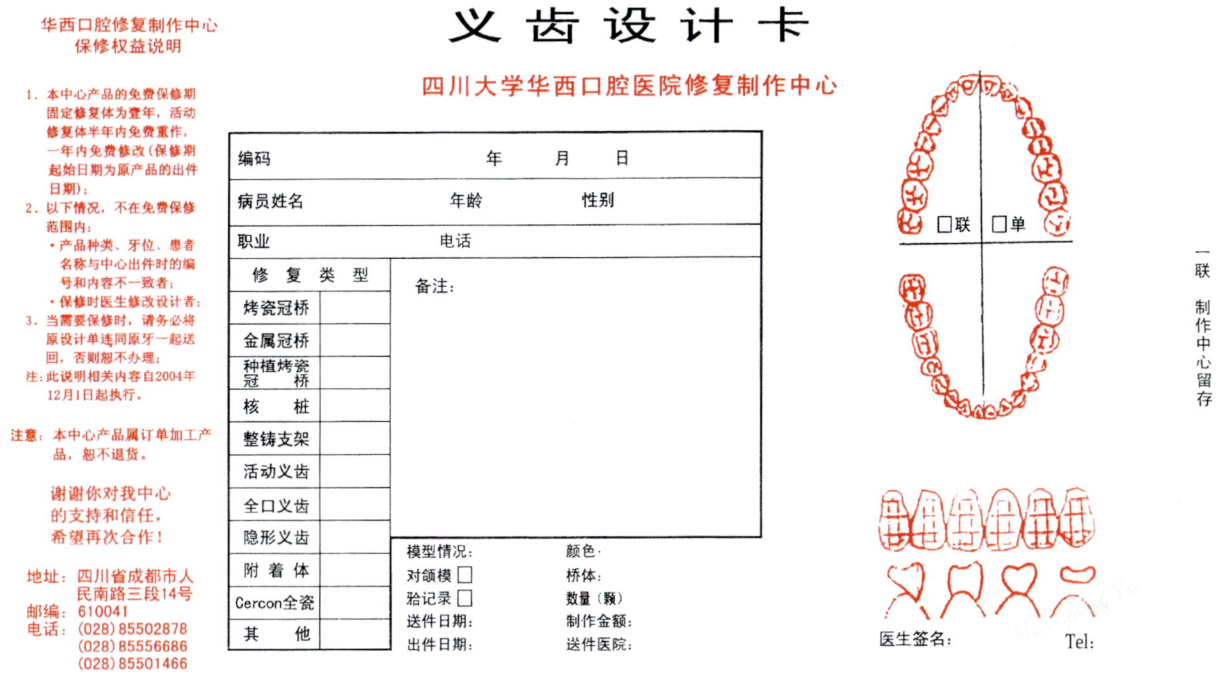

义齿设计卡

四川大学华西口腔医院修复制作中心

编码 年 月 日
病员姓名 年龄 性别
职业 电话

修 复 类 型		备注：
烤瓷冠桥		
金属冠桥		
种植烤瓷冠 桥		
核 桩		
整铸支架		
活动义齿		
全口义齿		
隐形义齿		
附 着 体		
Cercon全瓷		
其 他		

模型情况：
对颌模 □
殆记录 □
送件日期：
出件日期：
颜色：
桥体：
数量（颗）
制作金额：
送件医院：

□联 □单

医生签名： Tel:

一联 制作中心留存

图 3-3 工作授权书

二、咬合设计不应被忽视

目前国内的工作授权书常常忽视了咬合设计。除了准确的咬合记录之外，工作授权书上应该说明殆面接触点的位置，并注明触点位于金属或瓷面上。理论上的咬合关系包括尖—窝和尖—边缘嵴两种。但是一般来说很难进行完全符合这两种标准的咬合设计，因为这需要近乎理想的殆关系，通常情况下是介于两者之间的一种折中设计，最主要的是修复体必须与天然牙列相适合，因此时常需要进行一定的调整。例如，当下颌磨牙与对殆牙在颊舌向处于尖对尖的关系时，此时应将这颗牙修复成反殆关系，或者调整牙体预备量（增加颊侧功能尖斜面预备量）修复成正常殆关系，或者考虑调磨对殆牙。当然，如果仅仅是单冠修复体，并且对殆牙不需要修复，设计为错殆关系也可以。如果医师进行了诊断性备牙并制作了诊断蜡型，可以更准确地进行咬合设计。

三、桥体和底层冠的设计要规范

对于桥体的设计，医师应根据患者的具体情况和要求提前与技师进行交流沟通，确定桥体设计的类型，应用的材料（尤其是组织面的材料），在意见达成一致之后，将桥体设计记录到授权书上。

至于金瓷修复的基底设计尚存在争议。许多技师认为不必通过完整蜡型回切法形成基底。授权书应说明是否将蜡型返回评估和修整，是否试底冠等。临床修复工作越复杂，这种评估越重要。修复体的长期使用是最终目标，而底层支架的设计缺陷往往是修复失败的原因，这实际上是医师设计时的失误造成的（尽管医师通常责怪技师）。

四、连接体设计应准确

工作授权书应该详细说明哪些连接体需要整体铸造，哪些在塑瓷前焊接，哪些在塑瓷后焊接。如需要弹性连接体，则应详细说明连接体的类型和就位道。应说明治疗计划的制作步骤，如有必要或者有不详之处医师与技师之间需进行直接交流。

五、比色的问题

对于金属烤瓷修复来说,尤其是美学修复,比色是一大难点。临床常采用比色板等手段进行间接选色。这不仅要求技师掌握色彩学的基本原理,还应熟练应用内外染色技术。对于单一牙色难以满足的病例,必要时进行分区比色(图3-4)。由于大多预制的设计单的比色图都不足够大,最好在授权书上单独设计比较大的比色图,并注明颈部色、切端色和其他个性特征。再者,比色板的颜色应和瓷粉的颜色相匹配。有时,用简单的比色板无法获得理想的颜色,可以使用两种以上的比色板或色彩图进行综合选色,结合图片、照片或者直接让技师参与选色等方式来完成比色。医师必须具备优秀的色彩辨识力,并能准确地进行书面描述,然后由技师塑瓷使色彩在修复体上得到再现。显然,这也需要医技间密切的交流,可能还需要进行预烧结。

此外,制作个性色彩卡进行比色也比较可行,以最匹配的比色卡为基础,调拌液体树脂修整染色。在取得满意的效果后将树脂固化,然后将其送至制作室。塑瓷技师以此为参照,并结合授权书的说明进行必要的调整,可以取得预期的效果。

如果美学上的要求过多,或者上述的方法不能准确地传递相关信息,那么就可以由技师直接比色。美国牙科协会规定在医师要求技师协助比色时,技师的行为不构成非法行医,但这种操作最好在牙科诊室里进行。美学仿真修复时常采用技师直接选色的方法,避免误差。

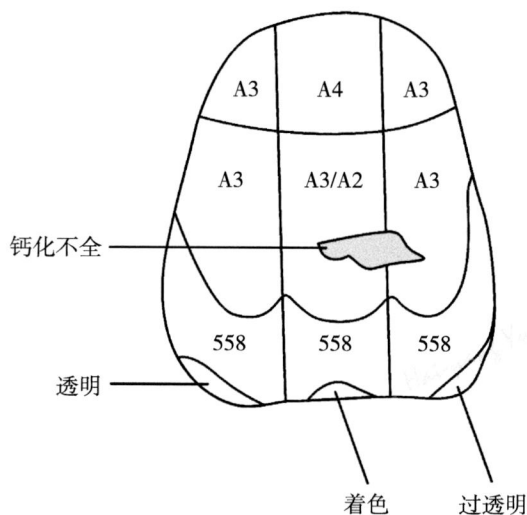

图3-4 多重选色的牙面分区图

六、特殊的附加信息

一些附加信息如诊断蜡型、个别前牙导板、暂时修复体的模型以及选色的数码彩色照片等,对技师的操作很有帮助。诊断蜡型不仅为医师提供探寻各种治疗方法的选择,并可以向技师提供有关牙体长度、形态或咬合设计的信息;个别制作的前牙导板则能提供前牙冠制作的参照信息;在进行美观要求较高的固定义齿修复时,制作暂时修复体的模型非常有帮助,它可以准确实在地传递中线、切缘位置、牙冠形态等信息;数码彩色照片在传递必要的附加信息方面也特别有用。因此,医师要尽可能为技师提供足够多的附加信息,使技师的操作更加准确,更加符合医师的设计思路。

除了必要的检查和交流沟通外,一份详尽的工作授权书就是负责医技信息传递最主要的载体,因此,医师在制订工作授权书时,要尽可能详尽、明了,避免使用模糊的字眼,要把自己的治疗期望准确地传达给技师。要达到这种目的,唯一的方式就是对对方的工作进行深入的了解,并及时对出现的问题进行沟通。只有这样,医技双方才能对问题有共同的认识,心往一处想,获得最佳的治疗效果。

总之,在技师、医师与患者三者间关系中,既有存在于一般人事关系中的共性问题,也有其特殊性。同时,还应考虑到目前医疗服务中直接面对患者的医师所受到的巨大社会舆论压力。在这种特殊的历史阶段,许多医师面临"行医难",技师就更应该做好自己的工作,尽量减少对医技患三者关系的不良影响。同时,我们也应重视医技间的沟通与合作,医师在进行临床操作时要想到怎么有利于技师的操作。技师在进行工作时,除了按照规定严格操作之外,还应该多了解临床知识,做出更人性,更符合生物学原则的修复体。只有相互尊重和努力合作,才能使双方为患者提供最佳的服务,才能建立起和谐的医技患关系。

(于海洋)

第四章

模型和代型

模型是在口腔印模腔中用某种模型材料灌注而成的,脱模后能够完整再现预备体、邻牙、对𬌗牙以及相应软硬组织等口腔组织形态结构。有时候,根据其外形表面凹凸特征的区别,又将模型叫做阳模,与把其相对的印模叫做阴模。普通模型的结构可分为基底部分和解剖牙列部分,两部分的分界线为黏膜转折线。代型(图4-1)则是指一个或几个预备牙体的个别阳模,是技师的主要操作区域,应具有足够的强度和表面硬度以及准确的形态结构。

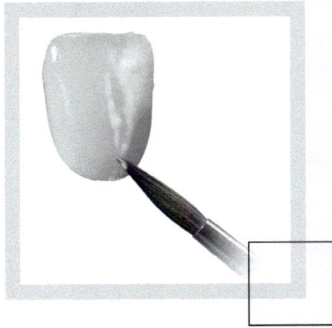

本章主要内容包括模型和代型的制作室的工艺步骤,并以目前常用的Pindex模型代型体系详细叙述了其工艺过程。

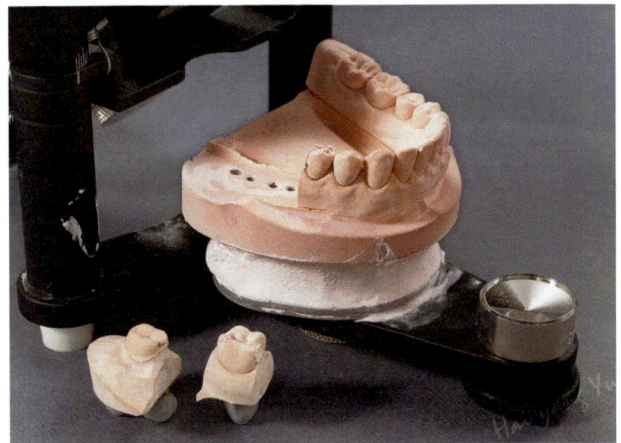

图4-1 模型和代型

第一节 消 毒

口腔环境为多种细菌和病原体提供了栖息场所。在唾液和血液等组织液中细菌和病原体都能生存,其中约50%具有致病性。这些微生物通过唾液、血液、牙垢等沾污印模表面,再通过翻制至石膏模型污染技工室和感染技师。如果消毒灭菌措施不力就会在修复治疗和义齿加工过程中传播致病微生物,导致医源性交叉感染。

已有实验表明在印模和模型表面存在大量致病微生物,主要包括:金黄色葡萄球菌、溶血性链球菌、结核分枝杆菌、枯草杆菌、表皮葡萄球菌;白色念珠菌;乙肝病毒、疱疹病毒、流感病毒等。因此印模和模型的消毒应该引起足够的重视,本节拟对印模和模型的消毒方法及效果进行简单阐述。

一、印模的消毒

印模的消毒方法主要包括常规消毒方法如浸泡法、喷雾法以及其他一些消毒方法,例如紫外线照射法、动态等离子流消毒法、消毒剂调拌印模材料等。需要注意的是,目前国内传统的印模清洁方法是用流动水冲洗,虽然流水冲洗是必需的清洁步骤,但是大量实验已经证明单纯的冲洗不能去除表面的微生物,只能冲掉大部分有机物、污渍,要想达到消除微生物的效果,还必须结合使用其他消毒手段。

(一)浸泡消毒

浸泡消毒是目前最常用的印模消毒方法。常用的浸泡消毒液主要有戊二醛、次氯酸钠、碘伏等。浸泡时间一般在10分钟左右,如果超过30分钟会影响固定修复体的制作精度。浸泡法的消毒效果较好,通过改变消毒液的浓度和浸泡时间,可以达到完全灭菌的效果。但该法可能对印模的尺寸稳定性、表面润湿性、细微结构再现等造成影响;有些消毒液还可能腐蚀金属托盘,例如戊二醛、次氯酸钠浸泡会造成金属托盘腐蚀;也有浸泡消毒引起印模和托盘分离的报道。

(二)喷雾消毒

喷雾消毒也是一种常用的印模消毒方法。目前应用最多的喷雾消毒剂是碘伏喷雾。喷雾法对印模的尺寸稳定性影响较小,但由于口腔结构的特殊性,消毒剂常常积聚在印模的某一部分,使得其他部分消毒不完全;对于含水量较高的印模材料,由于材料溢水降低表面消毒剂的浓度,影响消毒效果。

近年来陆续出现了一些新的印模消毒方法。有的厂家在印模材料中加入四价铵、氯化物等消毒剂;有的学者用紫外线激活氮、氩等离子流对印模进行消毒;还有人直接利用消毒剂调拌印模材料。但是这些方法的效果均未得到公认,有待于进一步研究。

二、模型的消毒

目前模型消毒的方法包括化学试剂浸泡法、喷雾法、熏蒸法、微波、紫外线消毒法以及三氧消毒法和模型材料添加消毒剂的方法。由于石膏模型和代型须保持精确的形状和强度,因而对于模型消毒方法的选择,不仅要考虑消毒方法的杀菌效果,还要考虑其对模型的精度和表面物理性能的影响。因此消毒方法选择不当会影响模型的强度和精度,这为模型的消毒带来了一定的困难。

(一)浸泡/喷雾消毒

一直以来,使用消毒剂喷雾或浸泡石膏模型进行消毒的方法得到广泛的应用和认可。美国 ADA 就建议石膏模型采用消毒剂喷雾到足够湿度,或者用 1∶10 的次氯酸钠或碘伏浸泡的方法。常规流程是流水冲洗 - 浸泡/喷雾 - 流水冲洗。

但是,不论喷雾还是浸泡法都有一些缺陷,近年来研究表明,浸泡消毒可导致模型变形,并且使模型的表面侵蚀,强度减低,最终影响修复体的制作。而喷雾的方法虽然一定程度上降低了浸泡法对模型精度和强度的影响,但是由于模型表面结构非常复杂,很难消毒完全。

(二)熏蒸消毒法

常用的熏蒸消毒剂有甲醛和戊二醛,因为醛类消毒剂容易气化,穿透力强,杀菌效率高,不仅能杀灭一般细菌,对芽孢亦有杀灭作用,属于高效杀菌剂,而且对模型影响极小。

但是,醛类消毒剂的组织毒性和刺激性都较大,操作时应做好个人防护。

(三)微波消毒法

微波是一种独特的加热新技术,受高频电的作用,分子被激发旋转振动,被消毒的物质里外一起加热。其特点是快速而均匀地升温,瞬间可达到高温,从而达到消毒灭菌的目的。应用微波对石膏模型进行消毒是一种简便、实用的方法,并且还可加快石膏模型的凝固和干燥,不易出现创伤和缺损,缩短了干燥时间,提高了工作效率。但是微波加热对模型的精度和物理性能的影响还有待于进一步的研究。

(四)臭氧消毒法

臭氧(O_3)是一种广谱杀菌剂,可杀灭细菌繁殖体、芽孢、病毒和真菌等。目前应用的臭氧消毒杀菌机运用电晕放电法,以空气为原料,制备臭氧。采用臭氧消毒杀菌机对石膏模型消毒必须有足够的消毒时间,研究表明,30 分钟的消毒处理可以达到可靠的消毒效果。而且在有效的杀菌时间之内,不会对模型的精度和强度产生影响。

(五)紫外线消毒

利用紫外灯产生紫外线来消毒,具有广谱、便捷、有效的灭菌特点。对模型的精度和物理性能没有影响。况且该方法对操作者无损害,清洁、无污染。但是,由于模型的外形不规则,表面结构较复杂,因此常常照射不全,影响消毒效果。另外,传统的紫外线消毒方法耗时较长,不利于提高实际工作效率。

上述方法是目前石膏消毒中较常用的几种方法,在实际操作中,为了达到更好的消毒效果可以几种方法联合应用,有研究表明,臭氧环境下进行紫外线照射可以取得极好的消毒效果。然而,上述所有的消毒灭菌方法,都限于模型表面。基于此,有学者将消毒剂直接加入石膏粉用以杀菌,有报道将碘伏、次氯酸钠等杀菌剂加入石膏粉中,24 小时之内,在一定程度上可以减少微生物的滋生。还有厂家推出了一种含

0.25% 氯胺的石膏,经实验研究,的确具有广谱的抗菌作用。但是,该方法不仅增加成本,而且是否对石膏的物理性能产生影响还有待研究。虽然目前该类产品尚未得到广泛的认可,但是作为一种基本的消毒技术,在模型消毒领域具有广阔的发展前景。

第二节　模型的分类和基本要求

(一) 模型的分类

根据模型的不同作用,可分为诊断用模型、工作模型以及记存模型。

1. 诊断模型(diagnostic model)　指在制订工作计划之前制取的,用于制订诊疗计划和设计修复体的模型。诊断模型的制取要十分精准,各组织形态清晰准确,余留牙足够时上下模型要有稳定的咬合接触。主要用于比较复杂的牙列缺损设计以及咬合紊乱的殆重建治疗设计。

2. 工作模型(working model)　指用来制作各种修复体的模型。本章讨论的是固定修复的工作模型,一般由代型、牙列模型及底座三部分组成,同时,也包括了为了满足各种制作工艺、在流程中用不同材料翻制的模型。工作模型不仅要求准确的外形和良好的精度,还要具有良好的机械性能,并能通过上殆架复制出患者准确的咬合关系。

3. 记存模型(recording model)　在治疗前后用来对比治疗效果的模型,一般用于正畸治疗以及美容修复治疗的病例。

(二) 工作模型及代型的要求

工作模型和代型必须满足一定的要求。具体来说,包括以下几个方面:

模型的基本要求:

1. 准确复制预备体及相应牙齿的形态和结构。
2. 上下颌模型间必须有准确稳定的咬合关系。
3. 工作模必须复制出与修复有关的软硬组织外形。
4. 除预备体、预备体邻牙及预备体对殆牙外可以有少量瑕疵,但不能影响咬合和修复体的制作。

代型的基本要求:

1. 准确复制预备体的形态和结构。
2. 复制预备体的所有牙面,并且无任何气泡或缺陷。
3. 预备体边缘线龈方的牙体组织应清晰可见,并具有 0.5~1mm 的可辨认宽度,这样有利于技师制作出修复体理想的颈缘形态和结构。
4. 代型边缘外要有足够的伸展区,并保证一定的强度,以便修整蜡型边缘。

第三节　模　型　材　料

模型材料是从口腔印模(阴模)中制取模型(阳模)用的材料。常用的模型材料包括熟石膏、人造石、超硬石膏、低熔合金、电镀铜、电镀银和树脂等。由于模型材料和印模材料的相容性及操作技术等原因,选择模型材料时要考虑印模材料的种类、模型的用途和类型以及修复体的设计种类等多方面的因素。例如,水胶体印模材料就只适合于石膏模型材料和包埋材料;而如果用聚硫橡胶制取嵌体的印模,就可以以电镀银作为代型材料。人造石的耐磨性、强度等要强于熟石膏,所以铸造修复体的模型材料应该选用人造石。

由于模型的性能对修复体的成功至关重要,因此,模型材料必须符合一定的要求,才能提供优良的尺寸稳定性和物理性能。概括起来包括以下几点:

1. 精确度高。模型固化后体积变化小,尺寸稳定,能够准确地复制口腔组织结构。
2. 良好的流动性、塑形性。灌注模型时能充满印模的细微部分。在印模内能够稳定成型。
3. 凝固时间适宜,从灌注模型到脱模的时间,以 30~60 分钟为宜。
4. 良好的机械性能。压缩强度、表面硬度以及耐磨性能好。

5. 与印模材料相容性好。不与印模材料发生化学反应,而且容易脱模。

6. 其颜色应与蜡型有差别,以保证修整边缘时视野清晰。

7. 具有一定的可消毒性。应用常规的技术消毒后不变形。

8. 操作简便,容易修整、切割。

一、石膏类模型材料

(一) 石膏材料的分类

目前国内的模型材料以石膏类为主,通常分为普通石膏、人造石以及超硬石膏三类。而国际上通常采用 ADA 标准,即把牙科用石膏材料分为五类(ADA Ⅰ~Ⅴ型),Ⅰ型为印模石膏;Ⅱ型为模型石膏,即国内通称的普通模型石膏,其主要成分是 β- 半水石膏,水粉比例大,固化后孔隙率高,理化性能较差;Ⅲ型即牙科人造石,主要成分是 α- 半水石膏,理化性能均较普通石膏强;Ⅳ型石膏又称超硬石膏,主要成分也是 α- 半水石膏,由于制作工艺的改进,其性能更佳,水粉比为 0.22,接近于理想的 0.186。Ⅴ型为高强度高膨胀率的人造石。

(二) 凝固原理

各种类型石膏的化学成分基本上是一致的。其固化反应即半水硫酸钙(熟石膏)的水合反应:

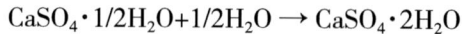

$$CaSO_4 \cdot 1/2H_2O + 1/2H_2O \rightarrow CaSO_4 \cdot 2H_2O$$

半水硫酸钙(熟石膏)是在一定条件下加热二水硫酸钙(生石膏),去除其晶体中的部分水而得来的(该过程工业上称为煅烧)。根据煅烧温度和环境的不同,可以得到不同晶体类型的牙科石膏材料。

(三) 操作注意事项

具体模型材料的调拌将在下一节详述,下面主要说明在模型的操作中需要注意的事项:

1. 模型材料的选择要与修复体的设计一致。根据 ADA 规定,Ⅳ和Ⅴ型石膏材料能复制 $20\mu m$ 的表面细节,因此对表面细节有精准要求的修复设计,应选用相应高精度的模型材料。

2. 在某些操作中(如复模),需要将固化后的石膏模型浸入水中。应当选用饱和的石膏溶液,且在达到足够的润湿水平后就停止浸泡,否则将导致表面细节的破坏。

3. 在修整代型、雕刻蜡型、重塑边缘的过程中,应避免损伤模型或者破坏代型的边缘。

4. 铸件在代型上初步试戴时,要使用轻微的力被动就位,不能强迫就位,否则造成代型的磨损。

5. 由于石膏材料的耐磨性较差,因此可以使用石膏增强剂来提高其耐磨性,或者使用树脂增强型石膏。但是在使用这些辅助技术时,不能影响石膏的其他性能。

二、树脂模型材料

树脂作为模型材料克服了石膏材料强度较低、耐磨性较差的缺点。目前最常用的树脂模型材料是环氧树脂,也可使用多聚氨基甲酸酯。众所周知,环氧树脂是家用和工业用的粘接剂,操作简便,室温就可固化,不需昂贵和复杂的设备。虽然其强度和耐磨性都数倍于超硬石膏,但也具有价格高,聚合收缩的缺点。同时,使用树脂材料其对应的印模材料为硅橡胶、聚醚橡胶或涂布硅分离剂的聚硫橡胶。

环氧树脂由环氧树脂和聚胺硬化剂组成,是一个双组分系统,两者混合后 1 分钟内即引发聚合反应,可操作时间为 15 分钟,1~2 小时后固化。环氧树脂的黏度非常大,因此在灌制模型时容易产生气泡,可以采用离心印模的方法解决。此外,聚胺硬化剂有毒性,因此操作时要十分小心。

三、电镀模型材料

除了树脂之外,电镀技术也可以用来克服石膏材料耐磨性较差的缺点,而且电镀模型的尺寸稳定性更好。通常使用的是镀铜和镀银两种模型材料。

镀铜技术通常与印模膏和硅橡胶印模技术相结合。镀银则使用聚硫、聚醚硅橡胶印模制得。在电镀设备下,以纯银或纯铜为阳极,相应的印模为阴极,电镀液分别是碱性氰化银和酸性硫酸铜。电镀时间为 12~15 小时,以获得足够的金属层厚度。电镀完成后,先在电镀腔内加入丙烯酸树脂、人造石或低熔金属防止变形,然后用蜡片围成型盒,最后进行灌模。

注意问题:电镀操作应尽量缓慢,否则金属层的变形会对印模产生应力,导致印模变形。同时电镀一层均匀金属膜的时间较长(通常为8小时),也易使印模产生尺寸改变。

并非所有的印模材料都适于电镀。硅橡胶印模材料由于其表面能较低,难于电镀。硫化物的多聚体可以镀银但难以镀铜。因此,应根据不同材料选用相应的印模材料。

此外,镀银的电镀液氰化银具有剧毒性,操作时要十分小心,并防止污染操作台。该电镀液为碱性,遇酸性物质形成剧毒的氰化氢气体,因此使用酸性电镀液镀铜不能和镀银在同一处进行。

现有模型材料的优缺点总结如表4-1。

表4-1 各种模型材料的性能比较

模型材料		优点	缺点	适用范围	注意事项
石膏模型材料	普通石膏	价格低廉,操作简单	硬度、耐磨性较差	多用于模型的底座	水分比要准确,不要随意添加粉水,调拌均匀
	人造石	强度硬度均较高	制作工艺复杂,耐磨性差	用于多数固定模型	水分比要准确,建议真空调拌
	超硬石膏	性能较人造石更佳	操作不当易损坏,耐磨性较差	精密铸造模型	水分比要准确,建议真空调拌
环氧树脂		强度高、耐磨性好、操作简便	聚合收缩,价格较高	全瓷修复代型	不能与多硫化物或水胶体共同使用
电镀代型		强度高,耐磨性佳	操作过程耗时需要特殊设备	全瓷修复代型	镀银需有毒氰化物,不能与多数印模材料同用

第四节 模型的灌注和修整

一、检查印模

在灌制模型之前要首先对印模进行仔细的检查,印模必须清晰、完整、平滑,并且印模和托盘的任何接触区都不能有脱模现象,尤其是托盘中间的脱模常被忽视。印模内若有修改的义齿等附件,不能有移位。印模内的唾液、血液以及食物残渣等要冲洗干净。此外,还要确认印模是否已经进行了消毒处理。

二、调拌模型材料

调拌模型材料的方法分为手工调拌和机器调拌两种。手工调拌简单易行,但往往调拌不均,并且容易污染;真空机器调拌则具有调拌均匀、气泡少、无污染以及强度高的优点。虽然不同材料之间有所差异,模型灌注后都必须静置至少30分钟,静置1小时强度更好。

不论哪种方法,都要掌握好水粉的比例。石膏粉、人造石粉和超硬石膏粉的水粉比分别为0.4~0.5、0.25~0.35和0.22。下面具体说明两种调拌方法的步骤。

(一)手工调拌
1. 按照先水后粉的步骤往调拌碗内加入需要的水和粉;
2. 待石膏粉完全被水浸湿后,用调拌刀进行快速均匀的调拌,调拌时间一分钟左右;
3. 调拌完毕后,将石膏碗轻轻震动,排除气泡。

(二)机器调拌
1. 按照先水后粉的步骤往搅拌杯里加入量取好的水和粉;
2. 经调拌刀初步调拌后,用真空调拌机调拌30~45秒左右;
3. 取下真空管,准备灌注模型。

（三）调拌过程中的注意事项

1. 严格按照规定的水粉比进行调拌,不能在调拌过程中再加粉或水;

2. 调拌时应先水后粉的顺序,调拌时间严格按照材料的要求进行;

3. 调拌要沿一个方向进行;

4. 操作中,要注意器械的清洁,并防止污染模型。

三、模型的灌注

1. 灌注牙列模型　调好的石膏浆从印模的高处流向低处。上颌印模从腭侧灌入,下颌则从舌缘侧灌入。灌入时应一小份一小份地灌入,防止空气无法排出而形成气泡。此外,灌注过程中要用手工或利用振荡器进行振荡。初步灌注好的印模应使灌注面朝上静置,否则由于此时石膏具有一定的流动性,加之重力的作用,可能导致牙列部分产生气泡。

2. 灌注模型底座　通常口腔模型的牙齿和牙槽嵴部分采用人造石或超硬石膏灌注,而底座部分由石膏形成。牙列模型灌注后,随即调拌石膏,加在人造石上,将整个印模和模型翻转过来,平放在橡皮布或玻璃板上,用调拌刀由下向上把四周的石膏刮平,边刮边加。模型的远中部分石膏一定要加够,下颌模型的舌侧要去除多余的石膏。加底座的石膏不能太稠,防止产生空隙,印模翻放在橡皮布或玻璃板上时压力要轻,以免印模受压变形。

四、模型的修整

1. 脱模　模型灌注后 1~2 小时内脱模比较适宜。脱模前要先在模型底面标记出印模号,以免搞错。先修去托盘边缘的石膏,使托盘和印模边缘不被石膏包埋,然后根据不同的印模材料,分别采取不同的脱模方法。弹性印模脱模比较简单,一手拿住模型底座,一手持托盘,顺着牙体长轴的方向,轻轻用力,使印模和模型分离,遇有牙倾斜或者孤立牙的情况,可以适当延长脱模时间,以增加模型的强度;石膏印模脱模时,要先放入沸水中浸泡 10 分钟,使石膏印模中的淀粉溶解后再脱模;印模膏印模脱模时,先去掉托盘,放入 70℃ 的热水中浸泡,待印模膏受热软化后再脱模。

2. 修整模型　石膏刚脱出时,石膏未达到最大强度,有利于修整。脱模后应及时去除模型周围多余的部分,用模型刀修去咬合障碍和黏膜转折处的边缘。牙列模型要磨除模型的底部,形成"马蹄形"的牙列形态。而模型的底座由于使用标准的型腔灌注,因此只需去除多余的石膏即可。

第五节　代型的预备和修整

一、模型的处理

首先在修整机上将模型底面磨平,使模型底面与𬌗面平行,模型厚度约 6~8mm。然后去掉周围多余石膏,用舌侧模型修整器磨去舌侧或腭侧多余的石膏。在操作过程中千万不能伤及牙列部分。然后在打孔机上预备代型钉孔。打孔机模型台上方发出的光束正好对着钻头尖端,借助于光标把孔准确地定位于基牙的中心。必要时预备防旋沟。然后将代型钉粘固就位。

二、分割代型

完成上述操作之后,在"马蹄型"模型底部涂一薄层分离剂,然后用真空搅拌机搅拌石膏,先在钉子周围涂少量石膏,将余下石膏灌入底座型腔中,并置于振荡器上排除气泡,半个小时之后脱模。

切割时,从代型两侧进行切割,一直锯到牙列模型与底座的分界线。为了方便取出,代型的底端可以略内聚。切割时模型不可太湿,以免黏锯片。锯缝尽量窄,因此要选用薄而利的锯片。切割时不可伤及邻牙和基牙。

三、修整代型

通常切割后的代型周围留有牙龈组织。在此状态下牙龈组织不仅影响蜡型的制作,还使边缘线暴露不彻底,影响修复体的精度和密合性。因此,必须修整代型的多余部分,完全显示出准确的预备体边缘形态。

代型预备边缘线是修复体制作的重要步骤,也是口腔组织和修复体的分界线。因此,要通过修整代型使其完整地精现出来,容易为技师识别并方便其操作,同时代型的形态和精度也不能受到影响。因此代型边缘的修整要求技术全面而精确。

代型边缘修整的器械(图 4-2)包括粗不锈钢钻头、粗金刚砂球钻以及硬质合金磨头。此外,由于边缘线的重要性和技术要求,所有相关操作都必须在至少 2~4 倍的放大镜下完成。代型修整的操作可以分为三个阶段:

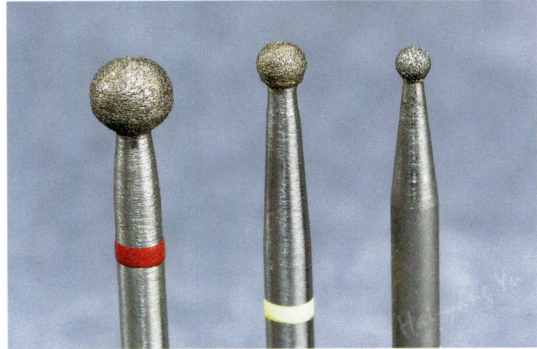

图 4-2　代型修整的部分器械

(一) 边缘线龈方的修整

首先用钻头修整掉模型上多余的石膏。用粗粒的不锈钢钻在游离龈缘根方约 0.5cm 的位置,修整出一条水平沟。然后换上粗粒的球形金刚砂钻头,在显微镜下由外向内对模型进行修整。而在靠近边缘线的区域,换用更精细的钻头(减小钻头的直径或粒度)进行修整,并提高显微镜的放大倍数,以保证边缘线龈方的牙体组织不被破坏。具体操作步骤见图 4-3~ 图 4-8。

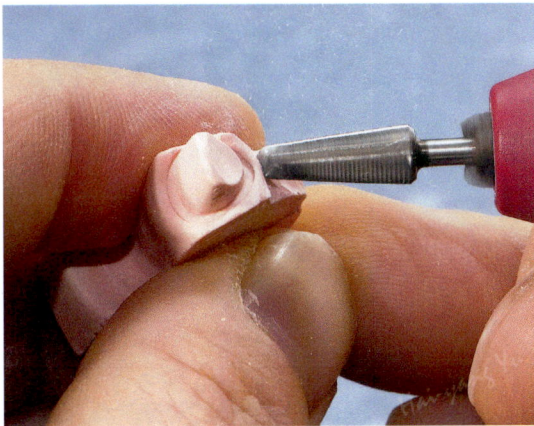

图 4-3　锥形钻初修根形

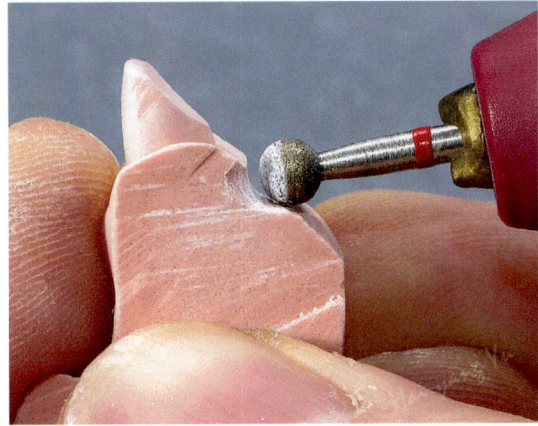

图 4-4　大球钻修整根形

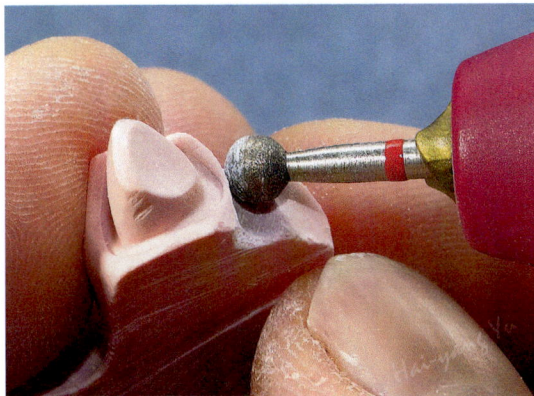

图 4-5　大球钻修整根形侧面观,不能损伤代型边缘

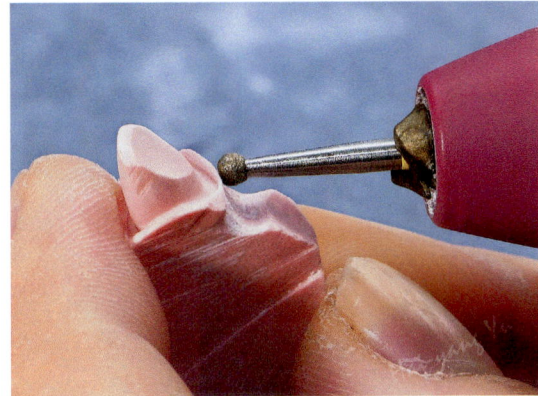

图 4-6　用小球钻精修代型边缘侧面观

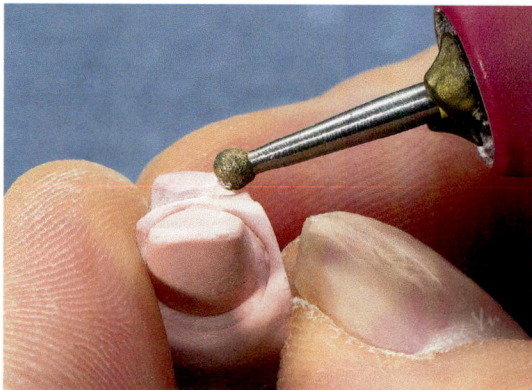

图 4-7　用小球钻精修代型边缘骀面观

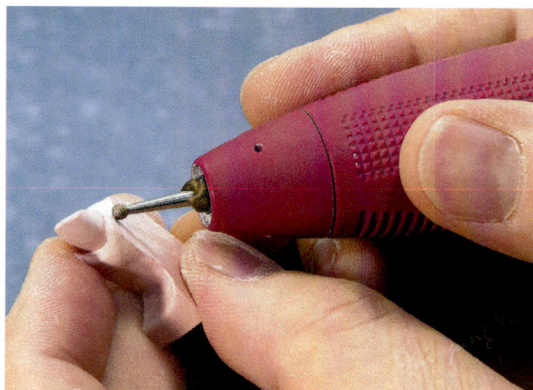

图 4-8　用小球钻精修代型邻面

(二) 边缘线的分离

边缘线的分离是代型修整阶段的重中之重,操作者不仅要使用放大镜和更加精细的手机,更重要的是应该全神贯注,因为此时的任何错误都会导致代型的缺陷,从而导致修复体的制作失败。有时还需使用高速吸引器,以保证操作区视野清晰,而且最好使用高压空气喷吹边缘区的杂质和磨屑,不要用手或者其他器械清除,以免损伤边缘区。

(三) 边缘区的确认和标记 (图 4-9)

根据上面两个阶段的精细操作,基本可以确定预备体代型的边缘区。通过显微镜观察可以发现,修整区表面粗糙度大于未预备的牙根表面,而且有很多细小的磨痕。从而可以确定边缘区的界限。然后使用直径为 0.3~0.5mm 的红笔,在显微镜下标记出边缘线的位置。标记时要注意铅笔的倾斜角度。在后面的蜡型制作以及修复体试戴时,都不能越过该红色标记线。

最后,技师修整代型边缘时还应注意以下四个问题:①预备体边缘是医师制备的,而不是技师修整出来的;②技师必须能够准确地区分模型中软硬组织形貌,尤其是预备体边缘中的牙体组织或牙石等的形貌,不能随意损伤硬组织形貌;③预备体的边缘形貌是三维立体的,由于牙齿自身条件和打磨

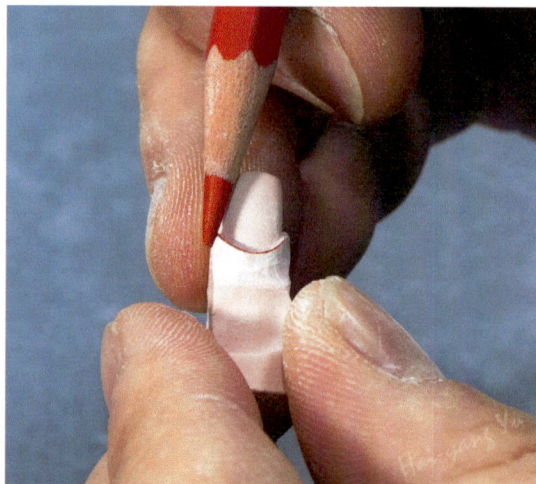

图 4-9　边缘线的确认和标记

工具等限制,不太可能呈完美的圆弧形,局部缺陷是常有的,不要随意乱修所见的"缺陷";④对多基牙的代型应观测共同就位道,部分基牙边缘有倒凹时不要通过添倒凹获得共同就位道,应建议医师充填后重新预备。

总之,修整代型的操作十分重要。修整必须有据,切勿随意延长或填补。

四、代型义龈的制作

代型边缘线的龈端修整后,边缘线得到彻底暴露,这有利于技师蜡型颈缘的制作与颈缘适合性的检查;但同时代型周围的牙龈组织去除后,患者口腔内牙龈软组织的信息不再保存,这使得在以后的牙体塑形阶段,技师对牙体与牙龈的协调度无法判断,常常凭经验完成龈外展隙、牙颈部突度等的修整。为了制作更完美的冠桥修复体外形,有必要将代型上去除的龈端外形恢复,并让此牙龈外形可自由拆除与复位,以备不同制作过程所需,这就需要代型义龈的制作。下面介绍义龈的制作方法 (图 4-10~图 4-16)。

1. 模型　未修整前的模型如图 4-10 所示。

2. 取硅胶印迹　调拌硅橡胶,在基牙、缺失牙及邻牙区完成硅胶印迹的采集,注意使硅橡胶与模型完全贴合。

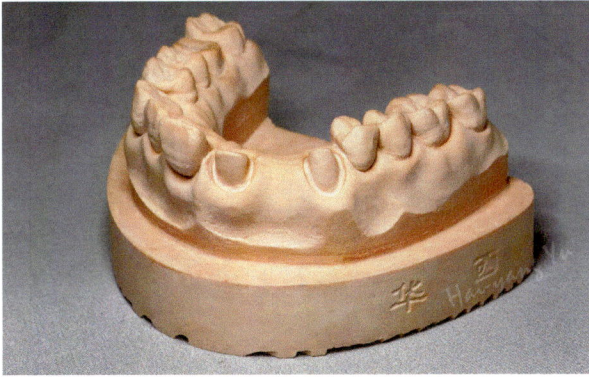

图4-10　未修整前的模型

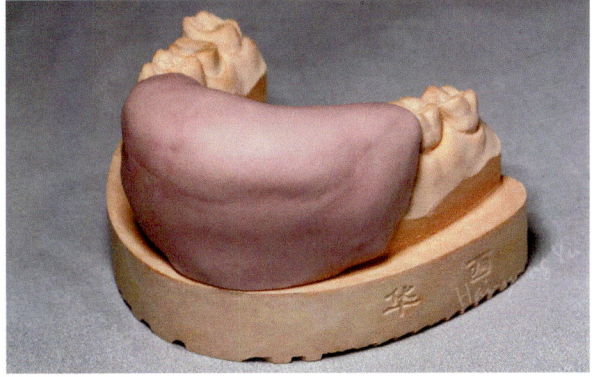

图4-11　制作硅橡胶印记

3. 代型完成　待硅橡胶凝固后从模型上取下,常规分割模型制作代型。
4. 代型打孔　在石膏代型的颈缘下2mm处打孔形成固位型,有利于义龈在模型上的稳定。

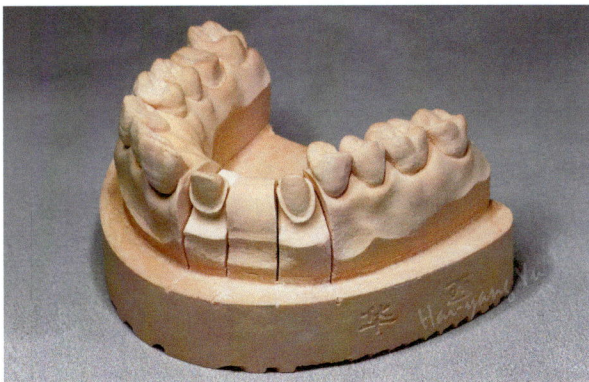

图4-12　代型制作完成

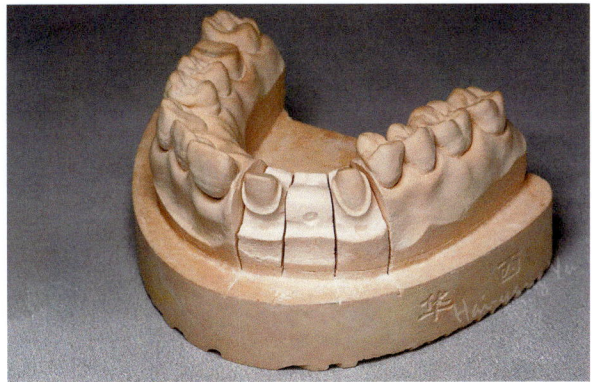

图4-13　代型打固位孔

5. 注射　在硅橡胶印迹颊、舌侧的合适部位打孔,将硅橡胶印迹的内侧涂上分离剂后在石膏模型上完全复位,从唇侧开孔处注射义龈材料,注意硅橡胶印迹在模型上不能移动,当舌侧有多余材料溢出时停止注射。

6. 义龈完成　待义龈材料凝固后取下硅橡胶印迹,义龈材料已充填了代型颈缘修整时磨除的石膏外形,还原了口内软组织情况。

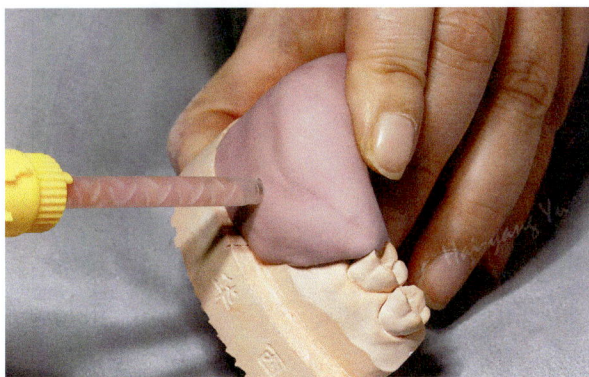

图4-14　注射义龈材料

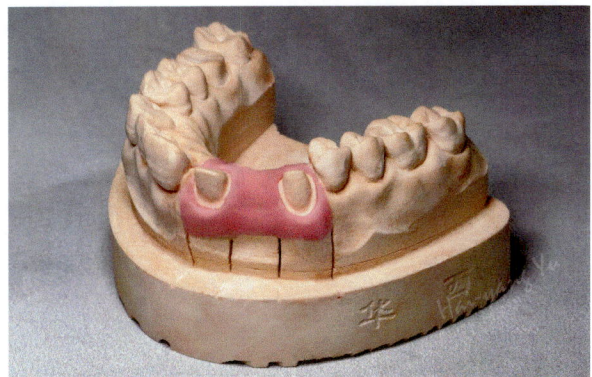

图4-15　制作完成的义龈

7. 义龈的取戴　义龈材料可根据技师制作修复体流程的需要随时取戴。

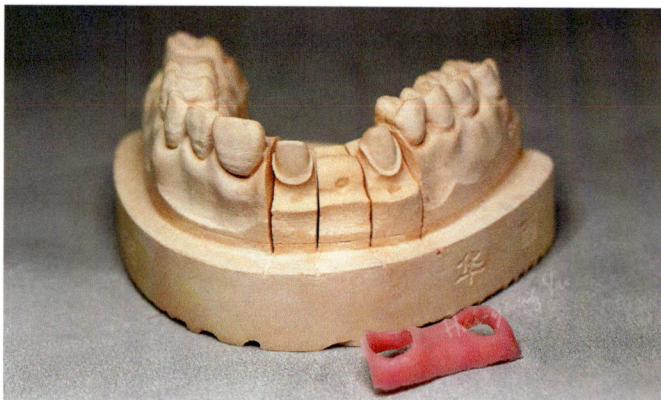

图 4-16　义龈可随时取戴

五、涂布代型隙料

代型上涂布一层隙料的目的是提供粘接剂的间隙。隙料的厚度根据不同的品牌有所不同,理想的厚度为 20~40μm。但是为了修复体的边缘密合,边缘线殆向 0.5~1mm 宽的区域不涂隙料。隙料的厚度应协调一致,不能在沟隙和转角处有聚集。然后代型就可以进行后面的操作了。

第六节　工作模型代型系统

一、代型技术的分类

目前在临床应用的代型技术有很多种,根据制作技术分为个别代型技术(多次灌模技术)、代型钉技术(图 4-17)、Di-Lok 技术(图 4-18~ 图 4-26)、特殊设备技术。其中代型钉技术又可分为单钉代型技术和双钉代型技术(Pindex 技术);特殊设备技术包括 DVA 代型技术及 Zeiser 代型技术(表 4-2)。下面对上述代型技术进行简单的介绍。

1. 个别代型技术　又称为多次灌模技术。即第一次用代型石膏灌注牙列模型,用来制作代型,然后第二次再灌注整个工作模型。其蜡型首先在个别代型上制作,然后转移至工作模型上修整最终的形态。最后再转移至代型上完成边缘的修整。该法简化了模型和代型的制作,不需要特殊的设备,同时也不会修整预备体周围的软组织,简化了修复体龈缘部分的制作工序。但是,该法也有一定的缺点,由于蜡型的转移次数较多,容易导致蜡型变形或损坏。而且对于复杂的或脆性大的蜡型,其转移也有一定的困难。

2. 钉代型固位技术(见图 4-17)　钉代型技术是目前最常用的代型制作技术,根据钉的数目可分为单钉固位技术和双钉固位技术。该技术中代型作为工作模的一部分,能够从模型上方便地取下和复位。该技术的优点就在于代型复位的准确性,而这种准确性就是通过代型钉洞的准确嵌合实现的。但是,单钉系统由于具有一定的旋转性,已经逐渐被双钉体系所取代。Pindex 系统就是最有代表性的双钉代型系统。该系

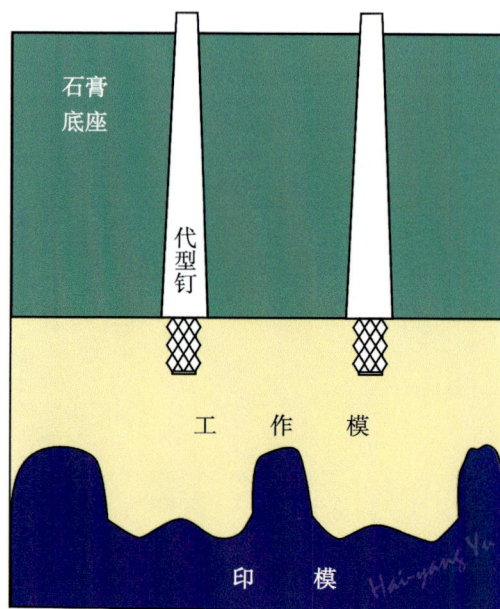

图 4-17　代型钉技术

统通过多个相互制锁的钉洞实现代型的稳定和准确复位。而且 Pindex 体系使用特制的代型打孔机以确保代型钉放置的准确性和各个钉洞间共同的就位道。但是该技术可能会发生代型就位不良或代型钉放置不当等情况,在代型的分割修整中,也可能损伤邻面的边缘部分和邻牙,影响修复体的质量。

3. Di-Lok 技术(见图 4-18~ 图 4-26)　利用代型锁盒进行代型分离和复位的技术。在第一次灌注模型之后将模型修整成代型盒的形状,然后灌注模型的底座。待石膏固化后,进行切割修整代型。这样代型就可以通过代型锁盒进行复位和取出。

4. VA 模型系统及 Zeiser 模型系统　均需使用精密钻孔机以及特制的底板进行代型的打孔。其优点是可以通过代型的切割间隙补偿石膏的膨胀,但由于需要专门的设备,因而其应用受到一定的限制。

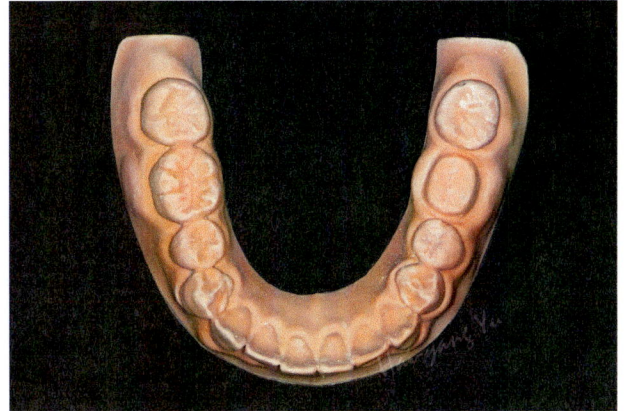

图 4-18　修整完成的牙列模型

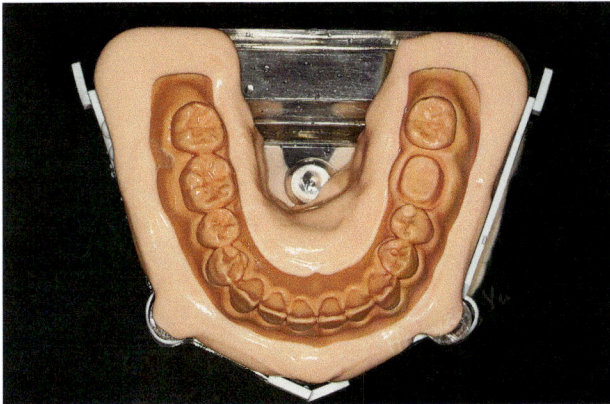

图 4-19　灌注模型底座

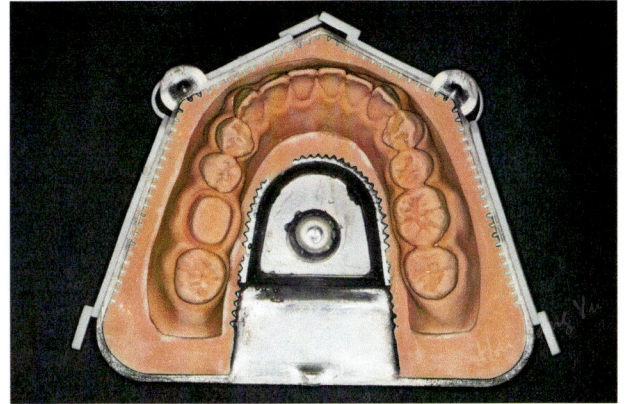

图 4-20　修整完成的模型底座

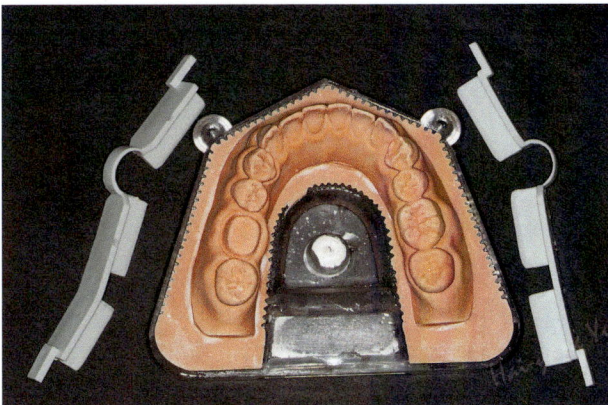

图 4-21　取下锁盒的固位卡

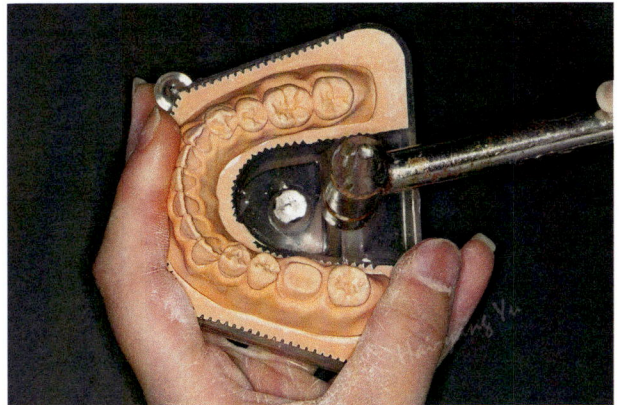

图 4-22　用锤子轻敲底座盒使模型与底座盒分离

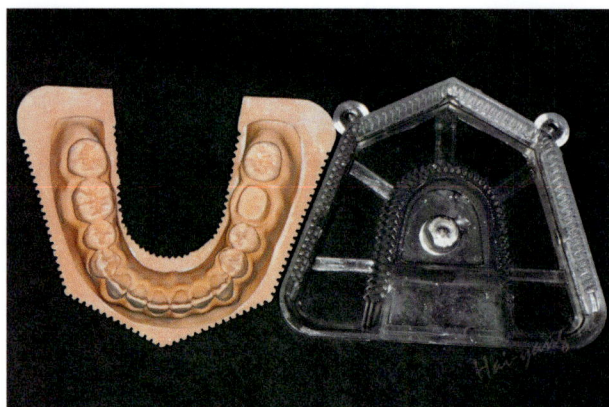

图 4-23　分离后的模型与底座盒

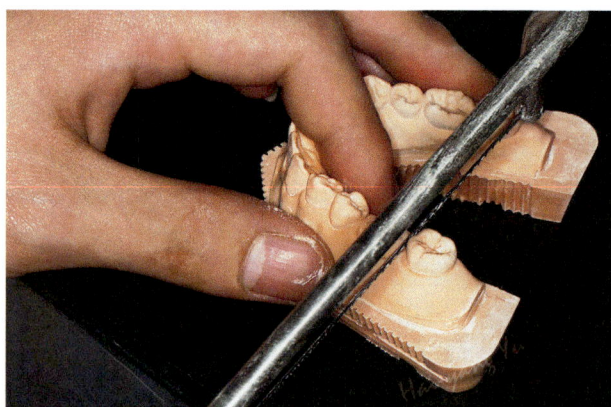

图 4-24　切割代型

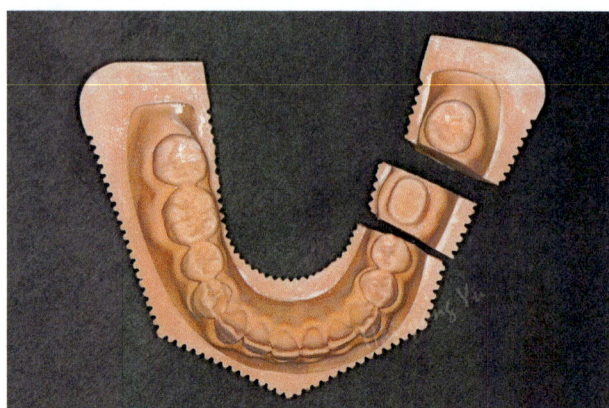

图 4-25　切割完成的代型

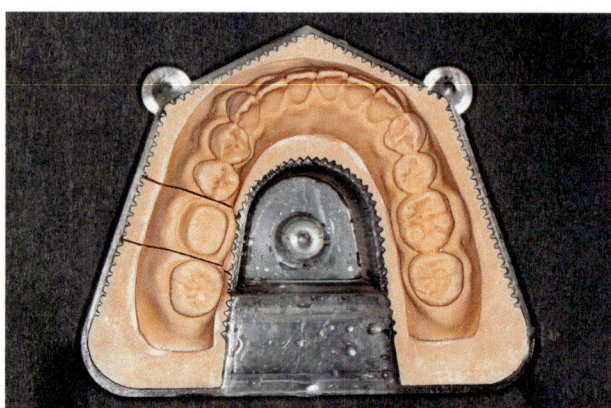

图 4-26　切割完成后的代型在底座盒里复位

表 4-2　各种代型技术的比较

代型系统		优点	缺点	注意事项
个别代型（多次灌注）技术		操作简便、准确性高、不需特殊设备	蜡型容易损坏塑瓷困难	蜡型转移时要小心
Di-Lok 技术		活动代型、价格低于代型钉系统	体积较大，复位困难	第二次灌模时需要格外仔细
钉代型技术	单钉技术	活动代型蜡型和塑瓷操作简便	代型就位可能不准，代型旋转	在灌模和插代型钉时需要注意
	双钉技术Pindex 技术	活动代型系统代型钉预备准确	需要特殊设备	细节操作要到位
特殊设备技术	DVA模型系统	活动代型系统一次灌模、可代偿模型膨胀	需要特殊设备技术要求较高	代型钉就位时需要格外小心
	Zeiser模型系统	活动代型、一次灌模、补偿模型膨胀	需要专门设备	钉就位时要小心

二、Pindex 代型系统

　　Pindex 技术系统是目前最常用的代型技术（图 4-27）。该技术能准确地在原有工作模的基础上制作出活动代型及片段，并借助于专门的钉洞预备设备获得代型的准确复位，具有精度高、操作简便、复位准确等优点。下面结合一个病例，说明利用 Pindex 系统进行模型和代型操作的具体步骤（图 4-28~ 图 4-57）。

患者下颌牙列工作印模,右侧有三个预备体:一个前磨牙嵌体,一个磨牙嵌体和一个磨牙全冠。

首先用少量的代型石膏灌制工作模以避免气泡的产生,同时使用振荡器并在适当强度下振荡,促进石膏的流动并排出空气。

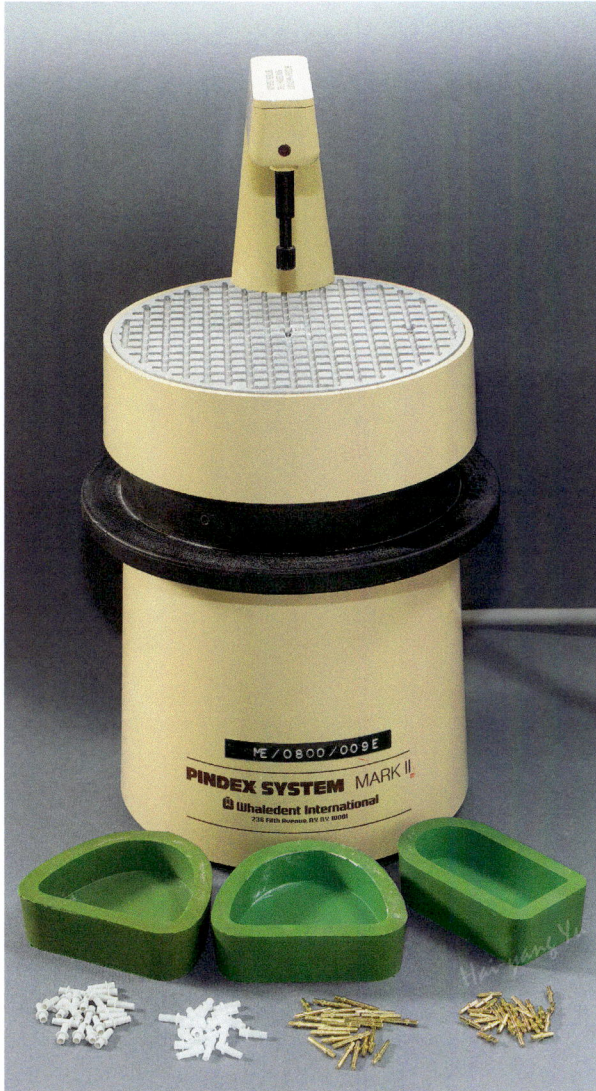

图 4-27　Pindex 系统

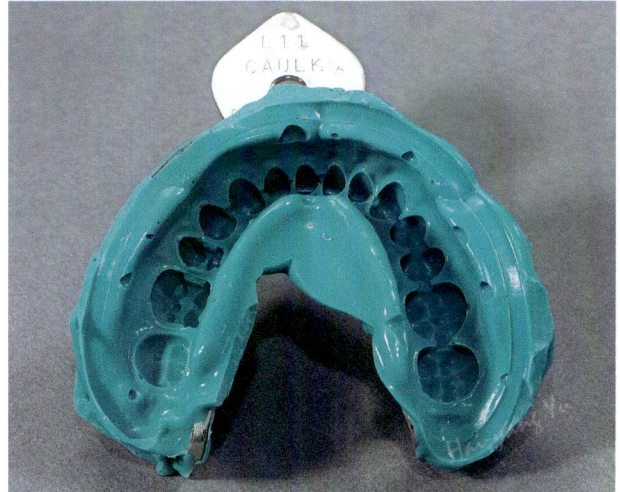

图 4-28　工作印模

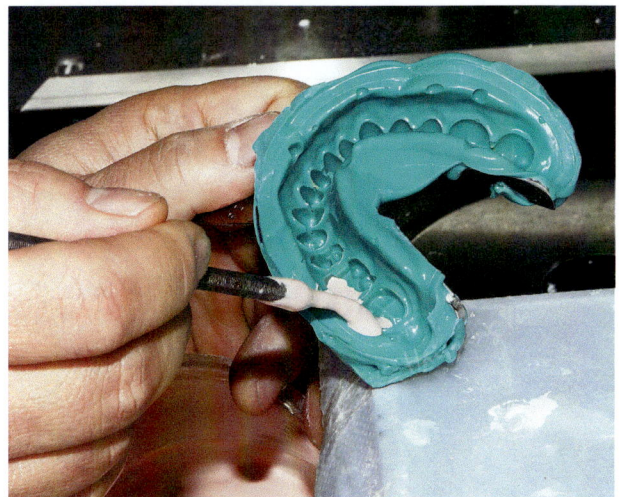

图 4-29　灌注石膏

将工作模从印模上脱下,模型应无气泡和缺陷。首先在模型修整器上修整模型。在预备代型钉孔时,再使用 Pindex 专用平面研磨器将模型的底座修整为一平滑面。底座距预备体龈缘的高度应大约为15mm。

使用铅笔或标记笔在工作模牙齿的殆面,标记出代型钉孔的位置。应当注意的是,要保证唇侧和舌侧钉洞之间有足够的间距,从而使代型钉和钉鞘在空间位置上互不干扰。同时还要注意根据牙体的大小选择代型钉的型号。在该病例中,前磨牙和磨牙预备 2 个代型钉洞,切牙预备 1 个。

将模型放置于 Pindex 系统的工作平板上。打开开关,即可在 Pindex 系统前方面板上看到闪烁的红色指示灯。调整指示光源的焦距直至形成一个明亮的光点。用恒定的压力将工作盘逐渐下压到底,这时光点自动关闭,然后使用钻头在模型底座上将所有的代型钉孔制备到足够的深度。

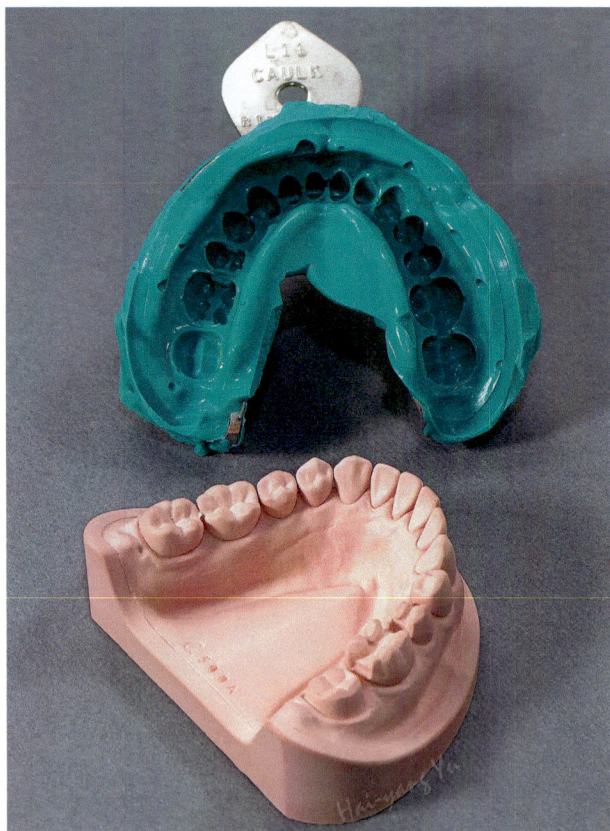

图 4-30　脱模后的模型

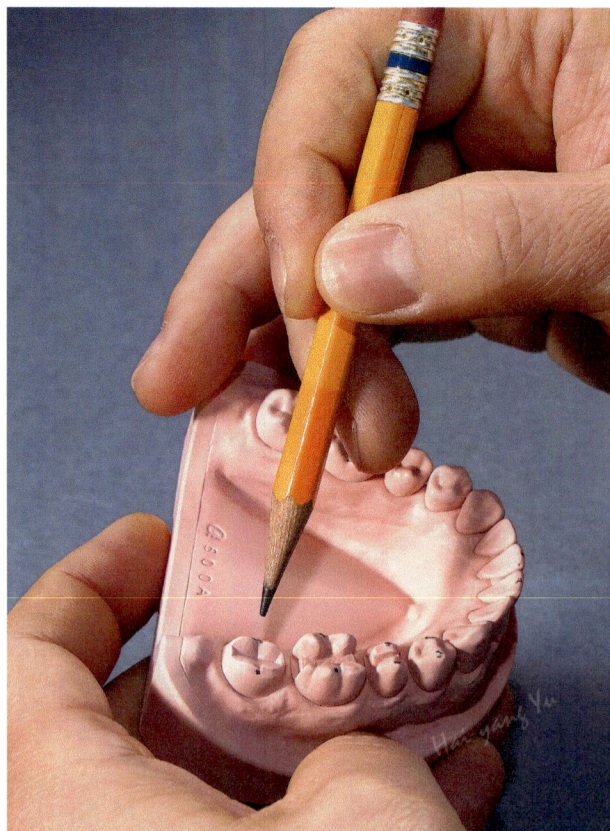

图 4-31　标记代型钉孔位置

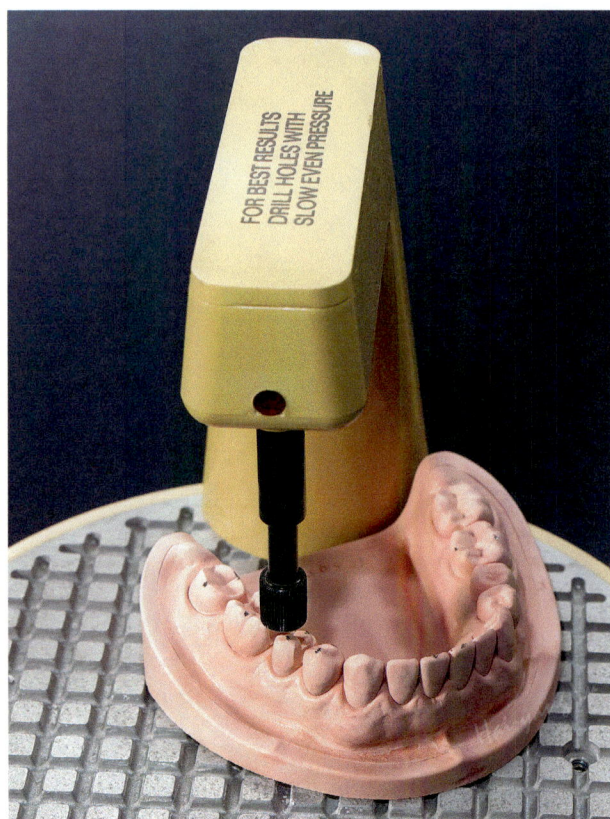

图 4-32　预备代型钉孔

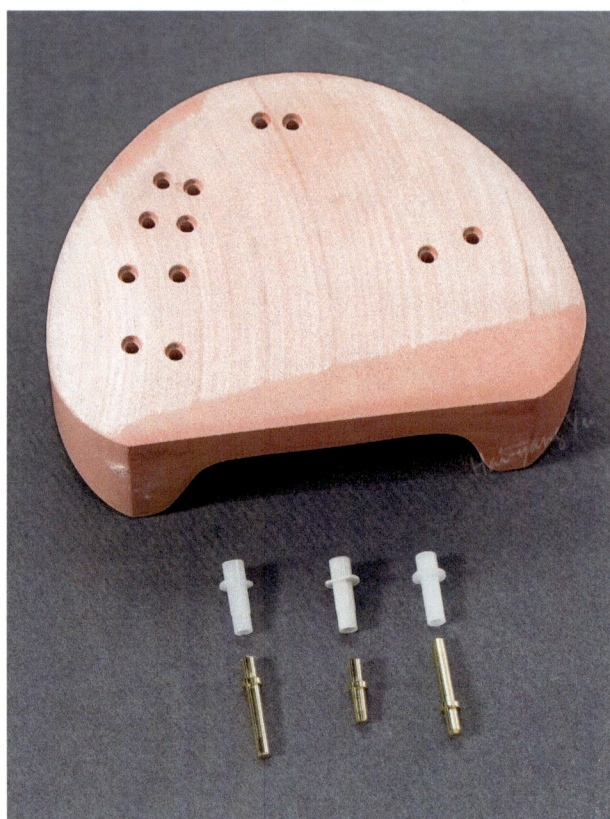

图 4-33　预备好代型钉孔的模型和代型钉

已经预备了代型钉孔的模型底面,以及每个孔内都要使用对应的代型钉和钉鞘的型号。图中由左至右,代型钉规定如下:在前磨牙和磨牙的 2 个代型钉孔中,具有白色钉鞘的长钉置于其中颊侧的那个孔中;而具有灰色钉鞘的短钉则置于舌侧的那个孔;而由金属钉鞘的双钉则用于较窄小的前牙和较小的模型片段。

准备使用氰基丙烯酸盐粘合剂粘固代型钉。在每个代型钉的末端涂布粘接剂,然后将代型钉适于钉洞中。为了操作方便,先粘接短钉,再粘接长钉。

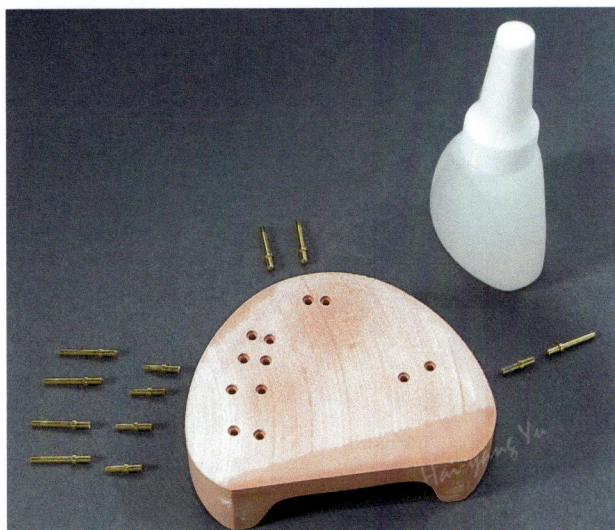

图 4-34　代型钉粘固

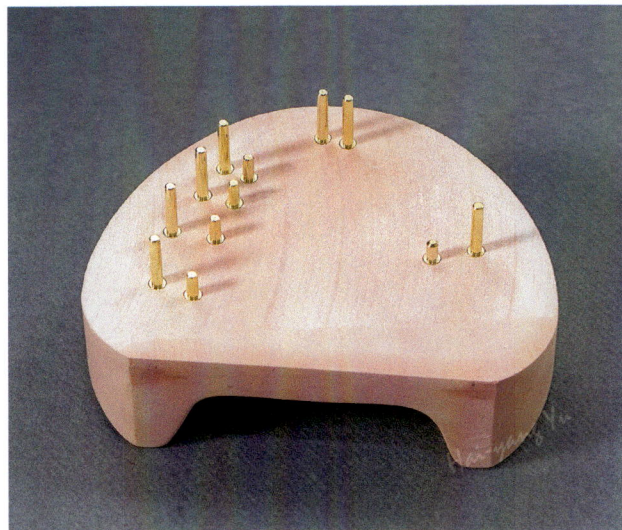

图 4-35　钉粘结就位后的模型

代型钉已经粘接到位,准备放置钉鞘。

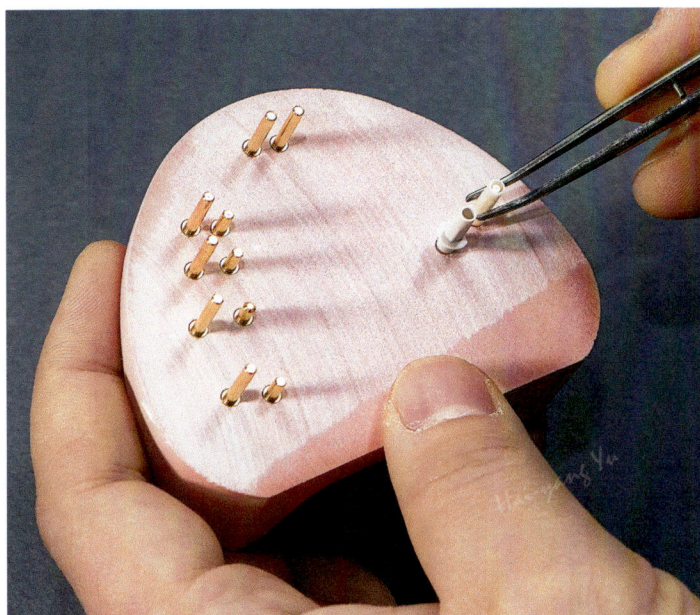

图 4-36　放置代型钉鞘

使用钉鞘把持器将钉鞘套于代型钉上。其中,白色钉鞘套于长钉上,灰色钉鞘套于短钉上。一对长短钉其各自钉鞘上的平面部分应该相对。

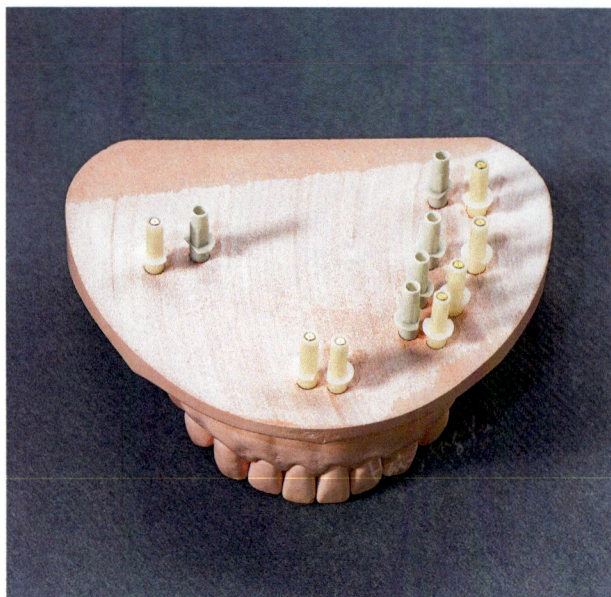

图 4-37 钉鞘放置完毕

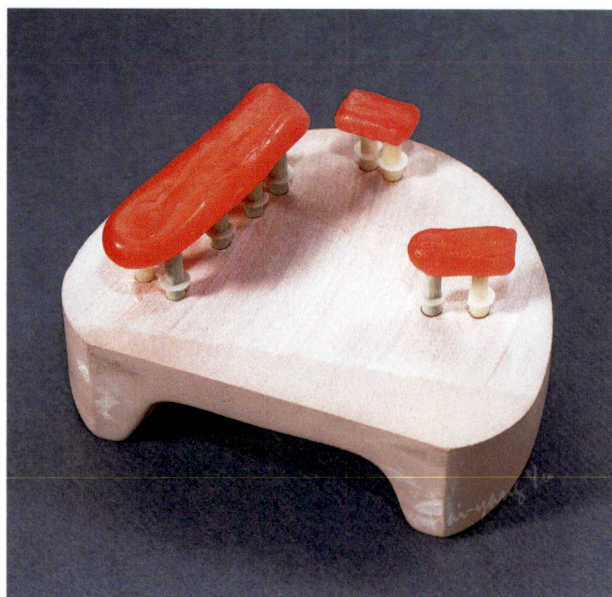

图 4-38 代型钉末端放置蜡条。在短钉的灰色钉鞘的开口端,放置一条蜡线或蜡片

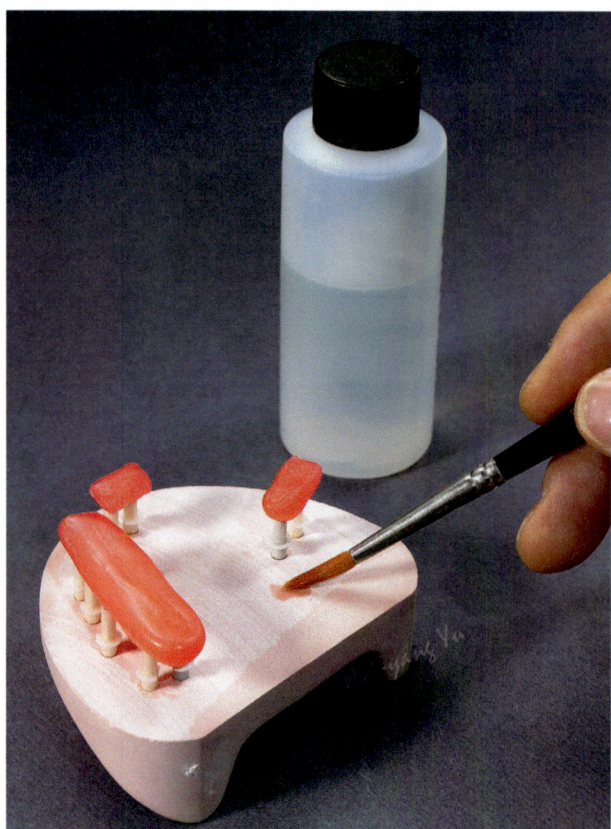

图 4-39 工作模底面涂分离剂

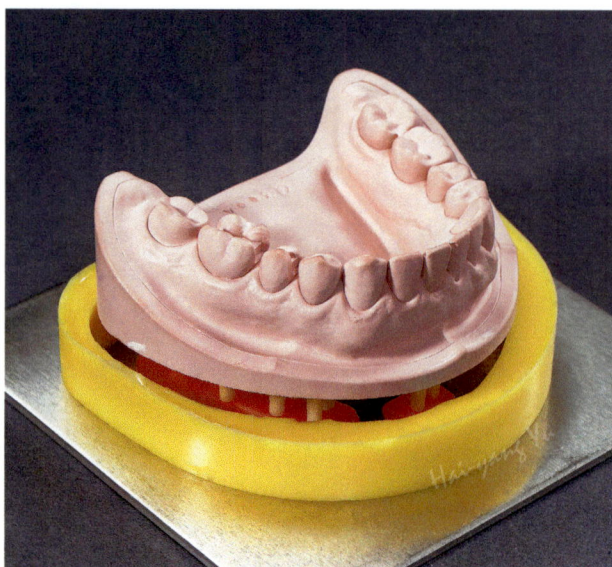

图 4-40 工作模在底座硅胶盒里试就位

在工作模底座上堆加石膏之前,要小心地把模型放置于橡胶模具中。

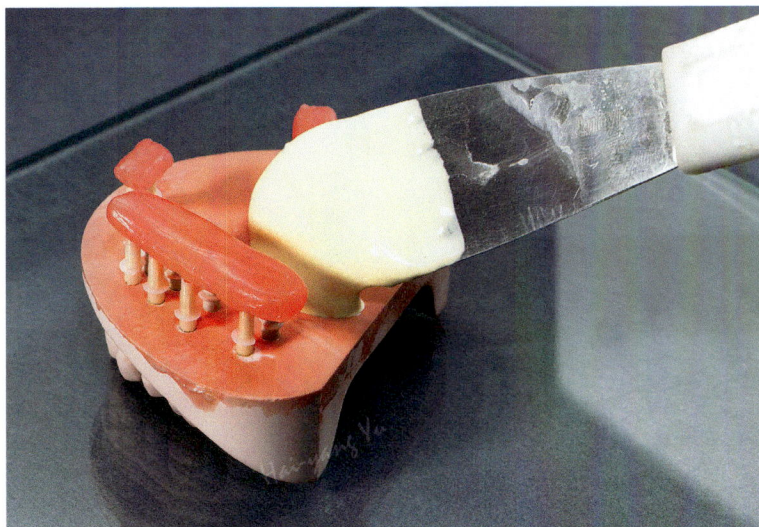

图 4-41　工作模底面加石膏

在工作模上仔细地添加一些石膏,以填满代型钉之间蜡条之下的空间。

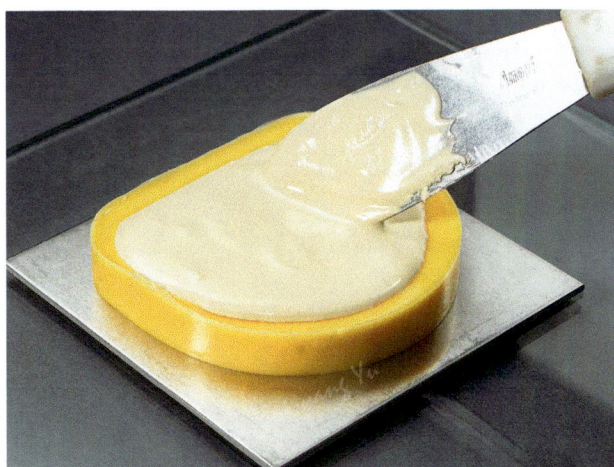

图 4-42　向底座硅胶盒内加石膏

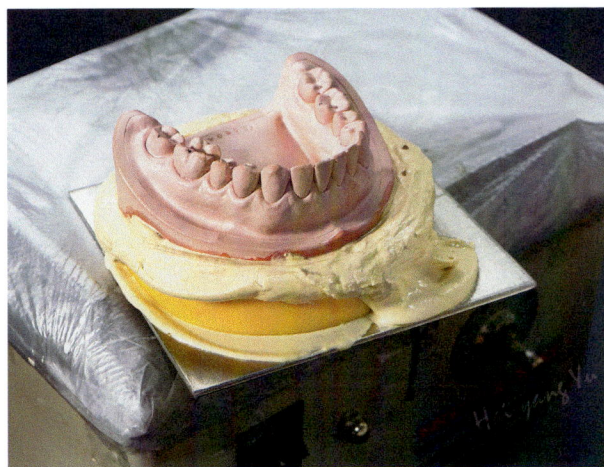

图 4-43　模型在底座硅胶盒内就位

在石膏固化前,将模型放入模具中,与此同时用振荡器或手工加以振荡。要注意避免在灌制石膏时产生气泡。

当石膏底座固化后,从模具中脱下工作模并按需要修整该底座。完成后的具有代型钉的工作模应能整个地从模型底座上取下。

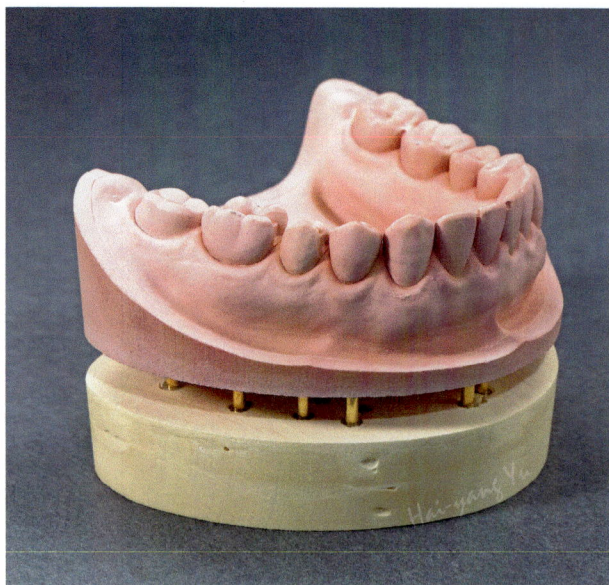

图 4-44　模型底座脱模

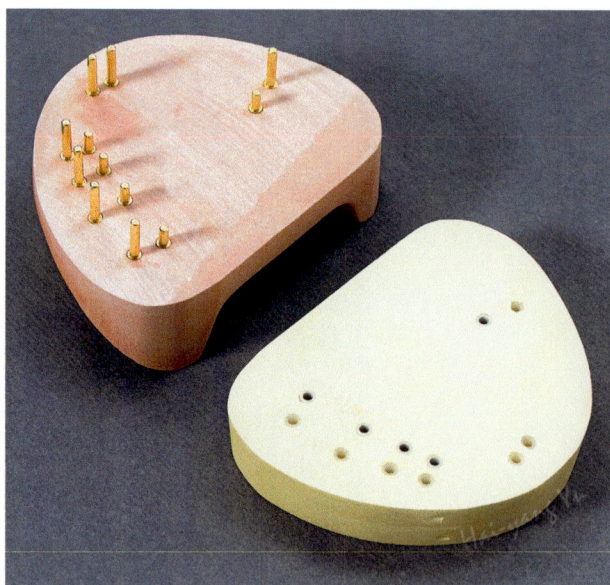

图 4-45　分离后的模型和底座

　　分割代型前,代型钉就位于模型上,钉鞘就位于底座上。应从工作模的下面开始代型的分割。
在分割之前,对代型和模型片断进行标号,从而加以分辨并方便复位。

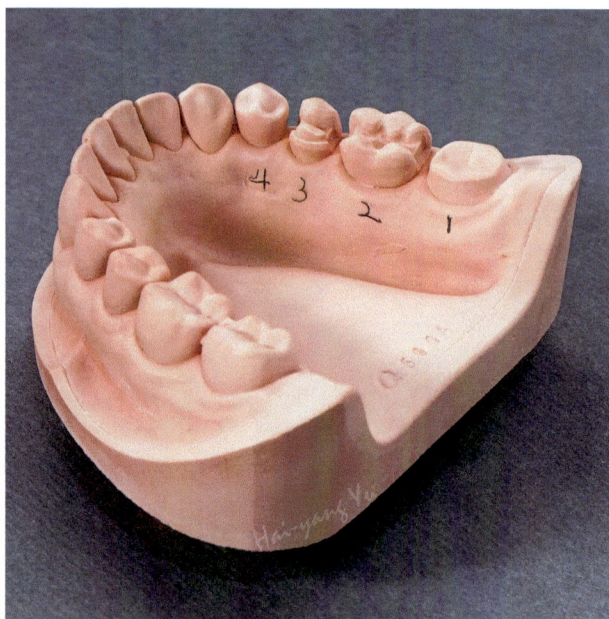

图 4-46　标记代型

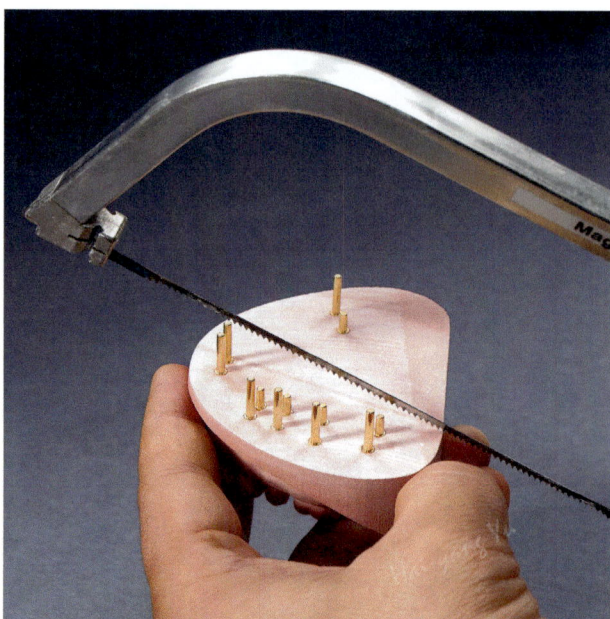

图 4-47　分割代型

　　用手用代型锯或片锯从模型的底面开始分割代型。
　　将每个代型从底面上分割出来,分割线距预备牙齿的边缘应在 2~3mm 之内,以便代型压在一起时彼此能够分离而不损坏代型边缘。

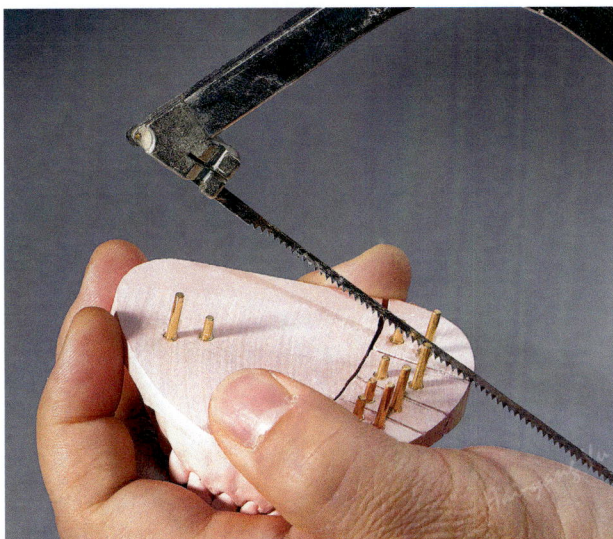

图 4-48 分割代型

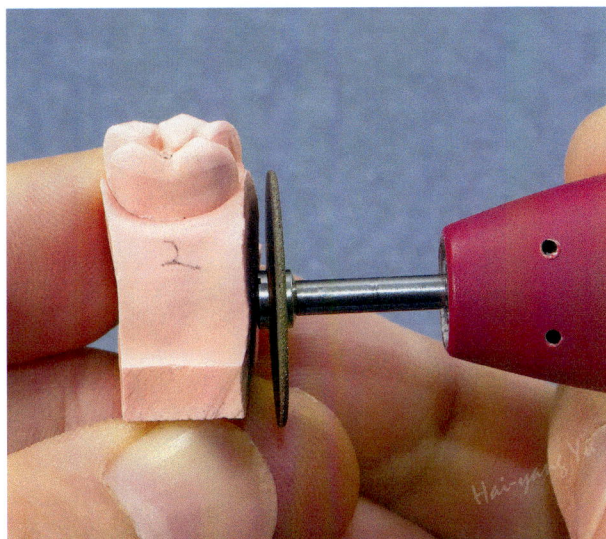

图 4-49 修整代型

使用锥形打磨头或金刚砂轮,打磨掉每个代型片断的多余石膏,以获得向代型底部和代型钉稍微倾斜的形态。这样,当代型就位于模型底座或取下时,不会相互干扰。也可用机床上的打磨轮代替打磨头或砂轮。

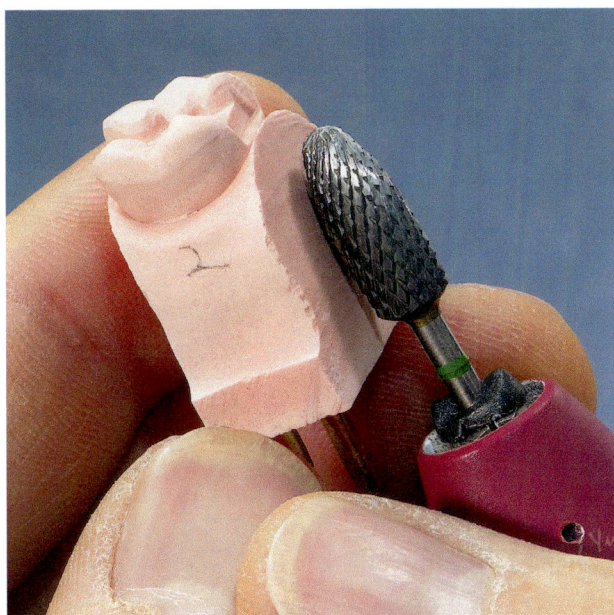

图 4-50 使用锥形打磨头精细修整代型

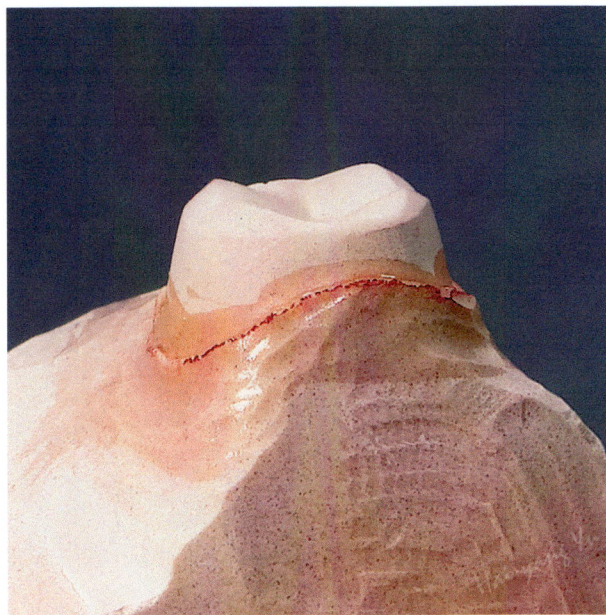

图 4-51 标记代型边缘

标记出预备体的边缘,然后按常规进行修整。

准备将进行了代型修整的工作模就位于模型底座上。清洁代型、模型和钉洞,以确保没有杂质能够干扰代型和模型片断在底座上的就位。

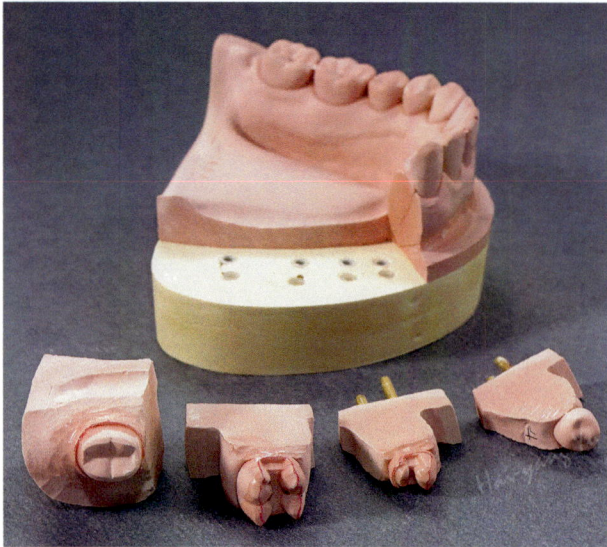

图 4-52　代型准备在底座上就位

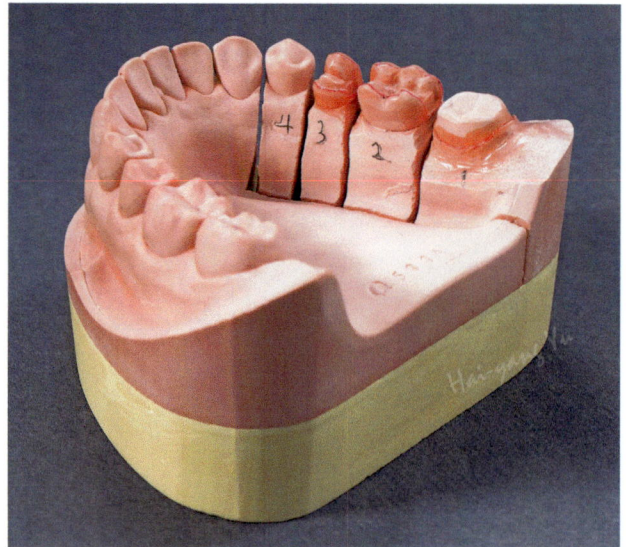

图 4-53　就位后的模型 - 代型

代型就位,准备进行后续操作。

完成后的工作模,准备上𬌗架。Pindex 系统允许以一种精确的方式将模型上到𬌗架上,以便在蜡型制作和修整阶段,能将工作模从𬌗架上取下来进行操作。

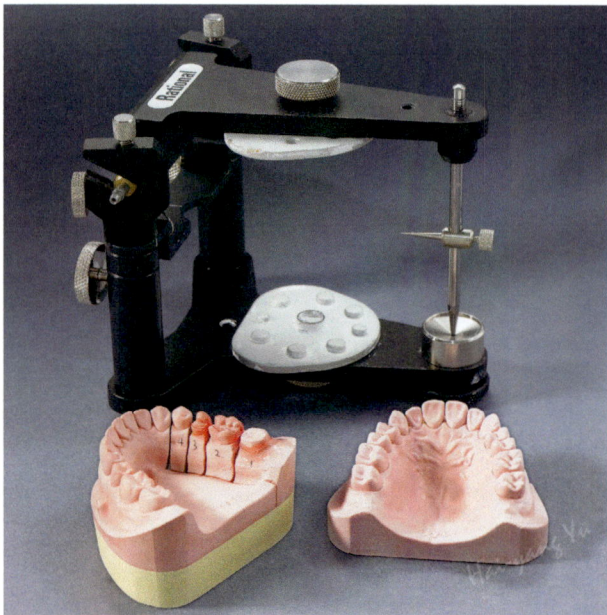

图 4-54　工作模上𬌗架

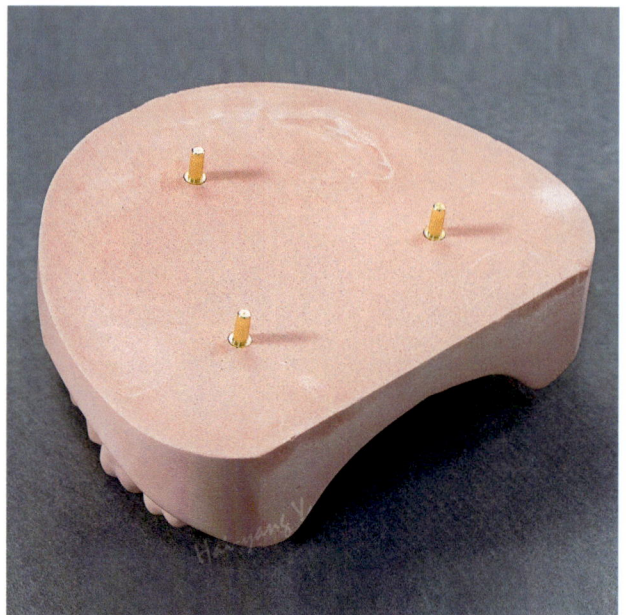

图 4-55　预备𬌗架钉

上𬌗架的方式多种多样,技师可以根据自己的喜好和模型的实际情况来选择。如果一开始就使用底座型腔灌制模型底座,可将一个带有金属钉的模板置于型腔的下面。金属钉穿透型腔的底部,然后可将白色的钉鞘套在这些钉之上。

如图 4-41 和图 4-42 所示,在工作模上堆加底座。当工作模和底座可以上𬌗架之后,将自动套合式的𬌗架钉插入钉鞘中,随后按常规将工作模和底座上𬌗架。

当使用短指示钉和双钉制作代型工作模时,可以使用多种𬌗架钉。这些𬌗架钉的排列应尽可能地拉开间距并形成一个三角形的分布。自动𬌗架钉和其钉鞘可以在任何时候使用于任何一个模型,只要用

Pindex 钻孔机按照三角形分布在模型上打 3 个孔,再用氰基丙烯酸盐粘合剂将白色的自动代型钉鞘粘固到位。接着,将自动代型钉插入钉鞘中,然后按常规方法上𬌗架。

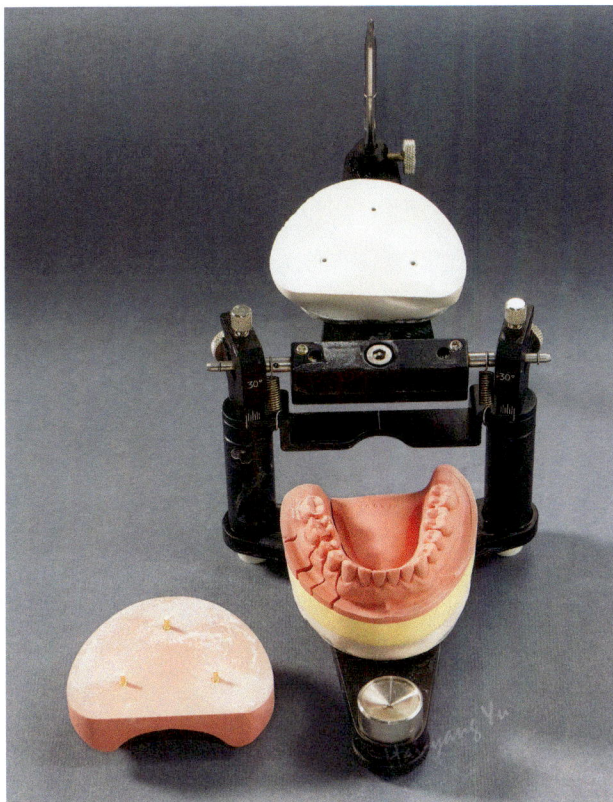

图 4-56 准备上𬌗架的模型

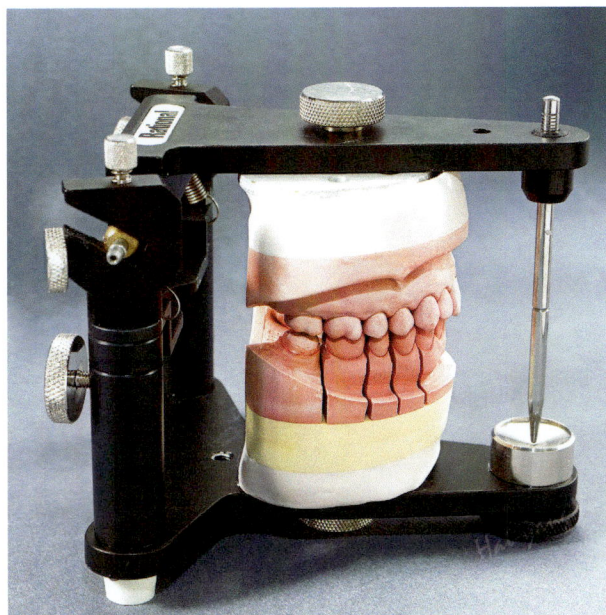

图 4-57 上好𬌗架后的模型

  模型上𬌗架后应调整好𬌗架的设置以便后续的操作。

  以上叙述的是利用 Pindex 系统制作代型体系的常规工艺步骤。实战中应根据具体情况不同以及技师和牙医的个人习惯,对一些步骤进行相应的增减和调整。

  总之,要成功地制作固定修复体,准确的工作模和代型是十分重要的。可以精确复制预备体的材料和技术多种多样,要根据修复体的情况以及医技的喜好做出选择。虽然Ⅳ型石膏操作要求较高,但对于多数病例,它仍是首选材料。同时,环氧树脂以及镀银或镀铜都是耐磨性较好的模型材料。通过使用代型钉或更方便的 Pindex 系统都可以复制出预备体的可摘可复位代型。

(岳 莉 任 薇 孙 珍 于海洋)

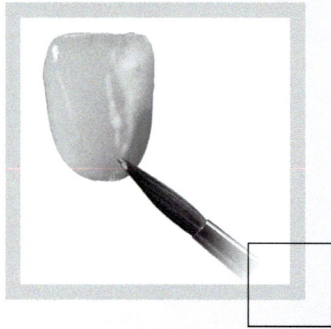

第五章

熔 模

目前绝大多数固定修复体都部分或完全由牙科金属材料铸造制作完成,牙科定制式义齿制作通常采用的铸造方法称为失蜡铸造法(图 5-1)。我们从图中可以形象地看出目前定制式固定义齿的工艺流程实质上就是多步骤的体积转移,因此只有控制好每个步骤的误差,才能获得高精度的修复体。

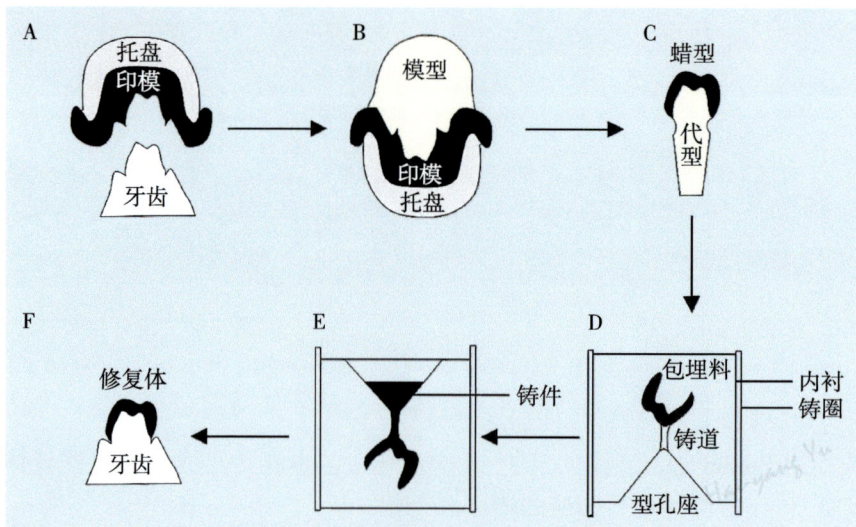

图 5-1 失蜡铸造法的操作步骤

在铸造固定修复体之前,必须预先用易于熔化并挥发的材料制成修复体的雏形,我们称之为熔模。熔模通常使用蜡材制作,因此西方又因此称之为蜡型(wax pattern)。由于材料学的发展,熔模材料的多样性,在这两个名词术语上,笔者赞同吴景轮主任技师的意见,取"熔模"之意更严密。

在整个固定修复工艺中,熔模的制作非常重要,其精度和结构会直接影响铸件的最终修复效果,在熔模上任何微小的缺陷最终都会在修复体上体现出来。由于蜡等熔模材料与铸造金属在理化性能上存在巨大的差异,所以一些不足和缺陷在熔模阶段易于修改,但是在铸造后的金属修复体上就难以调改,甚至无法纠正,导致修复体返工。因此,为了获得完美的固定修复体,熔模的每一步操作都应当在放大镜下进行严格的质量检查,在确认合格后才进行下一步操作。

第一节 熔模制作前的准备

一、检查修整代型

在制作熔模之前,要对代型进行检查和修整。首先检查代型的表面,不能有气泡或小的倒凹,这些缺陷将导致制作好的熔模无法取下。有些问题在牙体预备阶段就应当进行解决,如果是在模型或代型阶段才发现,在一定条件下可进行相应的修整,尤其是要检查代型的边缘,应完整、清晰、没有菲边和悬突。如果缺陷位于代型边缘附近,就必须重新制取模型。

二、涂布代型隙料

从 20 世纪 20 年代开始,牙科医技人员就开始认识到在预备牙面和修复体组织面之间应当预留一定的粘接间隙,这样才能使修复体完全就位,达到预期的咬合状态。在颈缘区应预留约 1mm 宽的密合带,它可以保证修复体边缘的密合性,减少粘接剂的溶解,防止继发龋坏和牙周病的发生。目前公认理想的单层粘接间隙约为 20~40μm ,也就是说修复体的内半径应该比预备体的半径宽约 20~40μm。获得粘接间隙最常用的方法就是在代型上预先涂布一层代型隙料。

代型隙料(图 5-2),指涂布在代型上以获得粘接间隙的牙科材料,可以预留出预备牙面和修复体之间的粘接间隙。其用法就是均匀涂布在代型上,并具有一定的厚度,但是为了保证修复体边缘的密合性,在靠近颈缘处要预留出约 0.5~1mm 的未涂区域。

粘接间隙的大小对于修复体的就位非常重要,过小或过大均不可取。如果粘接间隙不足,由于粘接剂不能完全溢出,使得修复体不能完全就位,导致咬合升高;相反,如果粘接间隙过大,将导致修复体松动,降低修复体的抗力形和稳定性,影响修复体的服役寿命。

但是,除了代型隙料之外,粘接间隙的大小还和操作中应用的各种材料和工艺技术息息相关,尤其是印模材料、代型材料、包埋材料和铸造合金材料的选择。这些因素都将直接影响粘接间隙的大小。

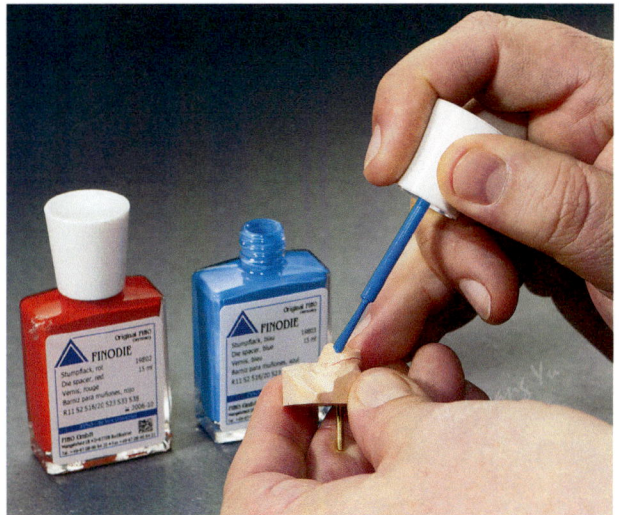

图 5-2 代型隙料

(一)增加粘接间隙的方法

1. 使用代型隙料;
2. 选择热收缩或聚合收缩的印模材料;
3. 应用个别代型技术;
4. 组织面用软蜡;
5. 增加铸模膨胀;
6. 通过研磨、喷砂或酸蚀技术打磨铸件的组织面。

在咬合面和轴面上涂隙料也能增大代型的粘接间隙;使用热或聚合收缩的印模材料以及多次灌注的个别代型技术,可以增大模型、代型及对应的熔模,最终获得稍微增大的铸件;而在组织面使用软蜡,包埋时稍微对其加压,也可以增大铸件的内径;除蜡时温度稍高或选择适当的包埋料,可以增加铸模的膨胀,还可以通过喷砂、酸蚀及化学研磨的方法打磨铸件的组织面,增大粘接间隙。

(二)减小粘接间隙的方法

1. 使用树脂或电镀代型;
2. 使用高熔铸造合金;
3. 减小包埋材料的膨胀。

树脂和电镀代型的膨胀性稍低于石膏代型,因而相应的熔模、铸件也较小,从而减小了粘接间隙;而铸造温度越高,冷却收缩越大,因此,高熔合金也具有减小铸件的作用;通过调节包埋材料的粉液比降低其固化膨胀,也可以达到同样的效果。

总之,上述的各种方法都可以达到增大或减小粘接间隙的效果,有的其至是同一种技术的两个方面,在实际操作中,牙科医生和技师应根据不同的情况选择应用,最终获得合适的粘接间隙。

三、涂分离剂

如果直接在干燥的代型上加蜡,熔融的蜡液会渗入到代型表层,从而影响熔模的取下。因此,为了方便熔模和代型间的分离,必须提前在代型上均匀涂布一层分离剂。分离剂分为酒精类和表面活性剂类,但由于酒精具有溶解熔模的作用,因此目前最常用的是表面活性剂。分离剂在代型上形成一层薄膜,从而有利于熔模和代型的分离。涂布分离剂时应注意均匀一致,厚度尽量薄,并且还要涂布在邻牙和对殆牙面上,以免熔模在模型上复位和确定咬合时粘接在邻牙和对殆牙上。

四、标记边缘

对于技师来说,熔模的边缘概念非常重要。使用彩色铅笔标记出代型的边缘,不仅可以对边缘位置一目了然(图 5-3),还有助于塑出理想的熔模边缘形态。铅笔颜色与蜡应成对比色(如红色的铅笔和绿色的蜡)。不要使用普通的石墨铅笔,除了磨损代型之外,其色泽(暗黑色)也影响对熔模边缘密合性的确认,并且余留的石墨具有抗焊媒性,会影响边缘铸造的完整性。标记后的边缘可以涂一层低黏度的氰基丙烯酸酯,并立即吹干,可以保护边缘线。如果操作得当,代型边缘厚度的增加不会超过 $10\mu m$。

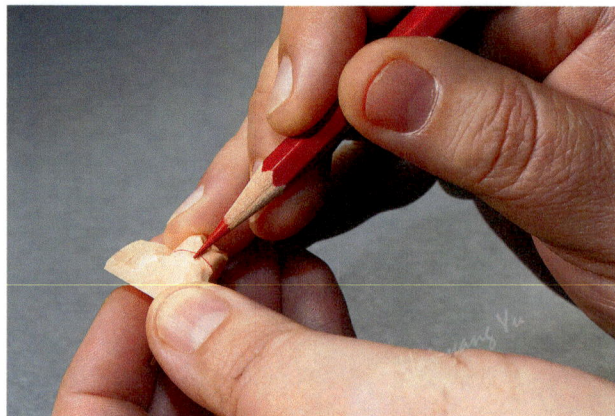

图 5-3 代型边缘的标记

第二节 熔模制作的基本方法和设备材料

在制作熔模时,应该采取逐步确认的方法,也就是在下一步操作之前应对前一步操作进行评价,并及时纠正发现的问题。完成的修复体熔模,在参考了同名牙、邻接牙及对殆牙牙面的外形和解剖特征的基础之上,还应具有天然牙的解剖外形和三维形态。因此,制作熔模的技师不仅要掌握牙体解剖的相关知识,还应该具有丰富的三维立体结构的概念。

我们知道,在进行绘画创作时,艺术家通常从真实的美景中获取灵感。同样,在制作熔模时,医技也应该参照适当的模型(如诊断模型、未损坏的拔除牙、对侧牙齿以及标准的天然牙模型),从中获取熔模的空间构型和制作思路,但这并不意味着要完全复制天然牙(塑料牙或修复体)的外形。

对具有三维立体结构的熔模进行评价非常困难,除了从解剖细节进行评价,还应从整体的观点进行评估。而不论整体还是局部,"过"或"不及"都不可取,除了具有良好的整体外形,还应达到功能和美观的和谐。具体来说,在评价复杂的咬合面时,可以将其分解成若干单面进行评价,然后评估其整体咬合状态。而评价轴面外形时,可以通过旋转熔模来评估一系列的二维平面,最终达到熔模三维整体的评估(图 5-4)。

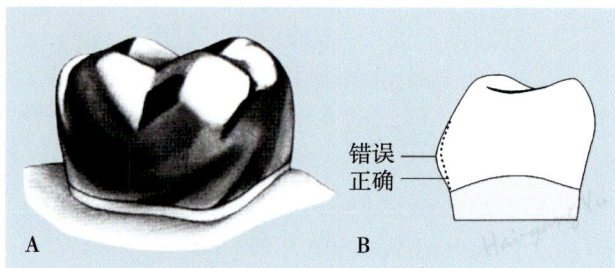

图 5-4 蜡型的三维评估

一、主要的器械和材料(图 5-5)

1. 煤气灯(酒精灯);
2. 嵌体蜡;
3. 各种熔模器;
4. 彩色铅笔(颜色与蜡具有明显区别);
5. 分离液。

二、熔模器械和操作方法

熔模器械根据用途可分为三类:加蜡器、雕刻器和抛光器。在常用的 PKT 系列中(图 5-6)(由 P.K.Thomas 专门为加蜡法设计),1 号和 2 号是加蜡器;3 号是精修咬合面的抛光器;4 号和 5 号是雕刻器。

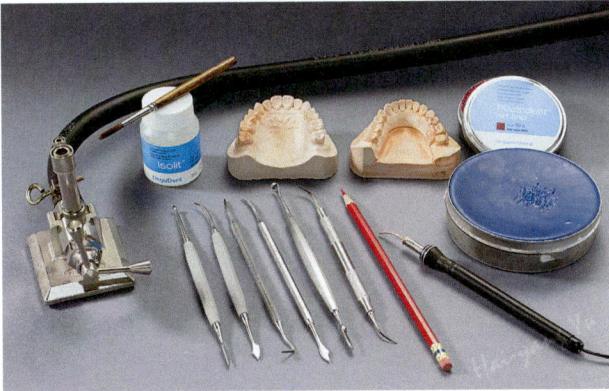

图 5-5 设备和材料

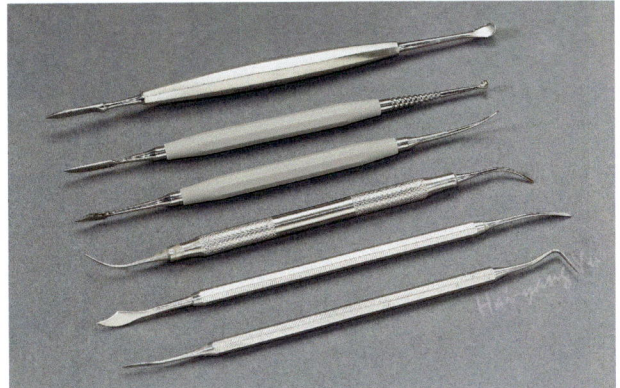

图 5-6 PKT 蜡型器械

加蜡时首先将加蜡器尖部在煤气灯(或酒精灯)上加热,蘸取适量的蜡,然后再加热器械的根部,使蜡流向尖端形成蜡滴(图 5-7)。其中 1 号器械用来加多量蜡,2 号用来加少量蜡,而 7 号或 7A 蜡匙是用来加大量蜡,尤其是堆塑基底蜡层或需对所有预备牙面加蜡时。一些技师喜欢使用电热熔模器(图 5-8),其温度控制准确,操作简便。

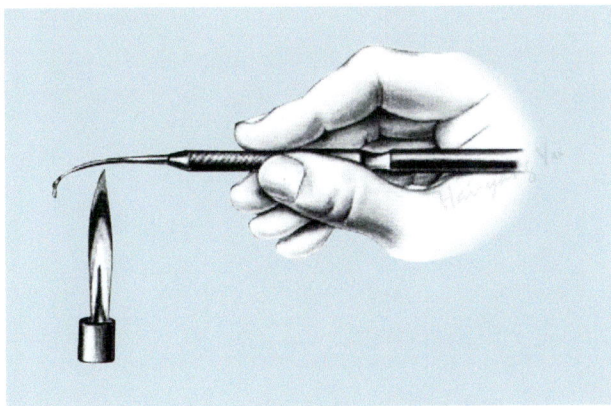

图 5-7 加蜡器的加热方法

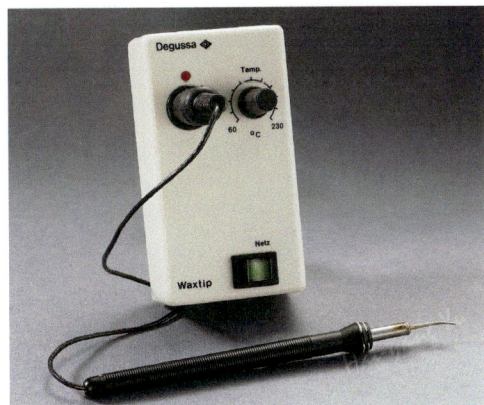

图 5-8 电热熔模器械

熔模雕刻器一般比较尖锐,不进行加热。除了 PKT 器械 4 号和 5 号外,常用的熔模雕刻器还包括 Hollenback1/2 和 3 号以及 Ward 2 号。在雕刻操作时,为了获得比较光滑的表面,雕刻器的使用应均匀轻压。

抛光器是在熔模完成之后进行抛光的器械。抛光时将抛光器尖端稍微加热,然后轻轻掠过熔模表面。但是器械不能过热,以免使熔模表面熔化变形。PKT 3 号抛光器常用来抛光咬合面,PKT 1 号和 2 号可以用来控制和保护光滑的表面,尤其是用来修整熔模边缘多余的蜡(因为此时用雕刻器修整常常磨损代型,常导致修复体边缘产生悬突)。当然在去除大量多余的蜡时,还是应该使用熔模雕刻器械。

三、加蜡方法

目前在制作熔模时,主要以蜡型为主,因此,我们以加蜡方法为例,简述三种常见的制作工艺技术。

1. 逐步压贴法(流压技术) 流压技术是堆塑蜡型比较常用的方法,塑出的蜡型具有最小的残余应力和最佳的适合性;而且蜡型比较干净,容易除蜡完全。

该方法一般用于嵌体或部分冠的蜡型制作,具体操作则根据洞型的大小而有所不同。小的预备洞型,首先将熔融的蜡过度充盈洞型;待表面凝固之后(可以轻吹加快凝固),用手指加压并保持约一分钟。

至于大的预备洞型,应分次加蜡直至充盈过度。在加蜡过程中,蜡必须足够烫并与已加蜡层完全熔融,否则容易产生气泡和裂隙,导致蜡型分层或内部缺陷。洞型充满蜡之后,立即用手指加压至熔模完全凝固。对于多面的蜡型,只能一次一个牙面地进行。加蜡时,必须保持每次蜡液的温度一致。常规的操作是加热蜡匙顶端,熔化一大滴蜡,加在代型上。在蜡滴到代型上之前,蜡已经稍微冷却,不会在代型表面自由流动。该加蜡方法的具体操作将在后面的实例图解中加以说明。

2. 滴蜡法 滴蜡法通过熔化蜡条末端,滴蜡完成蜡型。熔化后的蜡完全铺展在代型表面上(图5-9)。在操作中,应连续快速的滴蜡直至形成1mm厚的基底蜡层,然后才可以对蜡型进行轻微的加压。不难发现,该法与蜡匙加蜡技术非常相似,而滴蜡法不使用加蜡器可以加快操作速度。但是滴蜡法仅适用于全冠或部分冠蜡型的制作,对于沟型或箱状的嵌体蜡型,由于其边缘的收缩,必须使用蜡匙进行加蜡。

3. 浸蜡法(图5-10、图5-11) 该法仅适用于全冠的蜡型制作。通过将干净的蜡在适当的容器里熔融,然后将代型多次浸蘸蜡液。蜡必须缓慢均匀地熔化,避免因温度过高引起冒烟和燃烧。

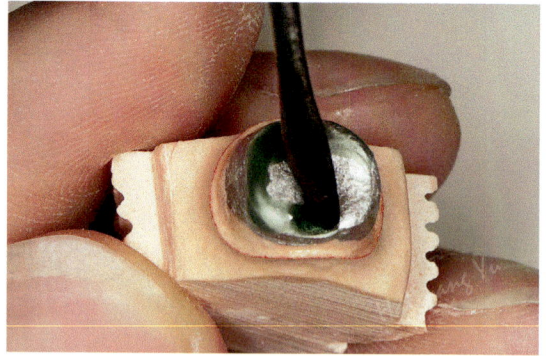

图 5-9 滴蜡法

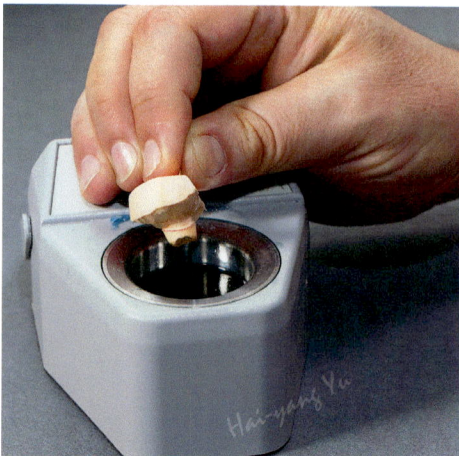

图 5-10 准备将全冠代型浸入加热蜡的电热炉和金属器皿里

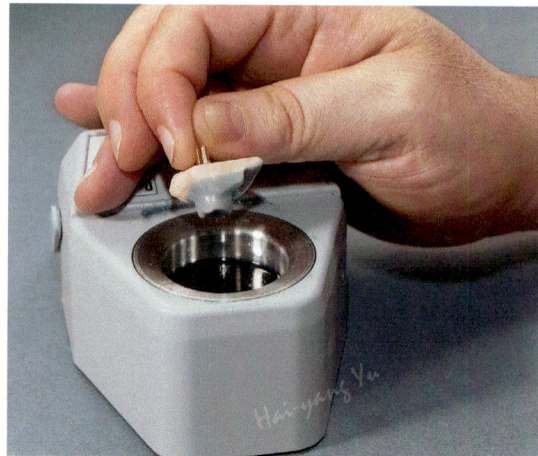

图 5-11 将代型浸入熔融的蜡液中

很多技师喜欢将代型浸没至颈缘下倒凹区,但这将使蜡型锁结,并且使蜡的中心收缩。

取出代型使蜡稍冷却,然后迅速将代型再次浸入蜡液里,重复上述的操作,直至足够厚的蜡层形成(约0.5~1mm)。首次浸蜡时速度要稍慢些,可以使蜡完全覆盖预备牙面。但后面的操作要尽可能快,防止代型上已经覆盖的蜡变软熔化。最终形成修复体的大体外形。

四、熔模制作基本步骤

1. 在代型、两侧邻牙的接触面以及对𬌗牙𬌗面均匀涂一层分离剂。
2. 用合适的加蜡方法在代型上堆塑出基底蜡层,形成高度密合的熔模组织面。并去除颈缘的多余蜡。
3. 用雕刻法或加蜡法制做出具有解剖结构的熔模。
4. 精修颈缘。在雕刻熔模与代型交接处时,要用钝头的雕刻器。这样不仅修出的颈缘清晰明确,而且不易损伤代型。注意:如果颈缘已变形,要回切2mm,重塑颈缘。

5. 修整和抛光熔模。用硬毛刷清洁殆面,用丝线或尼龙线平整轴面。

6. 重新检查正中咬合关系和非正中咬合关系。用硬脂酸锌粉或粉末蜡来检查咬合高点,闭合上下模型,并修改穿透硬脂酸锌粉层的咬合高点。

第三节 轴殆面熔模的堆塑技术

根据轴殆面的堆塑方式的不同,我们将其分为以下两种方法。

一、负蜡法(熔模回切技术)

负蜡法是指把代型浸泡在已熔化的蜡液中,或把软化后的蜡直接压贴在代型上,形成大于最终熔模的蜡块,在蜡块上利用雕刻、回切技术形成牙冠形态的熔模技术,它包括塑形、咬痕和雕刻回切等操作步骤。首先在代型上形成熔模底层,然后堆塑大的蜡块,将殆面蜡层软化并与对殆牙咬合,在熔模上形成对殆牙殆面的咬合印迹,作为熔模殆面的初步形态。再用雕刻器雕刻出殆面精确的功能形态。在进行雕刻操作时,手应呈握笔式或执笔式,去除大块多余蜡时用握笔式,而执笔式则适于精细的操作。一般说来,负蜡法适用于小修复体的制作,而正蜡法常用于全冠和高嵌体的制作。下面通过一系列的图解来说明减蜡技术的操作流程(图 5-12~ 图 5-33)。

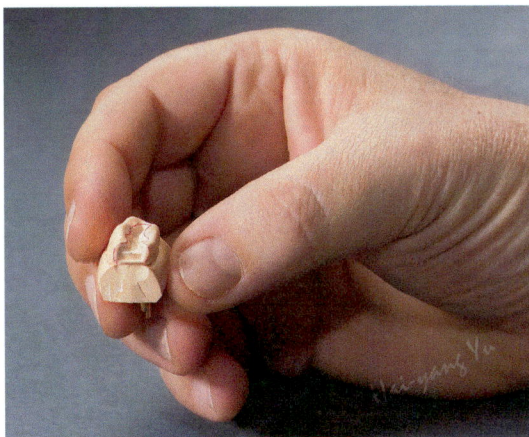
图 5-12 从模型上取下代型,检查、标记边缘和填倒凹

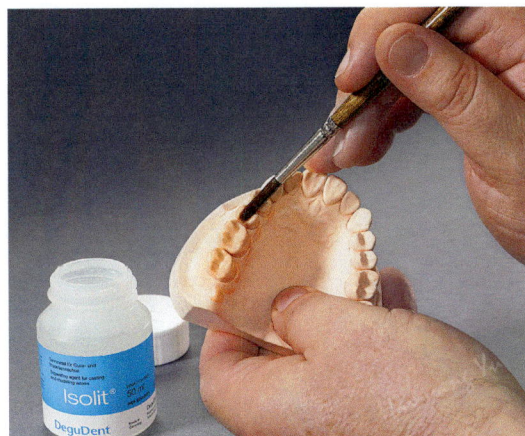
图 5-13 代型、邻牙和对颌模型上涂分离剂

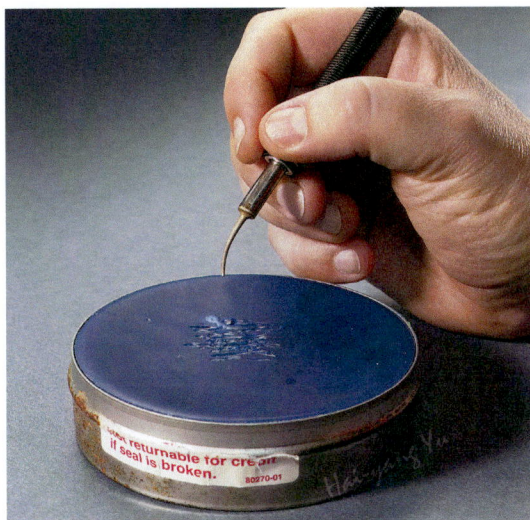
图 5-14 准备好电热熔模器

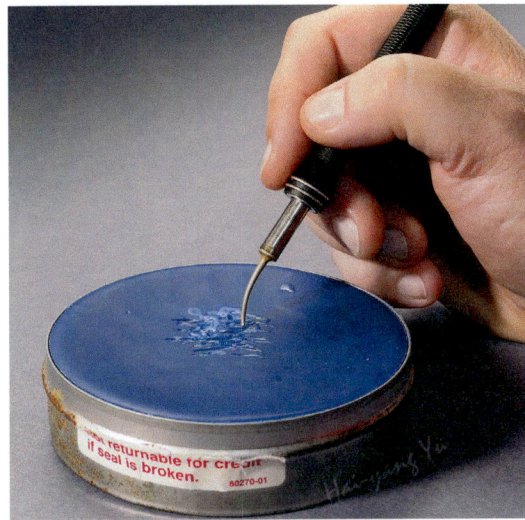
图 5-15 蘸取适量熔模蜡

51

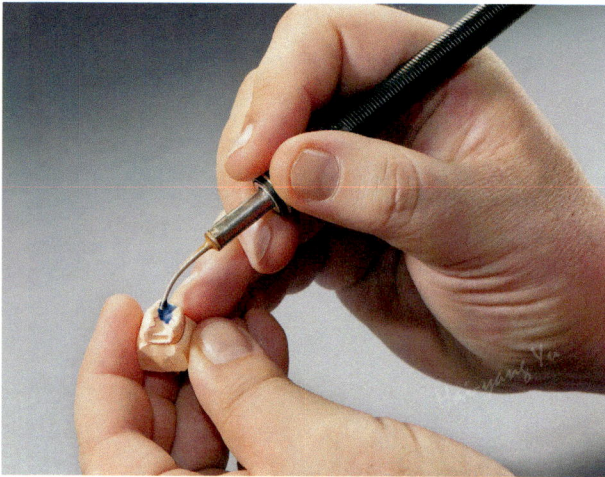

图 5-16 蜡流到代型表面上,并充满预备洞型

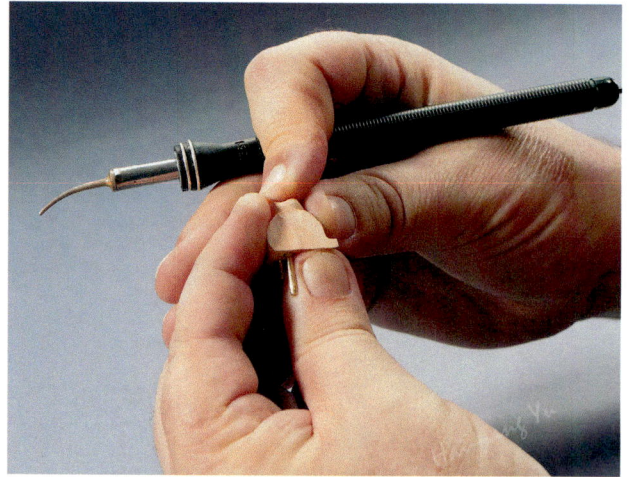

图 5-17 在蜡凝固后,立即用手指加压。右手的中指压在邻面,左手中指压在𬌗面上

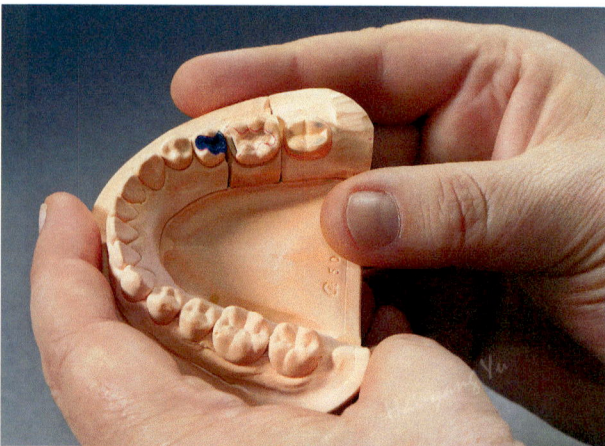

图 5-18 涉及邻面熔模堆塑时,必须考虑将邻牙的形态进行必要的修改,以保证适当的邻接接触区和外展隙形态。为了便于比较,第二磨牙已完成全冠熔模的制作(全冠熔模的制作见本节最后一部分)

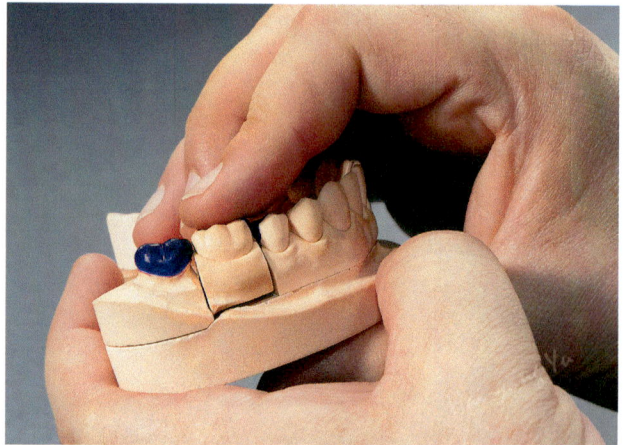

图 5-19 熔模的近中邻面轮廓外形已经完成,但第一磨牙代型仍不能就位。原因并不在于已经完成的第二磨牙熔模。对此可以将其他熔模取下,仅留下第一、二磨牙进行检查。此时我们必须明白哪个熔模外形不当,并进行必要的修改。即使已经完成的熔模,必要时也要修改

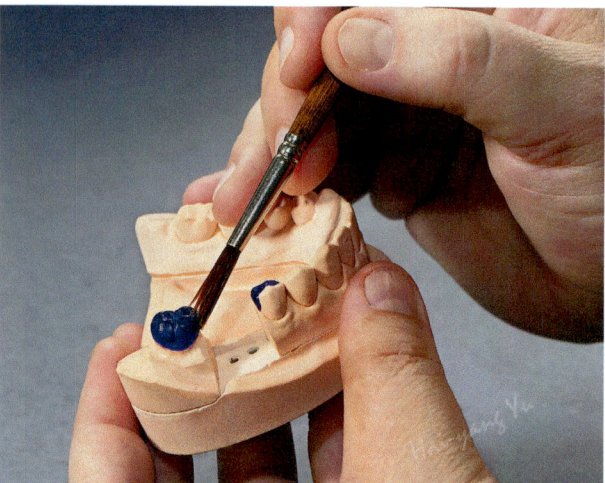

图 5-20 在邻面外形确立之后,涂一层分离剂

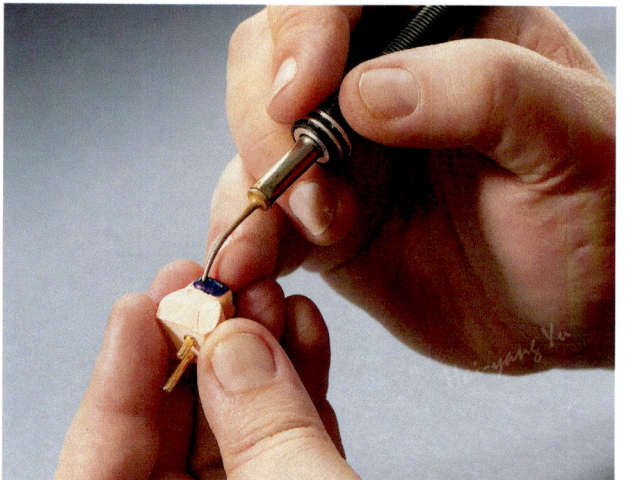

图 5-21 用热的蜡匙将邻接接触区熔模软化

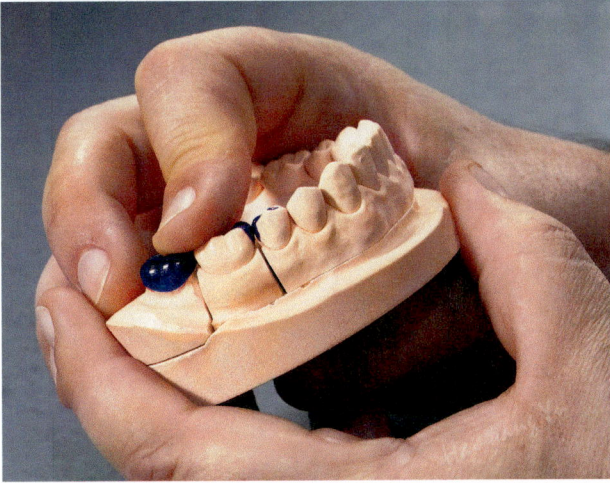

图 5-22　带有熔模的代型在模型上就位。注意磨牙之间外展隙形态不正确

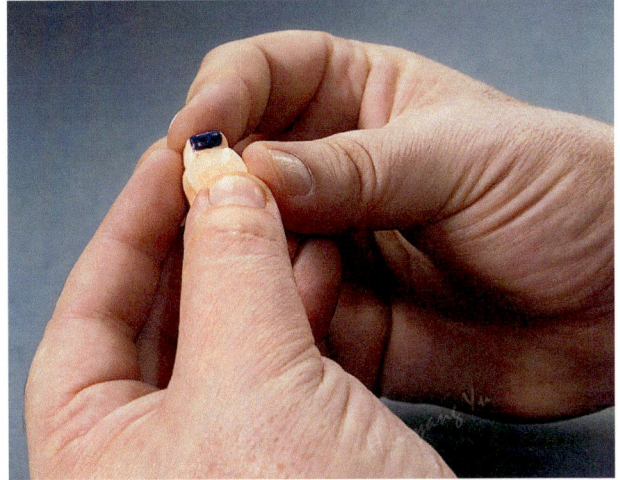

图 5-23　进一步说明邻接触区外形不当

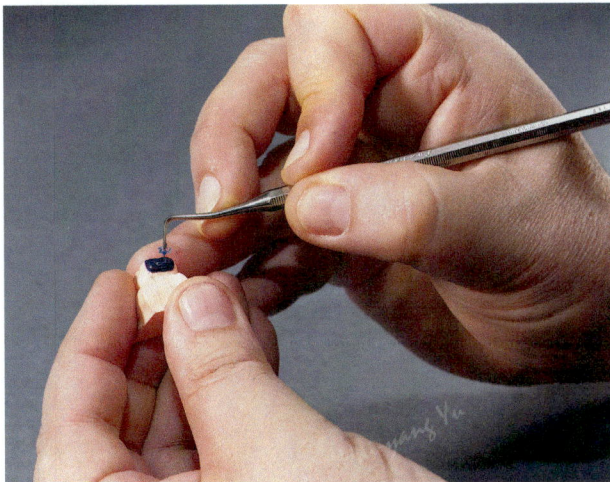

图 5-24　修整邻面呈恰当的凸面外形,用微热的熔模器修整边缘

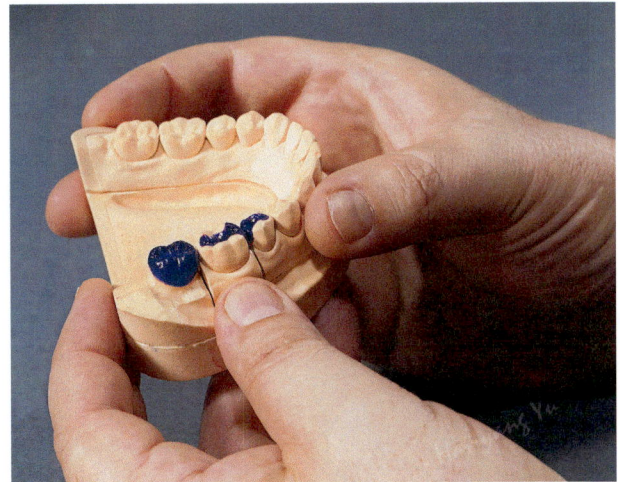

图 5-25　代型再次就位,发现远中邻面外形适当

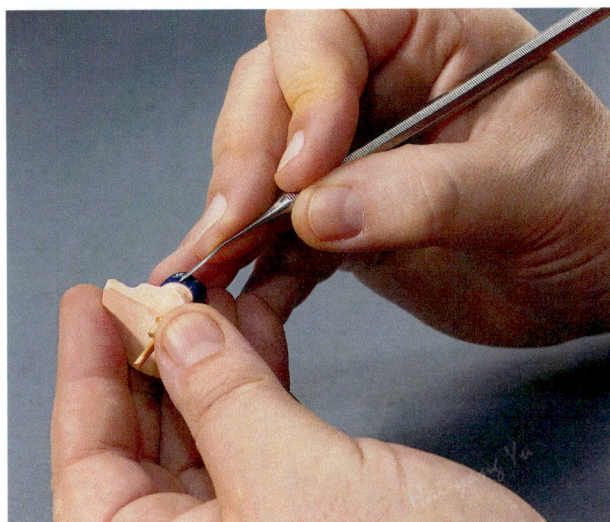

图 5-26　如此时发现邻面外形过大,可以进行修正并重新恢复邻接接触区

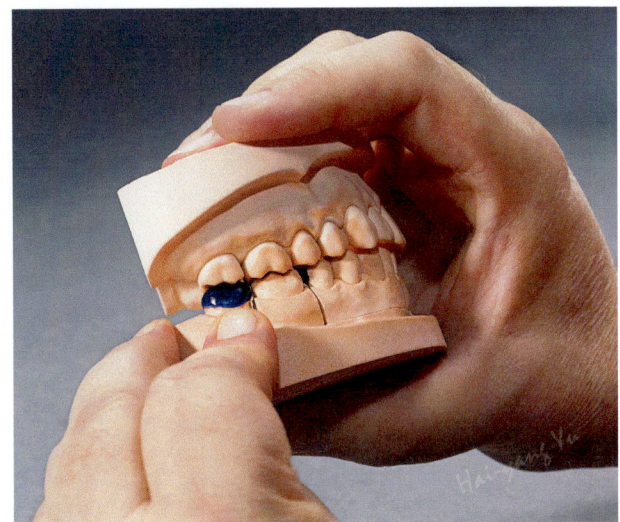

图 5-27　上下模型闭合检查咬合关系,注意到第一磨牙𬌗面过高,咬合不当

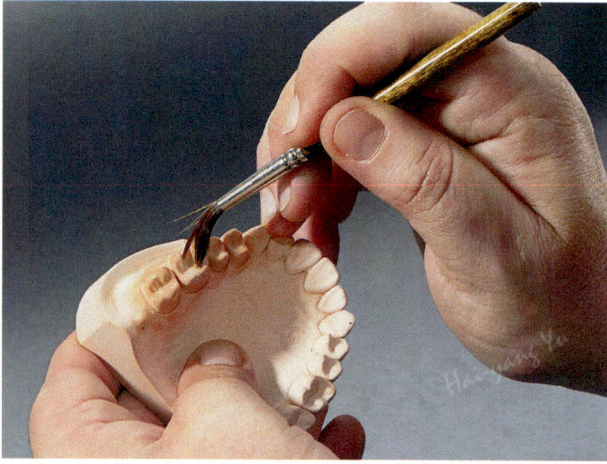

图 5-28 必要时,对颌模型再次涂分离剂

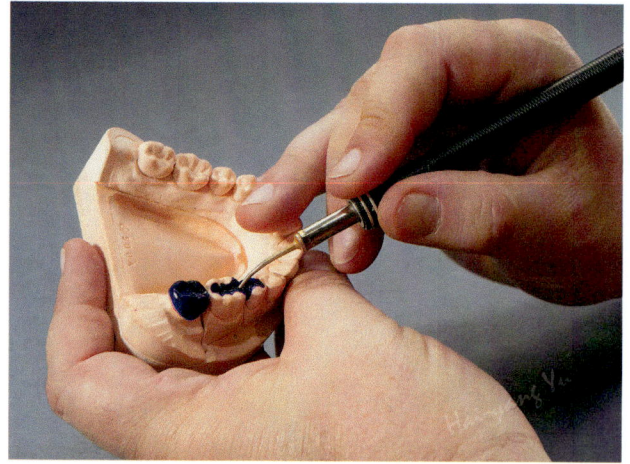

图 5-29 殆面干扰点熔模再次加热软化

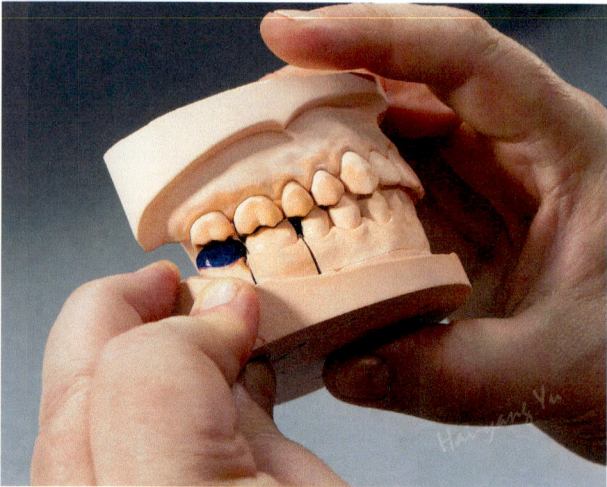

图 5-30 再将上下模型咬合至正确的咬合关系

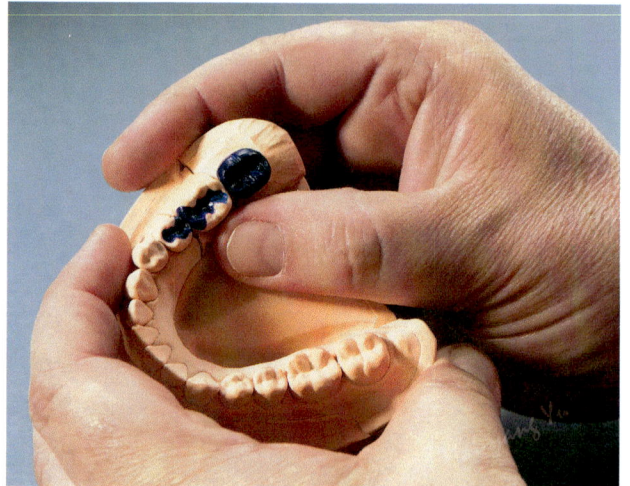

图 5-31 在熔模殆面上有很多咬合印迹。注意颌位一定要正确

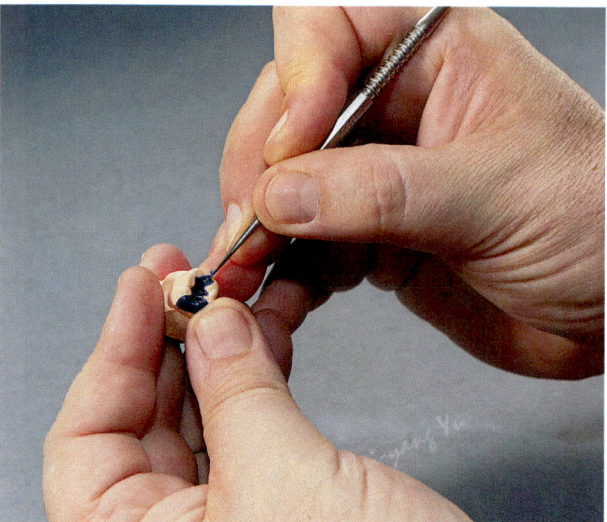

图 5-32 雕刻刀去除多余的蜡,并不时用对颌模核对咬合。可涂一层硬脂酸锌粉或粉末蜡,确定早接触区

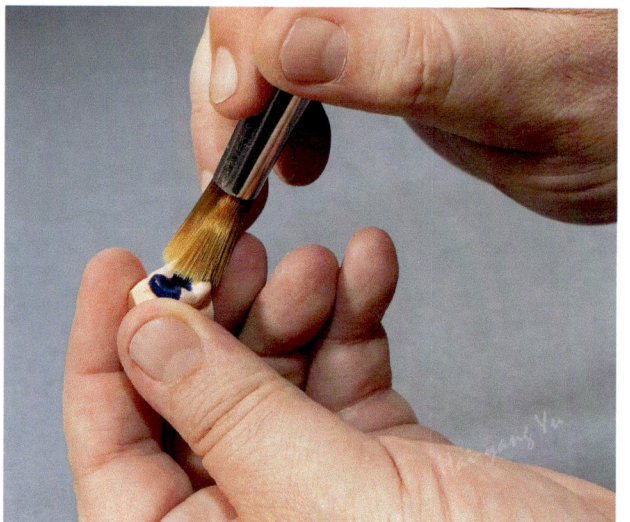

图 5-33 使用细毛刷清理干净调整好咬合关系的熔模

一些熔模可以用手指尖直接与代型分离，一些通过铸道柄取出。但这些方法并不是万能的。在取出单面或双面嵌体熔模时，为了避免熔模变形，要用一个 U 形金属圈。通过它可以很容易地将熔模取下。在直接法制作熔模时，用 21 号的金合金丝制作 U 形圈，将 U 形圈的末端预置在模型上。间接法制作熔模在包埋前将其从熔模上取出，通常用大约 2.5~4.0cm 长 24 号铜丝弯制。U 形臂间距约为熔模近远中点隙的距离，使其很合适地应用在熔模上，能顺利地取下熔模。不仅如此，该金属圈还有助于检查熔模组织面。

应用 U 形线圈的具体步骤为：首先将 U 形线圈轻轻加热，然后将其插入熔模的 面，保持到蜡开始凝固。待熔模完全凝固之后，用拇指和示指捏住金属圈，将熔模从代型上取下，检查代型组织面的密合性。在去除金属圈时，可以用加热的镊子夹住金属圈，热量传至金属圈，片刻之后就可以将金属圈从熔模上取出。最后用加热的探针将熔模上的小洞填平。

二、正蜡法（加蜡法、功能熔模法）

正蜡法又称加蜡法，就是把分解后的牙冠结构，按每一个牙冠的组成部分依次加蜡制作熔模的方法，该法由 Payne 最先使用，然后由 P.K.Thomas 和 H.C.Lundeen 分别设计出两种咬合关系的加蜡技术。该法不仅有利于技师了解牙体的解剖结构，而且熔模内部的残留应力较小，完成后的熔模变形小。这种方法与负蜡法有明显的不同，它是通过加蜡构建熔模，而不是反向回切。适用于完全覆盖 面的全冠、3/4 冠以及高嵌体的熔模制作。下面通过系列的图解说明该法的操作流程和步骤（图 5-34~图 5-74）。

（一）形成基底蜡层

在模型和代型的准备工作完成之后，首先根据预备体的类型和技师的个人习惯，选择合适的方法（流压法、滴蜡法和浸蜡法），形成厚度约 0.5~1mm，具有良好的适合性的基底蜡层。

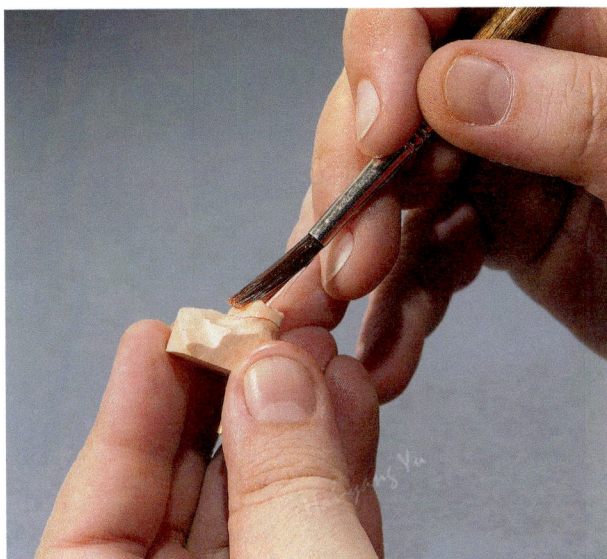

图 5-34　在预备的牙面上涂布分离剂

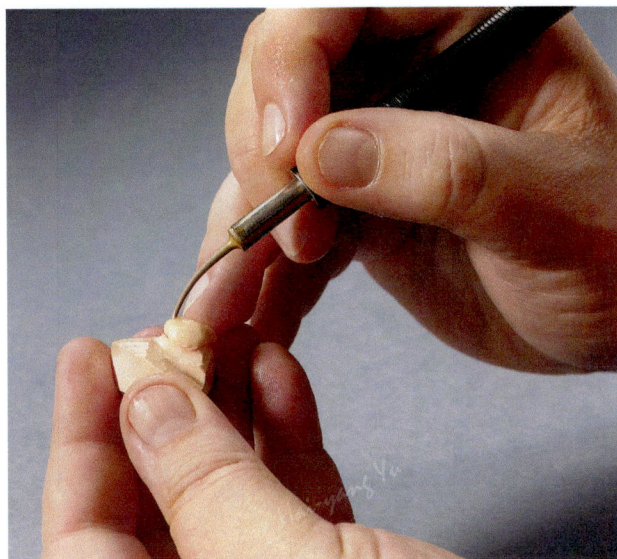

图 5-35　用电蜡刀堆塑白色的蜡型基底

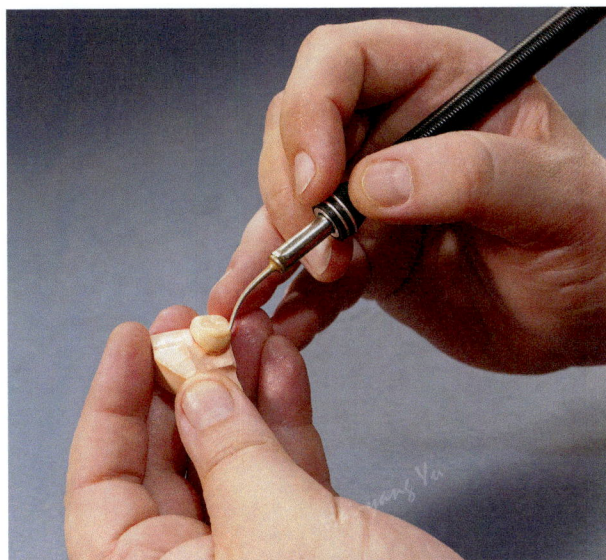

图 5-36　白色的蜡型基底基本完成

(二)堆塑熔模咬合面

加蜡法主要的优点就是制作的熔模具有精确的咬合关系。涉及咬合关系的每一个部分都能得到精确的确认和完成。对于后牙修复体熔模,首先就要确定支持尖。磨牙具有两个支持尖,分别与对殆牙中央窝和边远嵴接触,其中尖窝接触最具意义,这是因为:①其轴向位置更靠正中,有利于轴向殆力的传导;②牙尖位置必须避开外展隙;③非功能殆干扰常常发生于牙尖;④陡峭的中央窝壁常使正中接触关系更加复杂。由于上述的因素,首先确定与中央窝相对的支持牙尖——下颌远颊尖和上颌近舌尖。

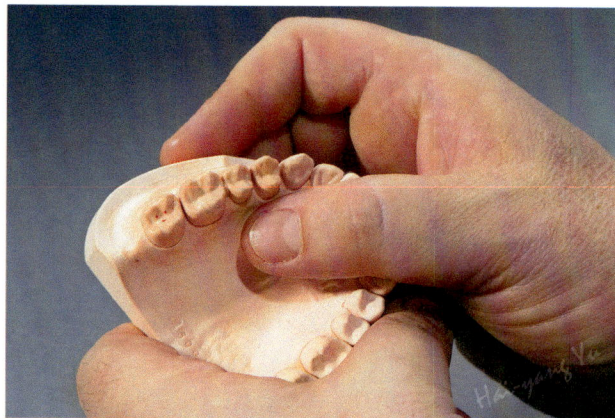

图 5-37 由于每个牙尖都具有特定的咬合接触区,因而首先分别在对颌牙面上确认预定的接触区位置。本例中,下颌第二磨牙远颊尖须与上颌第二磨牙中央窝接触,基于牙窝的深度,并不合适设计为杵臼接触关系,因而就设计为三点接触关系

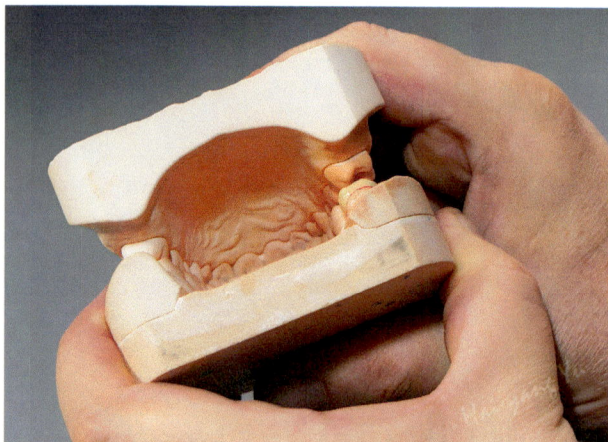

图 5-38 根据预定的上下接触区位置关系,来确定塑形牙尖的位置

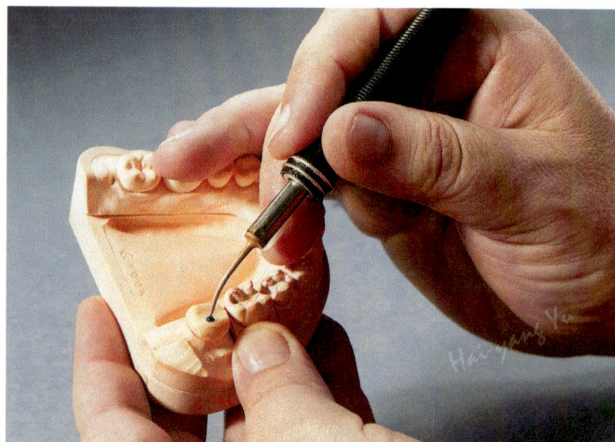

图 5-39 用蜡匙尖挑一滴蜡轻轻地滴在熔模基底的预定部位

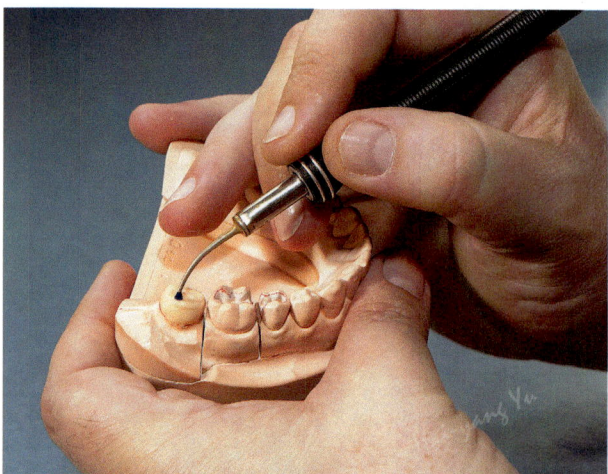

图 5-40 轻轻搅动顶端,使蜡锥的基底部慢慢增大。最后,当蜡锥顶端快要凝固时,慢慢将蜡匙抽出塑成蜡锥

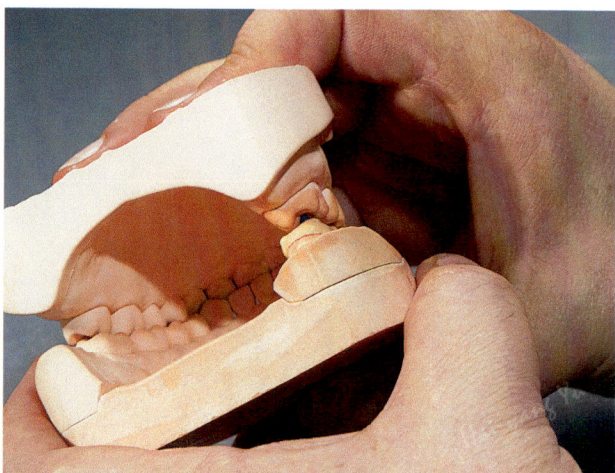

图 5-41 在蜡锥完全凝固之前闭合上下模型,形成适当的接触区

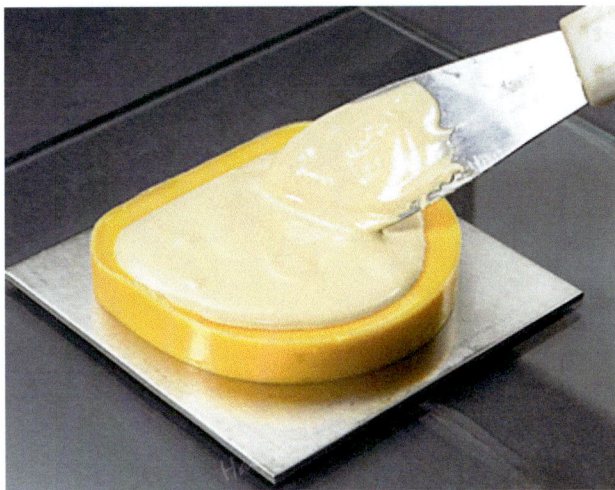

图 5-42 如果蜡锥的大小不足或位置不当,适当加蜡并重复操作,直至形成合适的咬合接触。也可以通过撒滑石粉、硬脂酸锌粉或粉末蜡精确的检查咬合接触区,最好使用后两种材料,防止铸造时污染修复体

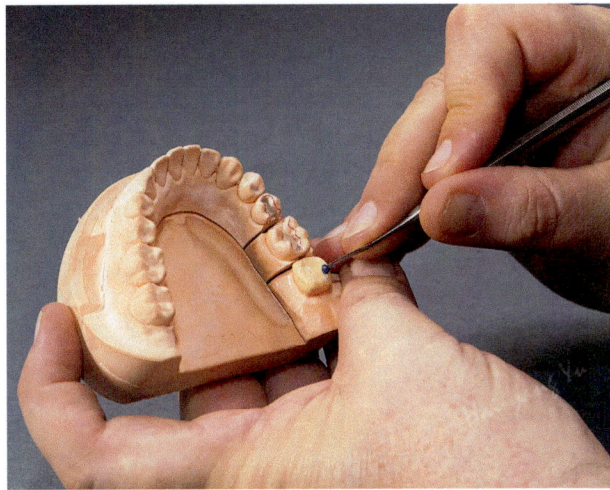

图 5-43 保留接触区,去除多余的蜡

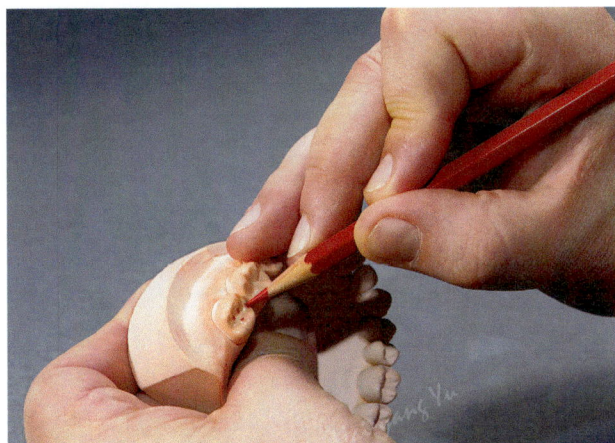

图 5-44 第二支持尖—近颊尖的接触区位置位于上第二磨牙的近中边缘嵴。确定正确的位置,必要时加以标记。也可以用探针在对颌石膏牙面上进行标记

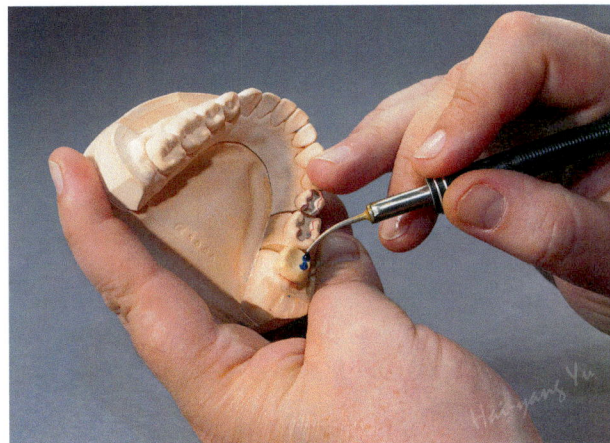

图 5-45 构筑第二磨牙牙尖的蜡锥

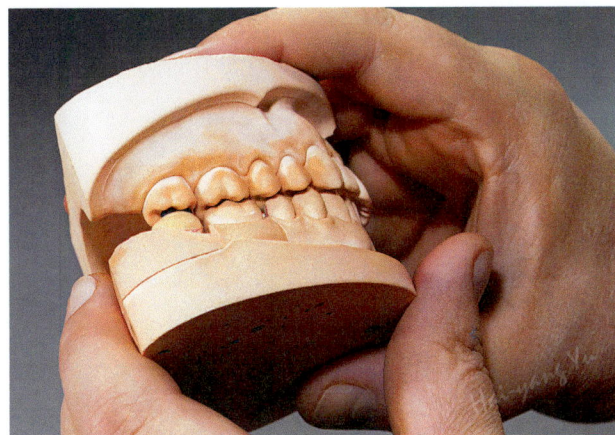

图 5-46 确立正确的接触区并核查

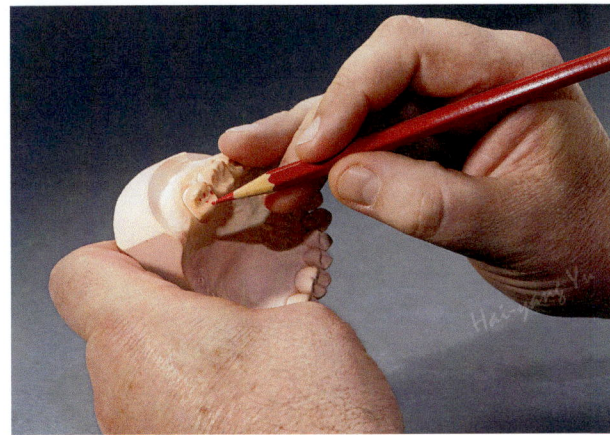

图 5-47 第三个正中接触区位于中央窝处。它与上颌近中舌尖接触

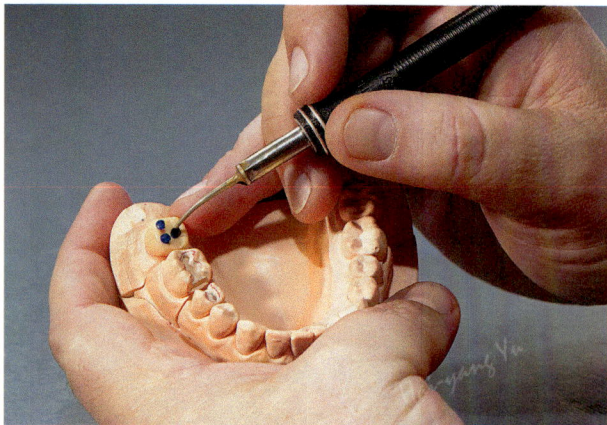

图 5-48　在中央窝处加蜡并用同样的方法确定接触区

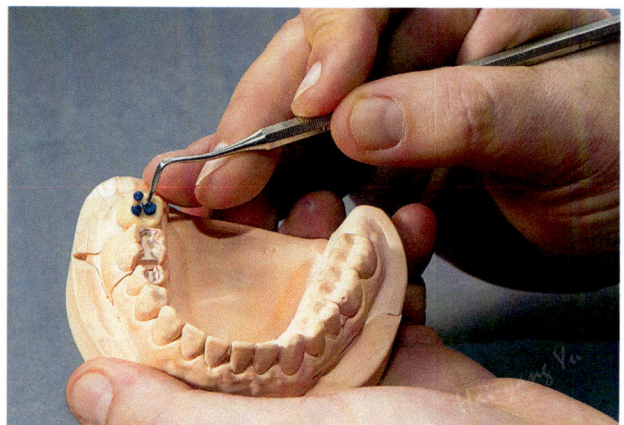

图 5-49　形成的中央窝应当包围上颌牙尖,必要时修整中央窝周围的蜡

在主要的正中接触区完成之后,检查非正中咬合关系。通过调整下颌颊尖或者上颌牙尖斜面消除干扰点。如果改变牙尖导致正中关系不稳,就调改相应的牙窝和斜面,并将调改过的确切位置进行记录,方便日后牙医在临床上进行相似的调改。

非工作侧𬌗干扰发生于相对支持尖的功能斜面——下牙颊尖的舌斜面和上牙舌尖的颊斜面之间。这种干扰可以通过调改牙尖斜面消除,但勿伤及牙尖顶端。

在极少数情况下,非工作侧𬌗干扰也可以发生在支持尖——下颌远颊尖和上颌近舌尖的尖顶之间。这种情况可以有两种解决方案:

第一种方法,改变牙尖的近远中向位置(通常上牙尖向远中,下牙尖向近中)。通过牙尖的再定位可以使牙尖在侧方运动时非工作侧牙尖沿对侧磨牙𬌗面沟走行,从而避免牙尖间的互相干扰。该法一般用于临床医师的天然牙调改。

第二种方法,适合于技师在修复体的制作阶段使用,就是通过降低牙尖高度来消除𬌗干扰,但同时将破坏正中接触。但是如果选择恰当,操作正确,失去一个功能尖的接触关系并不影响牙齿咬合状态的稳定性。还有一点,最终完成的修复体应具有完整的尖窝或尖嵴接触关系。

例如,如果下颌颊尖和上颌舌尖顶之间有干扰,我们应该调改哪个牙尖呢?如果是调改了下颌尖顶,就不可能再恢复下牙功能尖的最大尖窝接触;而如果调改上颌舌尖,则可以通过升高下颌中央窝来重新恢复其最大尖窝接触,这样既消除了咬合干扰又保持了最大尖窝接触。医生和技师在调改咬合时都应该注意这一点。

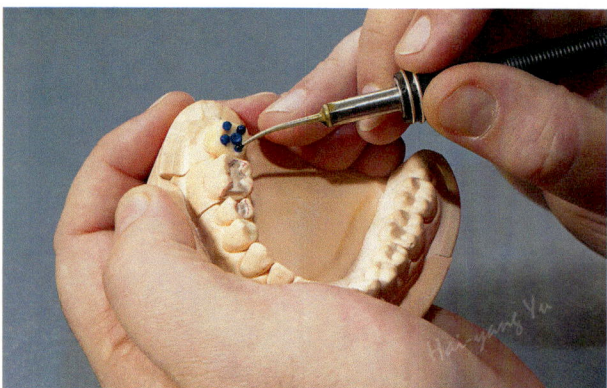

图 5-50　构筑非支持尖。根据邻牙和对𬌗牙解剖形态先确定位置,然后加蜡塑形

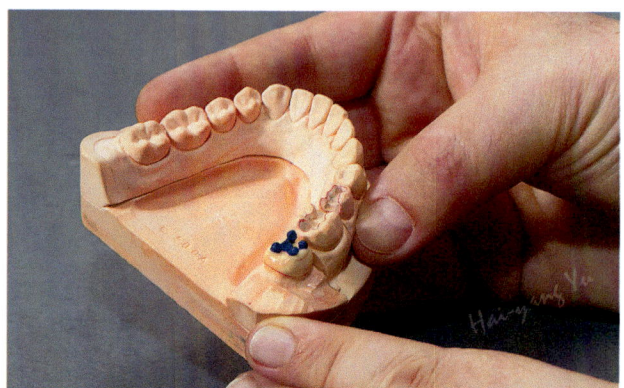

图 5-51　非支持尖通常是非功能尖(下颌舌尖和上颌颊尖)。完成之后,确认都有功能接触。本图病例不需要舌侧功能接触,因此舌尖都没有接触。注意与上颌近中舌尖正中接触。注意由于该例的颊舌向位置关系比较差,因此牙尖的舌侧功能斜面偏舌侧

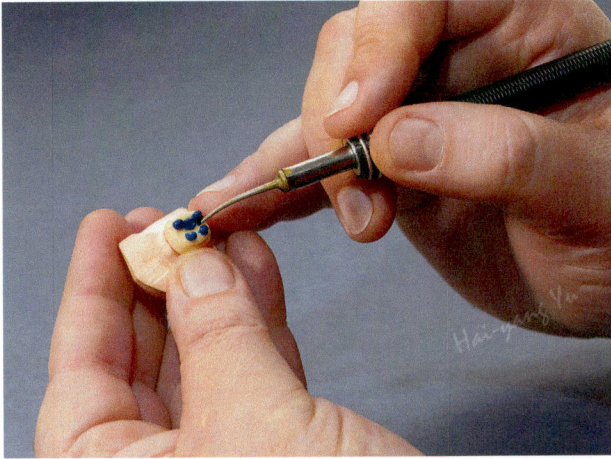

图 5-52 在所有的尖窝关系确立之后，其他相关的解剖特征如三角嵴和牙尖嵴，就很容易地塑出来。在功能运动过程中，这些结构都可能与对颌牙面发生非功能接触。因此，在堆塑这些结构时，必须考虑这些因素。如该图中下颌尖舌斜面有非功能接触的可能，但是我们并不希望存在这种接触（异常情况除外），因此在塑熔模时要确保不发生这种干扰

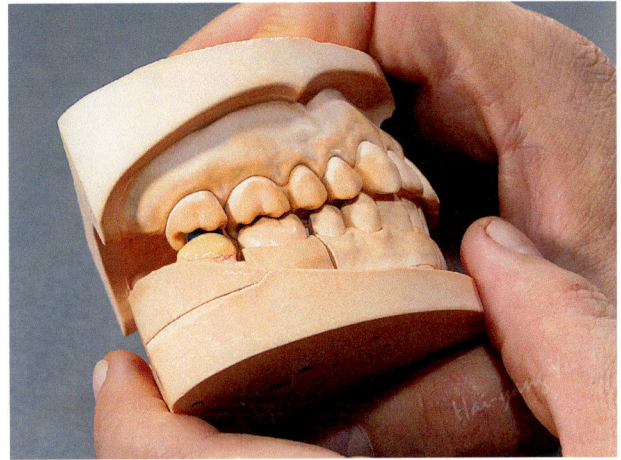

图 5-53 牙嵴的定位和方向最初基于理想的解剖外形确立。然后检查牙尖之间的间隙。另外，通过撒粉法确定准确的接触区。然而在需要间隙时，最好用咬合纸作为测量工具检测

下颌舌尖的颊斜面有功能接触的可能。如果设计需要舌侧功能斜面，就应当增加牙尖嵴的高度和位置保证适当范围的接触。前已提及本例设计不需要功能舌面。需要功能舌面的情况通常由于位置关系或者支持骨组织的原因。下颌磨牙通常舌向倾斜，如果倾斜度过大或者支持牙齿的骨组织较差，那么施加在舌尖上的咬合力将不利于牙齿的稳定。

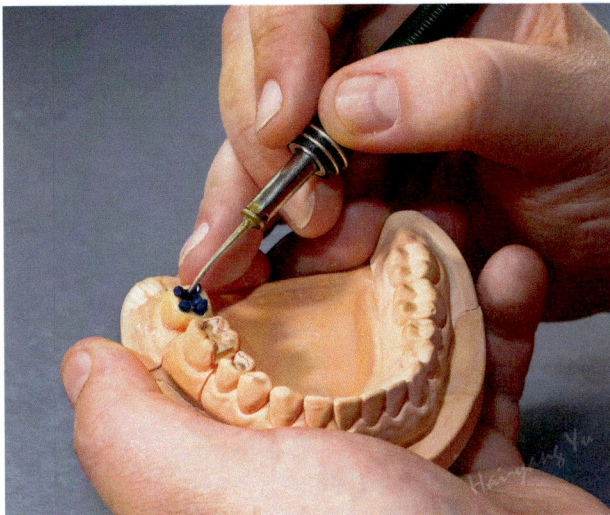

图 5-54 堆塑远中颊尖牙尖嵴

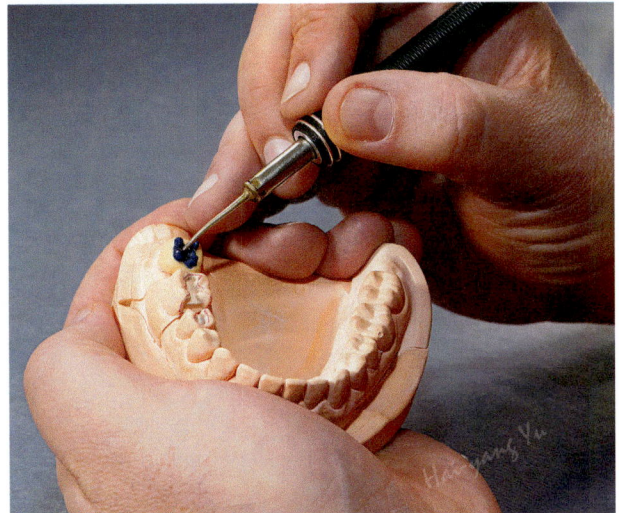

图 5-55 堆塑近中颊尖牙尖嵴

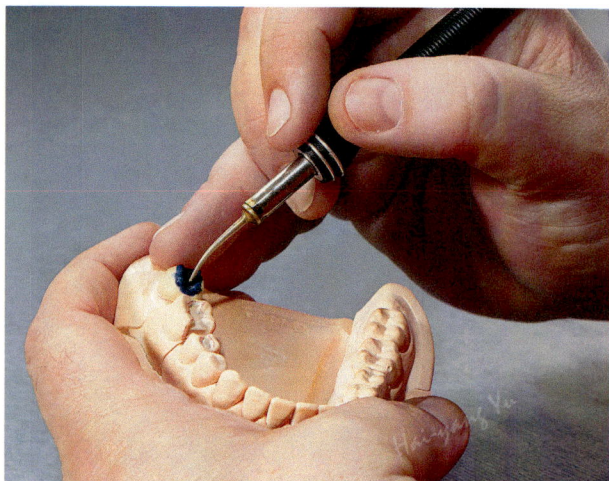

图 5-56 塑形舌尖牙尖嵴,同样也要考虑它们与上颌牙的功能接触

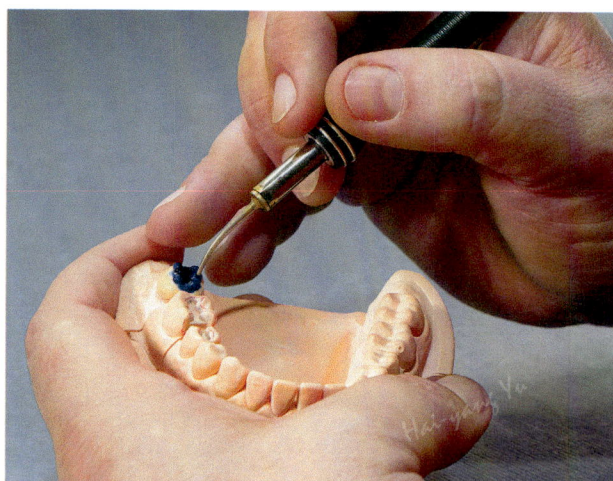

图 5-57 加蜡形成边缘嵴。理想情况下,应当在下颌远中边缘嵴和上颌远中舌尖之间确立正中接触关系

(三)塑轴面外形,完成熔模

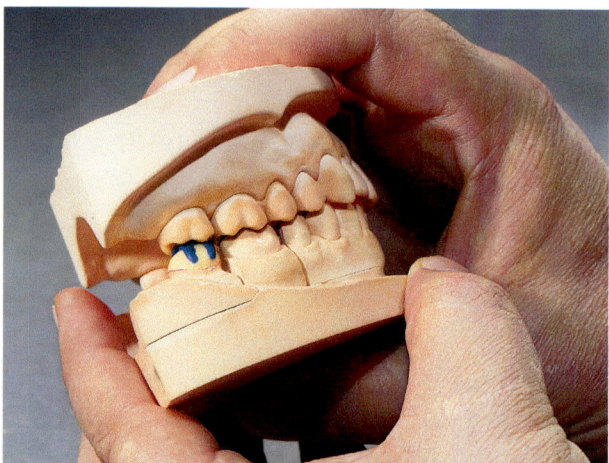

图 5-58 两个蜡柱表示颊舌面的外形高点

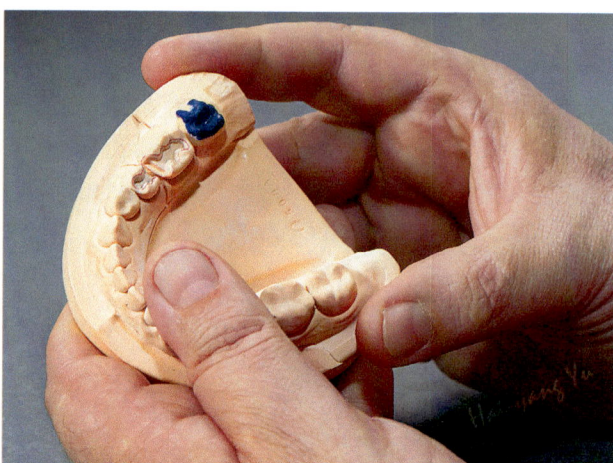

图 5-59 堆塑的颊轴嵴

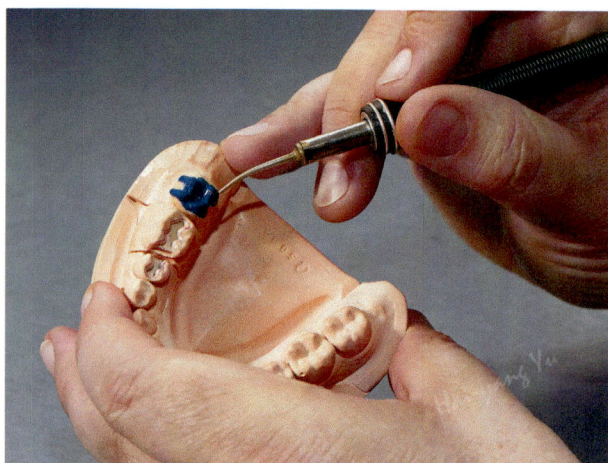

图 5-60 堆塑舌轴嵴

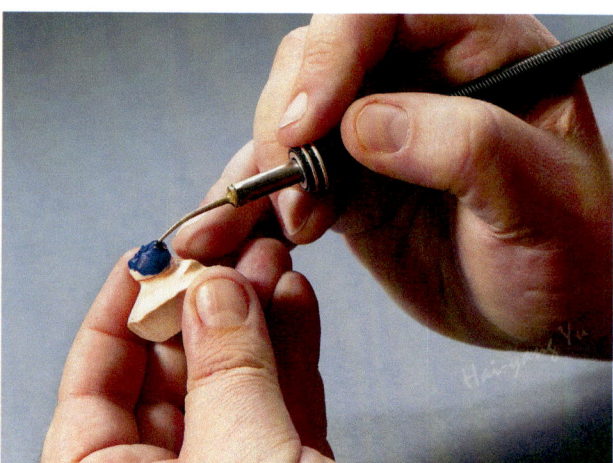

图 5-61 扩展边缘嵴和邻面外形,形成邻面接触区和外展隙形状。必要时加蜡形成位置适当的邻间点隙

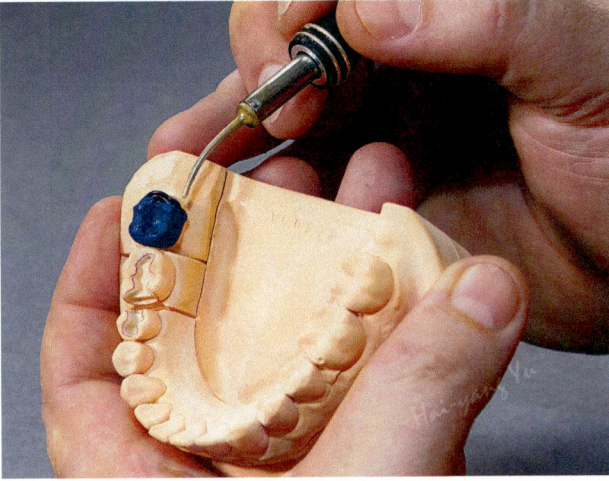

图 5-62 完成颊舌轴面的外形轮廓

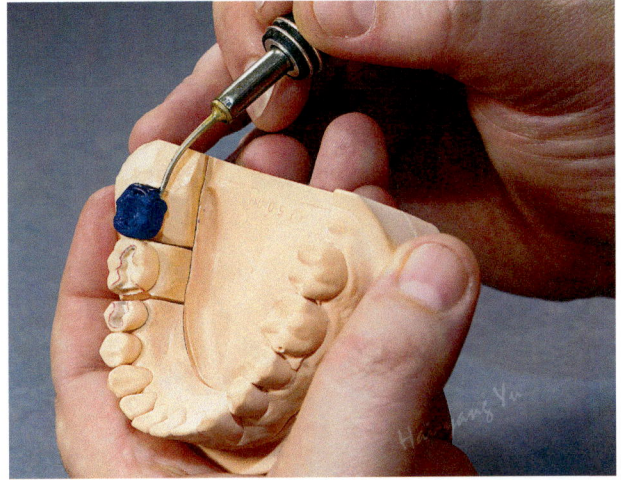

图 5-63 熔模的基本外形已经完成。然后取下熔模,检查并确认组织面和颈缘具有良好的适合性

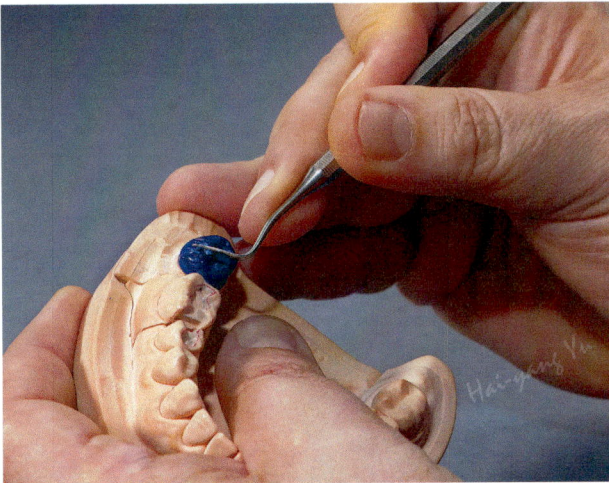

图 5-64 用适当的熔模器械精修𬌗面解剖形态

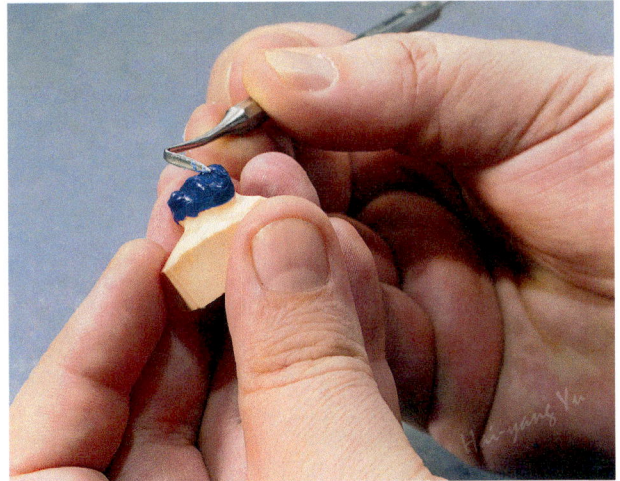

图 5-65 修整时要小心,避免修整接触区

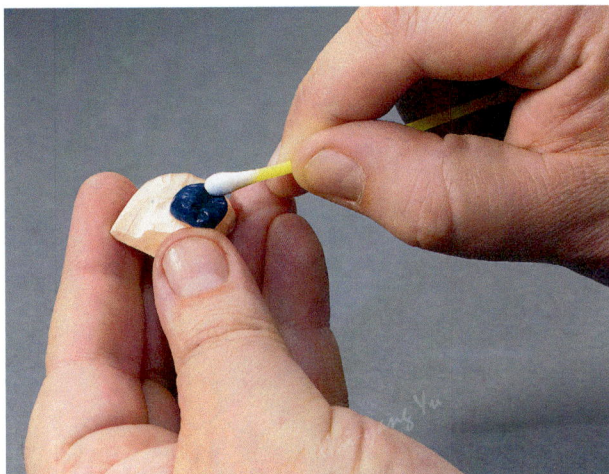

图 5-66 抛光熔模。此时花几分钟仔细抛光可以节省铸件抛光的时间。但是要特别小心不能伤及接触区位置

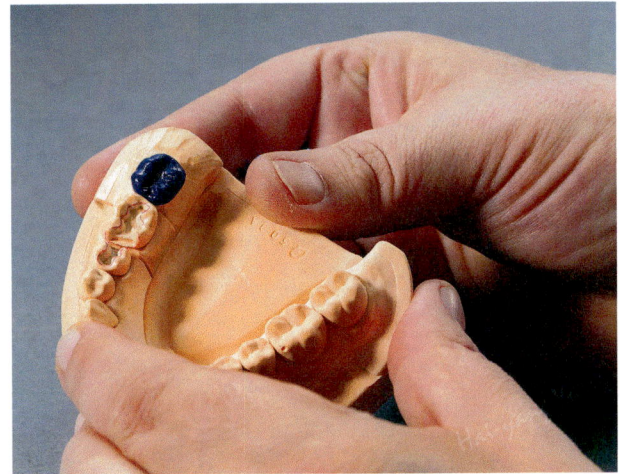

图 5-67 基本完成后的全冠熔模

（四）正蜡法的制作顺序

结合上述的病例制作流程,我们可以看出,正蜡法技术的熔模部分制作顺序如下:

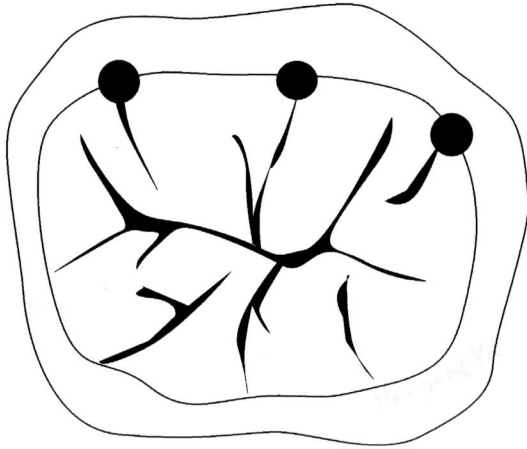

图 5-68 确定下颌颊尖的位置并堆塑蜡锥

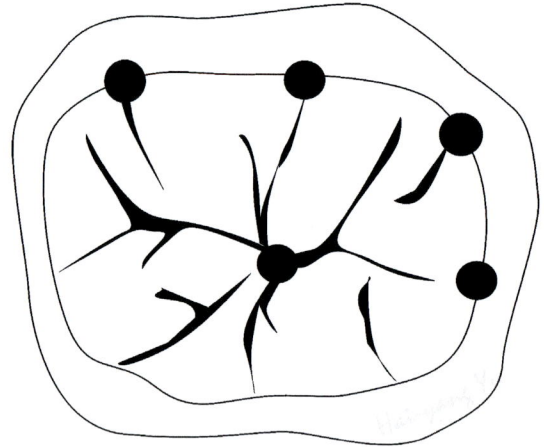

图 5-69 确定边缘嵴和中央窝的位置。应根据上颌舌尖来确定下颌的边缘嵴和中央窝。并确保在各种功能运动时具有适当的咬合关系

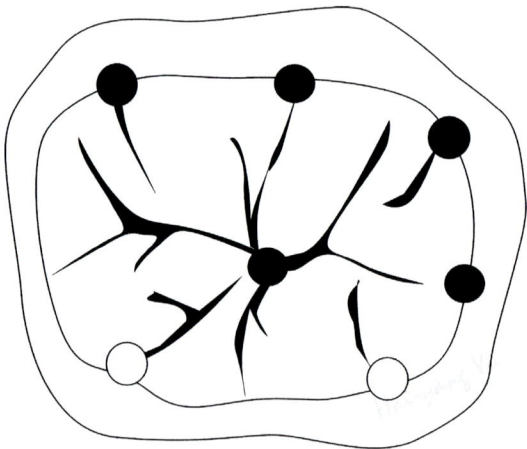

图 5-70 确定下颌的非功能尖舌尖的位置并堆塑蜡锥

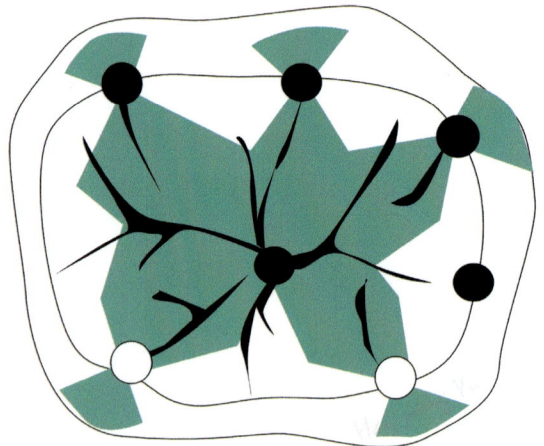

图 5-71 堆塑三角嵴和轴嵴。操作时应按一定的顺序堆塑各牙尖的颊舌三角嵴

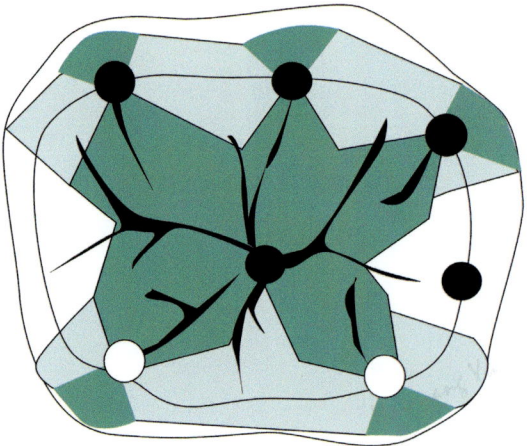

图 5-72 堆塑各牙尖的近远中向边缘嵴

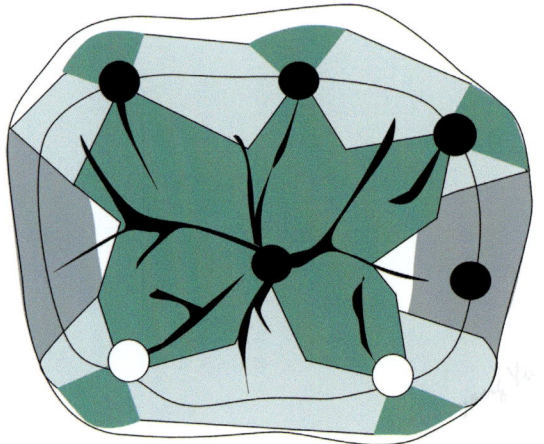

图 5-73 完成其他的边缘嵴的堆塑。并确保具有适当的正中接触和解剖外形

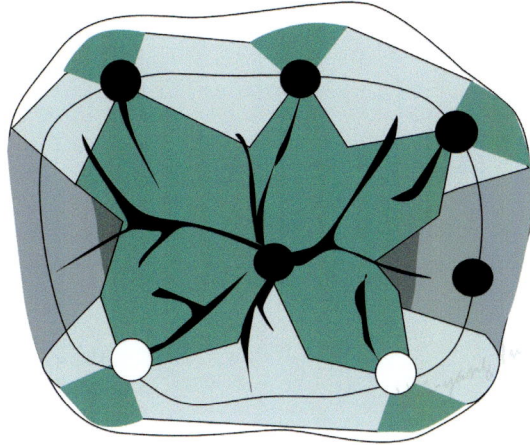

图 5-74 完成堆塑点隙和沟

以上就是加蜡技术的一个基本的制作顺序,牙科技师应根据个人的喜好以及修复体的具体情况,对上述步骤进行合并、删减以及调整。

第四节 熔模的制作

一、后牙熔模的制作

对于后牙熔模的制作,根据其选择熔模技术的不同,其制作顺序也略有不同,一般来说,常规的制作顺序如下:基底熔模、邻面、轴面、咬合面以及边缘熔模。下面就按上述的顺序对后牙熔模的制作过程以及注意事项加以阐述,其中每一个部分都包括操作流程和质量检查评估两方面内容。

(一)基底熔模

熔模制作的第一步就是形成密合的组织面。制作好的基底熔模必须满足修复体的固位要求。

操作流程

1. 用清洁刷在代型上涂分离剂(见图 5-13),待其干燥后涂第二层(如有必要继续涂)。在分离剂完全浸透之后开始堆塑熔模。

2. 用大加蜡器往代型上加蜡,并同已加蜡相互熔融,避免形成褶痕和褶线。

3. 在堆塑基底熔模时,蜡要完全熔融。否则蜡的残余应力将导致熔模变形。完全熔融的蜡能够沿代型上快速自由地伸展。将代型浸入熔化的蜡液中来堆塑基底熔模也是一种方法(见图 5-10、图 5-11),尤其适用于制作全冠的熔模。

4. 基底蜡层应该有足够的厚度,避免在检查底层熔模时发生变形或破损。

5. 邻面要加足量的蜡防止熔模取戴时变形。相邻两次加蜡操作之间蜡要完全冷却。此时不要在轴面加蜡。

6. 修整颈缘熔模以便取下熔模进行评估。用雕刻器去除边缘多余的蜡。如果仅有少许多余蜡时,可以用抛光器加以修整,此时使用雕刻器很容易刮擦到代型的颈部。因此应当用微热的钝头器械像抛光那样轻擦熔模边缘。

质量检查和评价

在熔模完全冷却之后,将其取下。方法是用一边的大拇指和示指持续地轻拉熔模,而另一边的拇指和示指捏住代型施以反向的拉力。如果熔模还不能取下,熔模颈缘的龈方可能有多余的蜡未去除。

在熔模取下之后,要对其进行检查评估(图 5-75)。熔模基本的要求就是密合性良好。检查者可以在强光下通过旋转熔模发现褶皱阴影。有条件的情况下可以选择在放大镜或显微镜下检查熔模。

63

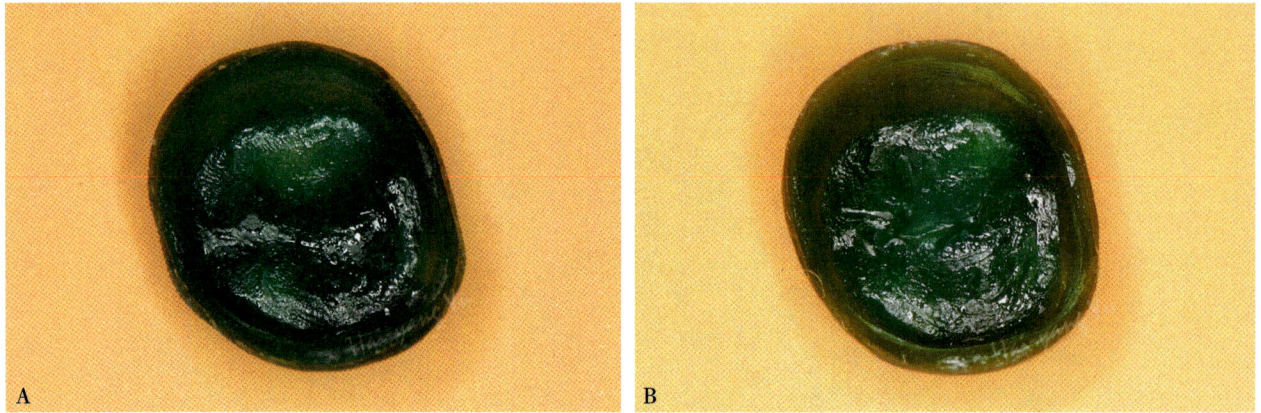

图 5-75 完成的熔模组织面
A. 组织面适合性良好的熔模；B. 组织面适合性较差的熔模，因操作时熔模器械加热不够，导致蜡熔化不全所致

（二）邻面熔模

天然牙的邻面并不是凸面形（图 5-76），从接触区至釉牙本质界区域呈平面形或微凹形。修复体熔模的邻面外形要符合这一特征，过凸的外形不利于维持牙周组织的健康。但是也要避免邻接面外形过凹或凹度不足，那样不利于该部位的清洁维护。

在堆塑邻面熔模之前要确定邻面接触区的大小和位置。这主要是根据解剖学的形态和对侧同名牙作为参照。接触区位置要适当，大小合适，接触区过大不利于菌斑控制，容易导致牙周病；而接触区过小则不利于修复体的稳定，容易导致牙齿的移位；接触区位置不良常导致食物嵌塞，使患者疼痛不适。

多数后牙的邻面接触区（图 5-77）都位于牙冠的𬌗向 1/3。上颌第一磨牙和第二磨牙间的接触区位于中 1/3。至于颊舌向位置，多数下颌牙齿和上颌磨牙间的接触区通常位于中 1/3，只有上前磨牙和磨牙间的接触区偏向颊 1/3，因此其舌侧外展隙较大。

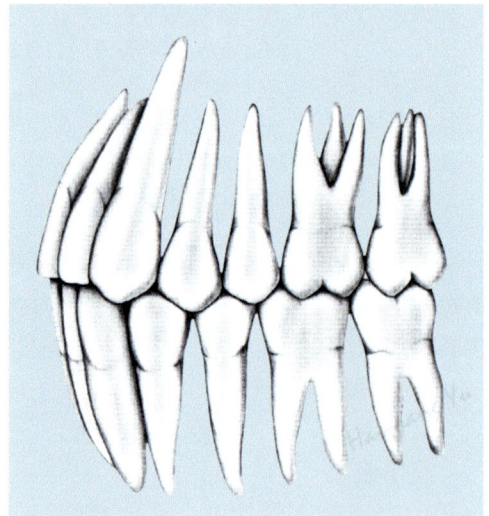

图 5-76 天然牙列的邻面轮廓

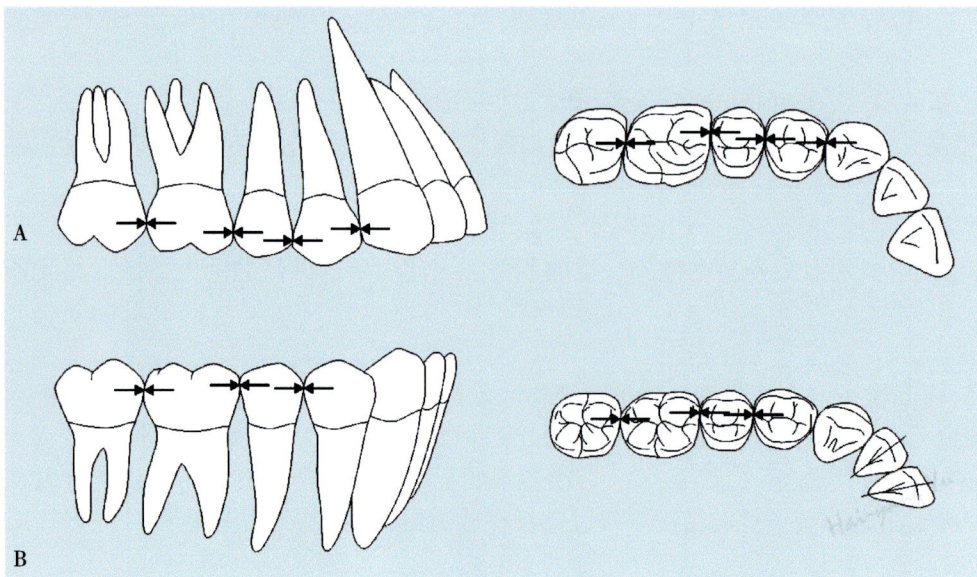

图 5-77 天然牙邻面接触区的位置
A. 上颌牙列邻面接触区的位置；B. 下颌牙列邻面接触区的位置

操作流程

1. 从工作模或个别代型上取下底层熔模。如果使用的为活动代型体系,尤其要小心,要确保在固位钉周围间隙没有多余的蜡或其他妨碍代型就位的碎屑。

2. 对熔模进行必要的调整,确保其与对殆牙殆面间间隙清晰明确,大小适当。以便后续的操作顺利进行。

3. 往接触区加蜡直至接触区大小合适、位置正确且与解剖形态一致。

4. 这些完成以后,堆塑熔模接触区龈外展隙的部分。

质量检查和评估

再次核查接触区位置。制作多单位修复体时,龈外展隙的外形应当为游离龈提供足够的空间(图 5-78)。邻面表面形态应当平坦或呈轻微凹面,熔模表面和牙体颈缘以及牙根表面形态应连续一致。

（三）轴面熔模

颊舌面外形应当和邻牙相一致。外形高点线的位置特别重要,多数牙齿的外形高点线都位于其龈 1/3 处,下颌磨牙的舌面的外形高点线则位于中 1/3 处。

制作完成的修复体轴面凸度通常过大,这将会导致食物经过该处时不能触及牙龈,不利于牙龈的健康,同时由于外形高点线到牙龈软组织之间的牙齿表面,常常是平面或凹面状,使菌斑清除困难,导致边缘龈炎以及增生性的改变。而轴面的凸度过小或平直,食物经过该处将给牙龈过大的压力,也不利于牙龈的健康,因此熔模轴面的凸度应当和天然牙相一致。对于由牙周病导致的骨吸收,特别是根分叉暴露的病例,尤其要调整轴面的外形,保持牙周组织的健康。

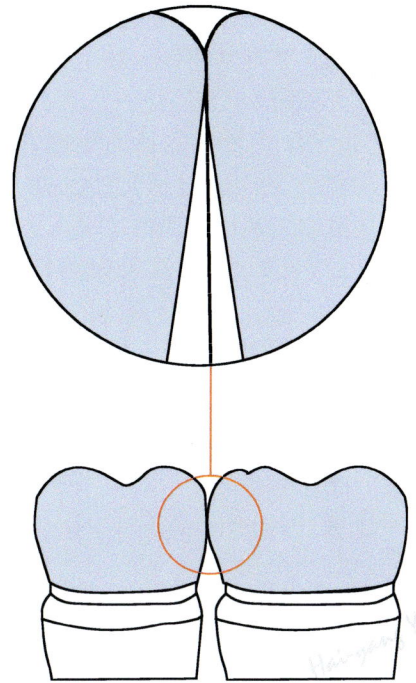

图 5-78 外展隙的形态

操作流程

1. 参照邻牙和对侧同名牙,确定轴面外形的总体定位、位置以及外形轮廓。

2. 制作轴面龈向部分的熔模,形成光滑平坦的外形轮廓。修复体表面和颈部牙体组织表面应当光滑一致。

3. 参照邻牙堆塑轴面中 1/3 的熔模。

4. 加蜡使轴、邻面互相衔接、连续一致,且表面平滑。特别注意近远中转角的形态和位置。如果对侧同名牙完整,转角应相互一致。

质量检查和评估

检查者应首先检查轴面的外形凸度,并与对侧同名牙相比较。如果外形轮廓不当,应当及时修改,包括颊舌面以及外展隙等细节应逐一评估,发现问题及时纠正修改。可以采用由局部到整体的评估顺序,也可以参考面部的特征。

每一个接触区有四个外展隙:龈向、颊向、舌向和殆向。除了殆向外展隙之外,其余的部分都在这个阶段堆塑完成(图 5-79)。

（四）殆面

后牙熔模的殆面是最复杂的一个部分,其结构复杂、尖窝沟嵴众多,还要进行适当的咬合设计、确定精确的咬合关系。殆面的尖嵴结构应当同对颌牙面有均匀的接触,才能发挥稳定牙齿和传导轴向力的作用。非正中尖或非功能尖

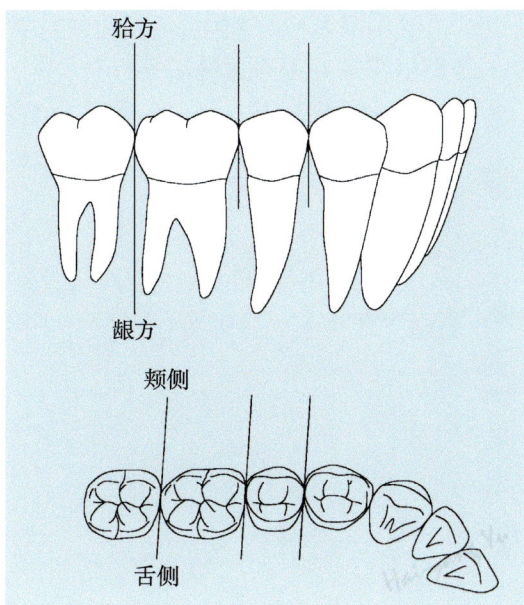

图 5-79 邻面外展隙的对称性

（上颌牙颊尖和下颌牙舌尖）在水平向和垂直向应具有一定的覆𬌗覆盖,防止咬颊、咬舌以及保持食物在咬合面上。

由于修复体的磨损以及富含纤维食物的饮食,咬合面间的点接触逐步变成面接触。因此,后牙熔模的𬌗面的制作不能不考虑患者余留牙的磨损程度,𬌗面的形态应该与其协调一致。

天然牙的𬌗面有一系列凸出的牙嵴和发育沟组成,非工作侧牙尖的运动轨迹常常同对侧同名牙的发育沟相协调。通过适当的加蜡技术和顺序(图 5-80),完全可以构筑出𬌗面的精确形态和结构。

1. 咬合设计　在轴面熔模完成之后,才能开始进行𬌗面塑形。尽管修复体的咬合关系在模型上已经确立,但是如果不具有一定的咬合理论和使用适当的𬌗架,很难完成具有理想咬合关系的熔模。在正常牙列的正中接触位,上后牙舌尖和下后牙颊尖与对颌牙窝或边缘嵴相接触。它们在咀嚼食物时发挥类似研磨钵的作用,因而称之为功能尖。而上颌颊尖和下颌舌尖都与对颌不接触,它们作为屏障防止食物溢出牙𬌗面,并且保护颊舌黏膜,称之为非功能尖。

咬合设计通常根据正中𬌗位时功能尖与对𬌗牙接触区的位置分类:尖 - 窝接触咬合关系(图 5-81A)和牙尖 - 边缘嵴咬合关系(图 5-81B)。每一种咬合关系的具体接触区位置列于图 5-82。

(1) 尖 - 嵴咬合关系:该类咬合接触关系功能尖与对颌的邻牙间或𬌗面窝的边缘嵴相接触(图 5-83)。因此基本上是一牙对两牙的关系。由于多数成人为牙尖 - 边缘嵴咬合类型,因而在实际操作中也比较常用。

这种咬合类型的熔模技术最先是 E.V.Payne 设计,然后由 H.C.Lundeen 加以改进。将颊舌尖边缘嵴连接在一起形成边缘嵴(图 5-84)。由于下颌前磨牙和第一磨牙的近中边缘嵴没有咬合接触,可以比较随意的塑形。用 PKT3 号器械抛光沟窝等结构(图 5-85)。而使用 PKT5 号器械修圆并抛光边缘嵴外形。

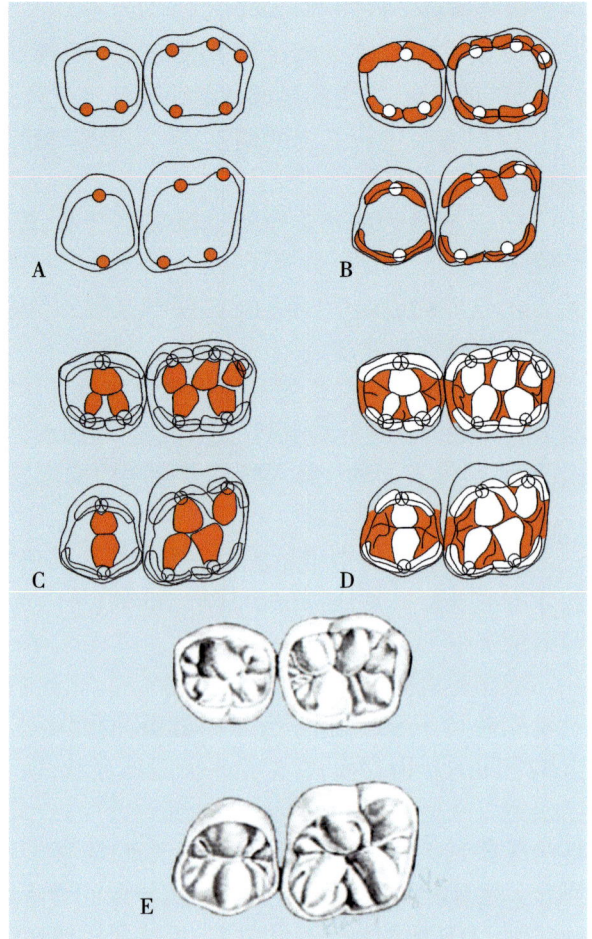

图 5-80　前磨牙和磨牙𬌗面蜡型的堆塑顺序示意图

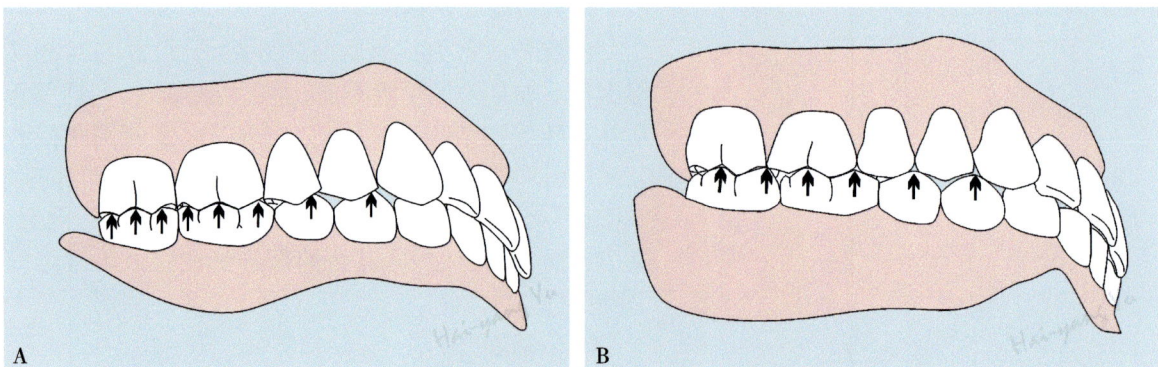

图 5-81　两种咬合关系
A. 尖 - 窝接触咬合关系;B. 牙尖 - 边缘嵴咬合关系

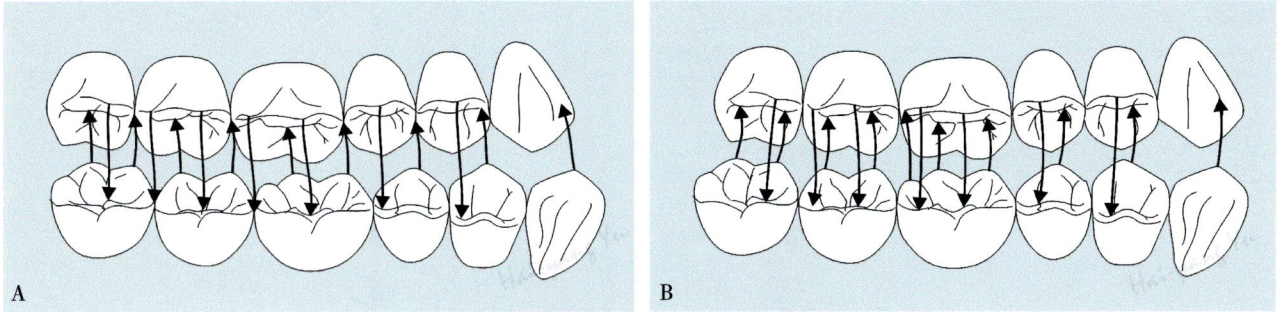

图 5-82 两种咬合关系的对应接触区
A. 尖 - 窝接触咬合关系;B. 牙尖 - 边缘嵴咬合关系

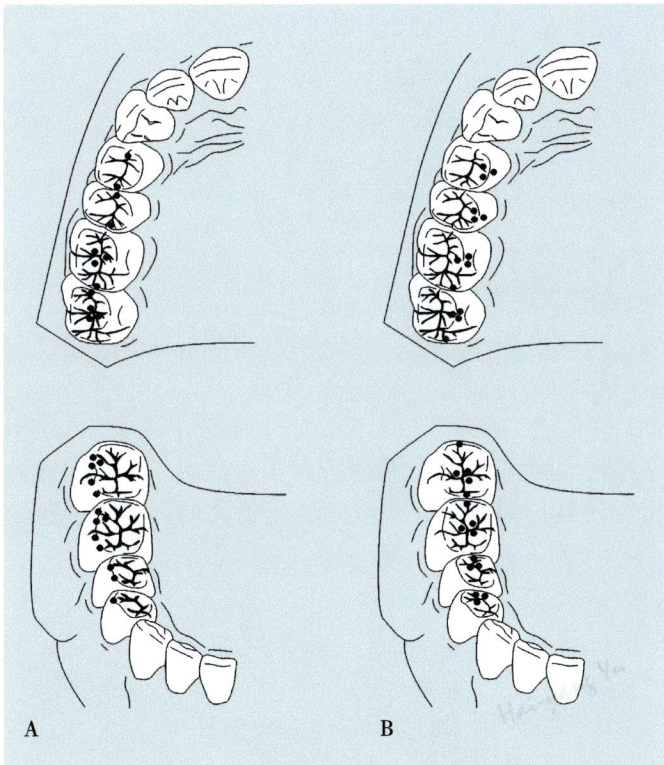

图 5-83 尖 - 嵴咬合关系的咬合接触区位置
A. 下颌颊尖与上颌𬌗面的咬合接触区位置;B. 上颌舌尖与下颌
𬌗面的咬合接触区位置

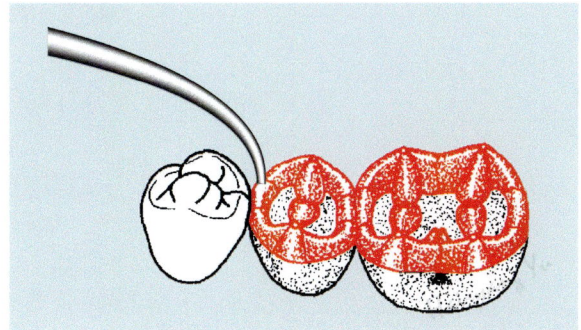

图 5-84 堆塑完成边缘嵴

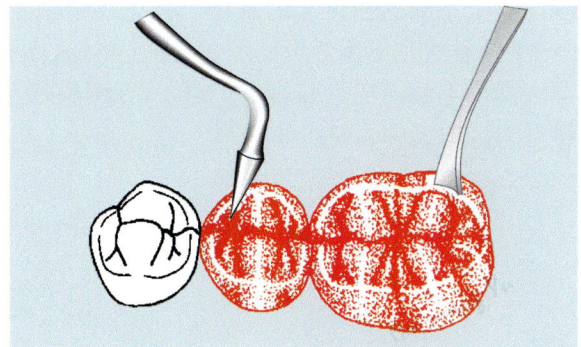

图 5-85 抛光蜡型𬌗面的沟嵴

(2) 尖 - 窝咬合关系:此种咬合接触下各功能尖均位于对颌牙面窝中(图 5-86)。是一种牙 - 牙排列关系。虽然这种咬合接触被认为比较理想,但实际中并不常见。每个牙齿的功能尖都与对颌𬌗面窝三点接触,形成三角稳定态。此时牙尖顶端并不与对颌接触,因而其磨损较少。下颌牙功能尖位于上颌牙的中分(颊舌向);同样上颌牙的功能尖也位于下颌牙颊舌尖中分,因而其咬合力将沿牙体的长轴传导。

上后牙功能尖向远中逐渐升高,且非功能尖的位置稍高,这样有利于下颌牙列的侧向运动。在前后纵向上,非功能尖也短于功能尖,有这种牙尖相互位置关系形成的纵𬌗曲线称为 Spee 曲线,防止咬合重建后前伸𬌗干扰;形成的横𬌗曲线称为 Wilson 曲线,防止侧方𬌗干扰。

制作尖窝关系熔模的技术为 P.K.Thomas 发明。下面将对这种技术进行细致的描述。这种技术也可以用来制作尖 - 嵴咬合关系的熔模。如果需要牙尖 - 边缘嵴关系,只需改变牙尖的位置即可。

1) 堆塑功能尖:制作尖窝咬合关系时,最佳的方法是同时堆塑相对的两 1/4 象限的蜡锥,这样可以同

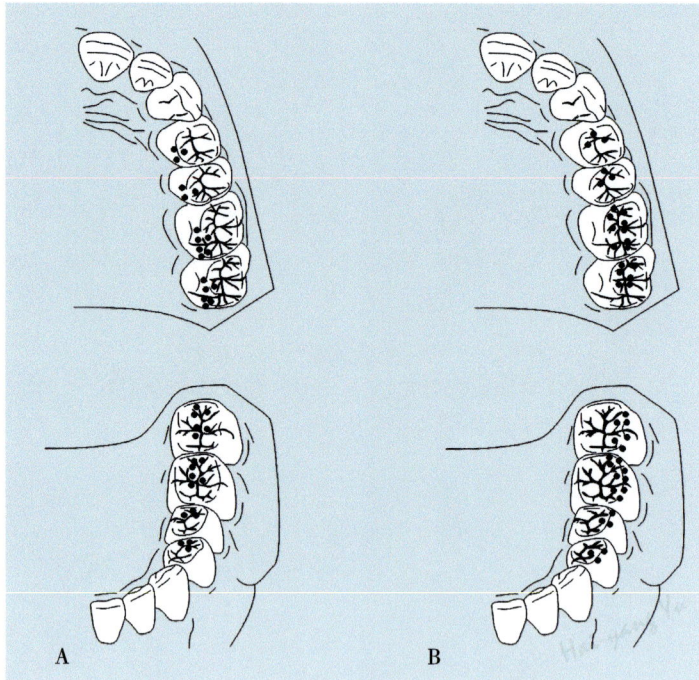

图 5-86 尖 - 窝咬合关系的咬合接触区位置
A. 上颌舌尖与下颌𬌗面的咬合接触区位置；B. 下颌颊尖与上颌𬌗面
的咬合接触区位置

步进行上下牙𬌗面熔模的制作。首先还是确定功能尖的位置，下颌牙颊尖定位于上颌牙中央窝内，先用
PKT1 号器械在下颌颊尖处堆塑蜡锥（图 5-87），然后调整近远中位置使其位于上颌𬌗面窝内。然后同样的
方法塑出上颌舌尖的蜡锥（图 5-88），并调整颊舌向位置使其正对下颌牙中线处。至于其近远中向位置则
尽可能地向远中调整。

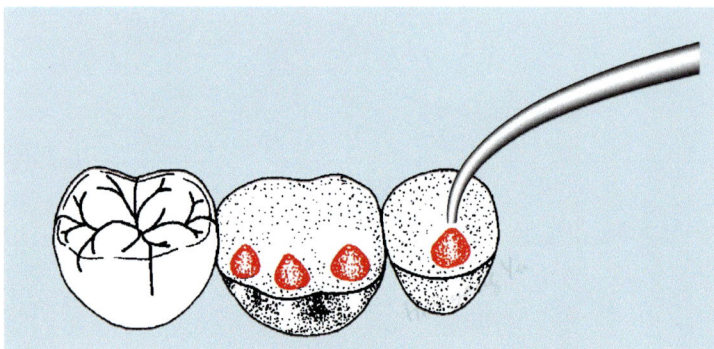

图 5-87 用 PKT1 号器械在下颌颊尖处堆塑蜡锥

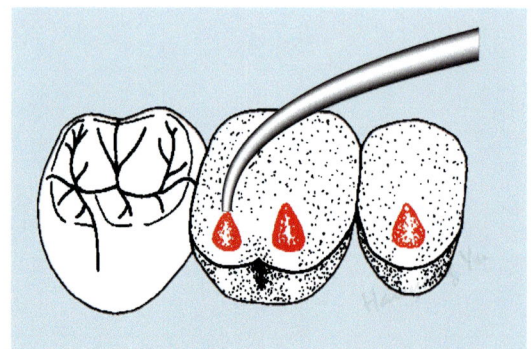

图 5-88 同样的方法堆塑上颌舌尖的蜡锥

2）堆塑非功能尖：不论上颌还是下颌磨牙的非功能尖都要稍短于相应的功能尖（图 5-89）。但是从美
观上考虑，上前磨牙颊尖的高度不能过低。下颌牙的舌尖要尽可能的靠舌侧，而且下颌磨牙的舌尖之间应
尽可能地分开（图 5-90）。在模拟非工作侧运动时，上颌磨牙近中舌尖运动轨迹应当沿下颌磨牙远颊尖向
远中走行。在向工作侧运动时，上前磨牙颊尖应沿下前磨牙颊尖向远中移动。

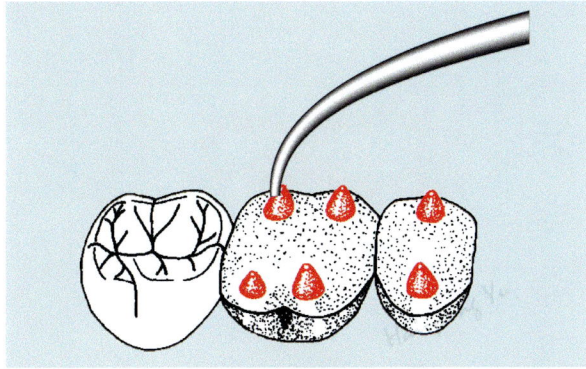

图 5-89　堆塑上颌非功能尖蜡锥,高度要低于功能尖

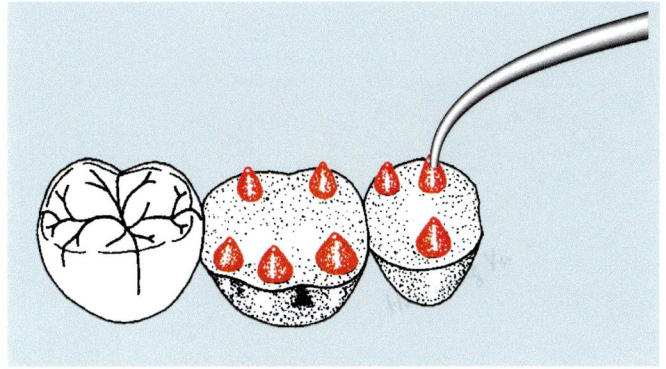

图 5-90　堆塑下颌非功能尖蜡锥,高度要低于功能尖

3) 堆塑牙尖嵴和边缘嵴:接下来就开始堆塑牙尖嵴和边缘嵴,用 PKT 1 号器械从上颌牙近中开始堆塑(图 5-91)。𬌗面最高点位于牙尖的顶端,边缘嵴高度应当低于牙尖。用同样的方式从远中开始堆塑下颌的牙尖嵴和边缘嵴(图 5-92)。牙尖的顶端和边缘嵴顶应当尽可能的锐利,牙尖嵴的颊舌宽度应当占牙面颊舌宽度的 55% 左右。

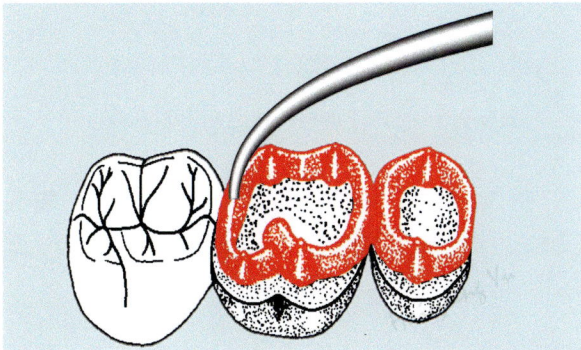

图 5-91　堆塑上颌牙尖嵴和边缘嵴,从上颌牙近中开始堆塑

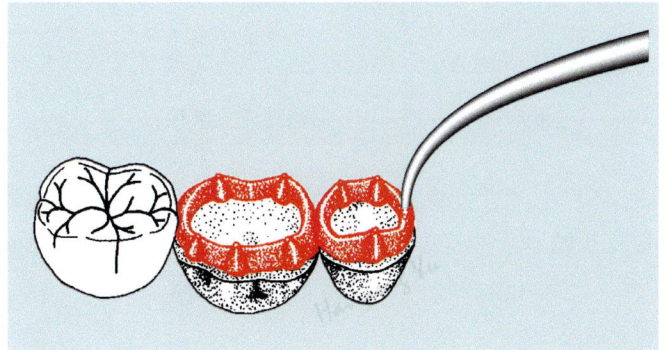

图 5-92　堆塑下颌牙尖嵴和边缘嵴,从下颌牙远中开始堆塑

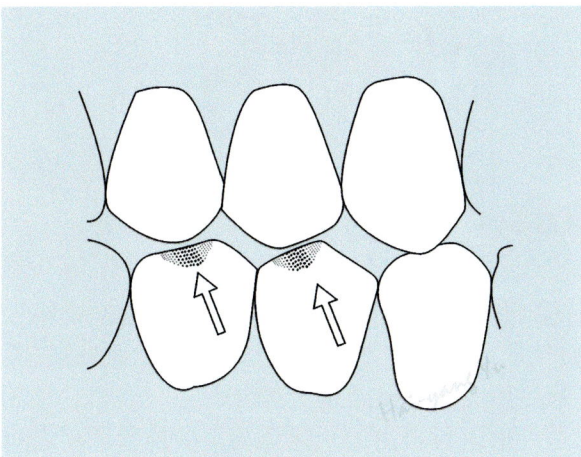

图 5-93　Thomas 切迹

在𬌗面撒一层硬脂酸锌粉,将𬌗架闭合,各边缘嵴应处于牙尖交错位。而且上下牙之间不能有空隙。并进行各种侧向运动的检查,调整消除干扰点。

在工作侧运动时,上前磨牙颊尖要越过下牙颊尖至远中,因此,为了防止侧向干扰,下前磨牙颊尖的远颊斜面要稍微内收(图 5-93)。这种内陷又称为"Thomas 切迹"。上磨牙近颊尖通过近颊沟向远中至近颊尖;上磨牙远颊尖通过远颊沟至下磨牙远颊尖。下磨牙的舌尖高度要尽量低不影响侧向运动。

4) 完成轴𬌗面衔接:塑出上颌舌嵴形成舌面的轮廓外形(图 5-94)。同样的方式塑出下颊尖的颊嵴(图 5-95)。用 PKT 1 号器械修整牙尖嵴顶与唇舌轴面轮廓协调一致。用 PKT 4 号器械进行抛光(图 5-96)。同样的方法修整下颌熔模(图 5-97)。此时随着牙尖和边缘嵴的完成,𬌗面呈"鱼嘴状"。

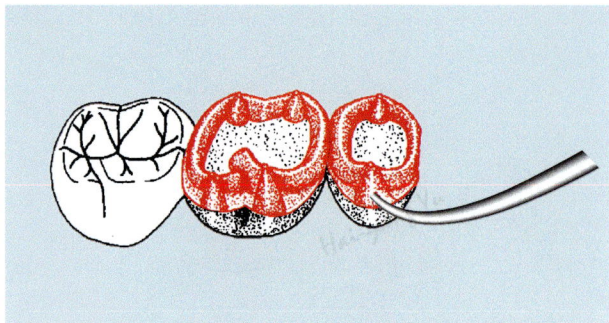

图 5-94　堆塑上颌舌嵴形成舌面的轮廓外形

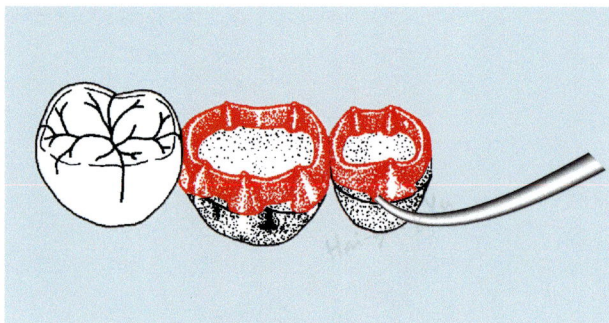

图 5-95　堆塑下颌颊嵴形成颊面的轮廓外形

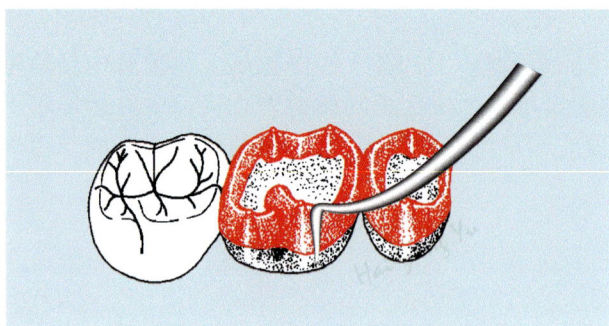

图 5-96　用 PKT 4 号器械抛光上颌轴面

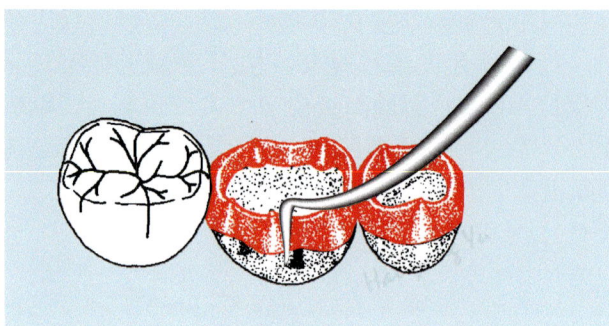

图 5-97　用 PKT 4 号器械抛光下颌轴面

5）堆塑三角嵴：用 PKT1 号器械塑出上颌牙三角嵴形态（图 5-98）。三角嵴之间自然形成中央沟，嵴底要宽于嵴顶。整个三角嵴呈凸面外形，并与对颌牙尖成点接触。同样的方法进行下颌牙三角嵴的塑形（图5-99）。然后检查确认咬合处于牙尖交错位且侧方运动正常。

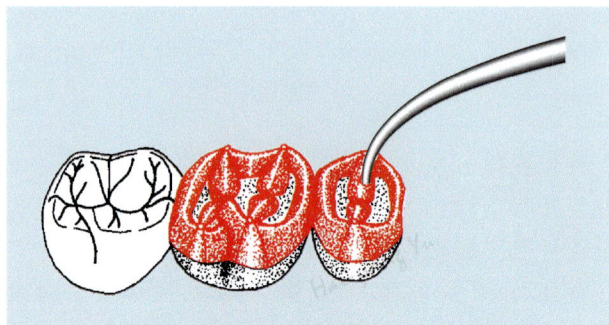

图 5-98　用 PKT1 号器械塑出上颌三角嵴形态

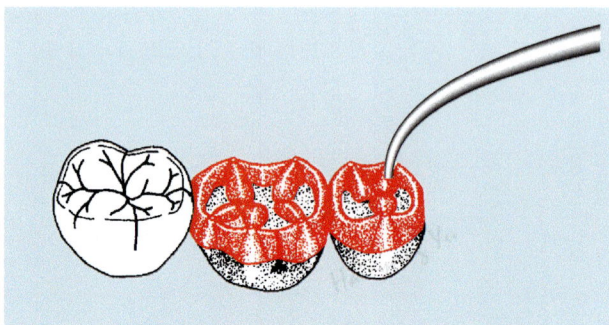

图 5-99　用 PKT1 号器械塑出下颌三角嵴形态

6）精修完成：用 PKT 2 号器械完成𬌗面其余部分的熔模（图 5-100），并使牙尖、三角嵴和边缘嵴相互连续，形成初步的𬌗面解剖外形。接着用 5 号器械精修𬌗面外形。同样的方法完成下颌牙的𬌗面外观（图5-101）。发育沟和副沟相连接在横断面上呈 U 形或 V 形。最后用 3 号器械抛光𬌗面沟。

再次在𬌗面涂硬脂酸锌粉，确认咬合处于牙尖交错位，并能够进行自由的功能运动。尖顶和牙窝之间形成稳定的三点接触。在非工作侧运动时，上磨牙近舌尖沿下磨牙远颊尖向远中走行（图 5-102），因而在远颊尖的远中斜面要形成切迹或切沟。因此，在尖窝咬合设计中，下磨牙只有三个牙尖。

同时，下磨牙远颊尖向近舌方向走行通过上磨牙近舌尖颊斜面（图 5-103）。这也形成侧方干扰点，为了消除这种干扰，需要在上磨牙近舌尖制作一个切沟，称为"Stuart 沟"，起于中央窝向近舌向走行，作为下颌牙远颊尖的运动引导沟。

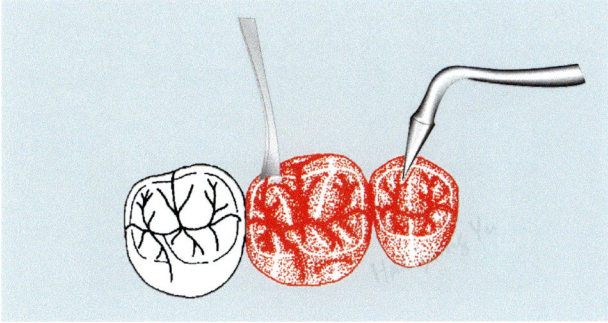

图 5-100 精修抛光上颌熔模

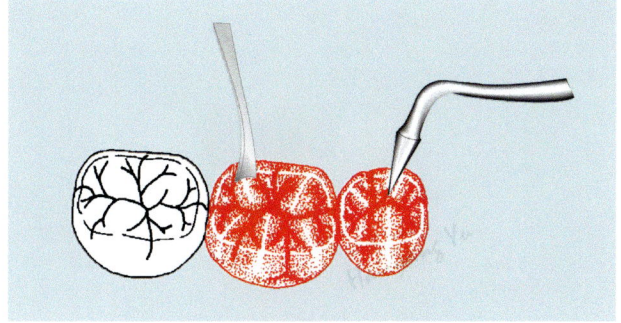

图 5-101 精修抛光下颌熔模

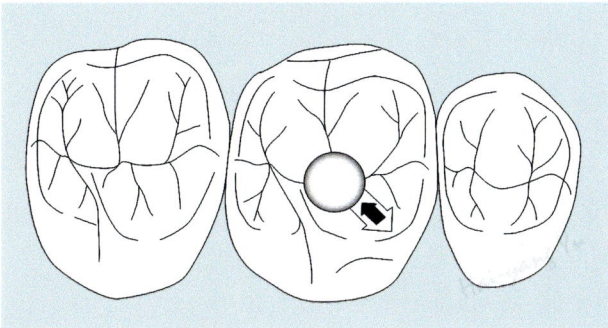

图 5-102 非工作侧运动时,上磨牙近中舌尖沿下磨牙远颊尖向远中走行的方向

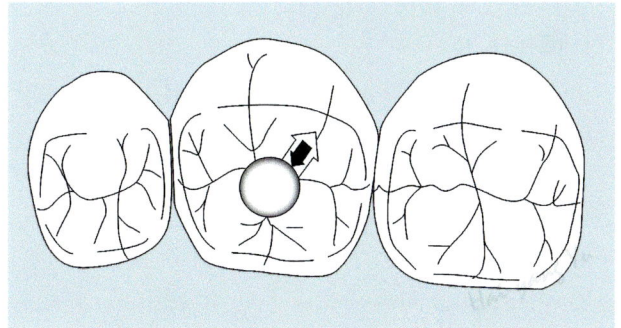

图 5-103 下磨牙远颊尖向近舌走行的方向

多数的成年人为牙尖 - 边缘嵴的咬合关系。在天然牙列中,只有轻度Ⅱ类错𬌗存在尖窝咬合接触。但基于下面的原因,在进行咬合设计时常常设计成尖窝咬合关系:

1)防止食物嵌塞;

2)正中𬌗力更接近于牙体长轴;

3)尖窝三点接触的咬合更稳定。

如果对𬌗牙的近远中向关系允许,尖窝咬合关系最理想,否则最好选择牙尖 - 边缘嵴的咬合设计。然而,确定咬合方式并非都如此的明确。由于患者牙齿大小位置的差别,在实际修复设计中,很难进行完全的尖窝或尖嵴关系设计,通常为处于两者之间的中间类型。不论是何种咬合设计,只要具有最佳的功能和外观,就是最好的。

2. 确定牙尖高度和位置

操作流程

(1)使用蜡锥确定牙尖的高度和位置,并进行必要的修整。

(2)正中尖或功能尖应与对𬌗牙的正中相一致。实际上牙尖顶部同对𬌗牙并不接触,尖顶周围的多点接触更有利于稳定牙列和减少牙尖的磨损。

(3)根据牙尖的近远中向位置决定咬合设计的类型(见图 5-82)。

质量检查和评估

矢状面观察牙尖蜡锥的定位应符合纵𬌗曲线(Spee 曲线)(图 5-104A)。下颌牙的牙尖位置向远中逐渐升高,上颌牙尖高度则相应减低。从冠状面观测时要符合横𬌗曲线(Wilson 曲线)(图 5-104B),就是非功能尖高度稍低于功能尖。熔模在𬌗架上能够自由地进行各种功能运动。如果有前伸或侧方𬌗干扰,通过调改蜡锥进行消除。正确的牙尖位置和高度是理想的𬌗面外形的关键。

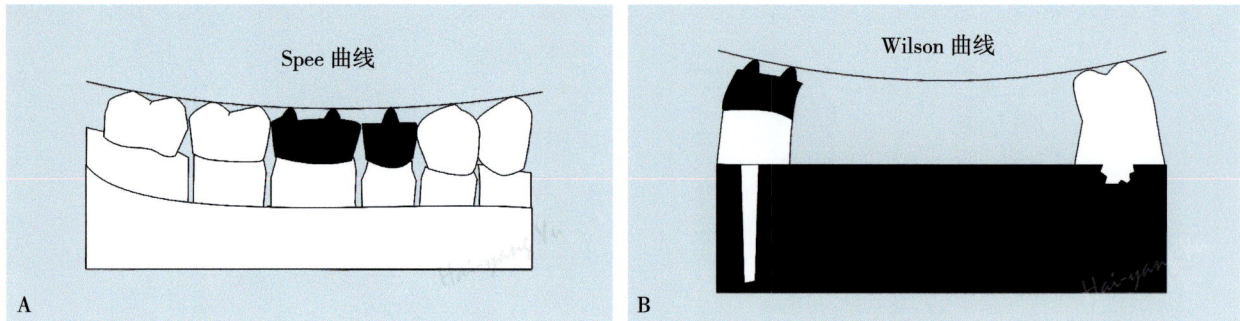

图 5-104 A. Spee 曲线；B. Wilson 曲线

3. 牙尖嵴和边缘嵴

操作流程

（1）堆塑边缘嵴和牙尖嵴，完成轴面和咬合面的衔接。特别注意不要改变预定的牙尖位置和高度。

（2）在加蜡完成后，在𬌗架上检查咬合关系。不能增大咬合的垂直高度。

质量检查和评估

在此阶段，颊舌面和近远中面都已经完成。从这些角度进行检查评估时，整个熔模呈现出完整的牙齿外形轮廓。从颊面看，牙尖外形明确，尖顶为最高点，逐渐向边缘嵴降低。相邻牙齿间边缘嵴高度应当相同。还要评估不同方向运动状态下的咬合接触。如果存在𬌗干扰，通过调整嵴沟消除干扰。

4. 三角嵴和副嵴（图 5-105）

操作流程

（1）牙尖的三角嵴向𬌗面中央走行。三角嵴的尖位于牙尖顶部。嵴底部位于𬌗面中央。

（2）各三角嵴在近远中和颊舌向均呈圆凸形态。

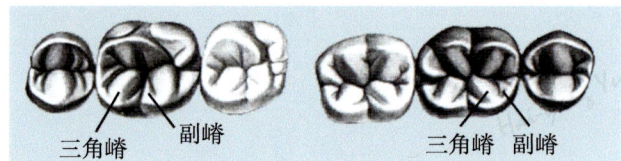

图 5-105 三角嵴和副嵴

（3）在每个三角嵴相邻处塑出两条副嵴。所有的牙尖都应当有一条三角嵴和两条副嵴。具体的三角嵴和副嵴的轮廓形态则根据不同的牙尖外形而定。

（4）堆塑副嵴，从中央沟凸起至三角嵴，有些副嵴常常毗邻边缘嵴。

质量检查和评估

三角嵴和副嵴上涂一层硬脂酸锌粉或粉末蜡，关闭𬌗架，检查咬合状态，及时消除咬合干扰进行。注意牙尖的轮廓尖锐，不能进行不当的抛光。

在完成上述步骤之后，进行充填点隙，抛光发育沟。最终完成整个熔模𬌗面的精确外形。

然后𬌗面再次用硬脂酸锌粉或粉末蜡重新检查咬合接触。如果接触区被抛光破坏，可以迅速恢复，并关闭𬌗架验证接触区是否恢复，然后重塑𬌗面的外形。

（五）重塑颈缘

为了使熔模（铸件）的边缘密合性最佳，在包埋熔模之前必须重塑熔模颈缘并重新抛光（图 5-106）。这样不仅有利于防止粘接剂的溶解，还有助于菌斑的控制。

修复体和剩余牙体组织的外形轮廓要连续一致，否则不利于菌斑的控制。此外，轴面必须高度抛光。由于金属抛光剂会导致表面磨损，因此金属抛光应控制在颈缘附近。最好是在重塑颈缘熔模时就高度抛光熔模表面，并且用放大镜和双目显微镜来检查。

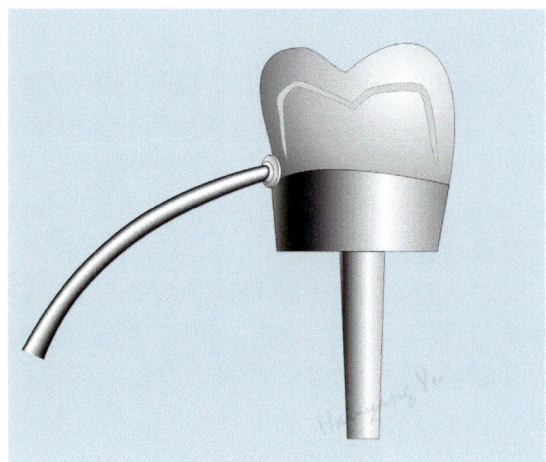

图 5-106 重塑颈缘

操作流程

1. 将熔模重新就位(图 5-107A)。由于堆塑轴殆面形态费时较长,此时颈缘的适合性会受到影响。要用大加蜡器进行重塑。

2. 用加热的熔模器完全熔化熔模边缘 1~2mm(图 5-107B)。

3. 重新加热熔模器并重复上述操作,将上次熔化的熔模重新熔化以消除内部的折叠、气泡和缺陷。在整个颈缘都被熔化后,将出现一条环状缺如区域。

4. 重新往该区域加蜡(图 5-107C)。

5. 修整多余蜡(图 5-107D)。

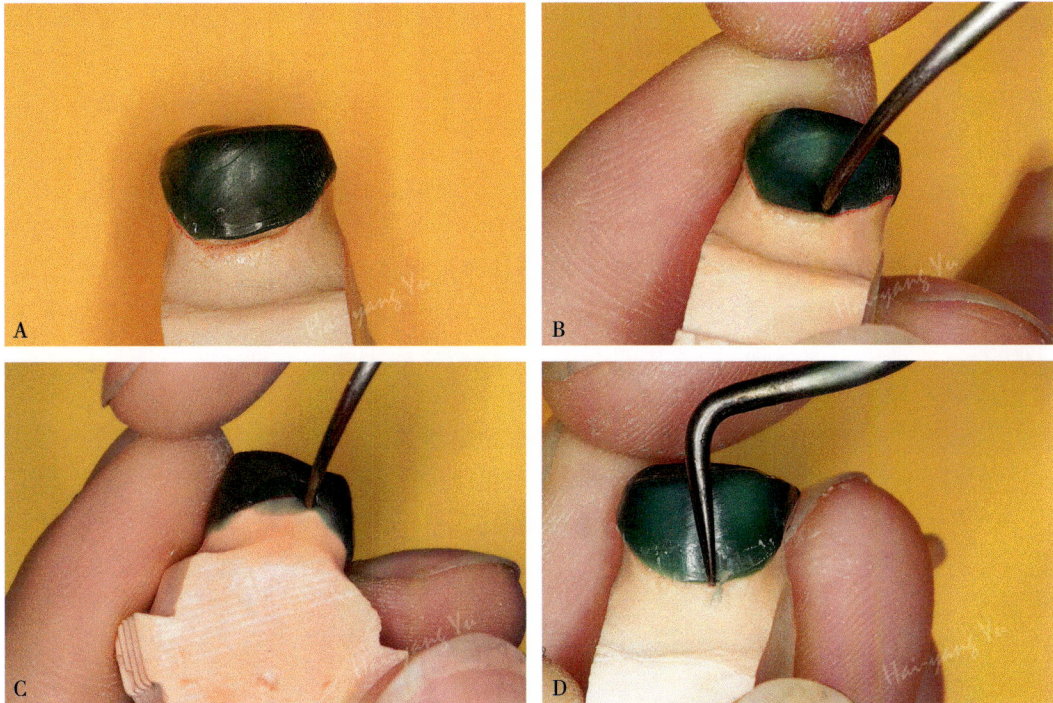

图 5-107　重塑颈缘的操作流程
A.将熔模重新就位后发现边缘适合性差;B.用加热的熔模器完全熔化熔模边缘;C.重新往该区域加蜡;D.修整多余蜡

6. 修整轴面点隙和缺陷,然后抛光熔模。用棉球轻轻拂去殆面蜡屑。但是不能伤及熔模表面,否则将破坏咬合点。

7. 把熔模从代型上小心取下来,进行包埋前最后的核查。

质量检查和评估

要避免塑蜡过度。在不破坏代型的情况下,尽可能少地修整修复体的颈缘。颈缘龈方的蜡应完全去除,否则在熔模取下时会导致熔模变形,最终影响修复体的就位。代型和熔模间的间隙过大导致熔模颈缘有悬突,检查方法是将代型固定,观察者可以借助于放大镜或显微镜沿代型 - 熔模界面进行观察,如果熔模的密合性不好,可以观察到一条黑的暗影线。为了确保在修整阶段不产生新的蜡屑,最后再次检查轴殆面。

二、前牙熔模的制作

前牙的熔模制作方法与后牙略微不同。金瓷修复体要求合理设计熔模结构,修正临床备牙中的不足,预留足够的空间,使下一步瓷层厚度和金瓷界面的位置等达到控制。如果有多个前牙要求修复,可以参考预留的患者前牙外形导板或图片等。前牙的咬合设计主要取决于切端和腭侧的形态。前牙的外形可以影响患者的发音、唇部组织的支撑和外形。因此做任何决定都应当十分谨慎,并尽可能地结合临床进行考虑。

(一) 舌侧和切缘

切嵴的位置应当根据整个前牙牙弓的形态以及咬合功能的要求来决定。在制作后牙𬌗面熔模时,根据牙尖位置大致描记出切嵴的位置。然后根据具体情况进行堆蜡。

前牙切端在前伸运动时有接触,侧方运动时无接触。通过增加上切牙舌面凸度可以达到这种关系。在正中咬合,理想的情况是前牙不接触,咬合纸能从熔模间拉出。下颌切牙和尖牙的舌面是非接触面。因此,它们的外形不要塑形过度,应有利于菌斑的控制。

(二) 唇面

唇面的形态,特别是近唇线角和远唇线角的位置,决定整个前牙的外观。如果唇面轮廓过于凸出,菌斑控制比较困难,而且相应的唇部组织会施加给牙齿持续的舌向矫治力。因此在制作个别前牙的熔模时,应仔细地研究相邻牙的形态和外展隙。

(三) 熔模的回切

如果使用瓷覆面,在熔模完全完成之后,要回切一定厚度的蜡层,通常是 1~2mm,为瓷层提供空间。

(四) 连接体熔模

连接体的熔模应当在完成熔模边缘之前进行制作。不论焊接或铸造的连接体,都应当制作熔模,以便准确地控制其大小、位置和结构。从机械性能的角度来讲,大小是最重要的因素,为了具有足够的强度,连接体应当尽可能大。但是,从生物学的角度来说,连接体不能影响牙龈组织的健康,而且距离相邻软组织至少要有 1mm 的距离。连接体下的外展隙形态应有利于菌斑的控制。连接体的颈部应当呈平滑的弓形结构。在美观要求较高的修复区域(如前牙的固定桥),连接体应隐藏于瓷面之后。因此前牙修复时连接体的位置常常偏向舌侧。

总之,熔模的制作复杂而富有挑战性。熔模的制作是定制式义齿制作阶段非常重要的一步,随着牙科材料和技术的发展,新的工艺方法越来越多,因此,技师在具体进行熔模操作过程中,不能拘泥于现有的工艺制作方法,应灵活地应用在具体的操作之中,最终设计制作出兼具功能和美观的修复体熔模结构,并为下一步工艺操作打下坚实基础。

(黄嘉谋　岳　莉　于海洋)

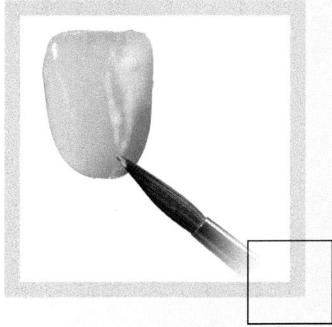

第六章
铸 造 技 术

在完成熔模之后,接下来的操作就是如何将其变成同样形状的铸件,也就是铸造。在牙科领域,通常使用的精密铸造技术是失蜡铸造法。下面,我们就从铸道及铸圈、熔模的包埋、合金的铸造以及铸件的修整四个大的方面对修复体铸件的制作过程进行详细的介绍。

第一节　铸道及铸圈

一、铸道系统的组成

(一) 铸道

铸道指熔化的熔模材料流出以及熔融合金流入的通道。通常由塑料、金属或蜡材料制作而成。根据其制作特点又分为预成铸道和即刻制作铸道两类。铸道在熔模包埋前就应当制作完成,并连接在铸道底座和熔模之间,具有维持熔模在铸圈中的位置,以及熔化后形成铸道腔的作用。

(二) 铸道底座

铸道底座(图 6-1)又称为坩埚成形座,通常采用金属、塑料或树脂材料制作,根据铸圈的不同具有不同的规格和大小。铸道底座具有两个基本的作用:其一是用来安放铸道和熔模系统,使熔模在包埋的过程中保持稳定的位置;其二是包埋完成以后,取出底座可以形成漏斗状的铸造口,并与坩埚的形状相匹配,使熔融的合金顺利的注入型腔之中。

图 6-1　各种铸道底座

(三) 铸道附着区

铸道附着区即铸道与熔模的连接部位,其位置对应熔模最厚、体积最大的部分。至于附着区的直径,则取决于铸道的直径和熔模的厚度,应使铸道和熔模的外形连续一致,并呈喇叭口状的外形,这样有利于合金顺利地注入。

(四) 储金池

铸道作为合金最后冷却的部分,一定程度上扮演着储金池的作用。但对于铸道直径小,或者使用压力铸造机的情况,需要制作专门的储金球(图 6-2),储金球与熔模的距离为 1~2mm。储金球通常长 2~3mm,直径应大于熔模最厚处。储金池位于铸圈的热中心(热中心即铸圈中温度最高、最后冷却的区域),还应该是整个铸造体系质量最大的部位。对于多铸道系统,一般就由各级铸道杆或铸道最外端的金属钉扣发挥

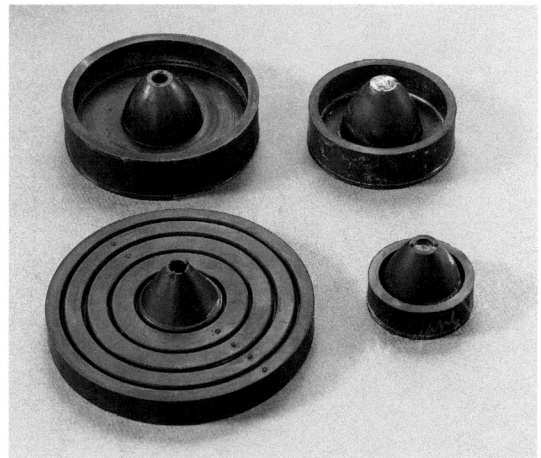

储金池的作用。

（五）铸圈

铸圈（图 6-3）通常采用不锈钢制作，根据铸件的大小不同选择不同规格的铸圈。

为了缓冲铸圈对包埋膨胀的限制和约束作用，铸圈的内壁通常放置一层衬垫（图 6-4）。衬垫的厚度一般为1.0~1.5mm。以前常使用石棉纸，近年来发现石棉有致癌性，现在多用陶瓷纸材料。衬垫的长度应短于铸圈的长度，尤其对于真空包埋技术和空气压力铸造法，必须让包埋料封闭铸圈的两端，这样既能防止衬垫的渗漏，又可以有效的控制包埋料的膨胀。

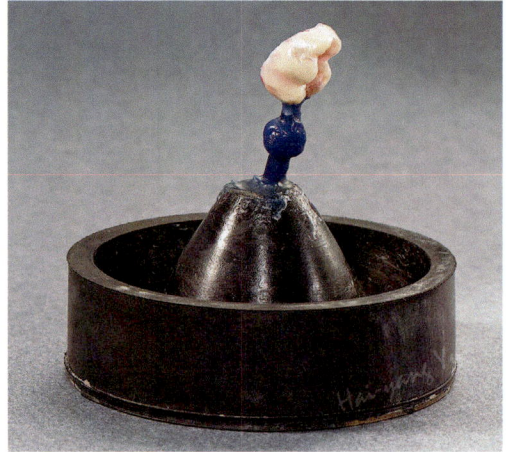

图 6-2　储金球

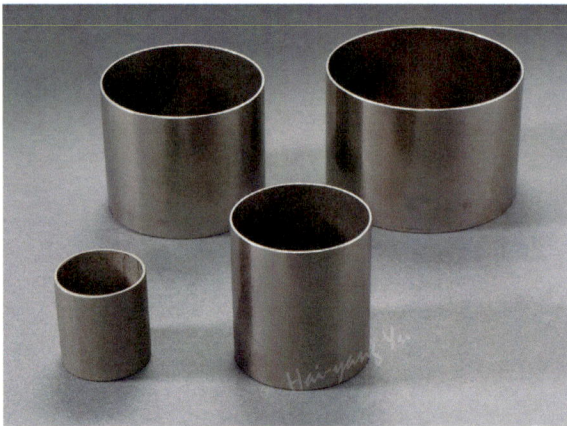

图 6-3　不同规格大小的铸圈

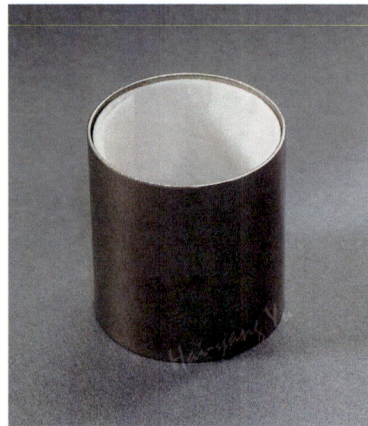

图 6-4　铸圈的衬垫

二、铸道的分类及要求

（一）铸道的分类

1. 单一铸道　又称直接铸道，多用于单个铸件的铸造，如单个嵌体、部分冠以及全冠等。而对于多单位固定桥以及设计复杂的支架铸造，常采用多铸道系统。

对于Ⅰ类嵌体，其铸道一般安放在骀面；Ⅲ类嵌体的铸道位于邻面；Ⅴ类嵌体多在唇颊面或者舌面安放铸道（图 6-5A）。其他的多面嵌体铸道一般都放置在边缘嵴的位置（图 6-5B、C）。对于邻骀邻嵌体熔模，如果熔模的中间部位比较薄的话，应在每个边缘嵴上都安放铸道（图 6-5，F）。部分冠的铸道常安放在非中央支持尖尖顶上，或者放在舌面（图 6-5D、G）。全冠熔模的铸道在体积最大的非中央支持尖上（图 6-5E）。

2. 多铸道系统（间接铸道）　对于多单位修复或复杂设计的熔模，一般都需要设计间接铸道系统。间接铸道系统（图 6-6）一般包括三个组成部分：

（1）内铸口铸道（进料铸道）：紧靠各个熔模的铸道部分，直径为2.6~3.0mm，长约6.5mm。内铸口铸道一端连接在熔模上，一端与连接杆相连。

（2）连接杆（储金池）：发挥储金池的作用，位于铸造的热中心区域，直径为3.5~4.0mm，根据内铸口铸道的个数，其长度不定，两端应超过内铸口至少3.0mm。连接杆将各个内铸口铸道连接在一起，将来自下部铸道的合金分配至各个熔模之中。

（3）下部铸道（主铸道）：直径约3.0mm。下部铸道一端与铸道底座连接，另一端与连接杆相连，下部铸道和内铸口铸道在连接杆上的位置应相互交错，使熔融的合金平均地分配至各个型腔之中。

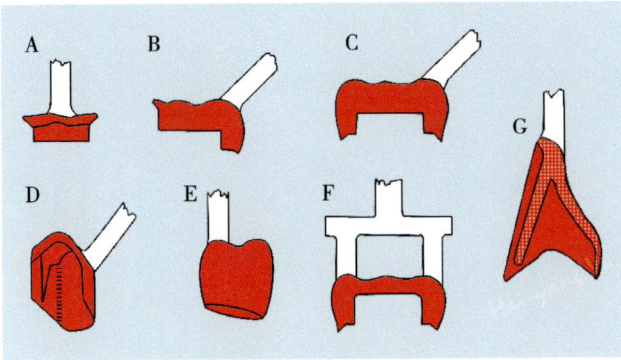

图 6-5 直接铸道

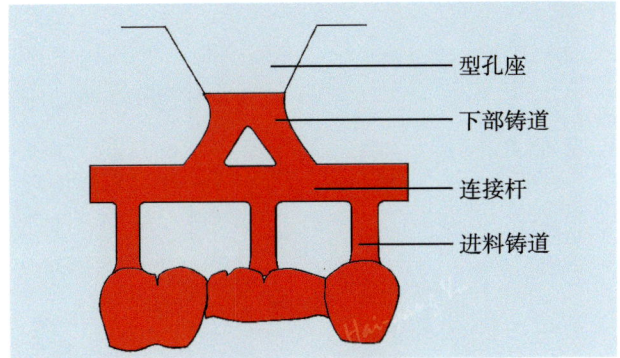

图 6-6 间接铸道

间接铸道系统的制作:首先制作内铸口部分,各个熔模的制作完成之后,开始制作连接杆,各个熔模的设计不尽相同及排列的需要,必要时可以将连接杆进行弯曲,以适应不同排列的熔模。最后制作下部铸道,下部铸道的安放应与内铸口相互交错,既能保证合金的平均分配,又有利于整个铸圈的平衡。铸造时,由于熔融的合金首先汇聚在连接杆之内,然后流畅的通过内铸口铸道注入熔模腔之内,减少了直接铸道合金导致的熔模腔振动。

(二) 铸道系统的设计要求

1. 铸道的直径和长度 一般铸道的长度为6~9mm,熔模的最上端离铸圈顶端应有6~9mm的距离(图6-7)。为了使熔融的合金顺利地流入型腔中,并防止其发生飞溅和湍流,直接铸道的长度不能短于6mm。

铸道长度的关键不在于铸道本身的长度,而是熔模与包埋料表面的位置关系。熔模表面与铸圈末端间要保证一定的距离,这样空气和其他气体才能从铸型腔里顺利排除。有研究表明,气体排出铸型腔的时间,直接与上述距离成正比。熔模的边缘部位与包埋料表面的厚度应为6~10mm,这个距离可以通过调整铸道的长度和铸造底座的高度来获得。

铸道的直径主要根据熔模以及铸造方式的不同而定,一般介于1.3~3.0mm之间。对于离心铸造机,直径为1.3mm的铸道成形器用于小的嵌体;1.7mm的用于多数的Ⅰ类和Ⅴ类嵌体;2.1mm的铸道通常用于Ⅱ类嵌体和高嵌体;而对于大的全冠的制作,铸

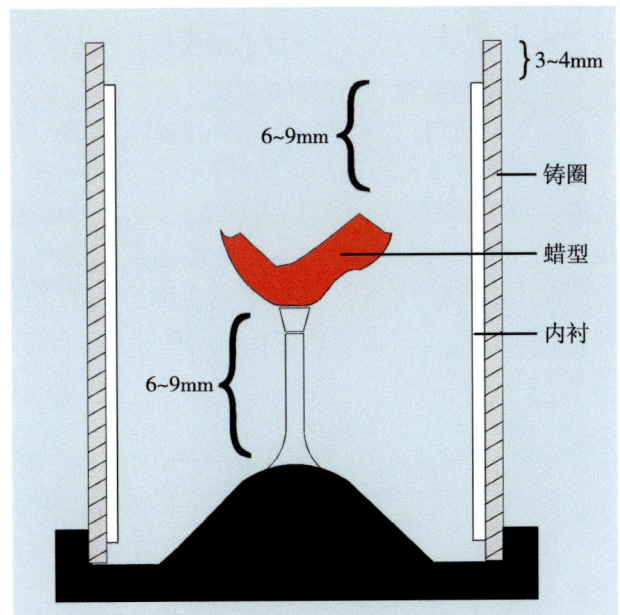

图 6-7 蜡型、铸道与铸圈的位置关系

道的直径一般为2.6~3.0mm。使用压力铸造机时,直径则不超过1.7mm。

2. 逸气道的设计 逸气道指排出空气的通道,在铸造时能够排除型腔内的空气,使合金充满整个型腔。主要用于大型修复体或者透气性差的包埋材料。逸气道有两种:开放逸气道和盲端逸气道。开放逸气道(图6-8)的制作可以使用直径比较小的蜡条,一端连接在熔化合金最后充盈的部位,另一端连接在铸道底座上。底座上的附着部位要远离铸造口,以免合金注入,但是也不能太靠近铸圈边缘,不能影响铸圈衬垫的安放。盲端逸气道(图6-9)的一端连接在熔化合金最后充盈的部位,另一端则位于铸圈的顶端,但与铸圈的上缘之间要有一定厚度的包埋料,以免铸造时合金冲破铸型。

3. 铸道的位置和方向 铸道应该放置在熔模最厚的部位,并且其直径至少也应与该处熔模的厚度一致。铸道的直径应该足够大,当铸件冷却时能保证有足够的熔融合金进行补偿。铸造时,熔融的合金注入相对低温的铸型腔中,因此,铸件的表面首先冷却,继而向中心推进,直到铸件最厚部位的中心完全冷却为

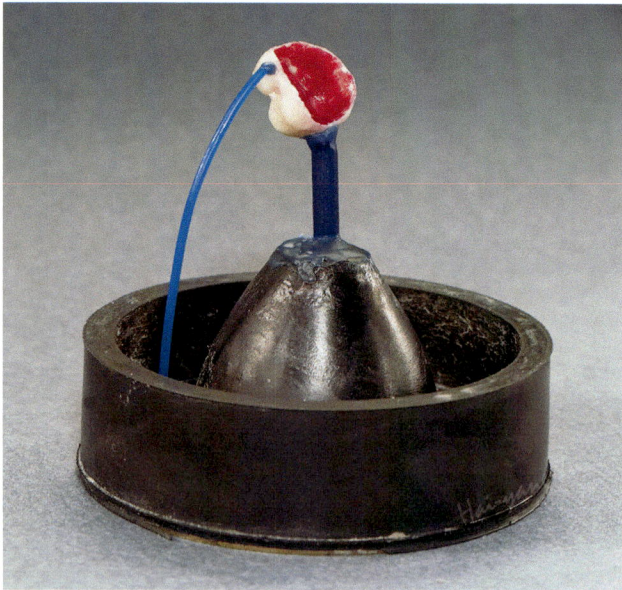

图 6-8　开放逸气道

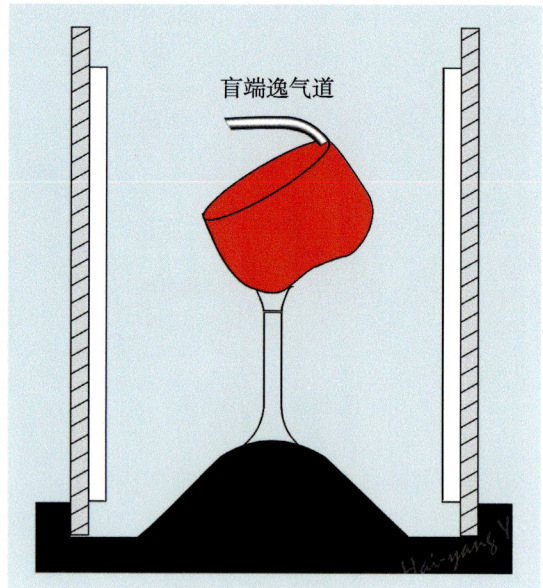

图 6-9　盲端逸气道

止。合金的冷却是从铸件较薄的部位向较厚的部位发展的,最厚处的合金可以补偿由于合金凝固引起的进行性收缩,因此铸道应安放于熔模最厚的部位,并且铸道的直径应与熔模的厚度相一致,以保证铸造时能够不断地补偿铸件的冷却收缩。

安插铸道时,首先要保证铸道与熔模的方向尽量一致,使合金流入时没有明显的转弯或拐角;其次,修复体熔模的周缘尽可能均匀地分布于铸道的周围,通过调节铸道的方向,使合金均匀而同速的充满修复体的各个部位;最后,在设计铸道的方向时,还应考虑重力与铸造力的影响。应根据铸圈在铸造机内放置部位不同,调整铸道与熔模的相对位置,从而合理地利用重力与铸造臂的旋转力。

4. 储金池的位置　铸道系统的储金池部分,位于铸圈的热中心。其形状一般为杆或球状,口径应保证储金池内的合金保持较长时间的熔融状态,从而能够对铸件的体积收缩进行不断的补偿(图 6-10~图 6-13)。

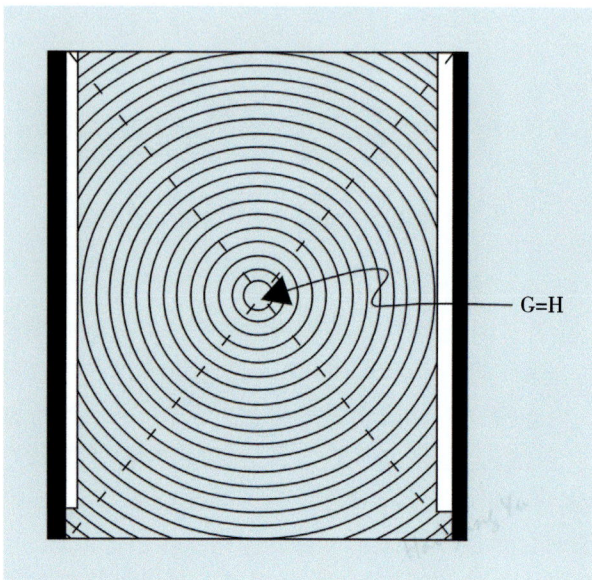

图 6-10　几何中心与热中心重合

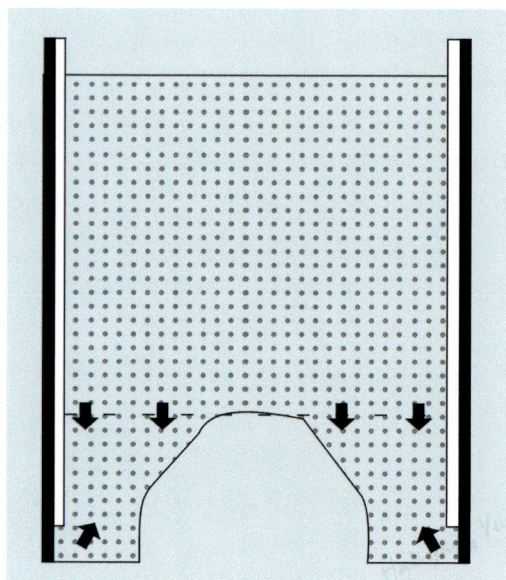

图 6-11　铸造底座周围不可能成为热中心

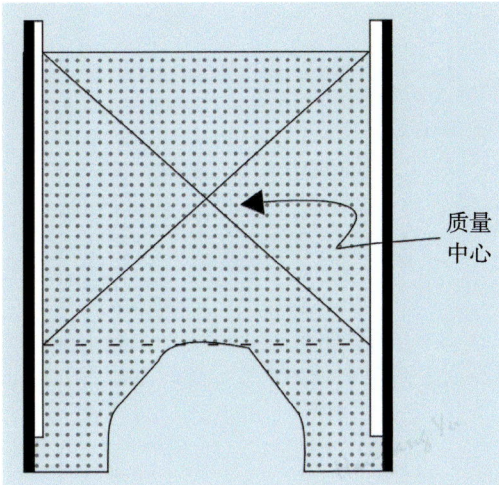

图 6-12 质心和热中心不重合

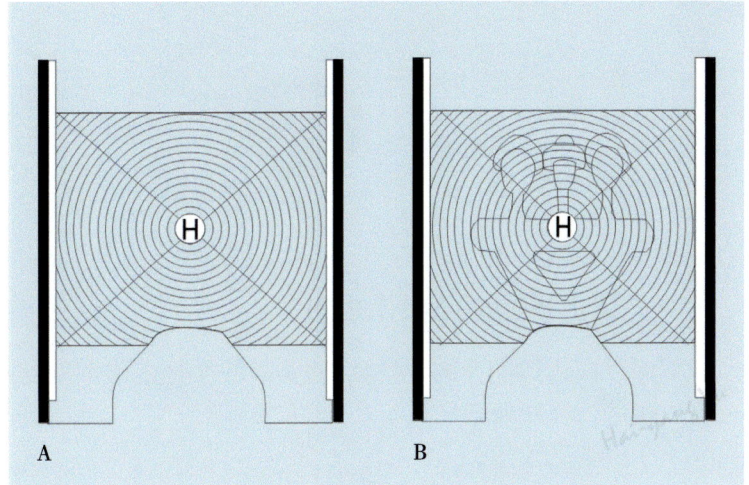

图 6-13 质心可能是热中心也可能是几何中心

另外,储金池还应该是铸道系统重量最大的部分。盲目地制作更大的储金池虽然可以保证其重量最大,但是容易浪费金属。从经济角度考虑,可以采取称量熔模法,只要保证熔模其余部分的重量大于熔模就可以了(图 6-14、图 6-15)。直接铸道的储金池一般为专门设计的储金球,而对于复杂的间接铸造系统,则主要由各级铸道杆或金属钉扣(铸造后铸道最外端在铸道口处残余的金属部分,由于其形状类似有钉的扣子,所以叫作金属钉扣)发挥储金池的作用,通过改变二者的大小和位置,可以使热中心向上或向下调节(图 6-16~ 图 6-18)。

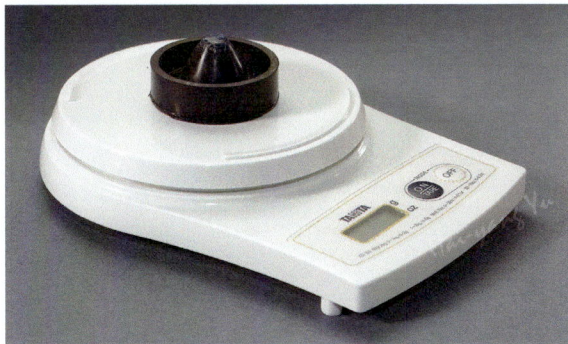

图 6-14 称量铸造底座的重量

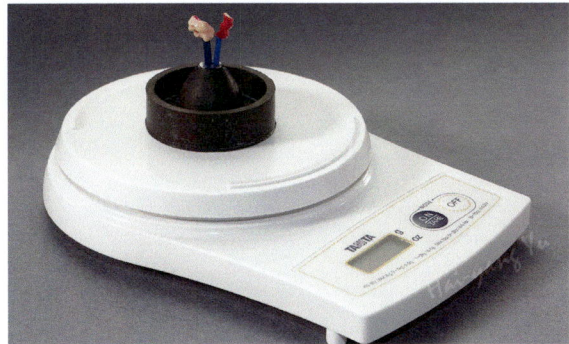

图 6-15 称量熔模及铸造底座的总重量

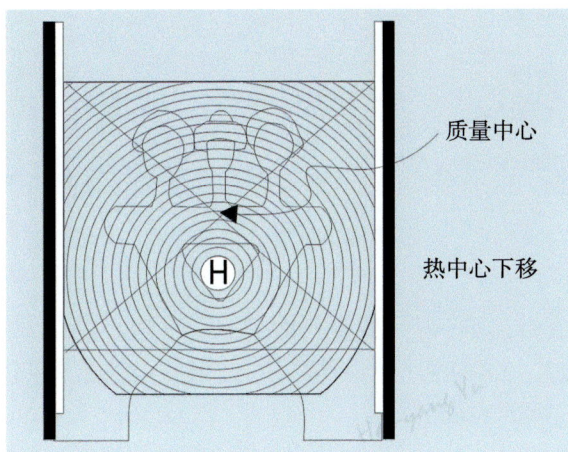

图 6-16 热中心下移

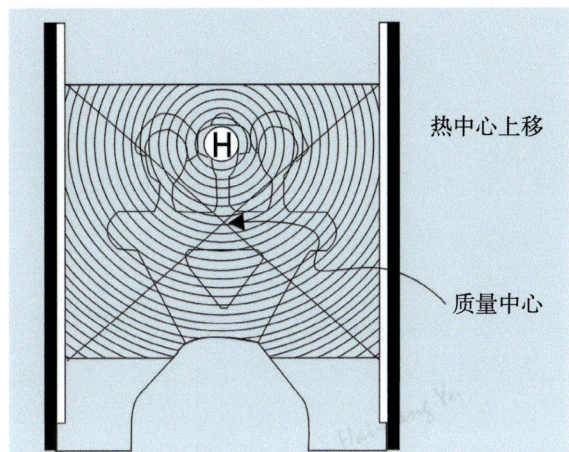

图 6-17 热中心上移

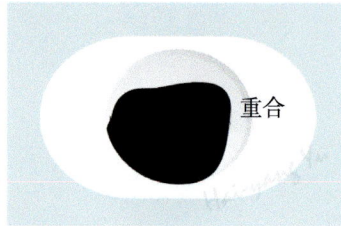

图 6-18　不同大小的金属钉扣可以用来调节热中心的位置

三、铸道及铸圈的操作步骤

下面以嵌体熔模为例,对铸道和铸圈的操作步骤加以叙述,在实际操作中,技师可根据不同的情况对一些步骤进行合并和删减。

(一) 铸道的安放

首先选择直径合适的铸道针,必要时调整铸道针的长度,使其在铸道底座上获得适当的位置。此时完成后的熔模就位于代型上,在要安放铸道的熔模部位滴嵌体蜡,在蜡滴凝固之前,迅速将铸道针的顶端置于其上,并且保持适当的位置,直至蜡滴完全凝固。然后在铸道与熔模的连接处继续加蜡,直至形成光滑、连续且呈喇叭口状的形态,以便熔融的合金能够顺畅地注入型腔(图 6-19~图 6-31)。注意事项有:①蜡的温度要合适,既要有足够的黏性,又不能在熔模表面自由地流动;②安放铸道的部位要远离边缘 1mm 以上,否则容易导致熔模的变形;③更不能通过熔化熔模的表面来安放铸道,否则也会导致熔模的外形变化。

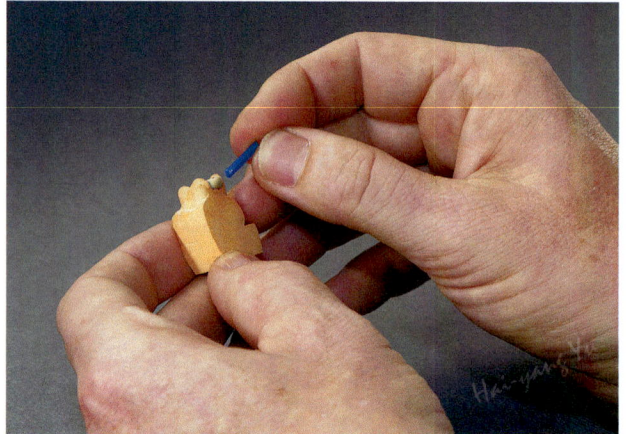

图 6-19　确定铸道蜡的位置

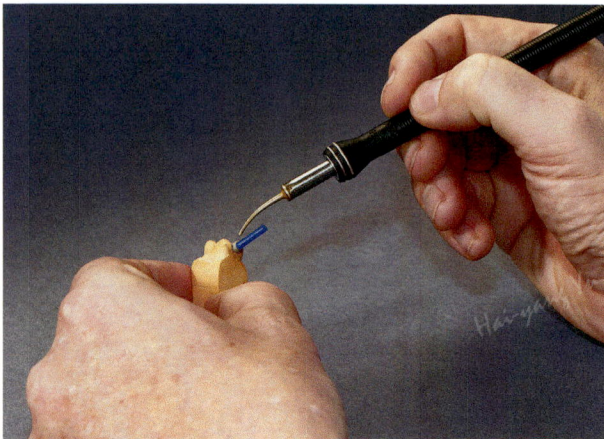

图 6-20　用蜡刀连接熔模和铸道蜡

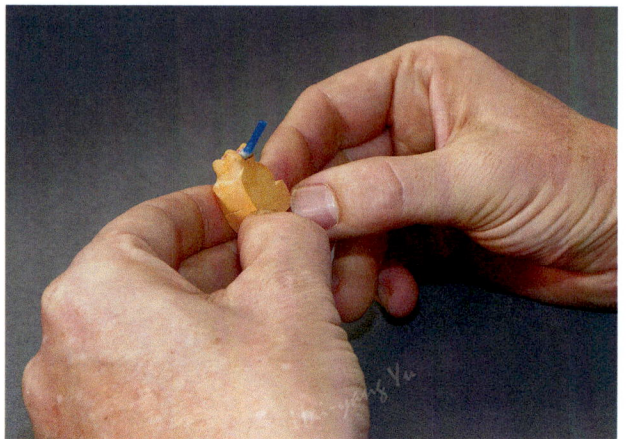

图 6-21　铸道安插完成

如果铸道或者铸道与熔模内连接部位有小的凹陷或者缺陷,则铸型腔的内表面会形成小的结节和瘤子。这样在铸造时,高速甩入的熔融合金会破坏这些结节,并将碎片带进铸件中,使最终的修复体产生缺陷。因此,从铸造底座直至熔模的末端,都应保持光滑连续的表面。

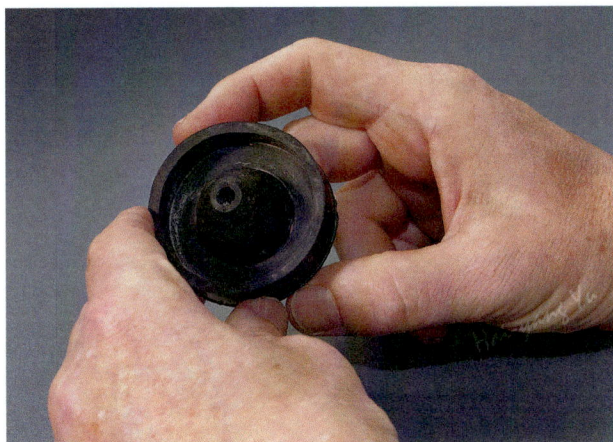

图 6-22 根据熔模和铸圈的大小，选择合适的铸造底座，其形状要与铸造机的要求一致

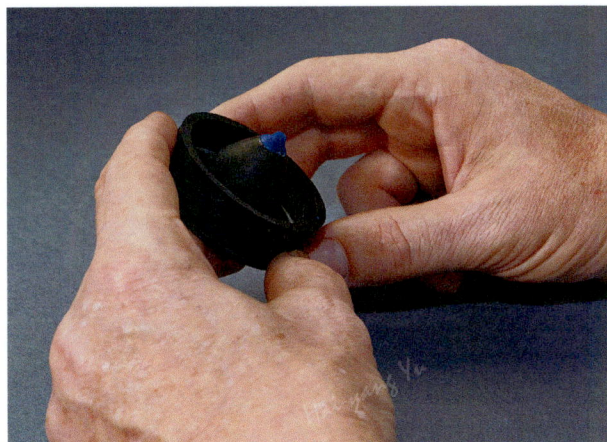

图 6-23 将多用蜡压入铸造底座的孔中，以便安放铸道针，然后用手指将其大致抹成山丘状

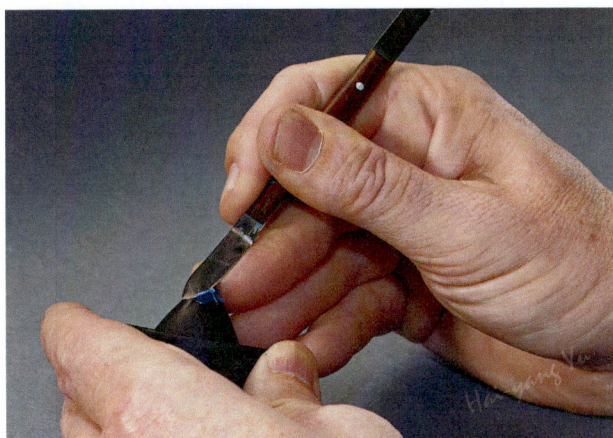

图 6-24 修整蜡丘的外形与底座连续一致，并在火焰上旋转进行表面抛光。蜡丘的锥度要与铸造底座的锥度一致，这样在完成包埋后形成一个漏斗状的浇铸口

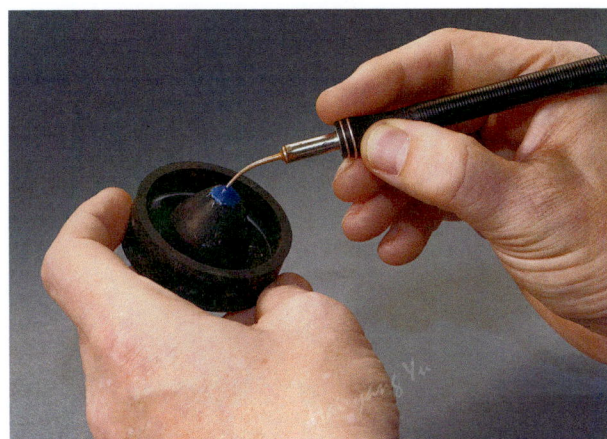

图 6-25 用热蜡刀在底座蜡上烫一个小洞，用来安放铸道

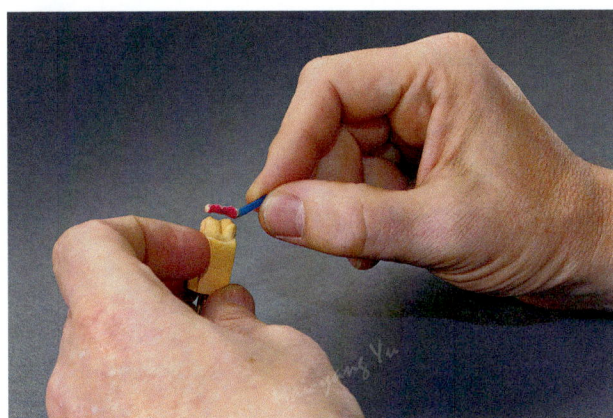

图 6-26 小心地从代型上取下熔模。对于单面和双面嵌体，要使用铸道针作为把持柄取下熔模。取下后再仔细检查一遍熔模

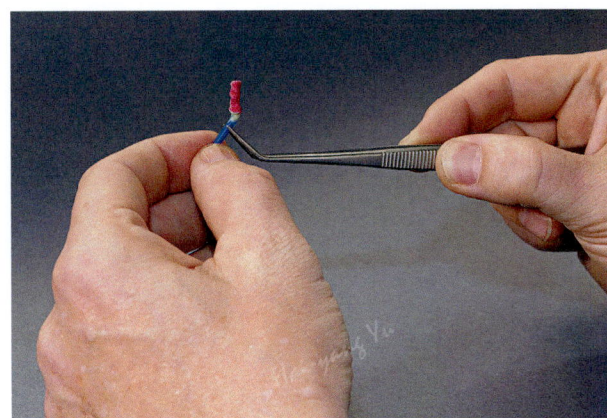

图 6-27 用钳子轻轻夹住熔模的铸道

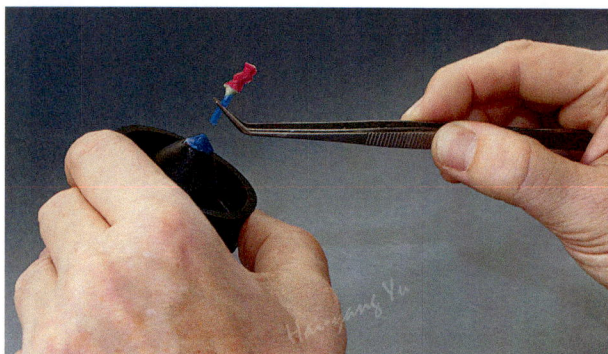

图 6-28　将铸道蜡条放在底座蜡丘上

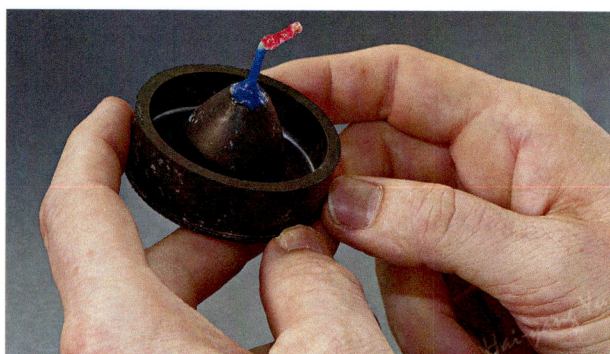

图 6-29　铸道针安放在底座上

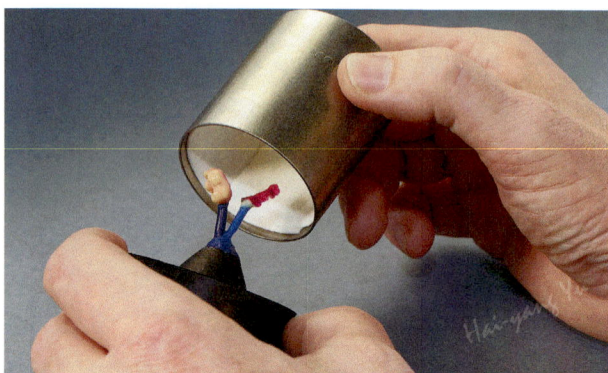

图 6-30　将铸圈放在底座上

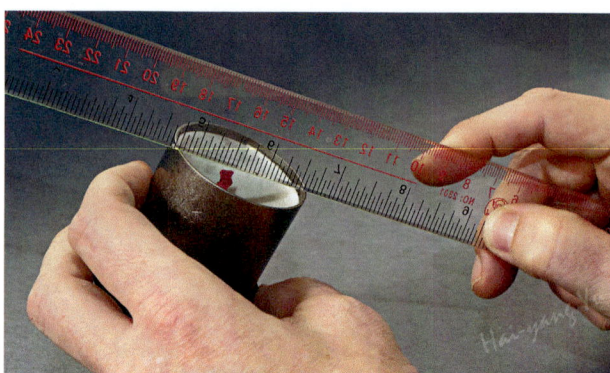

图 6-31　检查熔模与铸圈的相对位置和距离,必要时调整铸道针的长度进行修改

　　确认熔模和铸圈的相对位置合适以后,将铸道针和底座的连接部位修整得平滑而连续。注意热中心的位置要尽可能地远离熔模。

　　如果操作得当,一个小号铸圈内可以包埋一个以上的熔模,但最多也只能包埋三个单个熔模或一个三单位桥熔模,并且每个熔模都必须具有相同类型的设计,如三个邻𬌗邻嵌体或远中邻𬌗嵌体等。在包埋三单位桥时,两端的固位体应具有相同的设计类型。并且各个熔模之间以及熔模与铸圈内壁之间应有足够的包埋料,也就是说,要有一定的距离。

　　（二）铸圈的操作(图 6-32~ 图 6-36)

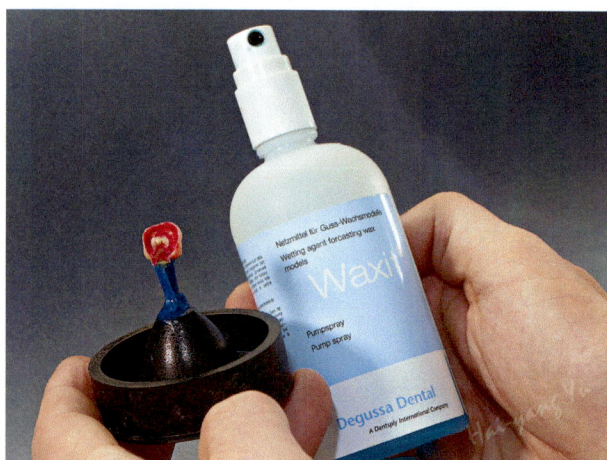

图 6-32　用润湿剂减小蜡的表面张力,以便包埋料能够均匀地铺展在熔模表面。每一种产品都应当按照其说明进行操作

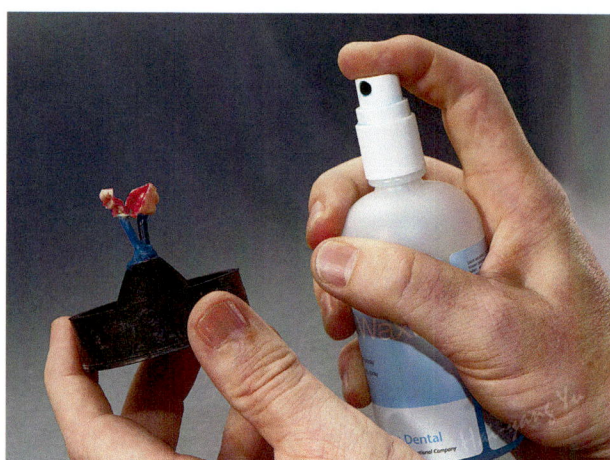

图 6-33　将润湿剂喷在熔模表面,然后轻轻吹去多余的润湿剂,使熔模自然干燥

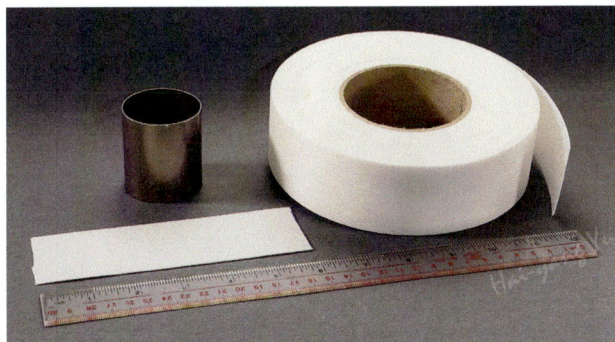

图 6-34 当使用热膨胀技术,或者浸水吸湿膨胀技术时,铸圈需要放置内层衬垫。衬垫至少厚 1mm,而其长度要比铸圈长度短

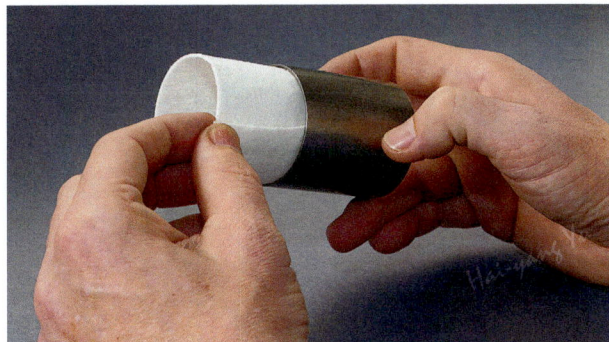

图 6-35 将衬垫卷起来包在铸圈外面来测量所需的长度。然后将衬垫裁剪,卷起,干燥状态下放入铸圈内面

注意:衬垫的末端与另一端稍微重叠。衬垫在铸圈中的位置要距离铸圈末端有 3~5mm 的距离,在此部位铸圈直接与包埋料接触,防止铸型的纵向膨胀,使铸件更加精确。为了使铸型获得足够的膨胀,熔模的最上端应低于衬垫上缘 6mm 以上。

(三)注意事项

1. 铸道应安放在熔模最厚的部位。随着熔融的合金从储金池流到熔模的边缘,合金应从体积大的区域流向体积小的部位,这样保证合金的延续性,否则如果从薄的区域流到厚的区域,则有可能型腔还未充满之前,前面的合金已经开始凝固。

2. 熔模应位于铸型腔的冷区,储金池则应位于铸圈的热中心。铸型腔内温度最低的部位(冷区)接近铸圈最底部以及铸圈边缘部位。而最热、散热最慢的区域(热中心)通常位于铸圈中心附近(见图

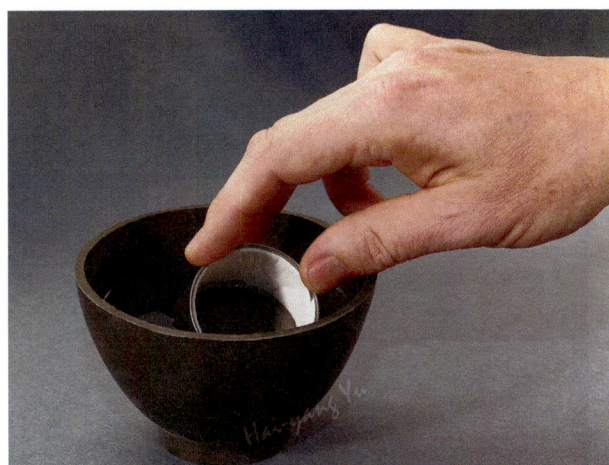

图 6-36 衬垫放进铸圈以后,把铸圈浸入水中,然后放在一边,使多余的水分挥发掉。在完成了上述的准备工作之后,就可以准备进行包埋熔模了

6-13A)。包埋前就应当调整好熔模在铸圈内的位置,使储金池位于热中心(见图 6-13B)。

3. 储金池要有足够的合金量以补偿修复体的体积收缩。由于远离热中心,铸件部位(冷区)的合金会首先凝固,产生一定的体积收缩,而此时尚处于熔融状态的储金池合金就会不断地进行补偿。

4. 如果使用间接铸道,或带储金池的直接铸道,就不要在铸造后保留大的金属钉扣(见图 6-18)。间接铸道系统中金属最多的部位就发挥了储金池的作用,如果再制作大的金属钉扣,它会与冷区的铸件从各级铸道中竞争吸取部分熔融合金,使热中心发生改变,减少了铸造修复体的合金量(见图 6-16)。但是也要注意熔模的重量要低于各级铸道的重量,这样才能使各级铸道成为真正的储金池(见图 6-13B 和图 6-17)。

5. 铸道腔应光滑平缓,使熔融的合金顺利地注入型腔之内。转角应呈钝角,不能有急陡的转弯,否则可能导致合金出现湍流、飞溅,并带入一定量的空气;如果铸造力度很大,还可能破坏铸道腔。

6. 铸圈的大小要合适。除了注意冷区和热中心的问题外,也要保证各熔模之间的间距大于 6mm,熔模与铸圈内壁的距离应大于 10mm,熔模的最高处与铸圈顶端的距离也要大于 6mm(见图 6-7)。间距过小,型腔周围的包埋料就会过少,铸造时可能导致铸型腔破损,使铸件出现菲边等缺陷。

第二节 熔模的包埋

完成铸道以及铸圈的操作之后,接着要使用合适的耐火材料对熔模进行包埋,连同铸圈形成整体的铸型。由于铸造后铸件的冷却过程中会产生约 1.25%~1.70% 的体积收缩,为了补偿这种收缩,在包埋操作

中必须获得同样的补偿膨胀量,这样才能获得适合性良好的修复体。补偿膨胀主要来自包埋料的膨胀,以及熔模自身的吸热膨胀。

一、包埋料

包埋料是指修复体制作过程中包埋熔模所用的材料。一般可分为铸造包埋料、焊接包埋料以及铸瓷包埋料等。其主要成分一般为二氧化硅粉粒(钛合金包埋料的主要成分是二氧化锆),通过不同类型的结合剂将石英颗粒结合在一起。本章所讨论的包埋料为铸造类包埋材料。

(一) 包埋料的种类和选择

1. 按结合剂分类   石膏类包埋料、磷酸盐类包埋料、正硅酸乙酯类包埋料以及其他体系的包埋料。

2. 根据临床应用分类   非贵金属用包埋料、贵金属用包埋料、陶瓷包埋料以及钛专用包埋料。

3. 根据其焙烧温度分类   中低熔合金铸造包埋料和高熔合金铸造包埋料。

由于金属在高温熔铸后会产生一定的收缩,因此在铸造的过程中必须利用其他技术对其进行补偿,这样才能获得准确的铸件修复体。而目前最有效的方法还是利用包埋料的膨胀以及熔模自身的膨胀。需要注意的是,铸金的种类不同,所选用的包埋、铸造技术不同,相应使用的包埋材料也会有所不同。

(二) 包埋料的膨胀

基于不同膨胀类型的包埋材料(见所用包埋材料的说明书),ADA 将包埋分为控制加水包埋、水浸吸湿包埋以及热膨胀包埋三类。下面简要介绍一下三种常见的膨胀类型。

1. 固化膨胀   固化膨胀指的是包埋材料固化时产生的膨胀。对于石膏类包埋材料,其膨胀主要是石膏凝固时的二水石膏结晶的交替增长,相互挤压而向外部膨胀,与二氧化硅无关,但是二氧化硅的存在有利于结晶的生长。而磷酸盐包埋材料的固化膨胀,则是由于 $NH_4MgPO_4 \cdot 6H_2O$ 的针状或柱状结晶的生长。固化膨胀最大可达 0.5%。

2. 吸水膨胀   吸水膨胀也称水合膨胀,指包埋材料在凝固过程中,如果有水的存在,包埋材料将产生固化膨胀额外的膨胀,最多可达 1.4%。吸水膨胀量主要与包埋材料的组成及粉末粒度有关,含硅越多,粉末粒度越小,膨胀越大;此外,降低水粉比、升高浸泡包埋材料的水温以及加大水量,也可以增大吸水膨胀率。

3. 热膨胀   包埋材料固化以后,在加热炉里焙烧的时候,随着温度的升高,包埋料中的二氧化硅由 α 型向 β 型转变,体积增大,产生热膨胀,因此包埋材料的热膨胀主要由二氧化硅提供。热膨胀的大小主要与水粉比和二氧化硅的含量有关。

(三) 包埋料的调拌方法

同模型材料的调拌一样,包埋料的调拌也分为手工调拌和真空调拌两种方法。手工调拌简便易行,而真空调拌则是目前比较理想的调拌方式。

1. 手工调拌法   首先洗净擦干所需的橡皮碗和调拌刀,按先水(液)后粉的顺序将事先计算好的包埋材料放入碗内。待包埋料完全润湿后,开始调拌,调拌时间一般不多于 60 秒,不低于 120 次。完成后将橡皮碗放置在振荡器振荡以排出混入的空气。

2. 真空调拌法   根据不同包埋材料的使用说明,将称量好的包埋粉液放入调拌器内,先手工调拌,待所有包埋料润湿之后在真空调拌机上进行真空调拌,调拌时间一般为 60 秒。完毕后,打开放气阀,取出包埋料进行包埋。

不管使用何种调拌方式,都需要按照材料的说明进行操作,并严格控制粉液比例,否则就会影响包埋材料的膨胀率。此外,所有的操作器械都要清洁,防止各种残渣碎屑混入包埋料之中,手工调拌时还要防止带入空气。

二、包埋方法及操作步骤

(一) 包埋方法

对于不同的铸金种类,其包埋材料也有所不同,中熔合金一般使用石膏类包埋材料,而高熔合金通常使用磷酸盐类和正硅酸乙酯包埋材料。但不论何种包埋材料,其包埋方法通常分为一次包埋法、两次包埋法以及真空包埋法三类。

1. 一次包埋法　又称插入包埋法,适用于嵌体、冠等熔模的包埋。插入包埋法分为正插法和倒插法。为了使铸型腔的表面光滑无结节,操作时首先用毛笔蘸取少许调拌好的包埋料,均匀涂布在整个熔模表面,再确认没有未被涂布的熔模区域之后,依次涂布下一层,直至形成 1~2mm 厚的熔模底层包埋料,然后将熔模连同底座放入铸圈内,将剩余的包埋料倒进铸圈,直至铸圈被注满,即为正插法。在操作过程中,要注意排除气泡。倒插法指先将铸圈用包埋料注满,然后手持熔模底座垂直向下插入铸圈内,直至底座与铸圈上边接触。倒插法可以减少气泡发生,但是熔模容易与底座脱离。

2. 两次包埋法　又称内外包埋法,分内、外两层包埋。内层包埋使用质量较高的包埋料,用来形成坚固精确的铸型腔基底,其操作步骤类似于一次包埋法的底层包埋操作。内层包埋的厚度不低于 3mm,完成后用毛笔撒一层包埋粉,用以吸收水分,加快凝固,并增加内包埋材料的强度。内层包埋材料完全凝固之后,将选择好的铸圈放好内衬,浸泡后罩在铸道座上,开始外包埋,外包埋材料的二氧化硅粒度一般较大,主要是降低成本、提高透气性、保证铸型的强度和足够的补偿膨胀量。

3. 真空包埋法　与上述的真空调拌法对应,同时在真空状态下进行包埋,一般铸型腔内表面不容易产生气泡,铸造后铸件的表面比较光洁。

(二)操作步骤

下面就以真空调拌为例对包埋的具体步骤进行说明(图 6-37~ 图 6-49)。

首先准确称量所需的包埋材料和水,水粉混合前,湿润调拌杯和盖子,并且去除多余的水,以免影响水粉比。然后按先水后粉的顺序放入真空调拌杯里内,先进行手工调拌,再进行真空调拌。

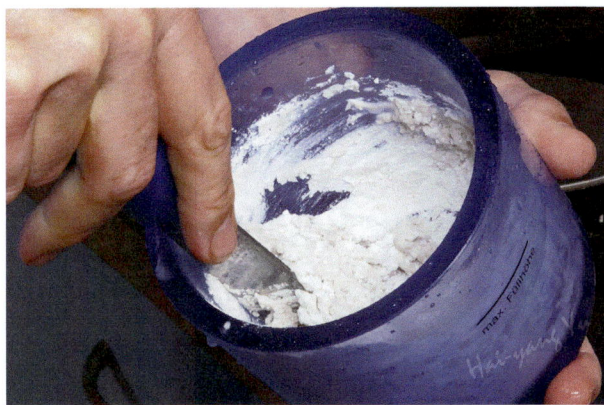

图 6-37　手工调拌,使粉水充分混合

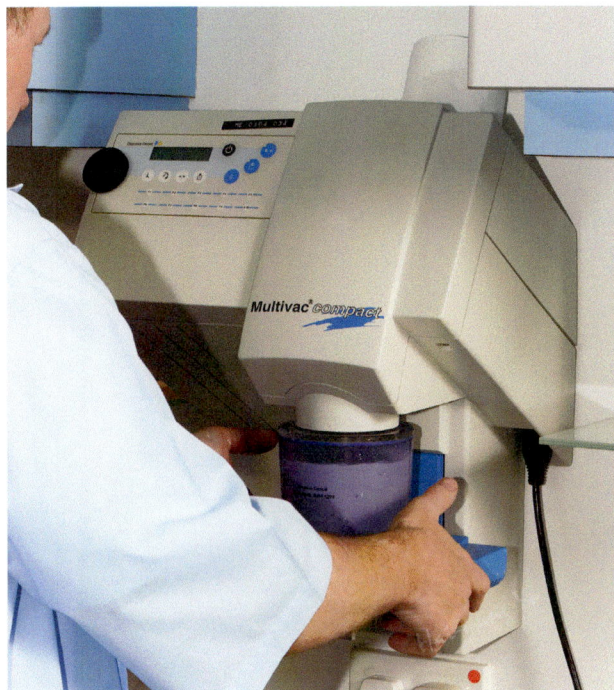

图 6-38　初步调拌后,将调拌杯在真空调拌机上就位

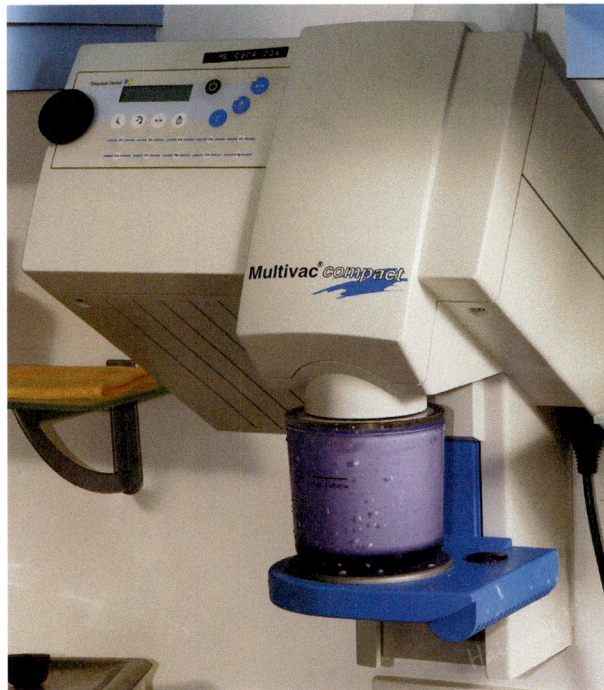

图 6-39　机器在真空调拌的过程中

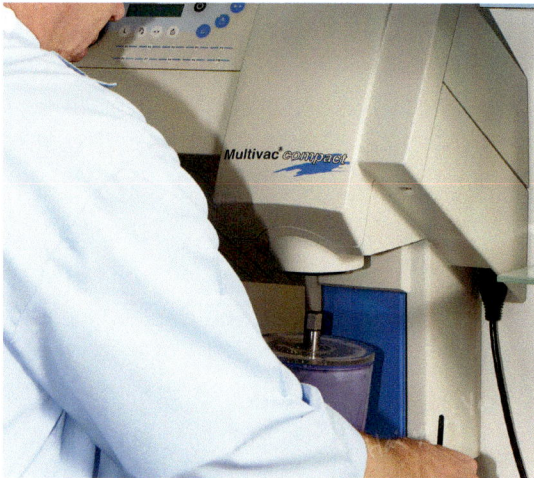

图 6-40　将调拌好的真空调拌杯取下

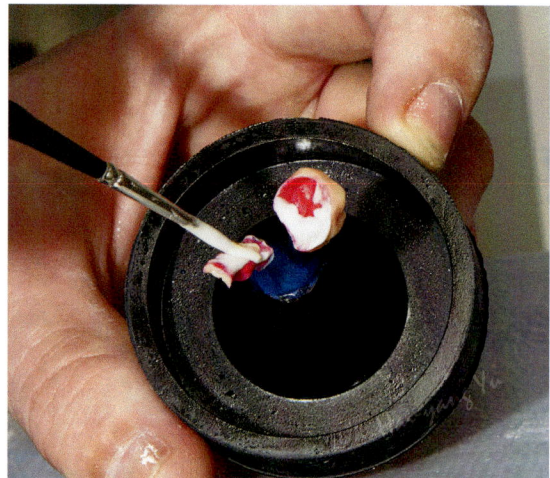

图 6-41　用毛笔蘸取少量包埋料,从边缘沿轴壁向组织面蠕动,逐渐推进到熔模组织面的所有区域,防止空气的残留

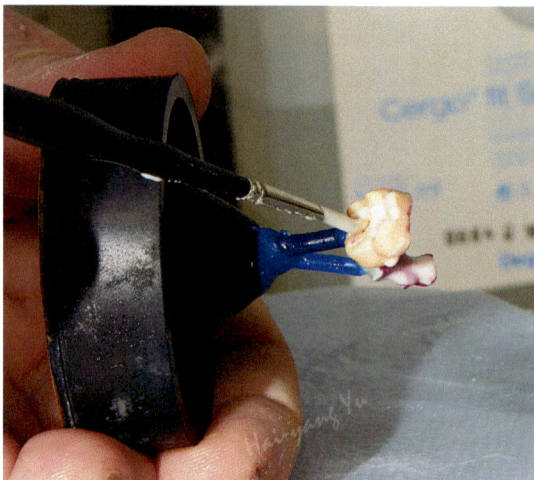

图 6-42　在熔模的其他部位铺展包埋料

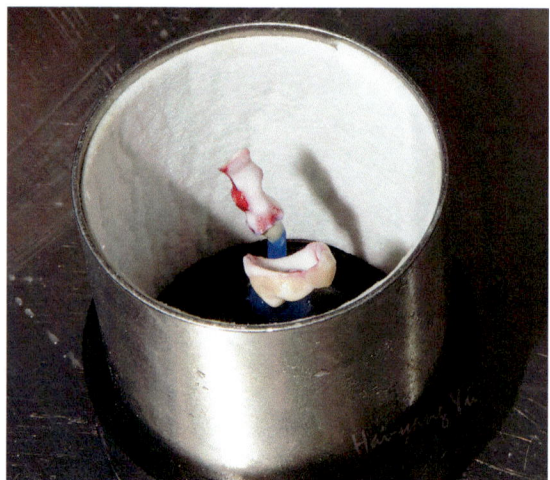

图 6-43　将熔模放入铸圈里

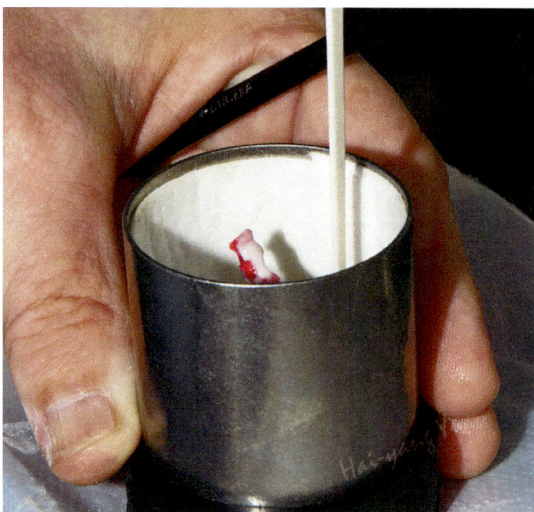

图 6-44　往铸圈里倒包埋料,直至包埋料达熔模水平

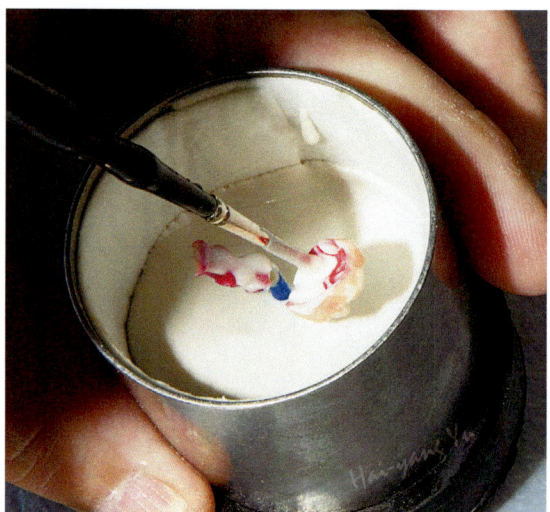

图 6-45　再次用毛笔将包埋料充满熔模的组织面,防止残留空气

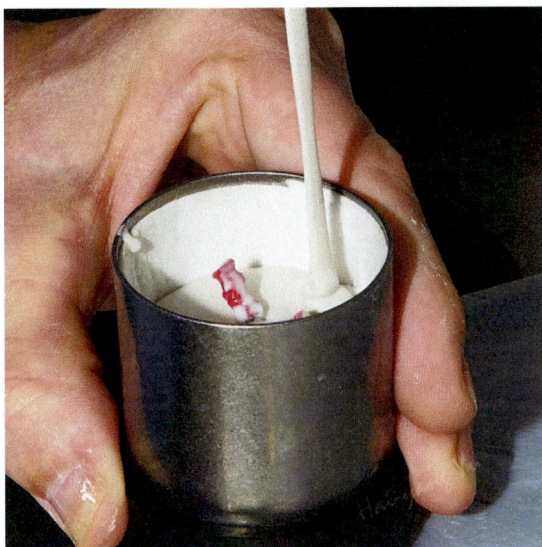

图 6-46　继续倒入包埋料,直至铸圈的顶部

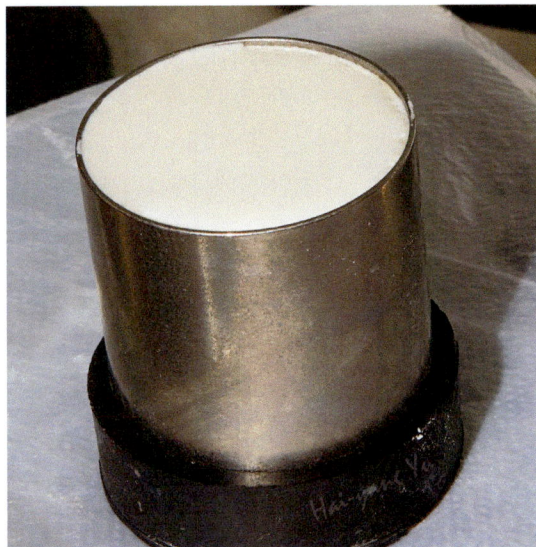

图 6-47　包埋完成的铸圈,包埋料平齐铸圈顶部

　　铸圈至少要在水浴中保持 30 分钟,甚至更长的时间。如果不急于铸造的话,铸圈浸泡 30 分钟以后要取出来,干燥状态下保存。在焙烧之前,将干燥的铸圈重新浸泡,其目的是为了确保均匀加热,以及铸型腔获得均匀的膨胀。

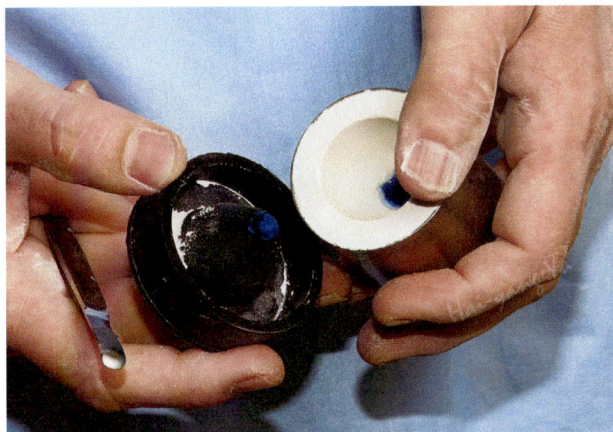

图 6-48　包埋料完全固化后去除铸造底座

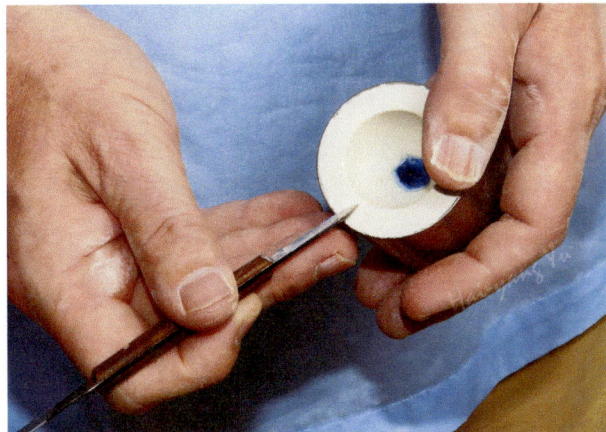

图 6-49　清理铸造口周围的包埋料碎屑和颗粒

(三) 包埋操作的注意事项

　　1. 包埋前应清洗熔模,增加熔模的润湿性,有利于包埋料在熔模上的铺展。将清洗剂轻轻地涂或喷到熔模上(见图 6-33),并在包埋前吹干。如果清洗剂过多,或者在熔模上形成一层薄膜,则有可能导致铸件边缘出现气泡或菲边。

　　2. 包埋料的调拌应严格控制水粉比,稀稠度适当。按照水粉比率准确称量所需的包埋粉液量。调拌好的包埋料稀稠度应符合要求,过稠的包埋料会增加包埋料的膨胀,使铸件过大。过稀的包埋料产生的膨胀较低,可能导致修复体无法就位,或者导致包埋料的强度降低。

　　3. 内包埋时,先用毛笔蘸取少量包埋料,从熔模的轴壁轻轻铺展,并从边缘向组织面移动,逐渐推进到熔模的所有区域,防止空气的残留。

　　4. 包埋时,包埋料应分层涂布,并逐层推进,这样不仅容易排出调拌时渗入到其中的气泡,还有利于包埋料在熔模上的附着。应特别注意排掉残留在熔模点角、线角处的空气,否则在铸件的相应部位会出现小结节。

5. 两次包埋时,一定要等内包埋料完全凝固后才能进行外包埋。外包埋时,不要将大量的包埋料一次倒入铸圈内,有可能折断铸道或损伤熔模,应将铸圈倾斜一定的角度,然后将包埋料逐渐充满铸圈中,并不时地敲打铸圈壁,排除残余的空气。

第三节 铸 造

一、铸圈的焙烧

铸造前要先将熔模从铸型中去除,形成中空的铸型腔。此外,铸型还要获得一定的补偿膨胀,并具有一定的温度,以接收高温的熔融合金。一般通过对铸圈的焙烧来获得上述要求。因此,适当的铸型焙烧对最后铸件的成功非常重要。

(一)铸圈焙烧的目的及操作

1. 除去铸圈中的残余水分。

2. 除去熔模和铸道材料,形成铸型腔。

3. 除去铸型腔或者周围包埋料间隙中在除蜡时遗留的残余碳。

4. 使包埋料获得适当的膨胀,补偿铸件合金的收缩。

5. 使铸型获得适当的温度,与熔融的合金温度相匹配,防止由于温差过大导致的铸型破坏。

6. 适当的焙烧使包埋料形成一个整体,提高铸型抗冲击的性能。

操作时,首先要选择一个合适的焙烧炉,目前通常应用的都是电炉,使铸型整体一致的加热,获得均匀的温度上升。此外,炉膛里一定要为氧化的环境,这一点尤其重要,除蜡时通常会在铸型腔表面和周围的包埋料间隙内残余一些遗留碳,氧气可以和碳结合,生成容易排出的二氧化碳或一氧化碳气体。通常在炉子后壁的高处有一个排气孔,来提供炉膛的氧化环境。

(二)铸型焙烧的调控

1. 温度 目前所使用的焙烧炉一般都配备有高温温度计,用来监测炉膛的温度。使用前,要对温度计的精确性进行校正。

此外,还要具有一套良好的温控系统,以保证铸型的焙烧过程中准确地监控、调节温度,进而获得最佳的焙烧效果。

具体铸型焙烧的温度,根据不同的包埋材料和技术有所不同。根据焙烧的温度和包埋材料的不同,可以分为低温焙烧和高温焙烧两种方法:

(1)低温焙烧(450~510℃):该方法是为吸水性包埋料设计的。因为热膨胀在该温度范围内只有0.3%,但是吸水膨胀可以达到约1.4%。操作时将铸圈放入焙烧炉内,加热到510℃,为了获得合适的热膨胀量以及确保除尽熔模材料,铸圈至少放在炉子里60分钟,最好是2小时,一般不超过8小时,否则也会导致包埋料的分解,使铸件受到影响。

(2)高温焙烧(670℃):用于只产生固化膨胀的包埋料,根据水粉比的不同,可以产生约1.3%的热膨胀和0.35%的固化膨胀。具体操作为将铸圈放入焙烧炉,在一小时内加热到670℃,保持15~30分钟,使整个包埋材料的温度达到均匀一致。如果使用石膏类包埋材料,焙烧温度不能超过690~700℃,温度过高包埋料会分解产生含硫的气体,导致铸件变脆,并使铸型腔表面斑驳粗糙,铸件表面不光滑。

2. 时间 焙烧需要一定的时间,虽然时间的调控不像温度那么复杂,但需要一个精确的钟表和敏锐的观察力。首先,铸圈的包埋料固化后还应放置至少30分钟才能焙烧,一般铸圈应在一小时之内加热到350℃左右;然后要维持30分钟左右,使所有的包埋料都获得一致的膨胀。对于石膏类包埋材料,从350℃升温到700℃的时间不能低于60分钟;而磷酸盐类包埋材料从350℃加热到850℃的时间不能短于90分钟;正硅酸乙酯包埋材料,从350℃升高到900℃的时间也不能低于90分钟。在升温到高温以后,还应维持30分钟,以获得最佳的膨胀和强度。

(三)铸圈焙烧的注意事项

1. 焙烧前,包埋料要完全凝固,否则铸型的强度较差,在焙烧时包埋料崩解,容易导致铸件出现菲边或表面粗糙。

2. 铸圈应该倒放(铸道口向下)于炉盘上,或者垫一层衬垫材料,防止蜡液流出污染炉子,以及碎屑残渣进入铸型内,影响铸造。此外,铸圈底部应保持良好的通气性,以利于二氧化碳或一氧化碳气体的排出。

3. 加热不宜过快,温度由低到高逐渐上升。焙烧达到规定的温度和时间后,应及时铸造。若冷却后再度加热,易导致包埋料的强度和膨胀性下降,影响铸件的质量。

二、合金的熔化、铸造

通常的牙科铸造设备包括两大部分:一部分用来熔化牙科合金,一部分将熔融的合金铸入型腔内。过去合金熔化一般通过燃料喷灯进行,常用的有煤气—空气、煤气—氧气以及乙炔-氧气喷灯。由于燃料操作的安全控制要求高和容易导致合金氧化的缺点,这种燃料喷灯融化合金的方法已经逐渐被淘汰。新型的电阻加热以及高频感应等方法逐步得到广泛应用。

(一)合金熔化的方法

1. 喷灯吹管

(1)喷灯的选择:一般有两种喷灯喷孔可供选择:多孔型和单孔型(图6-50A、B)。多孔型喷灯的热量分布范围较大,合金的各个部位加热均匀一致,适用烤瓷基底合金的熔化。单孔型喷灯的热量比较集中,分布范围较小,多用于焊接金属。

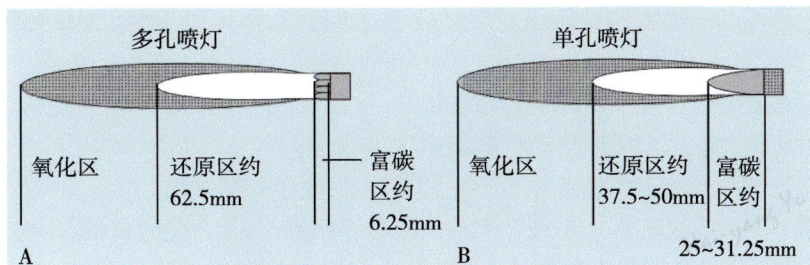

图6-50 多孔型喷灯和单孔型喷灯

(2)燃料的选择

1)煤气—空气:把煤气与空气混合使用,气体火焰的温度可达1000℃。一般用于低熔合金。

2)煤气—氧气:使用氧气代替空气,可以使吹管的火焰温度达1100~1700℃。在使用的过程中,应先打开煤气,再打开氧气开关并缓慢放气,使用结束后,先关氧气后关煤气。该燃料一般用于中熔合金的熔化。

3)乙炔—氧气:乙炔是可燃性气体,通过氧气的助燃,温度可高达3000℃。氧气的开关也应缓慢打开,防止瞬间高压产生的过高温。同样乙炔先点燃,后熄灭。但乙炔燃烧时产生二氧化碳,容易对合金渗碳,会导致铸件的脆性增大。

2. 高频感应加热法 是目前熔化高熔合金最理想的方法。其基本工作原理是高频电流感应加热。高频电流为频率1.2~2.0MHz的交变电流,可以产生相应的高频电磁场,合金块受到磁力线的切割时,内部产生感应电动势,从而出现一定强度的电涡流,发生集肤效应,使金属发热熔解。因此,其加热是从金属的内部开始的。该法熔化时间短,操作简便,操作环境容易控制,与离心铸造结合的高频离心铸造机是目前最常用的牙科铸造设备。

3. 电弧放电 在低电压、强电流的条件下,使正负电极间产生电弧、高温,熔解合金。根据电极材料分为碳棒电极和钨电极电弧熔金,碳棒电极由于使合金产生增碳、氧化现象,已基本被淘汰。钨电极电弧熔金是在氩气加压保护下进行,可以有效地防止合金的氧化。

4. 电阻加热法　一般以镍铬合金或铂金丝为热源，通过电阻加热熔化金属。镍铬电热丝适用于中低熔合金的熔化，铂金电热丝则主要用于高熔合金的熔化。

(二) 合金的熔化器具——铸造坩埚

熔化合金的坩埚，要根据合金的种类进行选择。贵金属或非贵金属烤瓷合金，一般使用锆石—矾土或石英材料的铸造坩埚；碳制坩埚适用于金合金，但会对钯基、镍基以及钴基合金造成污染，使合金变脆。

使用时坩埚要同铸圈一起进行预热，这样可以防止坩埚破裂，延长其使用寿命。不要在同一个坩埚内熔化不同类型的合金，防止金属间的交叉污染。必要时可以使用不同颜色的代码或者刻上合金的类别加以区分。此外，坩埚里也不要使用石棉衬垫或助熔剂。

(三) 合金的熔化要求

1. 合金的称量　在开始熔化合金之前，要预计所需的合金量。经验丰富的技师根据熔模的大小就能准确地估计出所需的合金量。一般情况下对于单冠的估算，多采用每单位 3g(包括铸道)；多单位的联冠则需要增加铸道的使用量；多单位的金属桥支架，则根据其设计形式和数量综合考虑。一般来说，合金块应略大于所需的量，以保证必需的铸造压力和铸件铸造完全。

另一种方法是熔模重量估算法。首先称量出熔模连同铸道的重量，然后根据不同的合金乘以相应的系数。该系数的大小即为合金与熔模的密度比值。

2. 吹管火焰的选择　一般喷灯的火焰分为四个区域(图 6-51)，有里向外依次称为混合焰、燃烧焰、还原焰和氧化焰。下面依次加以介绍：

最接近吹管喷口的深蓝部分称为混合焰，包含未燃的气体和空气，一般不产生热量。又称为富含空气区。

下一个浅蓝色的区域称为燃烧焰，又称富碳区。该区域的气体部分燃烧，为氧化区，熔化金属时该区域不能接触合金。

再向外的区域就是还原焰。它是火焰最热的部分，呈黯淡的蓝色，也是唯一能用来熔化合金的部分，因此应当调节火焰的比例，使该区能够覆盖所有待熔化的合金。

最外层的区域称为氧化焰，包括燃烧后的产物和未完全燃烧的气体燃料。

上述的四个区域，除了还原焰之外都属于氧化区，不能接触金属。在操作的过程中，燃料的量应略大于空气的量，这样还原焰可以提供轻微的还原环境，防止合金的氧化。此外，还要调整火焰的形状，使之能够覆盖整个合金，有效地熔化金属。

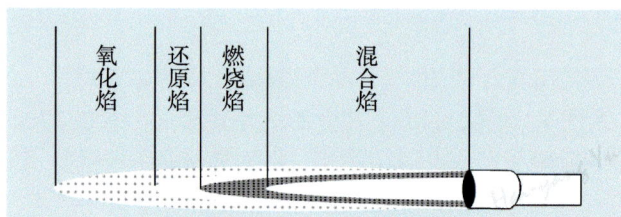

图 6-51　火焰的分区

3. 合金熔化时的氛围(指的是合金熔解时的环境)

(1) 大气下熔解：即普通空气下利用各种吹管熔化合金，该法的主要缺点是容易导致合金的氧化。

(2) 真空下熔解：即利用各种技术排出空气，使合金在真空的环境下熔解，可以有效地避免合金的氧化，但是普通的真空泵很难将空气完全排净。而合金熔化一般需要达到 $10^{-5}\sim10^{-4}$ 托尔的真空度，因此必须使用高真空泵排气法才能达到要求。

(3) 惰性气体保护法：利用惰性气体保护熔化的合金，使其占据合金周围的空间，防止空气对合金的氧化，一般采用的气体为氩气。惰性气体保护法又分为大气下惰性气体保护和真空下惰性气体保护两种。

(四) 铸造方法

1. 离心铸造法　离心铸造法是目前应用最广泛的铸造方法，它利用铸造机快速旋转产生的离心力将坩埚里的熔融合金甩入型腔里面。目前,高频离心铸造机是最常用的铸造设备。

2. 压力铸造法　利用各种压力将合金注入型腔的方法,根据压力的来源,分为蒸汽压力铸造法、燃料气体铸造法以及压缩气体(空气或惰性气体)铸造法等。

3. 吸引铸造法　又称真空铸造法,利用真空铸造机的真空负压吸引作用,将合金抽到型腔进行铸造的方法。

4. 复合铸造法　同时利用上述的两种及两种以上的方法进行合金的铸造,如真空加压铸造法、离心加压铸造法以及真空加压离心铸造法等。

(五) 操作步骤(图6-52~图6-59)

铸造前要先调节火焰的比例。点燃前确认各供气管都连接到相应的气源上;先点燃煤气喷嘴,再加入空气或者氧气;然后调节两种气体的流量,直到获得合适的火焰。火焰应有足够大的还原焰,可以覆盖整个合金的范围,加速合金的熔化。

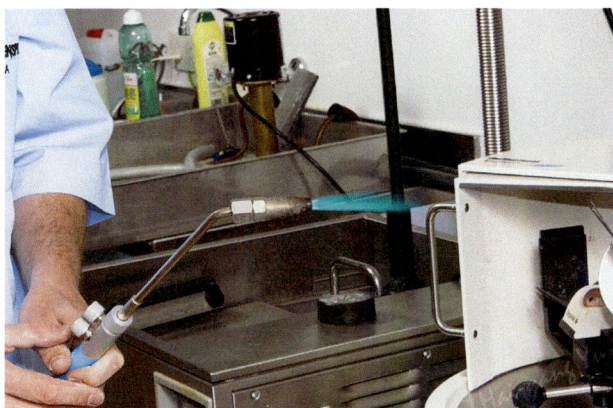

图 6-52　调节喷灯的火焰比例,同时预热坩埚

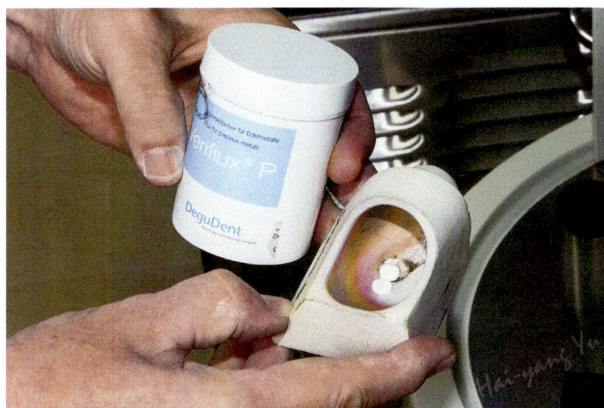

图 6-53　将称量好的合金块放在坩埚内

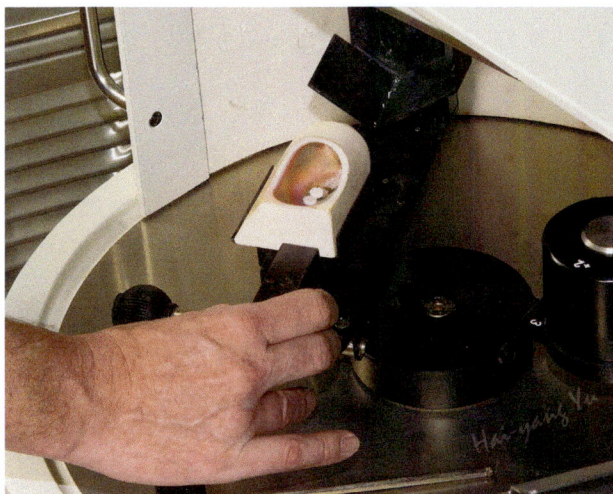

图 6-54　将坩埚放在铸造机的相应支架上,并进行固定

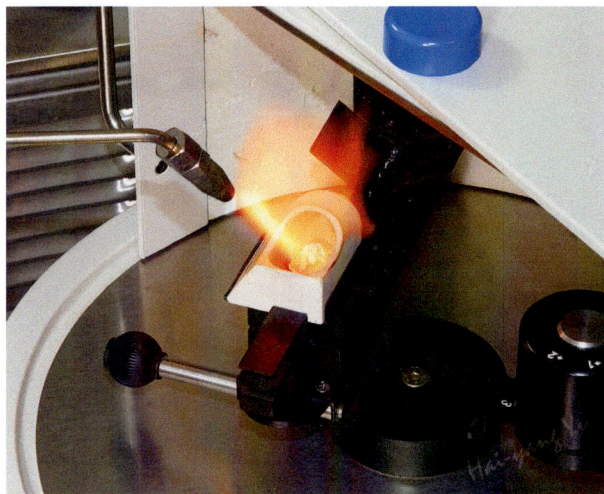

图 6-55　使用喷灯的还原焰对合金进行加热

如果火焰调节适当,位置正确,合金块很快会塌陷,熔合成熔融状态;如果发现形成氧化膜,应及时调整火焰的位置。火焰离合金的距离过远过近,或者火焰区域的变化等都会导致合金的氧化。

当合金表面达到一致的状态时,迅速将铸圈从焙烧炉中取出。一些技师还会将铸圈口向下轻轻敲打铸圈,去除铸腔内的包埋料颗粒或者其他残渣。从炉子中取出铸圈到铸造机的时间不能超过30秒,通常为5~10秒。

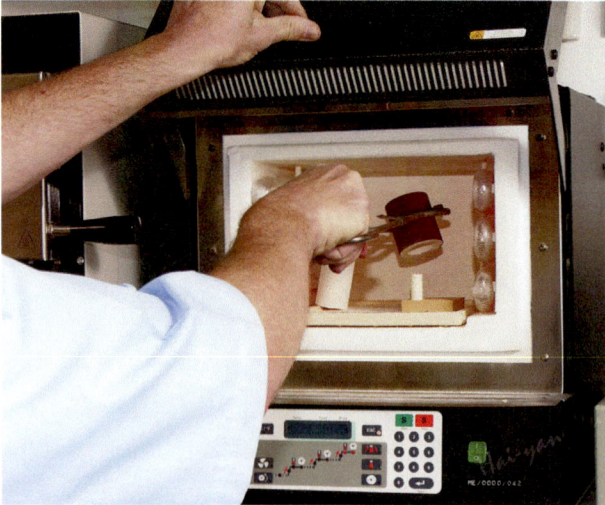

图 6-56　迅速将铸圈从焙烧炉取出

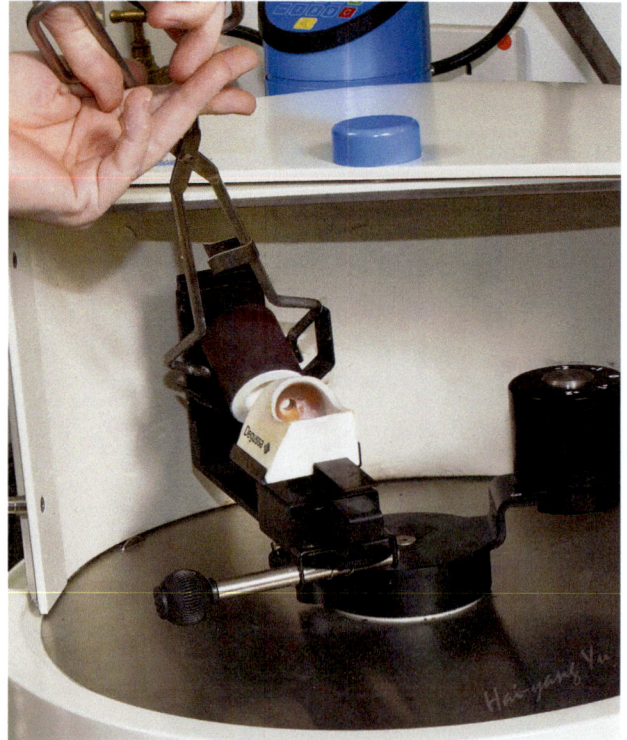

图 6-57　将铸圈放入铸造机相应的支架上,并用火钳将坩埚紧靠铸圈,使其喷嘴与铸圈口相一致。此时合金呈流体状态,随时可以进行铸造

铸造的精确时间由熔融合金的状态决定。当火焰改变方向时,或者轻轻摇动铸造臂,合金表现出足够的流动性时,说明熔化足够了,就可以进行铸造了。此时合金的表面应该是光亮的,呈镜面状,表现为光芒四射的淡橘红色。但需要注意的是不能对合金加热过度,也就是不能出现火花飞溅或沸腾的状态。但通常容易发生的是合金熔化不够,而不是熔化过度。

铸造时先抓住铸造臂的固定端,松开锁钉,然后放开铸造臂。此时喷灯火焰应一直对着熔融的合金,直到铸造臂开始运动。喷灯火焰应放置于转动平面的上方,不能影响铸造臂的转动。机器自然停止转动后,取出铸圈。

在弱光下观察铸圈的金属钉扣末端,当钉扣不再呈现红色时就开始冷却铸圈。冷却可以使金合金柔软,方便后期的调改。一些材料制造商提供了合金的相应冷却时间,这应根据厂家的说明进行操作,否则可能导致合金的性能减弱。有些合金冷却前还需要进行硬化热处理。一般一类软合金和二类中等硬度合金不受硬化热处理的影响。不过,使用硬度大的合金,最好根据制造商的说明完成硬化热处理。如果铸件接下来要进行焊接或者磨光等

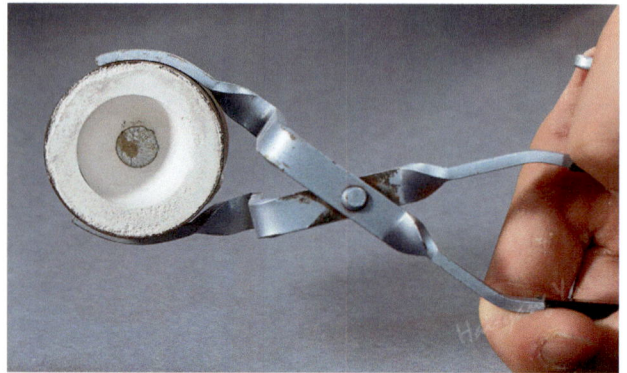

图 6-58　完成铸造后取出的铸圈

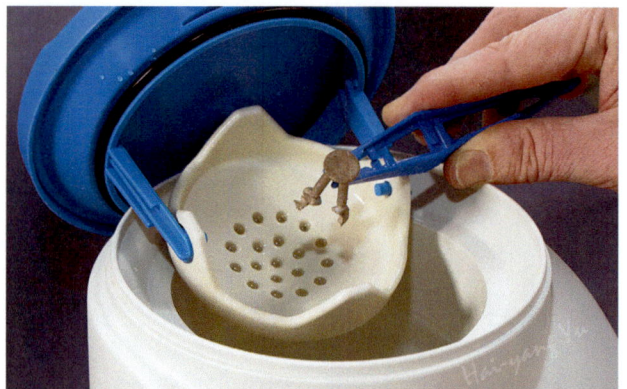

图 6-59　铸件进行酸蚀和清洗

操作,就不必经过热处理,可以先直接冷却,在焊接或磨光后再进行热处理。

冷却的方法和操作见本章的第四节,冷却后,由于衬垫的存在,包埋料很容易从铸圈中整体取下。取出铸件之后先用小器械去除余留在不易操作区域中的包埋料,然后用硬质的猪鬃刷子擦洗铸件,确保所有的包埋料全部去净。最后将铸件放在超声波容器中进行酸蚀和清洗。

(六) 注意事项

1. 合金块应正确的摆放。合金之间应紧密接触,无间隙。对于块状合金,一般采用叠放法,而柱状合金最好采用垂直摆放法。

2. 合金的熔化要适当,不能过度熔化。首先熔化合金应有足够的热量,使合金完全呈熔融状态。但是也不能过度熔化,否则将导致合金氧化或燃烧,使铸件质量受到影响。

3. 一个坩埚不能用来熔化不同类型的合金,以防止发生污染。在高频感应熔化合金时,应使用石墨坩埚。

4. 尽量使用新的合金。对于来源紧张或者价格昂贵的合金,如果重复使用,应保证新添加合金占总合金的50%以上。

5. 铸造坩埚和合金要保持清洁,不能有粉尘等污染。

6. 铸造力的大小要适当,使熔融的合金完全注入型腔的每个角落。一般来说,密度越低的合金,所需的铸造力越大。铸造力过低常常导致冷封闭以及边缘缺陷,铸造力过大则可能导致型腔的损坏以及菲边的形成。

7. 铸造方向要从熔模的最厚处朝向边缘部位,否则可能导致铸造不全。

第四节　铸件的完成和修整

铸造完成之后,并不代表完成了铸件的制作,还要进行一系列的操作:冷却铸圈、去除包埋料取出铸件、切割铸道、清理铸件的表面、打磨以及抛光等。本节主要介绍的就是上述操作内容。

(一) 铸件的冷却

铸件的冷却方式一般有两种:第一种为快速冷却法,即冷水中快速冷却至室温的方法;第二种称为自然冷却法,即室温下自然冷却。冷却方式的选择与铸件的质量有密切的关系,尤其是高熔合金,由于冷却收缩较大,使铸件内存在一定的应力。在自然冷却过程中,由于包埋料和铸圈的温度隔离及自然约束作用,使铸件的温度变化小,应力释放较为缓慢,因此,对铸件的影响较低。当采取快速冷却法时,铸件的内应力快速释放,又由于没有包埋料的约束作用,常常使铸件产生较大的形变,如果是镍铬合金还会使合金的脆性增大。尤其是刚刚铸造完成的铸件,如果未完全凝固而采取速冷法,还可能使铸件产生裂纹,导致铸件制作失败。

实际操作中,中熔合金的铸件凝固后1分钟左右,将铸圈整体放入室温水中,包埋料在水中崩裂,与铸件脱离。高熔合金铸件一般采用室温下自然冷却法,来减小应力释放导致的变形和快速冷却导致的体积收缩,并防止合金的脆性增大。对于镍铬高熔合金,则通常采取速冷法,因为镍铬合金在700℃时会析出CrC,CrC会降低铬在合金中的含量,影响合金的耐腐蚀性能,而速冷法可减少CrC的析出。对于纯钛金属,也采用速冷法,因为钛在高温下十分活泼,容易氧化,快速冷却可减少氧化层的形成。

(二) 铸件的表面清理

1. 喷砂　在铸件的大部分包埋料去除之后,一般还存在少量的包埋料,并且铸件表面通常有氧化层形成。对于高熔合金,这些包埋料和氧化层一般用喷砂的方法除去,喷砂料一般为80目的金刚砂,压力为7KPa~8KPa,铸件的边缘部位较薄弱,气压应适当降低。喷砂时应不停地转动铸件,使各个面都能均匀地得到清洁。贵金属和中低熔合金质地较软,多采用刷子或用精巧器械去除的方法,一般不进行喷砂处理。

2. 酸蚀　酸蚀法可以有效地去除铸件表面的氧化膜,对于金基合金铸件,一般使用稀盐酸进行处理,把铸件放在稀盐酸溶液中加热接近沸点,维持30秒。当铸件出现金色时,取出铸件,用大量的水进行冲洗。也可使用超声波清洗机清理铸件的表面,清洗液一般为柠檬酸钠液,同样可以获得理想的效果。

（三）铸件的研磨

铸件的研磨是利用各种研磨器具及磨料（图 6-60），在一定的压力和速度下，使铸件的表面光滑、平整的操作。研磨的效果除了与磨料的特性（粒度、硬度、形状）有关，还与研磨的速度和压力有关。一般来说，磨料的粒度越粗、硬度越大，研磨速度越快，压力越大，铸件表面的磨痕越深；反之，磨痕越浅。因此，研磨的原则是磨料粒度由粗到细，磨料的硬度由硬到软，轻压快速。研磨的具体步骤如下：

1. 修复体研磨的操作步骤

（1）仔细检查边缘的组织面，确保具有良好的适合性（图 6-61）。

（2）使用放大镜检查铸件的内表面，并及时用小的球钻或车针进行修整。

（3）将铸件在代型上轻轻就位，注意不能使用暴力就位，并检查其适合性和稳定性（图 6-62）。

（4）去除铸道和逸气道，并打磨铸件上的残余铸道，重新修整外形，使其与铸件整体的外形协调一致（图 6-63~ 图 6-68）。

（5）研磨铸件的邻接区域（图 6-69）。

（6）将代型复位在模型上，检查邻面触点的情况。

（7）调改𬌗面，并磨除正中早接触点以及侧方和前伸𬌗的干扰点（图 6-70~ 图 6-75）。

（8）用同样的步骤研磨抛光轴面。

（9）研磨抛光边缘区（图 6-76~ 图 6-78）。

（10）研磨后修复体的清洗。

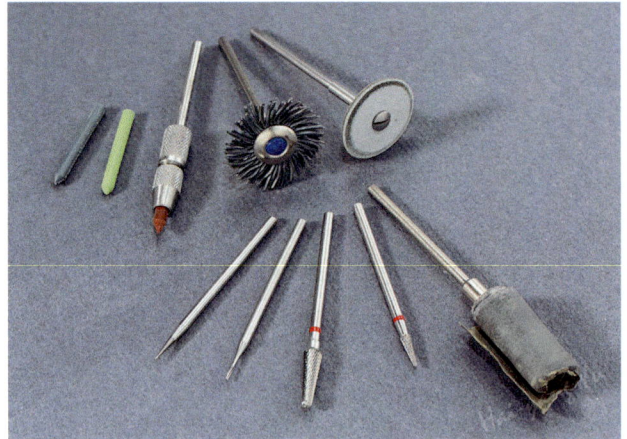

图 6-60 各种研磨抛光器具

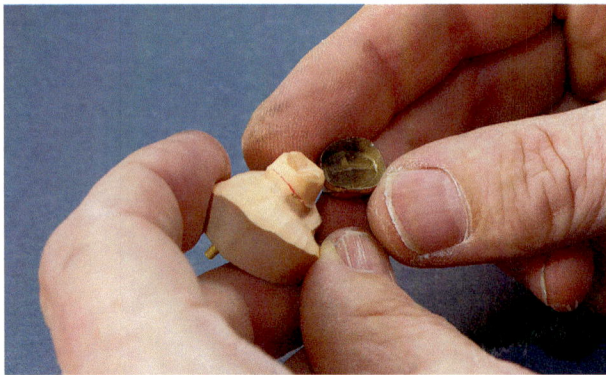

图 6-61 检查组织面

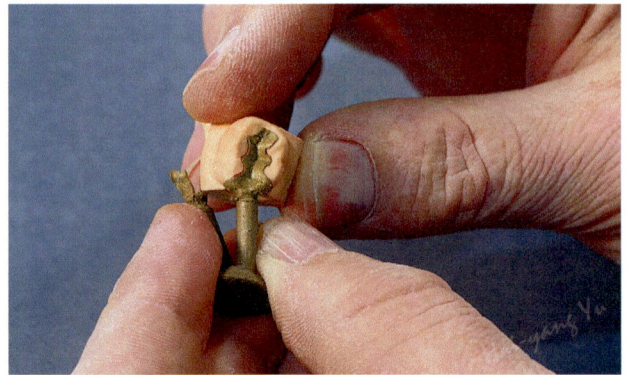

图 6-62 检查铸件的适合性和稳定性

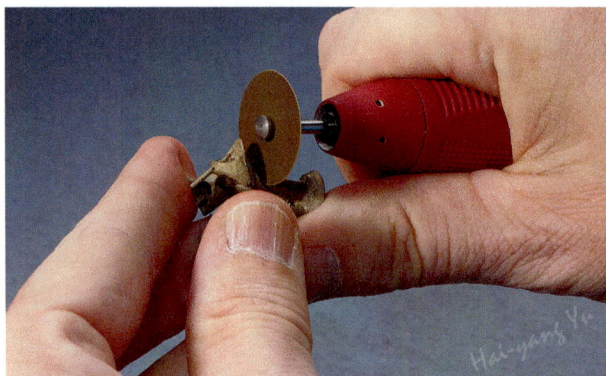

图 6-63 用金刚砂片切割全冠铸道

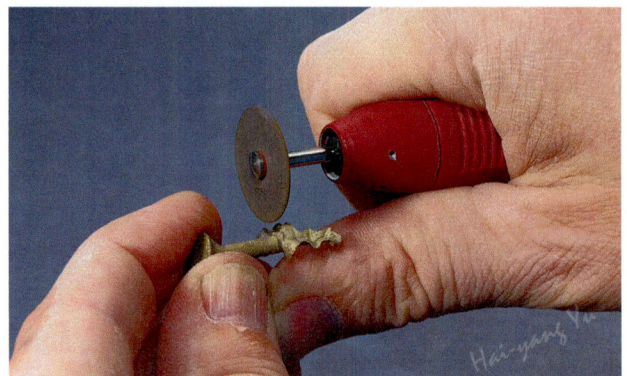

图 6-64 用金刚砂片切割嵌体铸道

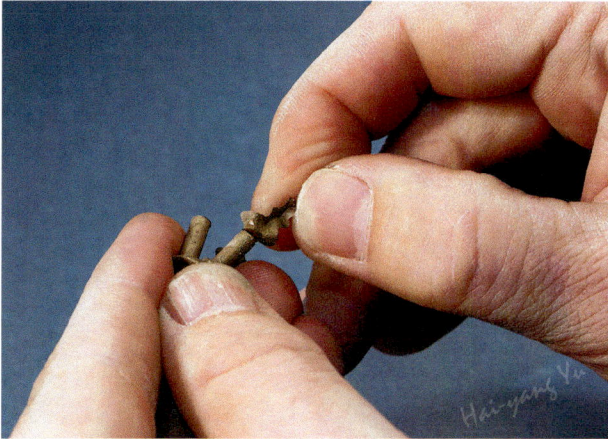

图 6-65 切割铸道即将断裂时,停止用砂片切割,改用手将铸道折断

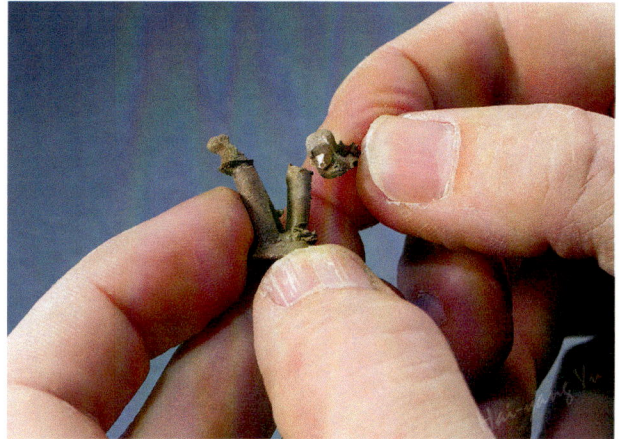

图 6-66 铸道切割完成

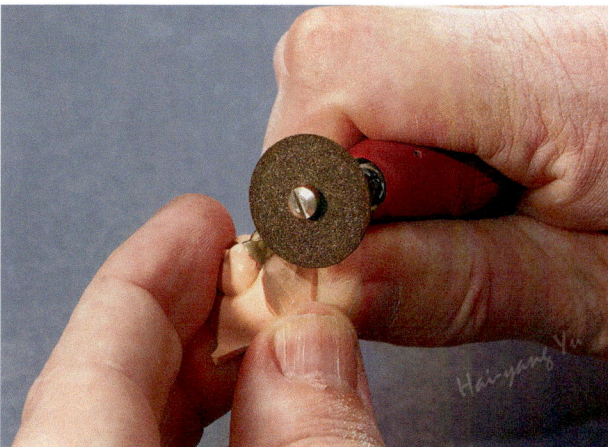

图 6-67 用金刚砂片修整铸件铸道附着区

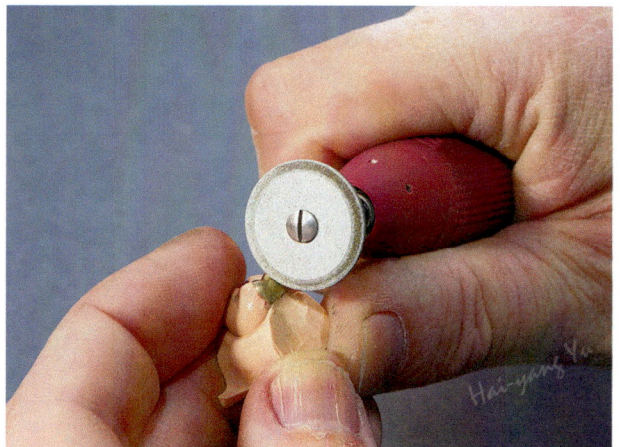

图 6-68 用轮形石精修抛光铸件铸道附着区

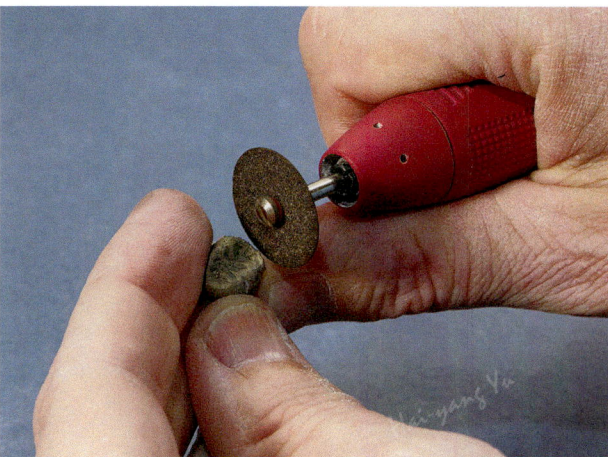

图 6-69 修整铸件的邻面

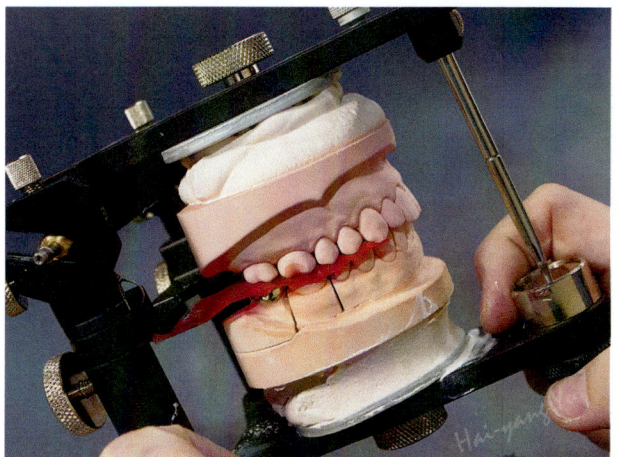

图 6-70 铸件在模型上就位后,用咬合纸检查咬合

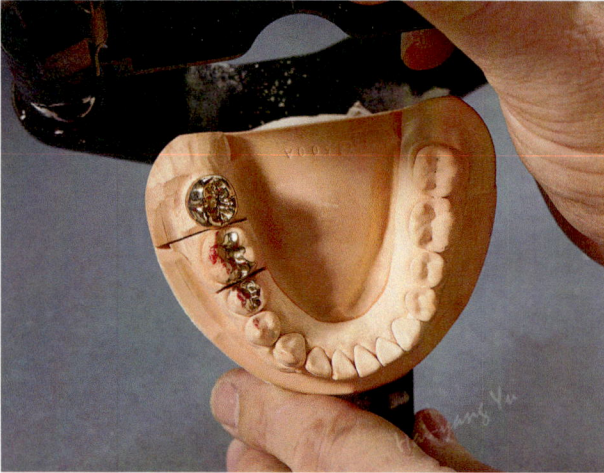

图 6-71　咬合高点

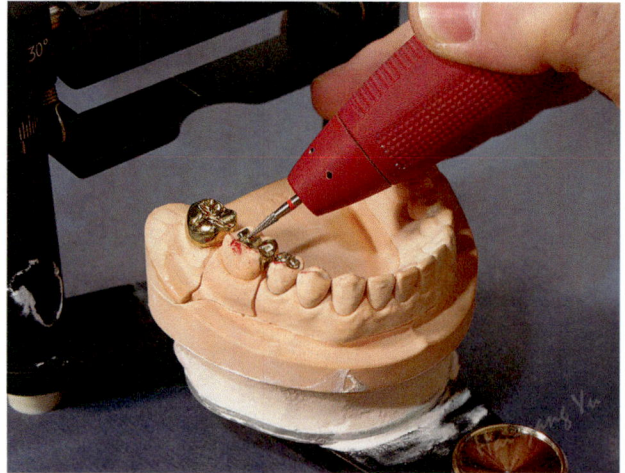

图 6-72　用细锥形钨刚钻调改咬合高点

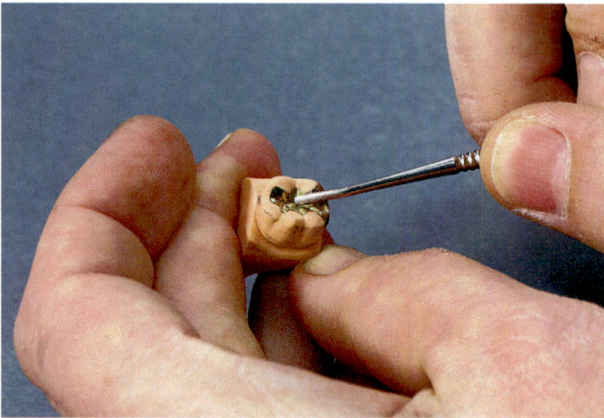

图 6-73　研磨调改区

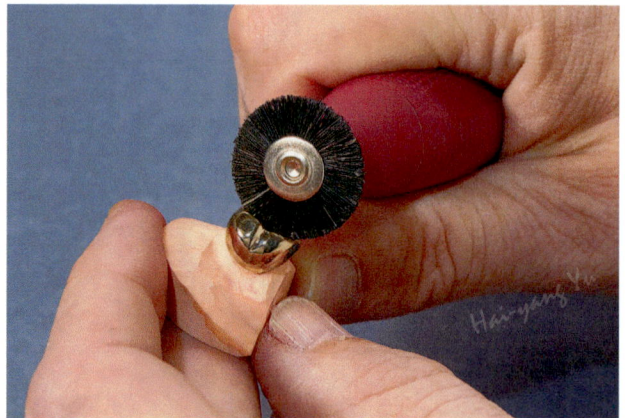

图 6-74　用硬毛轮抛光调改区

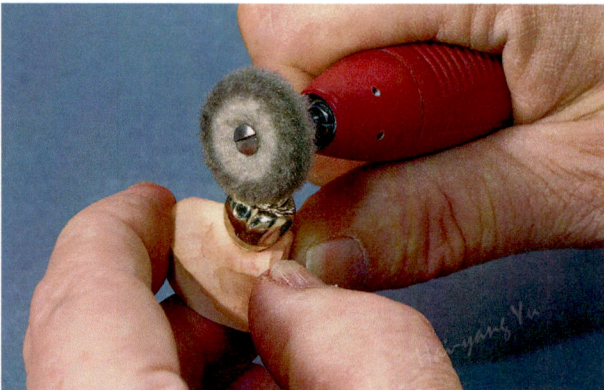

图 6-75　用绒轮细抛光咬合面

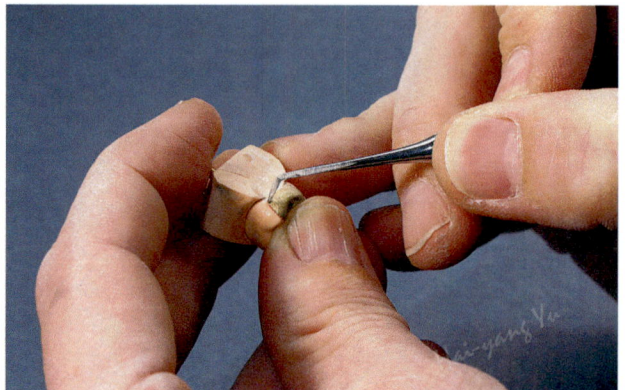

图 6-76　用磨光器械修整修复体邻面边缘区

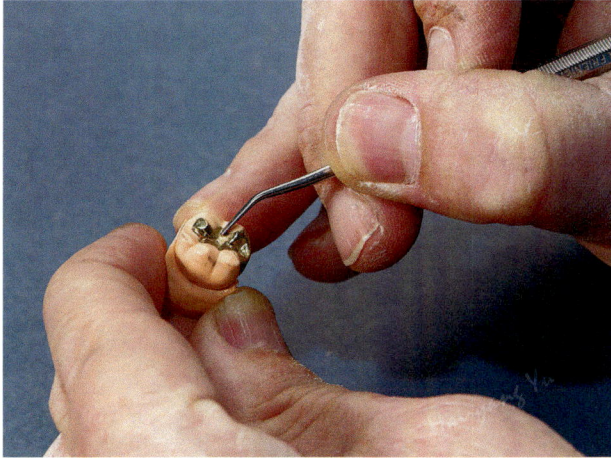

图 6-77 调磨修复体咬合面的边缘

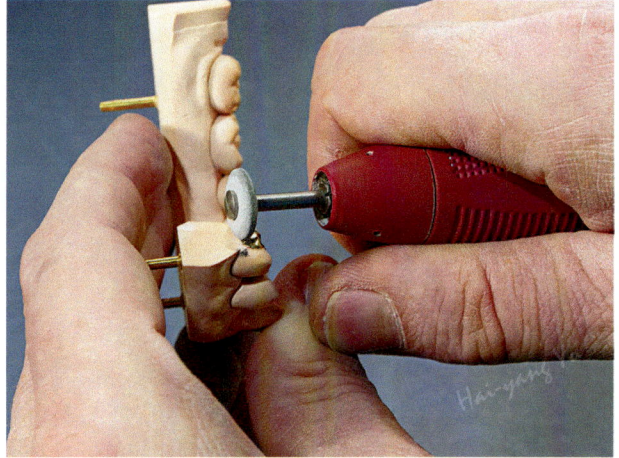

图 6-78 在模型上抛光修复体的外边缘

2. 铸件各个区域的研磨操作 我们将铸件的表面分为七个区域(图 6-79),分别为组织面边缘区、组织面、铸道附着区、邻面触点区、殆面、轴面以及边缘的外表面。下面就各个区域的打磨操作进行阐述。

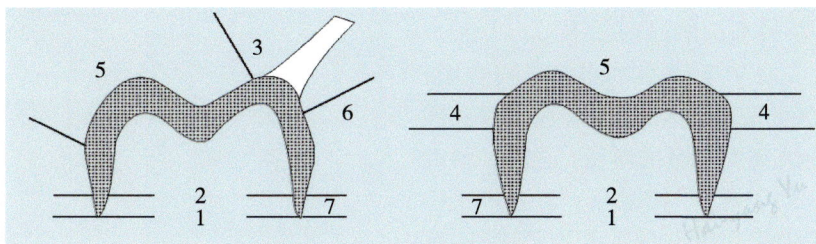

图 6-79 铸件的分区

(1) 组织面边缘区:组织面边缘区对于铸件的密合性非常重要,熔模边缘的重塑(见图 5-106)以及代型边缘未涂隙料等都是为了良好的铸件边缘。此外,良好的组织面边缘还可以防止粘接剂的溶解,并降低合金的腐蚀速度。因此,该部位的打磨操作要十分小心,如没有明显的缺陷最好不要修改。在打磨其他部位时,也要注意不能伤及该区域。在检查或修整该区域的过程中,最好在放大镜下进行。

(2) 组织面:组织面对于铸件的顺利就位也非常重要。理想情况下组织面与代型之间不能有任何接触,应有 $25\sim30\mu m$ 的均匀一致的粘接间隙。如果有接触,应小心地研磨消除。一般情况下,铸件的组织面不需要修整。

铸件在代型上就位之前,必须检查该区域是否有小的瘤子、结节或残留的石膏颗粒。如有,应使用小球钻轻轻磨除,否则可能导致铸件就位后边缘间隙增大(图 6-80),去除小瘤时,可以稍微多磨一些(图 6-81),而且要一次磨除到位,不能反复研磨,必要时应在显微镜下检查确认。此外,铸件在代型上就位时用力要轻,强制就位不仅容易忽略组织面的缺陷,而且常常导致修复体最终在临床上无法就位。

(3) 铸道附着区:铸件在代型上试戴完成以后,

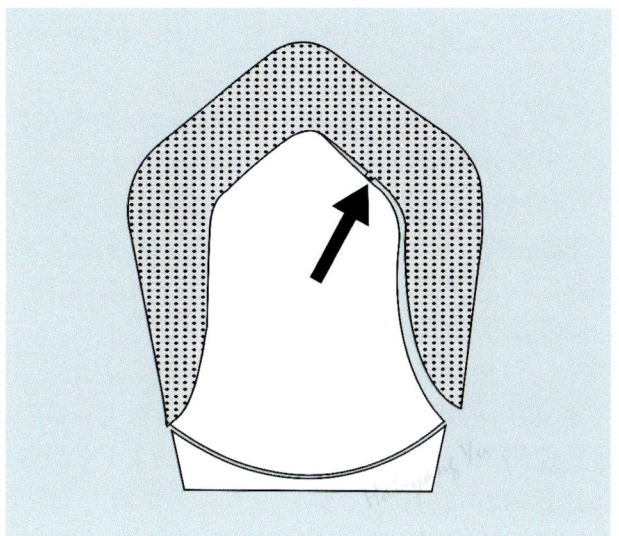

图 6-80 边缘间隙的增大

就可以切断并修整铸道附着区的形态(见图 6-63~ 图 6-68)。首先使用金刚砂切盘切断铸道。切割铸道时,沿其周径切割,最后轻轻折断。不要用剪子强力剪断,这样可能导致铸件变形。然后使用打磨石研磨该区域的精确外形,并与铸件的整体形态协调一致。

(4)邻面触点区(见图 6-69):邻面触点区的打磨同样非常重要,一般来说,送往临床的铸件触点应稍微紧一些。在熔模阶段可以将相邻牙的触点区刮除一些,通过这种操作可以获得比较紧的接触关系。

在铸件未就位代型之前,打磨其他区域时切勿伤及触点,并在触点周围预留缓冲的未打磨区。铸件往代型上就位时,可以在邻面放一张咬合纸,然后根据触点区的颜色进行打磨。

(5)𬌗面(见图 6-70~ 图 6-75):𬌗面是牙体表面结构最复杂的区域,也是最重要的区域之一。𬌗面不仅要具有高度光滑的表面,还要有精确的咬合关系。因此,𬌗面的打磨最复杂,既不能伤及咬合触点,影响咬合的稳定性,还要获得理想的打磨效果。

打磨𬌗面时,首先在上下模型之间放入咬合纸,在牙尖交错位的状态下轻轻开闭𬌗架,寻找铸件𬌗面上的早接触点,早接触点为中空的圆圈,正常接触的区域呈均匀的颜色;然后磨除早接触点。调磨好正中𬌗之后,用同样的方法调改侧方𬌗及前伸𬌗运动,磨除干扰点;最后使用最小的球钻研磨𬌗面的沟嵴,完成之后,用橡胶打磨杯打磨𬌗面,使之光滑一致。在

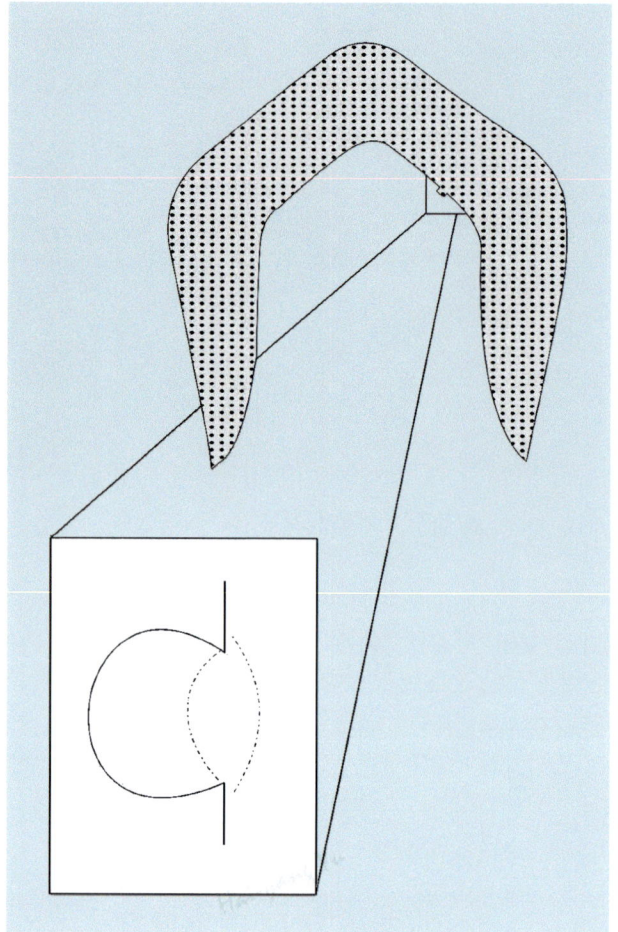

图 6-81 组织面小瘤子的磨除

打磨的过程中,要注意检查铸件的厚度,不能将修复体磨穿,一般要保证最低 0.5mm 的厚度。

(6)轴面(见图 6-76~ 图 6-78):轴壁的打磨也非常重要,光滑流畅的外形不仅有利于食物的顺利溢出,对牙龈组织产生良好的生理按摩作用,对菌斑的控制也非常重要。因此在进行轴面打磨的过程中,会应用到各种各样的打磨器具和打磨料。

轴面的研磨首先使用金刚砂轮进行粗打磨,然后依次使用砂纸轮、橡皮轮进行研磨。如果发现有小的结节或瘤子,可以用钨钢钻磨除。此外,在打磨的过程中,还应结合不同的磨料,按照由粗到细的打磨顺序进行操作。

(7)边缘外表面(见图 6-76~ 图 6-78):边缘的外表面不仅要高度抛光,防止菌斑的附着,还应与邻近牙体组织的外形连续一致,不能形成悬突或台阶。

铸件的边缘部位一般比较薄弱,操作的过程中不要施加过大的力量,防止边缘变形。此外,打磨时,器具的轴向应与边缘的表面平行,不能垂直于边缘线,以免将铸件边缘磨短。对于龈下或邻面等临床不易操作的区域,应将代型从模型上取下进行操作(见图 6-78)。

(四)铸件的抛光

1. 机械抛光法　机械抛光法是比较常用的抛光方法,一般使用抛光轮结合抛光料,对铸件表面进行快速、轻微的切削及磨光,使铸件表面温度升高,表面的原子重新排列,从而达到光亮铸件表面的作用。通常使用的抛光轮有布轮、鬃毛轮、绒轮(见图 6-74、图 6-75)以及硅胶轮(图 6-82)。抛光膏则可分为红膏和绿膏,红膏的主要成分为氧化铁粉末和硬脂酸的混合物,用于贵金属的抛光;绿膏的主要成分为氧化铬和脂类固化物,用于一般金属材料的抛光。抛光后的铸件用酒精棉球进行擦洗,去除表面黏附的抛光膏。

2. 电解抛光法　电解抛光法又称电化学抛光法,工作原理是将铸件挂在电解液的正极上,通电后直流电通过电解质溶液在正负两极之间引起氧化—还原反应,使被溶解的金属在铸件表面形成一层黏性薄膜。凸起的部位薄膜较薄,电阻较小,电流密度大,因而铸件的溶解较多;反之,凹陷的部分溶解的金属相对较少。这样铸件的表面逐渐平坦,最终形成光滑的表面。

上述总体介绍了由熔模转为铸件的铸造技术,在具体的操作过程中,除了上述的介绍,还应该严格遵守相关机器、设备及材料的使用说明。根据不同的临床修复情况和技师的技术水平,在实际操作中可以进行一定的变动和修改。

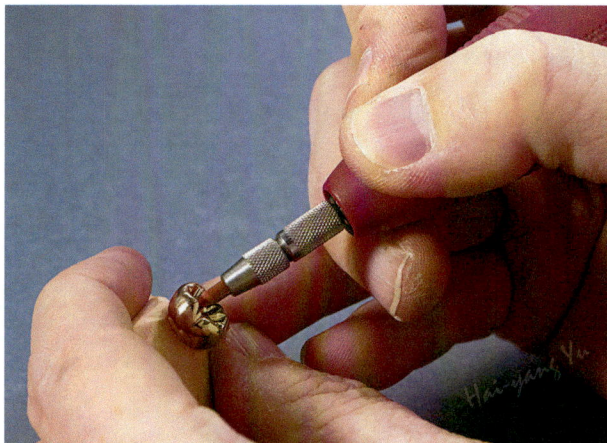

图 6-82　硅胶抛光轮

（孙　珍　黄嘉谋　于海洋）

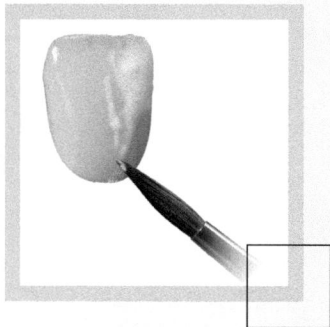

第七章

金属烤瓷基底的设计与制作

金属烤瓷修复体是一种美观与功能兼具的修复体,既有陶瓷仿真的美学性能,又有金属良好的机械性能,是目前临床上应用最为广泛的一种固定修复体类型。但是烤瓷修复体的制作工艺繁杂,每一步都要求技师全面掌握所用材料的性能,技术娴熟,同时还需要医技之间的通力合作。

金属基底的制作是烤瓷修复体成功的基本和关键技术。临床研究表明,多数临床修复失败的病例都是由金属基底设计不良或制作缺陷造成的。尽管牙科合金的铸造技术基本相似,但是由于烤瓷合金的特殊性,金瓷结合的设计以及上瓷前的处理等因素,使得金属基底的设计和制作与一般金属铸造全冠有许多不同之处,本章就金属烤瓷基底的设计和制作进行详细的阐述。

第一节 基底合金的选择

医师在进行烤瓷修复时,必须提前选择基底合金的种类,因为不同的合金从牙体预备、基底的设计以及烤瓷材料的选择等方面都有所不同,而且不同种金属在技师操作过程中也会有各自的特点。因此,对于医技双方来说,在进行烤瓷冠桥修复之前,都有必要对牙科烤瓷合金的种类、性能以及特点进行了解。本节就从合金的分类、性能及特点等几个方面对牙科烤瓷合金加以阐述。

一、烤瓷合金的性能要求

用来进行烤瓷修复的牙科合金材料,除了必须满足一般口腔修复材料的要求,还应该具备下列性能。

1. 合金应具有与烤瓷材料进行化学结合的潜力。我们知道,金 - 瓷之间的四种结合机制(详见第三节)中,化学结合是最主要的。对于非贵金属来说,由于其主要成分是贱金属元素,因此与熔融状态的烤瓷材料结合时,容易发生氧化反应,产生化学结合。但是贵金属系的烤瓷金属,不容易发生氧化,为了促进表面发生氧化反应,通常要加入一些促进金瓷结合的元素,如锡、铟等。

2. 合金和烤瓷材料的热胀系数要匹配。一般来说,合金的热膨胀系数应略大于烤瓷材料的线胀系数。这样,当烤瓷修复体冷却至室温时,金属的收缩量大于瓷,使瓷层材料处于一定的压力之下,由于烤瓷材料的抗压强度远大于其抗张强度,因此有利于金 - 瓷结合的稳定。

3. 合金的熔点应高于烤瓷材料烧结时的最高温度,否则可能导致金属基底的变形或熔化。

4. 合金应具备足够的机械强度,否则在口腔内功能负荷的作用下,金属发生变形,出现崩瓷或断瓷的现象。尤其是进行长跨度烤瓷桥修复时,应该选择强度大的烤瓷合金。

5. 合金中不能含有使烤瓷变色的元素。如铜元素,陶瓷烧结时其氧化物会使烤瓷变色,因此合金中不能含有此类元素。

二、常用烤瓷合金介绍

目前商业生产的烤瓷合金不下百种,结合目前的临床应用以及合金的成分,通常分为以下几大烤瓷合金系列：

（一）贵金属系烤瓷合金

指以贵金属为主的烤瓷合金系列，根据主要元素的不同分为以下几种：

1. 金基合金系列　主要包括金-铂-钯、金-钯-银两种。金-铂-钯合金是一种应用最早的金合金，金的含量高，抗腐蚀性好、容易加工并富有延展性。但是该合金硬度较差，且由于黄金和铂为主要元素，价格相对较高。

为了克服金-铂-钯合金价格较高的缺点，人们用银元素代替铂元素，产生了金-钯-银合金体系。虽然银元素可以适当地改变合金的膨胀系数，但却会导致烤瓷变色。因此通常只建议加入很少量的银元素（<5w/t%）。

2. 钯基合金　钯基合金主要包括钯-银合金和高钯合金。钯银合金是第一种不含金的贵金属合金系列，虽然该合金的元素为贵金属，但其在口腔内的性能更接近非贵金属，因此国内统称为"半贵金属"合金。国外也有开发的含钯70%以上的高钯系列合金，但目前国内应用尚少。

（二）非贵金属系烤瓷合金

非贵金属烤瓷合金主要为镍铬合金，主要的成分是镍、铬以及其他元素。根据是否含铍又分为两类，其中的含铍组铸造性能较好，并且氧化膜的厚度较小。但是研究表明，铍具有一定的人体危害性，因此国外已经限制铍元素的使用。此外，镍的过敏性，以及抗腐蚀性差等缺点都导致了镍铬合金的应用范围逐渐减小。但是，该系合金的机械强度非常高，铸造性能较好，适合长跨度烤瓷桥的制作，而且经济实惠。因此，在国内还是有一定的应用市场。

（三）钛基合金

钛合金具有良好的生物性能和化学性能，但由于铸造难度大，需要专门的设备和专用的瓷粉，而且应用时崩瓷或裂瓷率较高，目前临床应用较少。然而，国内有一种"含钛医学合金"，热炒钛的生物安全性，目前临床应用较多，而实际上铸造后其钛元素的含量微不足道，主要成分与非贵金属烤瓷合金区别不大。

第二节　金瓷基底的设计

一、金瓷基底结构的设计

（一）金属基底结构的设计类型

1. 全瓷覆盖金属基底　牙冠各个面都设计为瓷层覆盖，其最大的优点是美观。但由于瓷粉的收缩率较大，为了保证修复体颈缘的适合性，舌侧边缘通常设计为金属带，适用于咬合关系正常的前后牙。

2. 部分瓷覆盖基底设计　唇颊面设计为瓷层覆盖，而𬌗面或舌面则设计为金属，邻面视具体情况而定。适用于咬合紧、𬌗力大以及颌间距较短的病例。金瓷的衔接可以设计为多种形式，但需要注意的是，金瓷衔接处应避开咬合功能区。

（二）金属基底结构的设计原则

对于烤瓷修复体来说，金属基底和金瓷结合的设计至关重要，是影响修复体效果和服役寿命的主要因素。通常金属基底的设计从以下几个方面加以考虑：

1. 金属基底厚度的设计　从功能的角度来说，金属基底结构越厚越好，这对防止金属基底变形导致的崩瓷或其他的修复体失败非常重要。但由于美观及预备空间的考虑，金属基底的厚度往往过小，达不到支持修复体行使功能所必需的厚度。对于烤瓷单冠，金属最低的厚度为0.3mm，如果是非贵金属基底，可以适当小些，但最低不能低于0.2mm。如果是固定桥修复，厚度还应当适当增加，尤其是一些薄弱的部位，如连接体，更应该增加厚度。

2. 基底表面的设计　需要覆盖瓷层的基底表面应该圆钝光滑，不能有尖锐的点线角等缺陷，否则在烤瓷修复体行使功能时，这些地方可能会产生应力的集中，出现崩瓷或裂瓷的情况。而圆钝、光滑的外形除了有利于为瓷层提供均匀的支持外，还有利于瓷对金属表面的润湿。此外，金属和瓷层的对接处应该尽

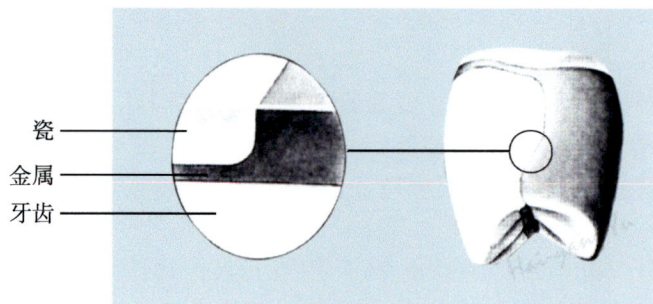

图 7-1 金瓷衔接的设计

瓷
金属
牙齿

量明显（90°角）而且尽量光滑（图 7-1），便于下一步处理。

3. 瓷层厚度的设计　首先，预备体要为瓷层预留出足够的空间，否则很难体现出烤瓷的美学效果。具体的厚度要求根据牙面的部位、瓷粉的种类以及修复效果的要求等各方面的因素进行综合设计。

其次，瓷层也不能过厚，更不能出现无金属基底支持的瓷层，否则极易导致瓷层的断裂（图 7-2）。因为烤瓷属于脆性材料，压缩强度较大，但是其抗张和抗剪切强度都较低。如图（7-3A）就是一个常见的设计错误，上颌颊尖由于咀嚼时遇到了坚硬的食物团块发生了剪切性质的破坏。而如图（7-3B）的设计，由于得到正确设计的底层冠的支持，在咀嚼运动中瓷层变剪切应力为压应力，抗力性能得到加强。

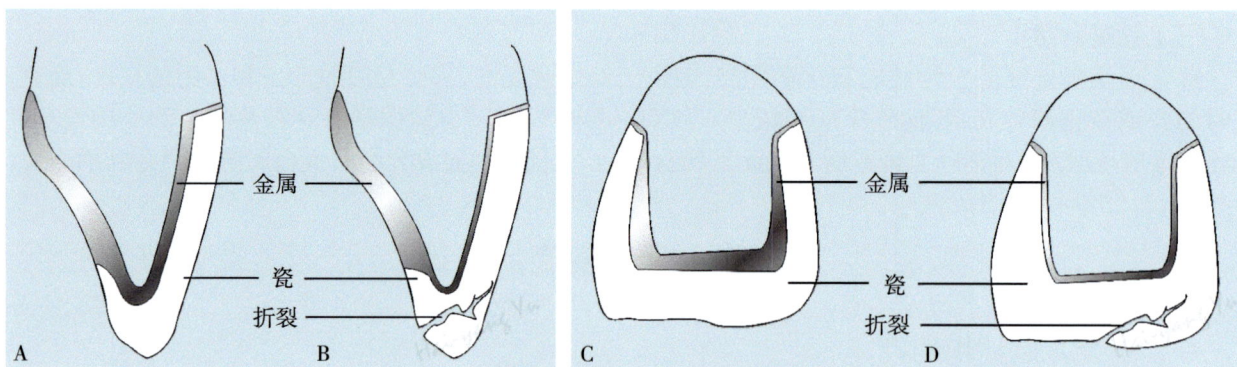

图 7-2 前牙基底设计不当导致的无基瓷折裂
A、C. 基底设计正确的前牙剖面和冠状面示意图；B、D. 由于基底设计不当导致的瓷折裂的示意图

还有一点在瓷层设计时非常重要，预留瓷层的厚度要尽量均匀。除了有利于修复体色泽均匀，主要原因是均匀厚度的瓷层更能抵抗负荷，减低了崩瓷或裂瓷的发生概率。因此，在预备体缺陷的地方，应当由金属基底进行弥补。换句话说，金属基底结构的外形应当是最终修复体均匀减小的缩小体，而不能成为预备体均匀增大的扩大体。

4. 金瓷衔接的设计　金瓷衔接的设计包括衔接形式和位置两个方面的考虑。金瓷衔接的形式一般有两种方式，第一种为垂直接触（图 7-1），或者称为平齐对接；第二种设计形式为瓷层移行包绕金属。

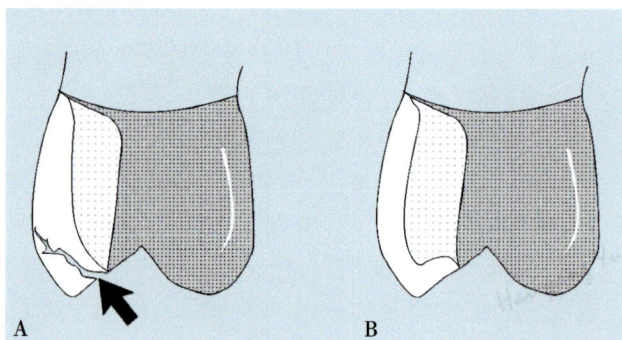

图 7-3 A. 后牙基底设计不当的示意图，容易导致瓷折裂；B. 后牙设计正确的基底

至于金瓷衔接的位置设计，主要是要避开咬合功能区。金属和烤瓷磨耗速度不同，磨耗后容易形成台阶，导致应力集中，破坏金瓷衔接。而且金属和烤瓷材料在相同载荷下的变形程度也不同，容易导致金瓷

结合处的破坏或崩瓷等现象。一般前牙的金瓷衔接线最好设计在咬合接触区的近颈部。而后牙可以设计为全瓷殆面或者设计在非功能尖。

5. 邻面触点的设计 邻面触点的设计更多的是考虑美观的因素,因此前牙及后牙近中邻面接触区通常设计成瓷面。而后牙远中邻面则可使用瓷面或金属面。从技师操作的难易程度来说,修补邻面或加触点时,加瓷显然比加金属容易,而且瓷面容易抛光,更有利于邻面卫生的维护,因此,对于邻面触点区,最好采用瓷面设计。

二、烤瓷桥的基底结构设计

(一) 桥体金属基底的设计

按桥体龈端与牙槽嵴黏膜的接触关系,桥体大体分为接触式和悬空式桥体。对于烤瓷桥体则一般采用改良盖嵴式(详见第二章),既兼顾了美观,又容易清洁。

桥体组织面的设计:桥体龈端与黏膜之间应有 1mm 的间隙。由瓷层恢复龈端组织面的形态,因为上釉后的陶瓷具有良好的生物相容性,而且其表面高度抛光,不容易为菌斑所聚集。在保证颊侧美观的情况下,桥体与黏膜的接触面积尽可能的小,防止食物残渣的聚集。

相对于天然牙的形态,桥体应通过减径等方法减小桥体的受力。此外,减小金属基底的体积,还可以节省金属材料以及降低铸造缺陷的发生。

(二) 连接体的设计

金属连接体是金属烤瓷桥基底设计中很关键的部分。从美观的角度来说,不能暴露金属,而且龈外展隙空间也必须留够,否则将影响烤瓷桥的立体感。这样一来,连接体的体积通常会变小,强度降低,有可能产生折断或崩瓷。因此,连接体的设计要兼顾美观和功能,不能顾此失彼。

为保证连接体的强度,可以增加连接体在受力方向的宽度和厚度。对于后牙区连接体,一般增加殆龈距减小颊舌距离,而且连接体的位置尽可能的靠舌侧,为颊侧留出足够的瓷层空间,以保证修复体的美观。

固定连接体的连接方式:

1. 整体铸造连接法 预先制作包括固位体、连接体和桥体等结构的整体基底蜡型,然后通过包埋铸造制作整体的金属基底。其强度是各种连接方式中最高的,也是应用最广泛的。制作简单,容易调整连接体的大小、形态及位置。适用于跨度不大的固定桥,但是如果铸造不当,很容易影响修复体的精度,最终使修复体就位不良或难以完全就位。

2. 焊接法 优点是桥的精度较高,适于长跨度固定桥的连接体设计。根据焊接与烧瓷的先后顺序分前焊法和后焊法两种。

前焊法:在上瓷前焊接金属基底的方法。焊金的熔点应高于陶瓷的烧结温度,低于基底合金的熔点。其缺点是强度较低,使用不同于基底合金的焊接合金可能会影响烤瓷的颜色。

后焊法:在烤瓷烧结后进行。用于较长的固定桥或固位体与桥体的金属不同时。该法焊金的熔点需低于陶瓷烧结的温度。

第三节 金瓷的结合

对于金属烤瓷修复体而言,金瓷间的结合一直就是一大难点。尽管对于金瓷结合的研究取得了相当大的进展,但是金瓷结合的缺陷仍是目前烤瓷修复失败的主要原因之一,本节将从金瓷结合机制以及其影响因素两方面对金瓷的结合机制进行阐述。

一、金瓷结合的机制

目前,一般认为金瓷之间有四种结合机制:范德华力、机械结合、压力结合及化学结合。其中,化学结合被认为是最主要的形式。

1. 范德华力 即相邻分子之间的吸引力。这种次价键力的作用主要来自于带电粒子之间的物理吸引(图7-4),而非化学键的电子的交换和共用。范德华力的作用很弱,况且这种结合是以熔融的牙科烤瓷与金属表面间充分的润湿为前提的。陶瓷对金属表面的润湿性越好,范德华力就越强。但即使在最理想的状况下,陶瓷在金属表面无法完全润湿,因此,范德华力对金瓷结合的贡献也非常小。

2. 机械结合　金属基底的表面并不是十分光滑的,尤其是在进行了粗化处理后,金属的表面呈凸凹状,增大了金瓷的接触面积。在烧结时,遮色瓷可以流入这些凹陷,起到机械嵌合的作用。但机械固位的作用对于金瓷结合的贡献也非常小。

3. 压缩结合又称为压力结合　当金属基底的热膨胀系数略大于烤瓷的热膨胀系数,那么修复体在冷却时,金属收缩速度大于瓷,而瓷的收缩速度较慢,限制了金属的快速收缩。这种收缩速度的差异,使金属的内部产生了张应力,对瓷层内部产生了压应力(图7-5)。

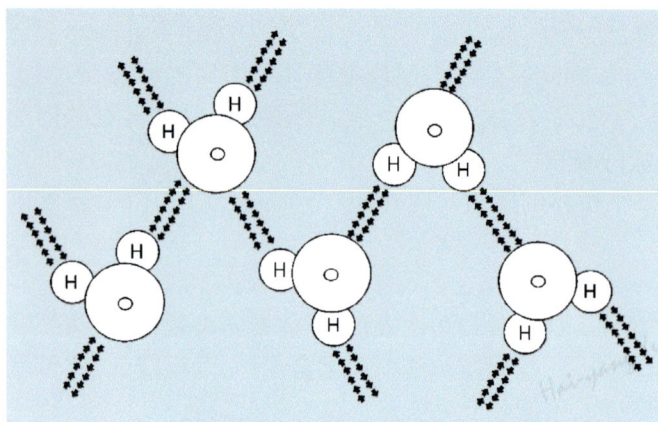

图7-4　范德华力的发生原理

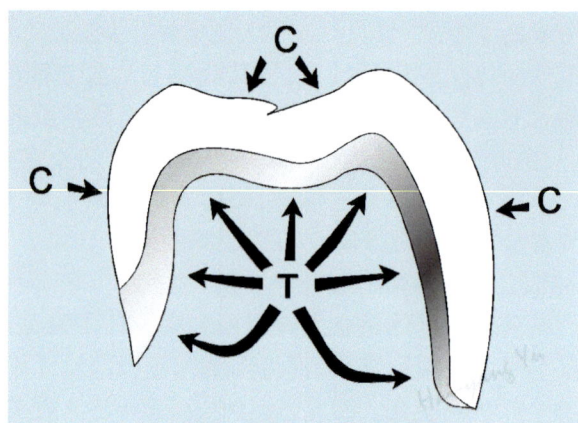

图7-5　压缩结合的示意图

4. 化学结合　多数学者都认为,化学结合是金瓷结合的最主要的机制。所谓化学结合,指金属基底表面氧化层与金属烤瓷材料中的氧化物和非晶质玻璃界面发生了化学反应,通过各种化学键产生化学结合。在陶瓷烧结时,合金中的锡、铟等元素扩散至金瓷结合的界面,这些金属的氧化物进而与陶瓷中的氧化物发生原子间的结合。通常,金属基底的氧化层过厚或过薄都会降低金瓷间的化学结合力。

二、影响金瓷结合的因素

1. 金属基底的氧化层　金属和烤瓷之间的氧化层必须有合适的厚度才能使金瓷界面获得牢固的结合(图7-6)。这在20世纪70年代某些贵金属和非贵金属合金上的实验已经得到证实。尤其是非贵金属烤瓷合金,容易在铸造后产生过厚的氧化层,必须通过加入某些元素(如铍)或者铸造后处理(喷砂、酸蚀等)的方法控制氧化层的厚度。

2. 金瓷界面的润湿性　金瓷结合界面的充分润湿,是烤瓷牢固的熔附到金属基底上的前提条件。要求金属基底表面极度清洁和光滑,使烤瓷在熔融状态下很好的铺展在金属表面上;也可以通过加入一些微量元素,增加金属表面的表面能,增强金瓷界面的润湿性。

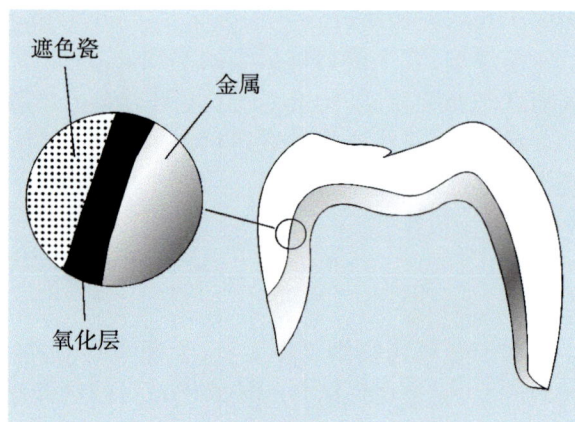

图7-6　金瓷之间的氧化层

3. 金瓷热膨胀系数的匹配　除了金属和烤瓷材料本身热膨胀系数不匹配,在塑瓷时产生的污染,不正确的烧结程序、多次烧结以及环境温度等因素都可以影响金瓷热膨胀系数的大小。因此,有经验的技师也可以通过控制这些因素更好地调控金瓷的热膨胀系数。

第四节　金属基底蜡型的制作

金属基底蜡型的制作有两种方法,传统的直接制作法和全冠蜡型回切法。传统制作蜡型的方法在第五章里已经详述。本节主要介绍蜡型回切法,该法首先制作出全冠外形的蜡型,然后回切,为瓷层提供所需的空间。回切法便于控制金属烤瓷修复体的外形结构,已经成为金属基底蜡型制作的标准方法。具体的制作步骤如下:

(一) 加蜡法形成解剖外形

常规制取工作模型,制作工作代型,然后使用传统的加蜡法制做出修复体完整解剖外形的全冠蜡型。

(二) 回切前的分析和设计

根据设计的金瓷衔接位置、瓷层及基底的厚度,确定回切的范围和厚度。并通过与对颌模型咬合进行确认。

(三) 回切

1. 切端及殆面的回切　先在距切端 1.5~2.0mm 的地方标记出回切线(图 7-7),与切缘平行,在近远中切角处形成相应的弧度;然后使用尖锐的蜡刀或解剖刀片去除多余的蜡(图 7-8);并与对侧同名牙比较,确认回切量正确(图 7-9)。对于后牙殆面的回切,首先在四个轴面上标记出回切线,并与后牙的殆缘平行,然后用雕刻刀去除相应的蜡。

2. 唇颊面回切　在切端或殆面标记出回切线,然后沿唇颊轴面的弧度均匀去除一定厚度的蜡型。回切时一般先在唇颊面标记出几条引导沟(图 7-10),如同牙体预备一样,确定回切的厚度,然后将引导沟之间的蜡均匀去除即可(图 7-11、图 7-12),回切后的蜡型唇面要保持原来的外形弧度,不能成

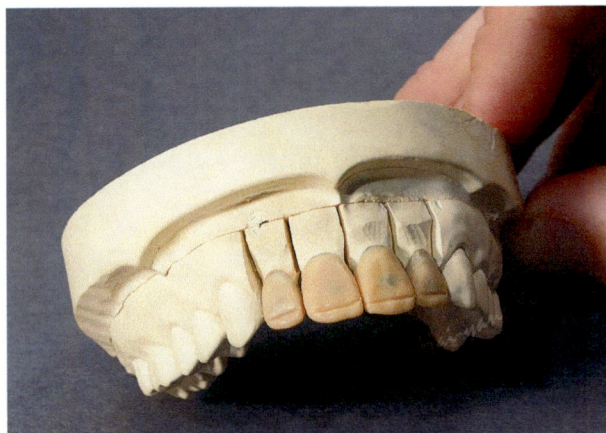

图 7-7　标记回切线

平面状(图 7-13)。而对于多个前牙蜡型的回切,由于瓷层厚度的均一非常重要,常常预先用硅橡胶印模制作全冠蜡型的印迹,这样在回切的过程中可以用来相互核对回切的厚度和范围是否足够(图 7-14~ 图 7-20)。最后完成多个蜡型的唇面回切(图 7-21)。

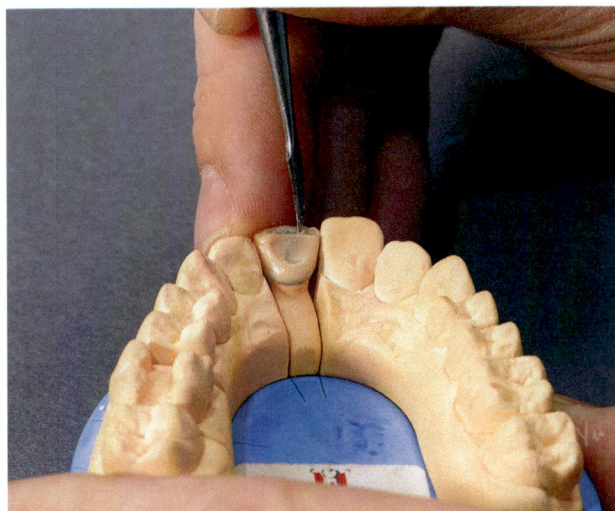

图 7-8　切端熔模的回切

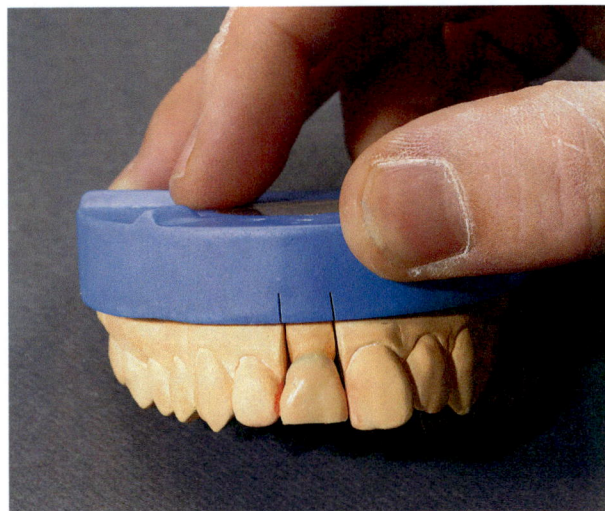

图 7-9　切端回切后在代型上确认

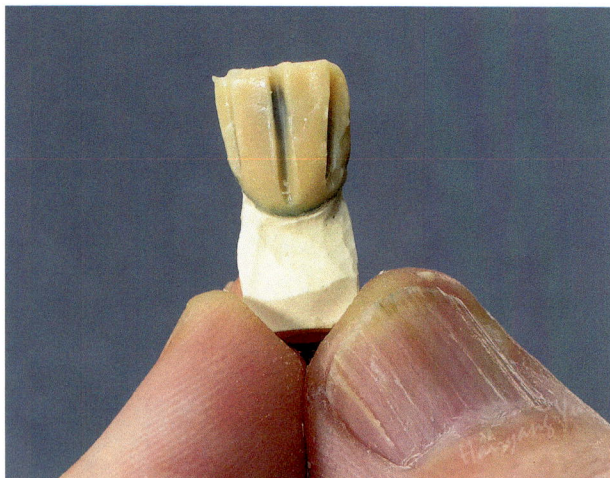

图 7-10　标记引导沟

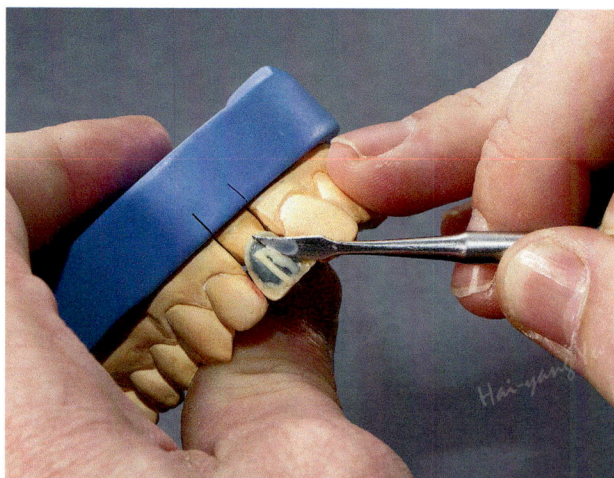

图 7-11　回切唇面蜡层

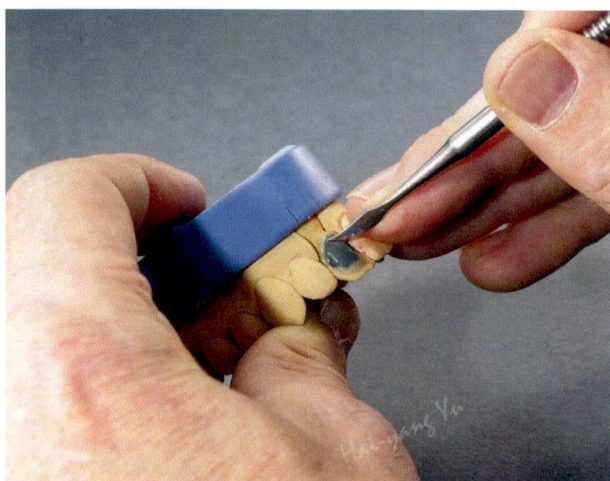

图 7-12　回切后的唇面

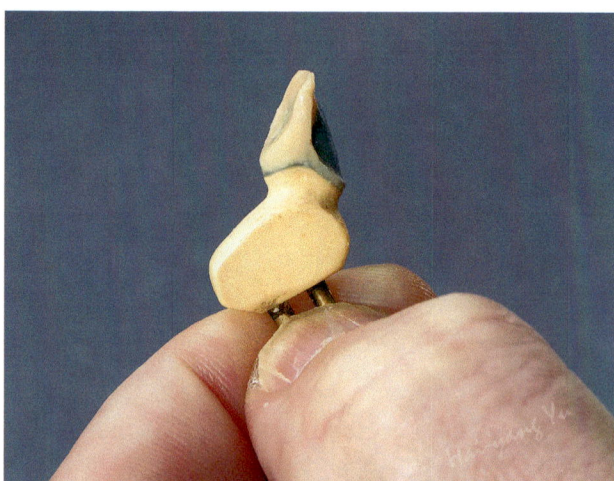

图 7-13　唇面蜡型回切完成后的侧面观

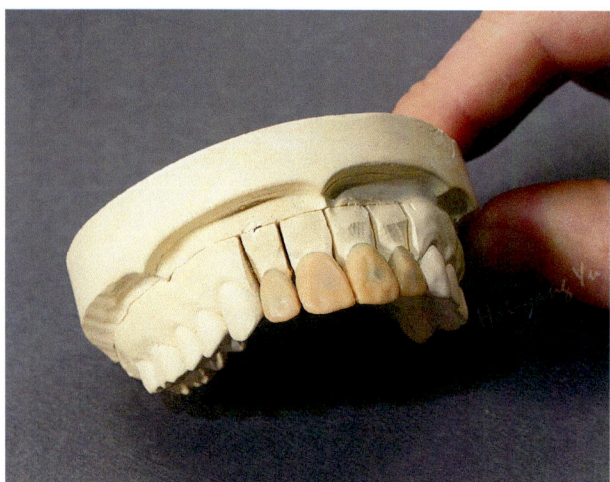

图 7-14　回切前的多个前牙蜡型

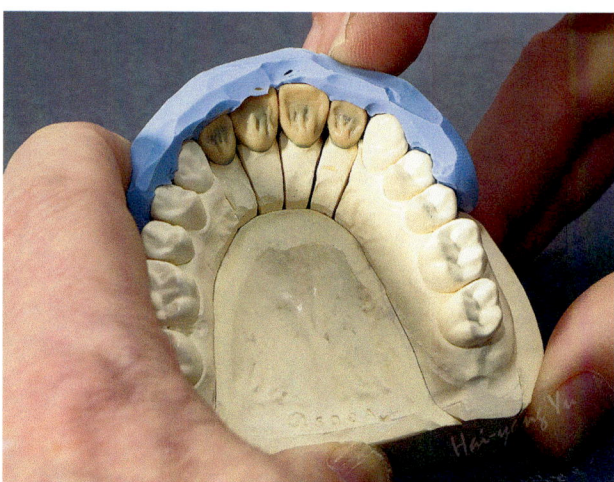

图 7-15　制作唇面印迹

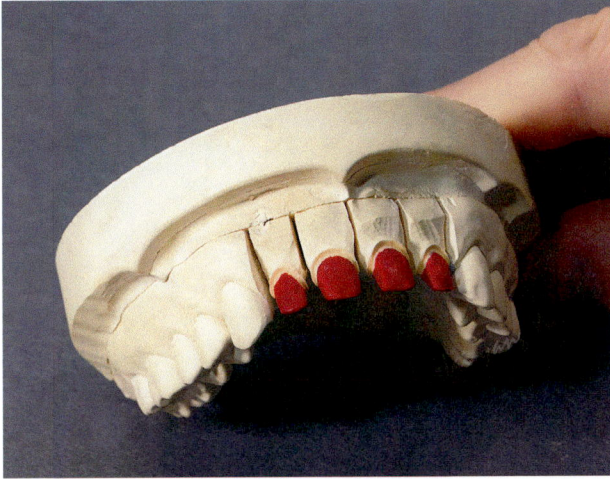

图 7-16　代型

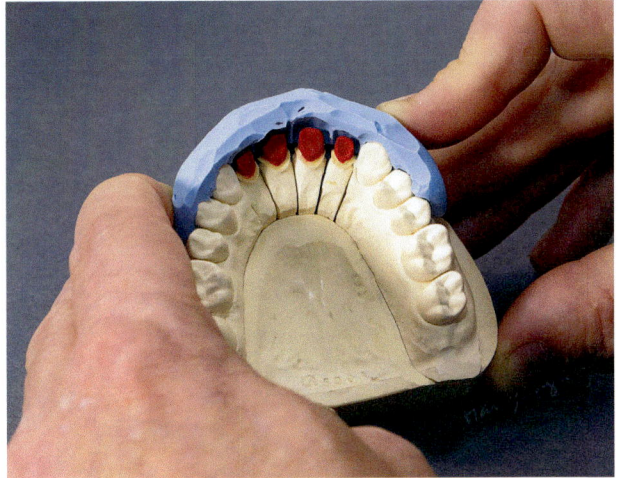

图 7-17　确定唇侧预备间隙

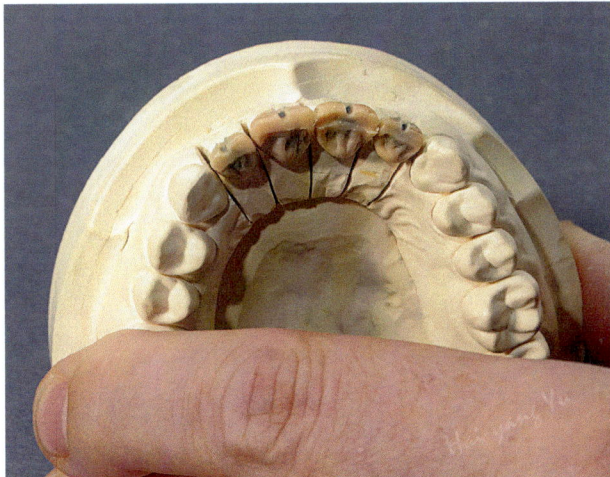

图 7-18　已标记引导沟的蜡型

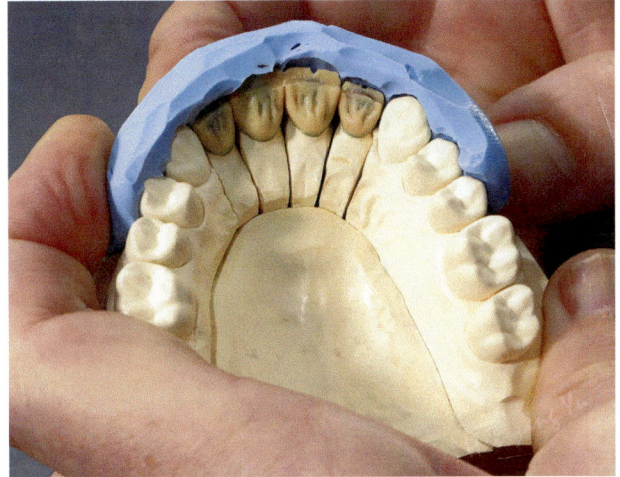

图 7-19　确定引导沟的深度一致

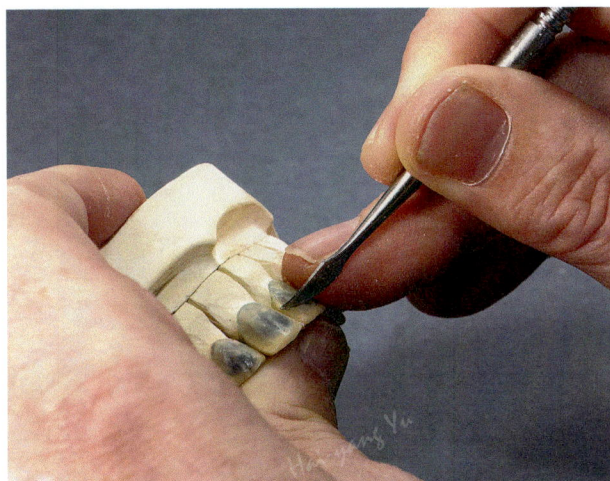

图 7-20　沿引导沟均匀去除唇面蜡层

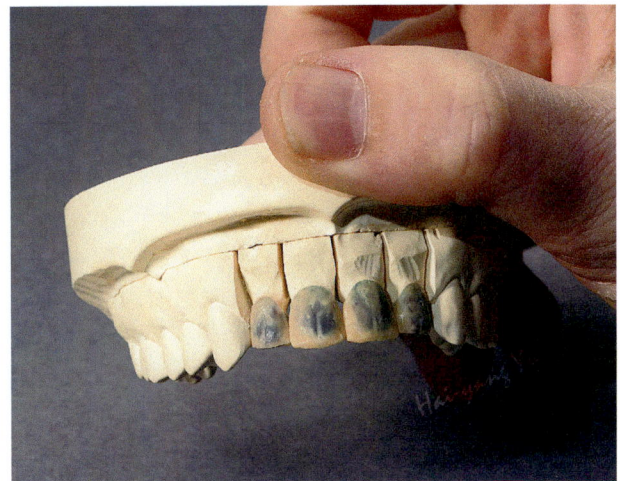

图 7-21　完成后的蜡型唇面

3. **邻面回切** 在唇颊面上画出邻面回切线，注意邻面金瓷衔接线应位于邻面触点的舌侧至少1mm处，邻面回切至舌面与金瓷衔接线连续，并保持金瓷衔接线的形状。

4. **舌面的回切** 对于全瓷覆盖设计，舌面的回切与其他牙面一样，均匀切除所需厚度的蜡层（图7-22）。对于部分瓷覆盖设计，则根据具体情况，切除部分或不切除蜡层，主要是使其他牙面的回切边缘与金瓷衔接线相一致。

（四）蜡型修整、抛光

在蜡型各个牙面完成回切之后，就需要对剩余的基底蜡型进行修整、抛光（图7-23、图7-24）。当然，也可以将这一步操作放在铸造完成之后进行，但是很显然，在蜡型阶段进行简便易行，省时省力。

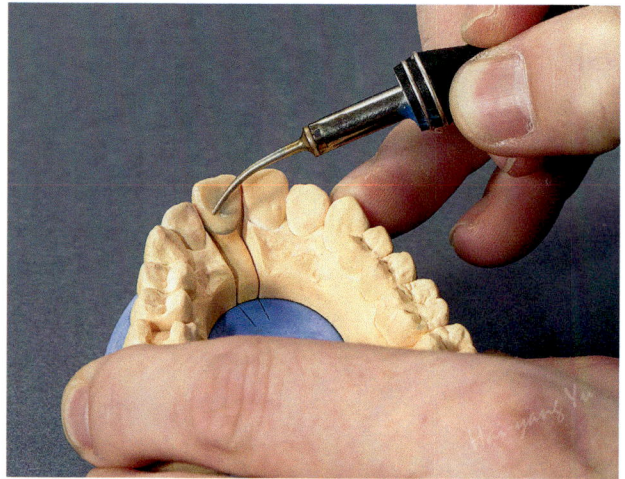

图 7-22　舌面的回切

首先将回切后形成的点线角修整圆钝，完成金瓷衔接的垂直对接形式。然后按照传统蜡型抛光的原则抛光。最后在蜡型包埋前重塑蜡型边缘，使金属基底具有优良的边缘密合性。

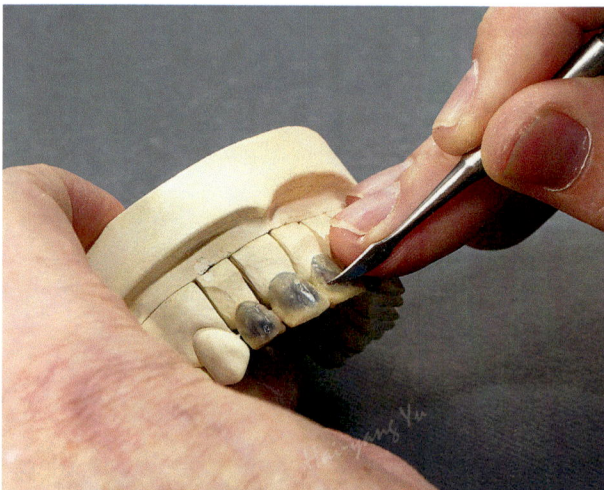

图 7-23　修整蜡型

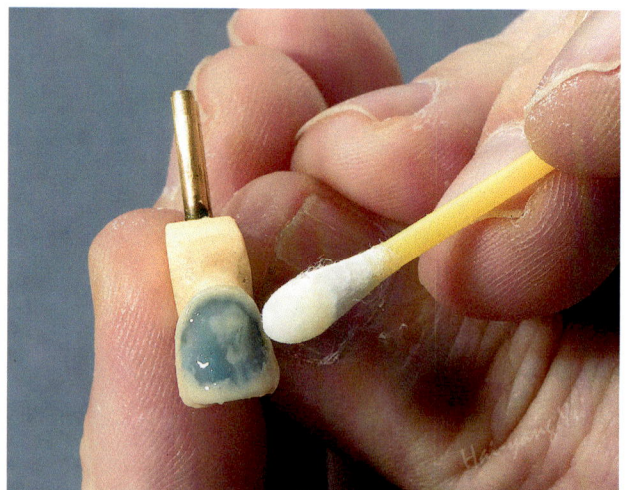

图 7-24　抛光蜡型

第五节　烤瓷前金属基底的处理

（一）除去包埋料

在去除了大部分包埋料之后，一些细微的包埋料颗粒可以用超声清洗的方法去除。用于高熔合金铸造的磷酸盐包埋料比普通的石膏包埋料更加难于去除，必要时可以使用喷砂的方法来去除包埋料，但在喷砂时应保持45°角，以免在去除包埋料时破坏边缘。

（二）打磨

主要是去除金属基底表面的小瘤以及尖锐的点线角。如果蜡型阶段的修整、抛光做得比较好，该步骤很快可以完成。

在打磨覆盖瓷的金属基底表面时应该注意，要避免产生过深的划痕而使得空气和打磨的碎屑嵌入金属表面（导致瓷的污染、变色和产生气泡）。打磨压力要轻，最好顺一个方向进行打磨（图7-25），可以避免打磨碎屑嵌入金属的划痕中。

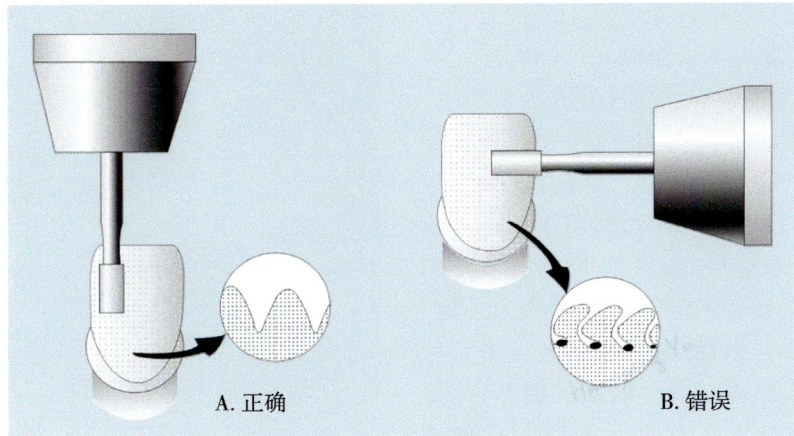

图 7-25　打磨的方向

　　金瓷衔接线区域的打磨比较困难,需要在细节上予以注意。在瓷覆盖区域预备完成之前,应该修整出金属颈环的轴面和可见区域的形态,然后用橡皮轮抛光(图 7-26~图 7-28)。这时,边缘应该保持原样,暂时不做处理。柱形的砂石尖或者钨钢钻头可以用来修整金瓷对接线处的将由瓷层覆盖的金属表面,这样很容易获得需要的直角的外形。剩余的不规则突起可以用球状钻头除去。在打磨完成后,需要用细粒度的氧化铝对瓷覆盖的金属表面进行喷砂处理,以获得一个光洁的表面。

　　在打磨的过程中,要使用相应的仪器测量金属基底的厚度(图 7-29)。金属的厚度小于 0.2mm 会导致烧结过程中金属的变形。

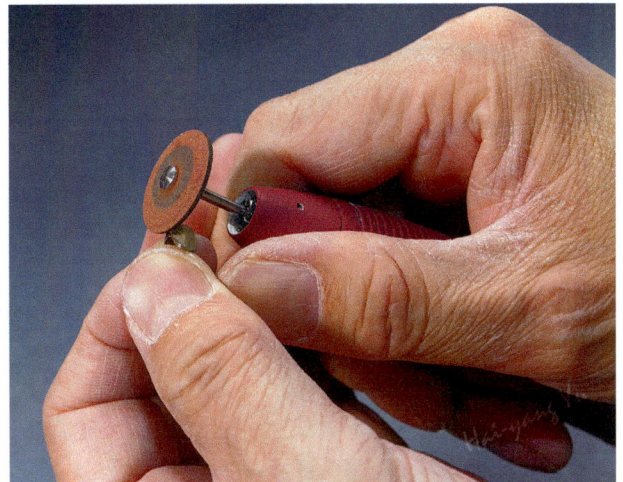

图 7-26　用薄砂片打磨金属基底的邻面

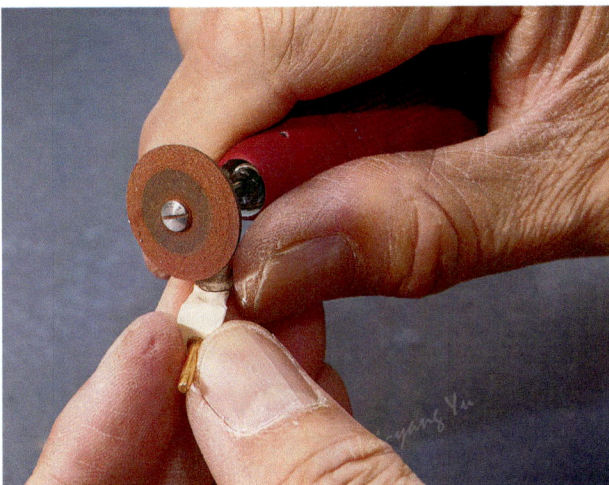

图 7-27　用薄砂片打磨金属基底的边缘

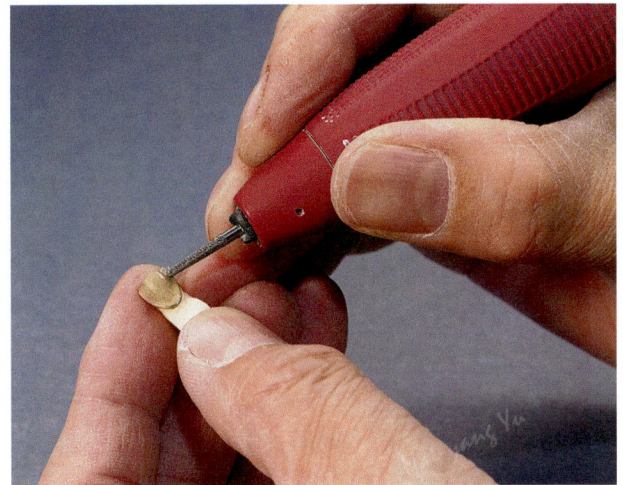

图 7-28　用钨钢磨头打磨金瓷衔接处

(三) 去除氧化物

金瓷结合的程度取决于合金氧化层的厚度。因此,铸造过程中在金属表面形成的过多的氧化物,必须用酸蚀或喷砂的方法将其去除,这样才能获得最大程度的金瓷结合(遵从合金生产厂家的说明书)。

1. 酸蚀法(化学法)　有很多种酸都可以用于去除或减少金属表面的氧化层,如氢氟酸、盐酸和稀硫酸等。由于这些酸都具有一定的毒性或腐蚀性,在整个操作过程中要十分小心,最好带上橡胶手套和保护眼睛的护镜。选择适合合金使用的酸液,用橡胶头的夹持器将铸件放入酸液中。将其盖好,放入超声清洗机进行超声清洗,清洗时间由生产商提供的说明而定。然后取出铸件,用自来水彻底冲洗干

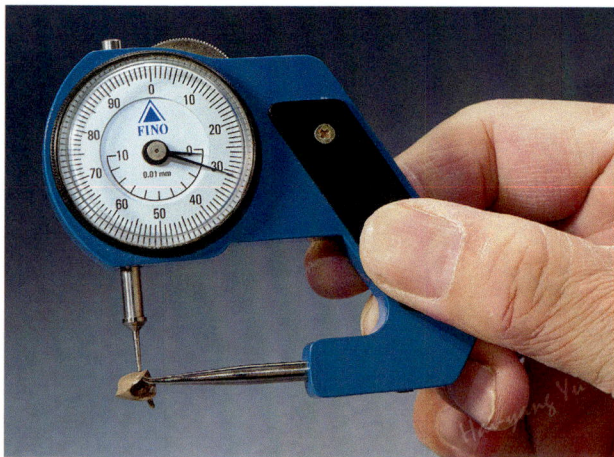

图 7-29　打磨的过程中及时测量金属基底的厚度

净。最后,将铸件放入蒸馏水中,再将装有蒸馏水的容器放入超声清洗机,清洗 10 到 15 分钟。

2. 喷砂法(机械法)　除了酸洗,铸件也可以用纯净的、120~200 目的氧化铝进行喷砂处理。氧化铝不能重复使用,防止造成金属表面的污染。然后用蒸馏水超声清洗铸件 10 到 15 分钟,或用水蒸气清洗铸件。

(四) 清洗

肉眼看来,一个制作良好的金属基底的表面很光滑,但在显微镜下观察,其表面仍然相当粗糙。必须除尽表面的各种微粒、打磨碎屑、油脂以及手指沾上的油污,因为这将影响到瓷的润湿程度,这对于良好的金 - 瓷结合是非常关键的。

可以将金属基底浸没于通用的清洗液中,用超声清洗机进行清洗。清洗时间根据不同的超声清洗机而定,5 分钟对绝大多数情况而言已经足够。残留的清洗液可以用蒸馏水冲洗除去。一些生产厂家推荐在此之后用 99% 的酒精冲洗(不应使用常规的 70% 的酒精,因其含有芳香烃和矿物油,这将会导致污染)。水蒸气清洗对于超声清洗而言是相当好的替代方案。为了防止后续过程中的污染,一旦清洗过程完成,就不应该再用手接触金属基底的表面。

(五) 除气、预氧化

除气(预氧化)是金属基底上瓷前的处理中很重要的步骤。"除气"是使用了多年的概念,指除去金属表面嵌入的有机残屑和吸收的气体(例如氢气)的过程。除了清除污染物和残留气体,高温过程还能使金属表面形成特定的氧化层。这些氧化物和金瓷化学结合密切相关。

近来,在口腔技师以及有关铸造工艺的文献中,"除气"一词已逐渐被"预氧化"所代替。所谓预氧化,指把金属加热至略低于该金属的熔点,以达到释放铸造形变的应力和吸入气体的目的,同时在金属表面形成氧化膜,以利于金瓷间的化学结合。因此,预氧化和除气实际上是相同的概念,都指在烤瓷炉中对金属进行热处理,其区别只是观察和认识的角度的不同。

(六) 涂结合剂

有些贵金属合金需要在烤瓷前涂一层结合剂。结合剂中混有直径 1~3μm 的铂颗粒,在高温下这些铂颗粒熔附在金属表面,可以与瓷层产生一定的嵌合作用,增大了金瓷结合力。

目前,烤瓷合金基底在塑瓷前的处理包括以上各种,根据具体合金的特点或有增加或删减。当然最主要的还是要根据生产厂家的说明进行操作。

在完成了上述操作之后,就可以进行塑瓷操作了。

(于海洋　黄嘉谋)

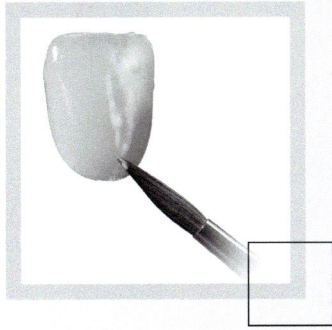

第八章

金瓷修复的塑瓷技术

在金属基底制作完成之后,接下来的操作包括塑瓷、外形修整及上釉等。其中塑瓷是整个工艺流程中的关键,技师不仅要能够把握不同瓷层的分布、厚度及空间位置,还应该具有准确的色彩分辨和调配能力。否则,不仅会增加后面外形修整和调色等操作的难度,而且很可能造成返工。因此,塑瓷的操作应做到尽善尽美。

本章就将从瓷体的堆塑、烧结完成后的外形修整以及烤瓷修复颜色的选择与调改等三大方面介绍烤瓷修复瓷体部分的操作原则及步骤。需要说明的是,本文介绍的只是一般的操作原则和步骤,由于不同技师的操作习惯及所用设备材料等条件的限制,在具体的工艺操作过程中,可以进行适当的调整。

第一节　材料和器械设备

一、瓷粉的组成及要求

金属烤瓷修复的瓷粉套装(图 8-1)一般由下列几种瓷粉组成:

1. 不透明瓷　又称遮色瓷,是金属基底上堆塑的第一层瓷泥,顾名思义,其主要的作用就是遮盖金属基底的颜色,以免影响瓷层半透明性的美观效果。此外,遮色瓷层与金属直接接触,可以为金瓷间提供各种结合力。

为了获得金瓷间的理想结合状态,不透明瓷在金属表面上应具有良好的润湿性,能够在金属基底上完全铺展。而其厚度在达到遮色目的的基础上,应尽可能的薄,否则会影响修复体的整体美观效果,一般来说烧结后的瓷层厚度不能多于 0.2mm。如果金属氧化层的颜色过深不易遮盖,可以选择氧化物含量高的遮色瓷,不能一味地增加厚度来遮色。

2. 颈部瓷和肩台瓷　用于修复体颈部的瓷粉,由于天然牙的颈部颜色较其他部位颜色深,因此通常需要专门的颈部瓷。

3. 牙本质瓷　又称为体瓷,相当于天然牙本质的部位和范围,是瓷层的主体部分,具有一定的透明度,而且其颜色也是烤瓷修复的主体色泽。体瓷含有相当大的颜色选择范围,以便于和相邻天然牙的颜色相匹配。

4. 釉质瓷　又称切端瓷,具有完全的半透明性,一般位于切端 2/3 或貽 2/3,用来模拟天然釉质的半透明状态。

5. 透明瓷　具有相当高的透明度,用来模拟天然牙透明度较高的部位。

6. 调拌液　用于调和瓷粉,形成可操作的瓷泥。

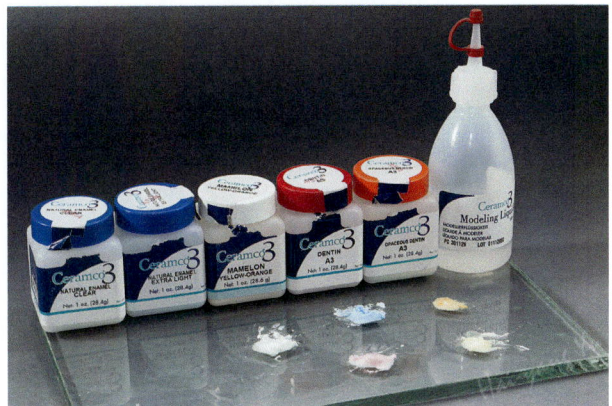

图 8-1　金属烤瓷修复的瓷粉和调拌液

其基本成分为水和氧化锌,有的还包括甘油,可以使调和好的瓷泥具有更长的操作时间。

二、塑瓷的基本工具

对于一般的塑瓷操作,通常需要下面的各种器械(图8-2、图8-3):

1. 毛笔　有各种类型大小的毛笔用来进行塑瓷操作。一般来说,中号毛笔用来堆塑瓷泥,小号的用来上少量的颜色或上釉,而大号的则用来抛光瓷面。毛笔一般使用动物毛制作,如貂毛,也有用人造毛制作的毛笔。另一类常用的毛笔(大10号),即蠕动毛笔(whipping brush)(见图8-3),其毛质软、面积大,具有多种用途,如堆瓷、外形修整、填压瓷泥等。此外,工具套装里还应该包括硬毛的平头毛笔。

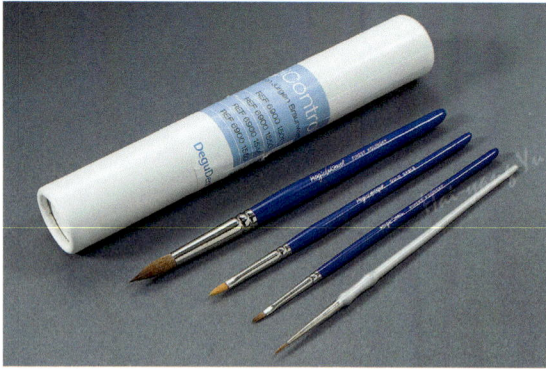

图8-2　一套塑瓷笔,它由各种形状和大小的毛笔构成。不同型号的毛笔具有不同的作用

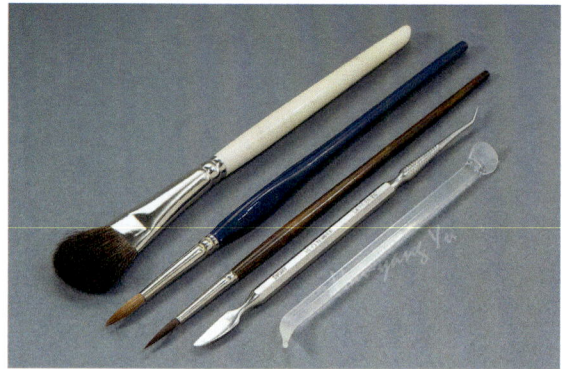

图8-3　Vita瓷粉上瓷的套装工具的部分。包括一个大10号的毛笔、中号和小号上瓷毛笔各一、金属雕刀和一个玻璃调拌棒

2. 雕刻刀　用来成形和雕刻瓷泥的器械,有各种形状和不同尺寸的型号(图8-4)。刀状的一端主要用来堆塑瓷泥和填压等操作;而另一端成小勺状,可以用来取少量的颜色瓷粉。两端都可以用来雕刻形成瓷体。而柄部的锯齿状结构主要用来振动夹持钳进行瓷体缩聚。

3. 调拌刀　用来取出、调和瓷粉形成瓷泥。根据材料的不同分为金属调拌刀和玻璃调拌刀等类型(图8-5)。金属调拌刀使用时容易因磨损脱落金属碎屑,从而污染所塑瓷粉,使烧结后的烤瓷变色,而玻璃调刀虽无此缺点,却因顶端过厚影响手工操作。

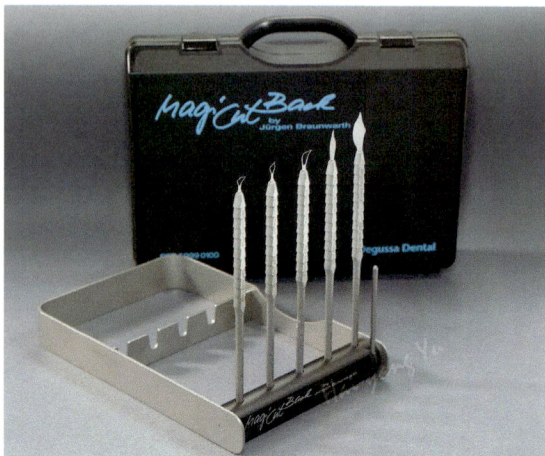

图8-4　雕刻器械

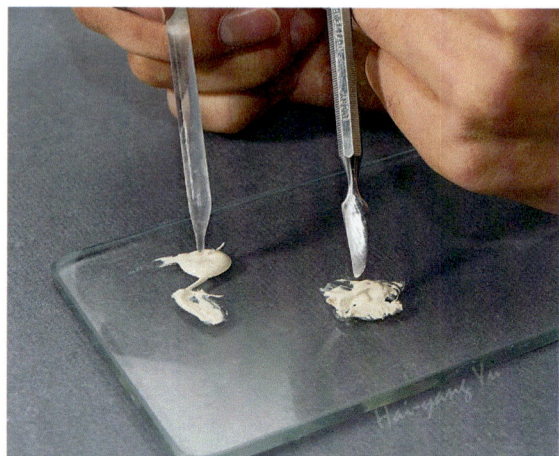

图8-5　玻璃调拌刀(左)比金属调拌刀(右)更适合调拌瓷粉,因为瓷粉、调拌盘等会与金属器械间产生摩擦磨损,生成的金属磨屑就会污染瓷泥,使烧结后的烤瓷变色。图中所示为相同颜色的不透明瓷的两种调拌混合物,但是右边的因为金属的污染而使其颜色较暗

4. 回切刀　雕刻器械里另一个必要的工具就是回切刀（见图8-4），其刀片较薄，且具有一定的韧性，可以用来雕刻、回切牙本质瓷层。

5. 夹持钳　在堆塑瓷泥及填压的过程中，需要使用小直钳或弯钳夹持金属底冠，以利于在金属基底上进行塑瓷操作（图8-6），这种钳又称为夹持钳。但是，如果直接夹持金属基底的边缘，很容易使菲薄的金属边缘变形，因此，在前期制作金属底冠的时候，通常保留一个金属柄，不仅方便金属基底及烤瓷冠的取戴，而且可以给夹持钳（图8-7）提供夹持位置。金属柄一般在烤瓷上釉完成之后切除并修整抛光。

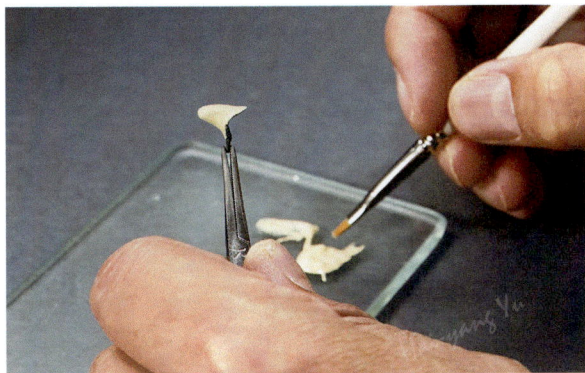

图8-6　塑瓷过程中夹持钳用来固定金属底冠，塑瓷笔可以在基底面任何部位操作

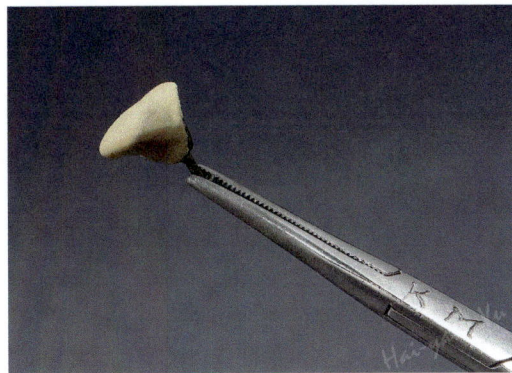

图8-7　金属基底上的金属柄用来放置夹持钳

6. 填压槌　在堆塑瓷泥的过程中要经常地排除瓷泥中的水分，并填压瓷体，通常需要用到填压槌（图8-8）。通过轻轻敲击夹持钳或者工作模型使瓷泥中的水分渗到瓷泥表面，从而达到使瓷泥缩聚的目的。

7. 调拌板　用来调和瓷泥的板子，通常使用玻璃板（图8-9）。也有专门设计的瓷盘（图8-10），可以同时调和不同颜色的瓷泥。

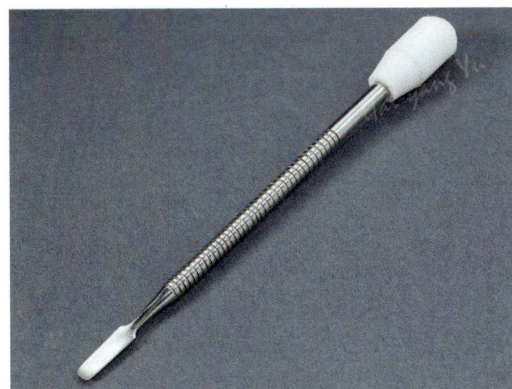

图8-8　填压槌

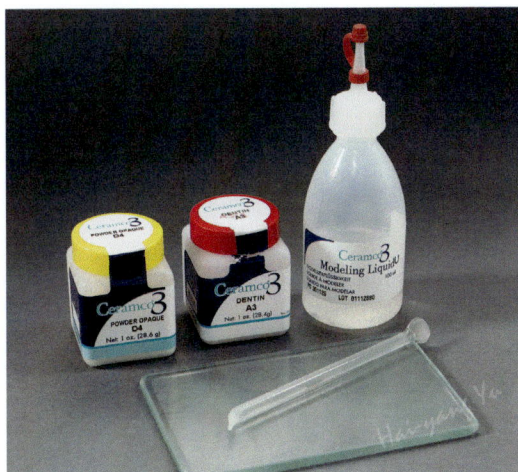

图8-9　玻璃调拌板

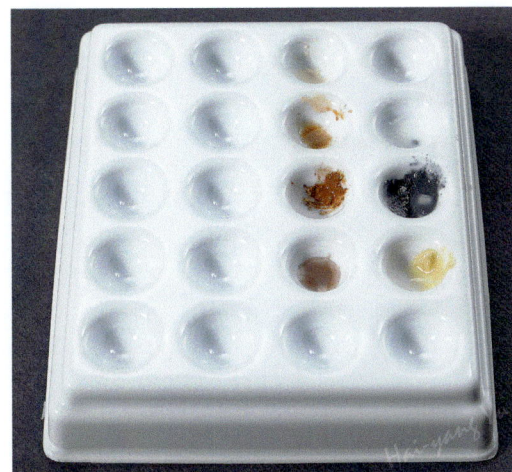

图8-10　调拌瓷盘

第二节　塑瓷的基本知识

一、塑瓷的基本方法

常用的塑瓷方法包括两种,即笔积法和调刀法(表8-1)。笔积法是用塑瓷毛笔在一定的条件下逐渐加瓷,最终形成设计的瓷体形态,它表达出的颜色比较自然。但瓷体水分大,需要经常吸水,而且反复添加的过程中可能带入气泡,操作过程比较慢,此外,还需要换别的工具进行填压吸水操作。适用于少量精细的加瓷和上釉操作。

表 8-1　笔积法与调刀法的对比表

笔积法	调刀法
因笔含有的水分,在构筑时可长时间保持湿润,但是会有水分过多的倾向,因此必须常用面巾纸或纱布吸水	不会有水分过多的现象,因此不必反复地吸水操作
只能一次少量地构筑,全部构筑后因多次反复操作,有可能埋入气泡而且也较费时	可以大量地构筑、操作很快,埋入气泡的概率较少,用调刀背可切压,因此牙冠形态的形成不但简单且速度亦较快
少量地追加时,因笔尖的水分使先前的构筑面易于接受追加的烤瓷且较容易控制。因此用于精细的操作时如上釉质瓷及特殊色瓷时很适用	少量加时,水分会被下层瓷泥吸收,因此追加不易,较难控制,为了使陶瓷易于追加填入,因此必须加压而容易封入气泡,且会使下层的瓷层移动,导致裂纹的产生
填压时必须使用别的器具来做振动	用调刀在表面抹平或轻敲,不必换器具便可做填压操作

调刀法使用调刀一次堆放大量的瓷泥,堆塑时不需反复吸水,不容易带入气泡,而且操作迅速,成型快,不必换工具即可振动排水。适用于堆塑牙本质瓷。

在堆筑瓷层时,应该根据具体的操作步骤结合上述两种方法进行操作。两种方法各有优点,应该根据操作的具体步骤来定,没有必要绝对判断哪种方法更好。

二、填压瓷泥、吸水的方法

所谓填压瓷泥,指的是让瓷泥中的瓷粉颗粒自身紧密的操作。随着瓷粉颗粒彼此靠得更近,原来存在于瓷粉颗粒之间的水分和气体就移向了瓷泥的表面,从而达到减少烧结时体积收缩,增加瓷层烧结后强度的目的,以保证瓷层的半透明度。

填压瓷泥的操作主要通过振动和吸水完成的。振动的方法包括填压槌敲击模型底座、用雕刀锯齿状手柄以及超声振荡器振动夹有修复体的夹持钳等。振动时要掌握好振动的强度,过强会使堆塑好的瓷层变形。而过弱则难以达到瓷泥缩聚和排出水气的作用。吸水法最好使用白色的干净纸巾或面巾,因为带有颜色的纸巾或面巾可能污染瓷泥。吸水时纸巾放在修复体的舌侧,以免吸走瓷泥中颗粒较小的颜料而使烧结后的修复体颜色发生改变。

下面就具体介绍各种填压瓷泥、吸水的方法:

1. 毛笔填压法　在塑瓷毛笔添加瓷泥的过程中,可以轻轻抖动笔杆,一边填压瓷泥,一边振动,从而使瓷粉颗粒下沉,水分和气体渗出。再用洁净的卫生纸或者干燥的毛笔将水分吸去。

2. 振动法　可以使用雕刀柄上的锯齿刻纹在夹持钳的颈部来回移动,使修复体产生振动。或者在修复体戴在模型上时,用填压槌敲击模型底座。通过上面的操作使过多的水分渗到瓷泥表面来,然后使用纸巾或面巾等进行吸水操作。目前市面上也有通过超声波振动器来达到振动的效果,不论使用何种方法,都要在操作的过程中控制好振动的强度。

3. 加水沉淀法　是排除瓷泥中的气泡的一种方法。当瓷泥过干,有气泡不易排出时,可以先用毛笔加少量的水分,使瓷粉颗粒向下运动,从而排除气泡,达到填压瓷泥的目的。

4. 添加干瓷粉法　这种填压瓷泥的方法用的相对少一些。也就是通过干瓷粉达到吸水的目的,这种方法对技师的技术要求较高,且不能盲目地添加瓷粉,而是在需要添加瓷粉的地方添加,同时又能达到填压瓷泥的目的。

5. **热风技术**　上述几种方法基本上都是利用传统的吸水方法,即使用干的纸巾或面巾,利用毛细作用达到吸水的目的。但由于在吸水操作中水分的流动,不同瓷层间的颗粒很容易随着水分移位,或者在吸水的过程中吸走小的颜色或瓷粉颗粒,使完成后的烤瓷修复体的颜色发生变化,不能达到预期的目的。为了解决以上的缺点,在最后的吸水阶段,可以在热风机的微微热风条件下将经过填压渗出表面的水分蒸发掉,这种技术就称为热风技术。采用热风技术,操作者可以缩短操作时间、减缓水分的移动,进而抑制颜料颗粒的移位。同时由于不直接接触堆塑的瓷层,可以避免烤瓷层的变形。

第三节　瓷体堆塑的操作步骤

一、堆塑遮色瓷

(一) 遮色瓷堆塑的步骤

遮色瓷的堆塑对修复体的基本色调以及金瓷结合力的获得具有重要的意义。其涂塑方法根据涂塑方式的不同可分为三种:一是喷枪喷涂法;二是毛笔涂塑瓷泥法;三是喷涂液体再撒瓷粉法。最常用的是毛笔堆塑法,该法根据烧结次数又分为一次法和二次法。一次法是一次堆塑足够厚度的瓷层,二次烧结法是指遮色瓷第一层涂得很薄,并在比规定温度高 20℃下烧结,然后根据情况在进行二次涂塑烧结,达到需要的厚度和效果,必要时还可以进行底层的特殊染色处理。

此外,遮色瓷烧结后的基本色调应当和修复体最终的色调相一致。通常天然牙齿的颈部、体部以及切端的色调有差别,在堆塑遮色瓷的时候,也应当分别进行。下面就是根据不同的部位进行遮色瓷堆塑的步骤(图 8-11~ 图 8-18)。

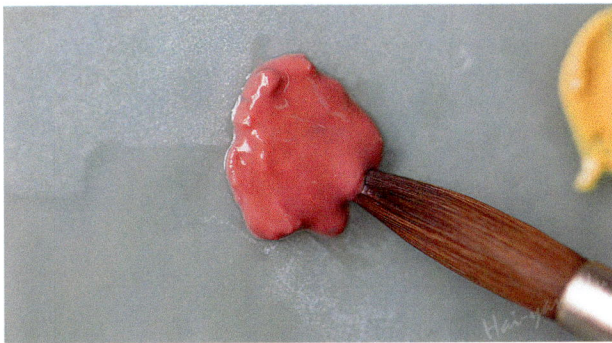

图 8-11　调和遮色瓷泥

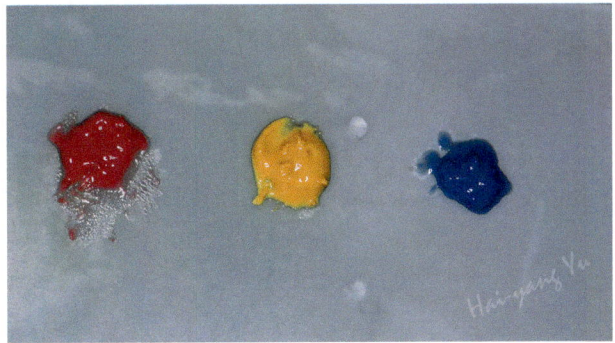

图 8-12　调拌好的颈部(粉红色)、体部和切端(蓝色)的遮色瓷

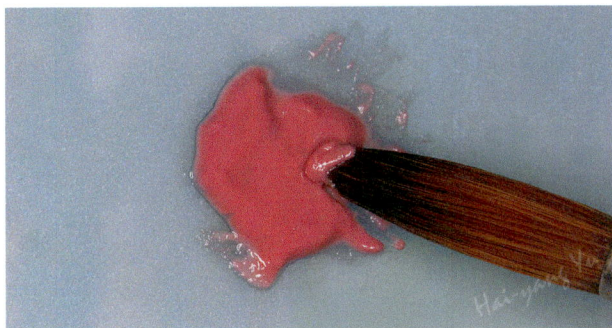

图 8-13　用毛笔挑取少量调和好的瓷泥。注意上瓷前要用镊子夹住冠的柄部,用毛笔润湿金属表面

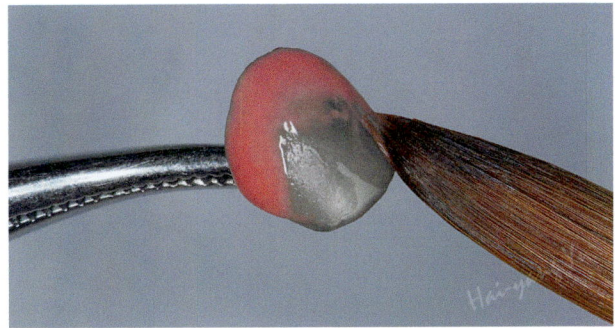

图 8-14　注意每种遮色瓷放置的位置。该图显示堆塑颈部遮色瓷时的情况

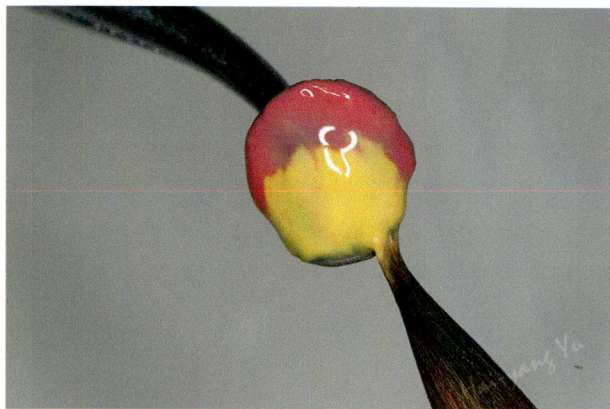

图 8-15　堆塑体部遮色瓷

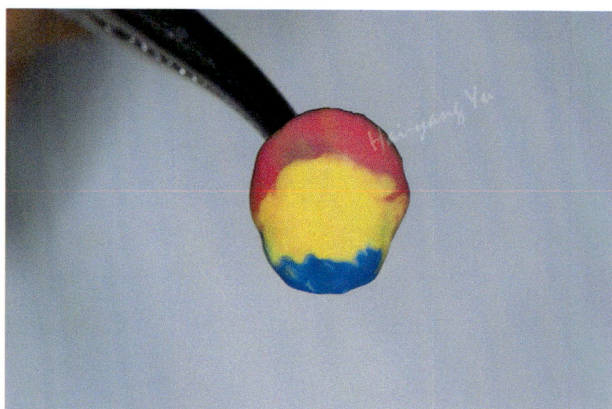

图 8-16　最后堆塑切端遮色瓷

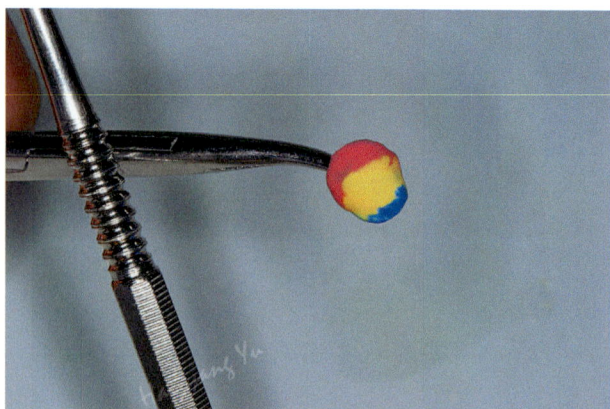

图 8-17　填压。开始用毛笔轻轻的振动,然后用雕刀轻敲镊子,接着用雕刀的锯齿状的柄部摩擦镊子来产生更强的振动

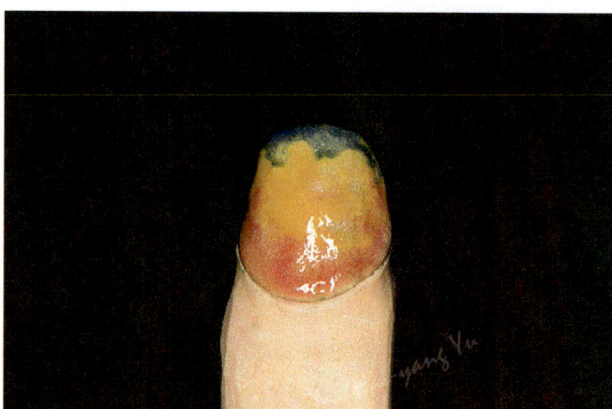

图 8-18　遮色瓷烧结后的外观。注意从切端到颈部颜色逐渐变化

(二)遮色瓷操作中的注意事项

遮色瓷是第一层堆塑的瓷层,对于整个瓷层堆塑和修复效果具有重要的意义。因此,在操作的过程中应仔细小心,严格按照产品的说明进行操作。此外,还应注意以下几点:

1. 瓷泥的稀稠度要合适　对于遮色瓷来说,除了厚度适当,还应当均匀一致。瓷泥过稀容易流动,聚集在金属表面凹陷的部位。瓷泥过稠又不容易在金属基底面上铺展。

2. 涂塑颈部瓷泥时,毛笔尖要锐,蘸取适量的瓷泥,不能使瓷泥流入金属基底的组织面。由于临床上颈部的金属最容易透色,还应保证完全遮盖金属色。

3. 由于金属表面的凸凹不同,填压瓷泥时容易使瓷泥在低处聚积。为了避免这种情况的发生,除了调拌好瓷泥的稀稠度以及控制好毛笔的含水量外,还应该及时地进行吸水操作。

瓷泥最初含水比较多,应该在瓷泥不流动的前提下,轻轻振动金属基底,使少量的水分浮到表面,立即吸干浮到表面的水,使瓷泥变干,含水量减少,直至在强烈的振动下瓷泥都不再流动。

二、堆塑颈部瓷

颈部的颜色通常较体部更深,透明度较低,因此,多数厂家都有专门设计的颈部瓷。而对于一些有牙周疾病及牙根暴露的患者,则需要专门的颈部瓷进行修饰。

颈部的瓷层厚度(图 8-19)一般较薄,主要是一些颜色的处理。除了在邻面区,可堆塑较厚的瓷层,因为大部分天然牙在这个区域发生颜色的改变。由于瓷泥烧结后的体积收缩,颈部瓷泥应堆塑比预期的体积更大,侧面观应呈水滴状(图 8-20、图 8-21)。而对于牙根暴露的病例,还应当进行专门的染色设计。

由于颈部瓷的量较少且位于修复体的最边缘处,其烧结温度应比体瓷的烧结温度低 20~30℃。有时候颈部瓷也可以与体瓷材料一起堆塑和烧结,但是最好还是单独堆塑颈部瓷,这样烧结后如果发现颜色不妥,还可以通过染色进行调改(图 8-22)。

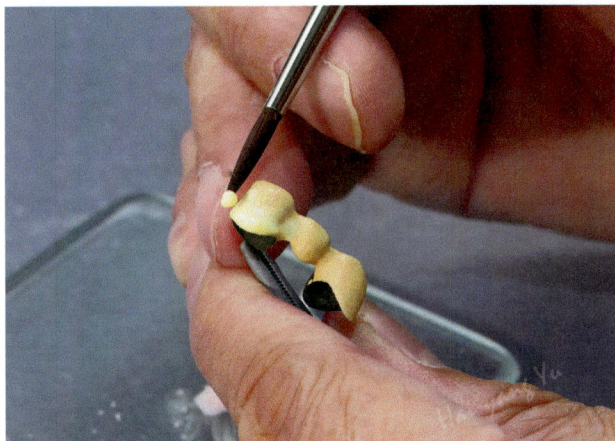

图 8-19　构筑颈部瓷

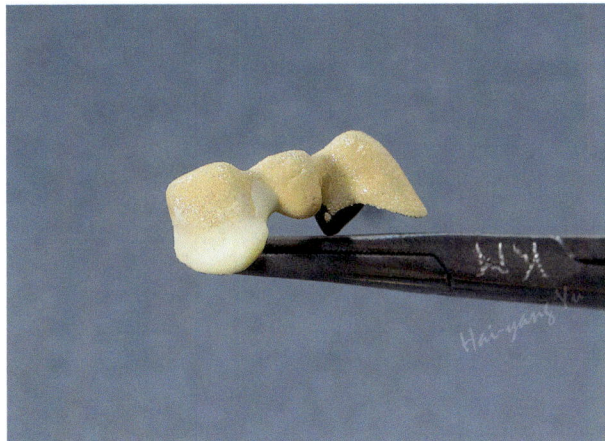

图 8-20　构筑完成的颈部瓷形态,应大于预期的体积,以弥补烧结收缩

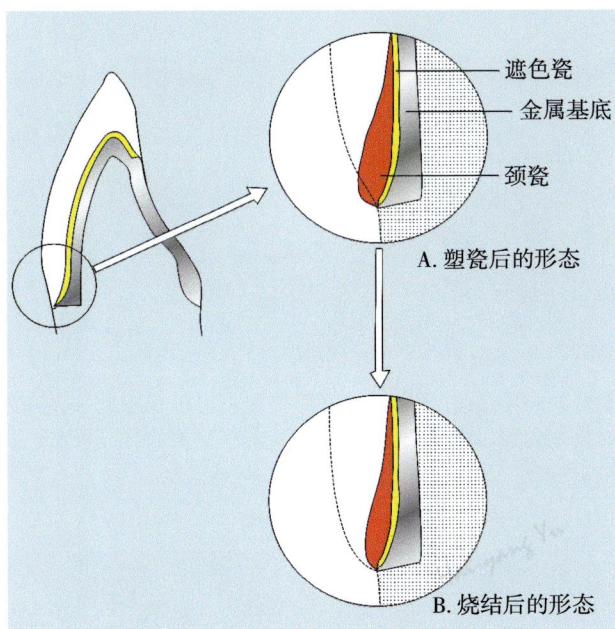

遮色瓷
金属基底
颈瓷
A. 塑瓷后的形态
B. 烧结后的形态

图 8-21　颈部瓷堆塑完成的示意图

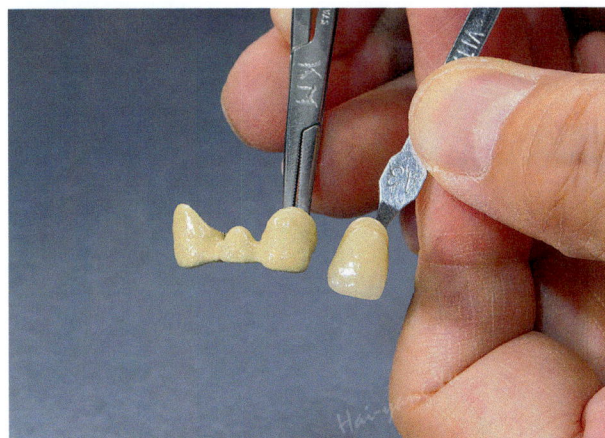

图 8-22　烧结后的颈部瓷与标准色标的对比

三、堆塑牙本质瓷(图 8-23~ 图 8-32)

牙本质瓷,又称体瓷,是烤瓷修复塑瓷操作的主体部分,因此其操作非常重要。如同金属烤瓷修复的熔模操作一样,为了使堆塑的瓷层具有清晰的层次结构。也采用首先形成完整修复体的形态,然后进行回切操作的方法。因为牙本质瓷的随便堆积绝不会产生精确的层次结构和包绕效应。此外,堆塑的时候还应充分考虑瓷泥烧结后的收缩效应,准确地控制瓷层的位置和厚度。但由于瓷层的回切,此时不必堆塑成体积过大,只需要切端稍厚即可。

牙本质瓷只有一种颜色,可以大量地堆塑,通常使用调刀法。瓷泥应先在调拌板上排除气泡,每单位牙齿可以一次构筑。用调刀快速的形成冠的外形,并紧密地填压瓷泥,使瓷层紧密均匀。

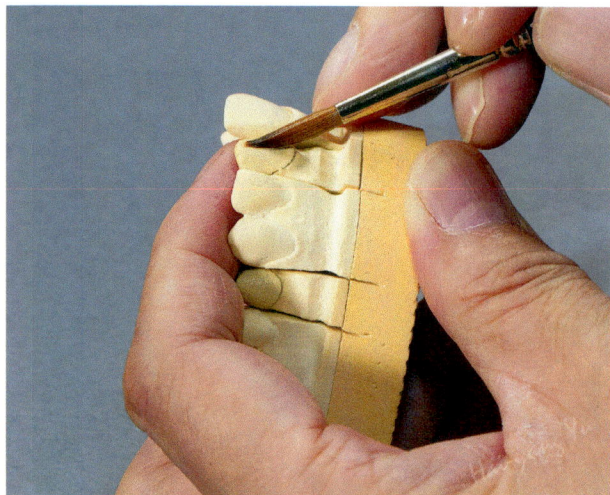

图 8-23　用水润湿完成的遮色底层

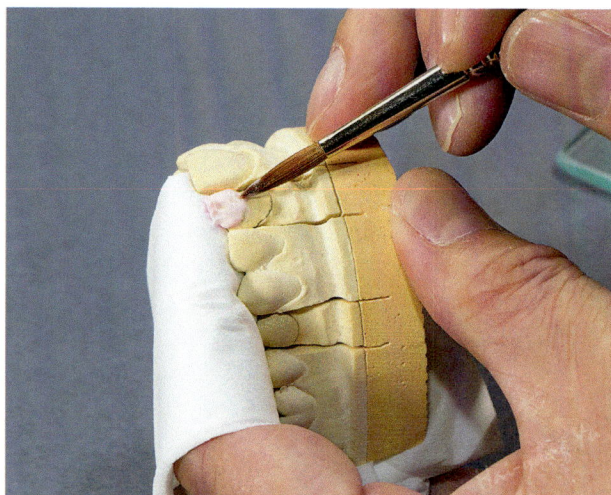

图 8-24　在颊侧用面巾纸来防止切端堆塑的牙本质瓷向舌侧塌陷,同时也吸收堆塑的瓷泥中的水分

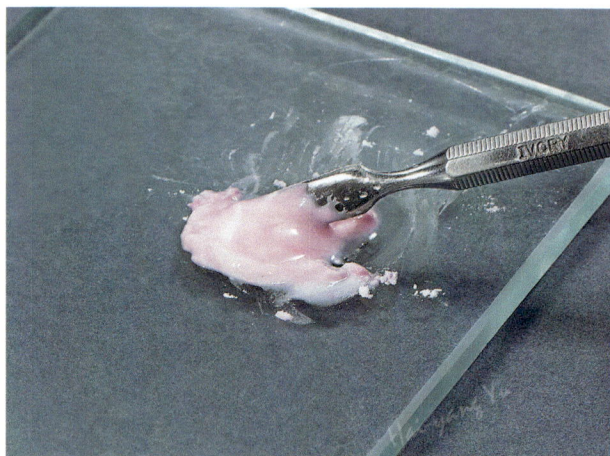

图 8-25　用调刀调拌牙本质瓷泥

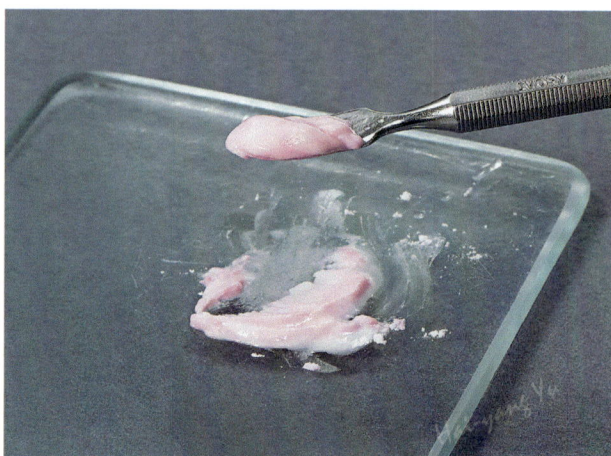

图 8-26　用调刀蘸取调和好的瓷泥。可以轻振调刀,小心的获取瓷泥,这样不会在调好的瓷泥中形成裂纹,同时又去除了气泡

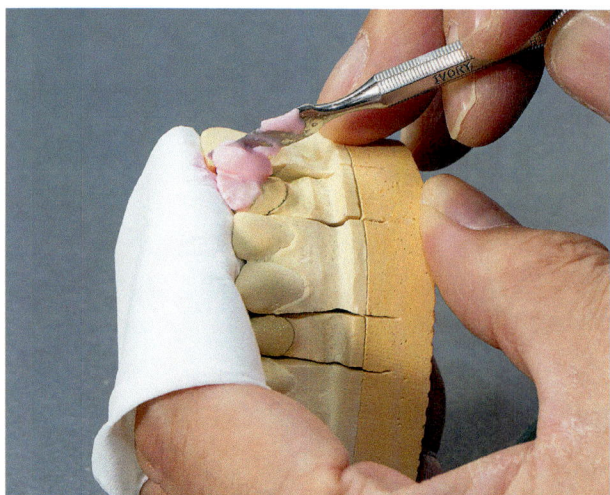

图 8-27　用调刀法堆塑牙本质瓷

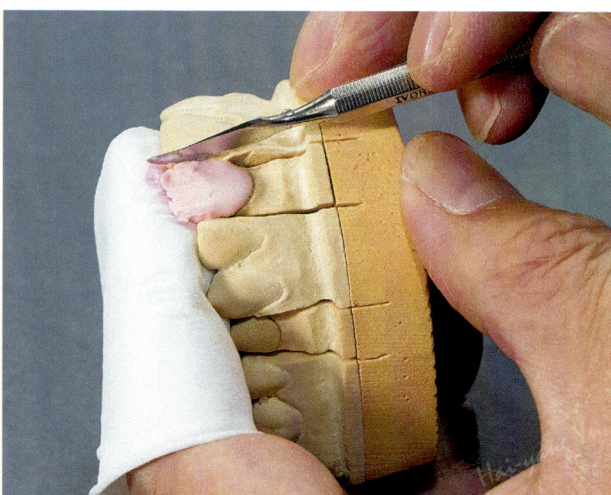

图 8-28　将瓷泥雕成牙冠的正常外形

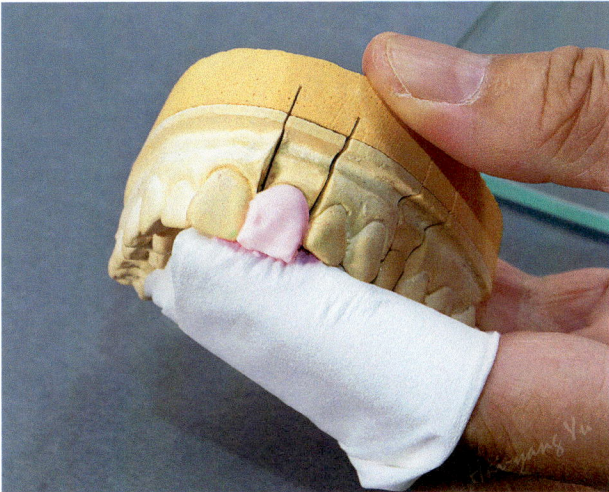

图 8-29 一边在舌侧用面巾纸吸水,一边用雕刀修改外形,并通过小槌子轻敲模型,从舌侧吸水来达到有效的填压

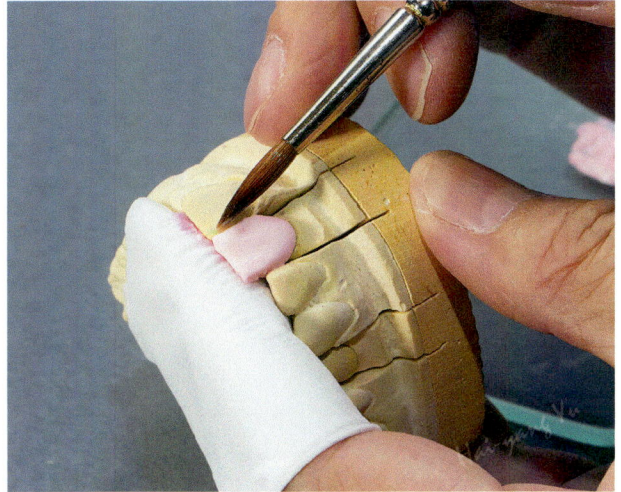

图 8-30 用毛笔修整外形

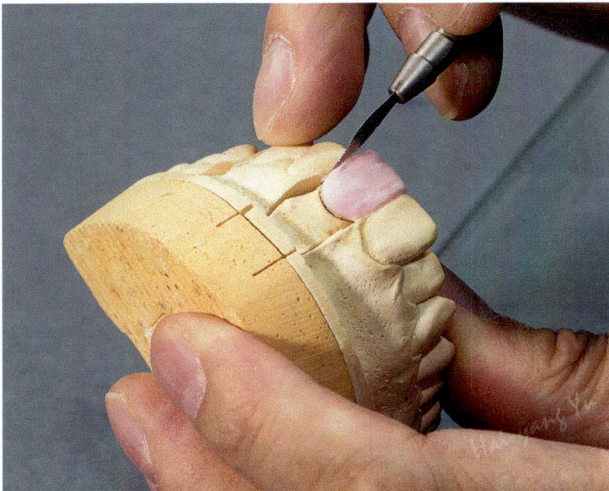

图 8-31 用刀片去除邻面过多的瓷泥

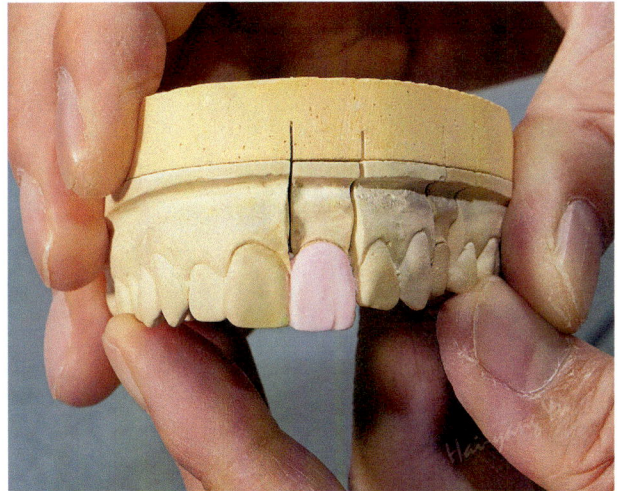

图 8-32 构筑和填压之后的外形。牙本质瓷几乎同对侧的牙有相同的形态和大小,仅切缘厚约 2mm

四、牙本质瓷回切

牙本质瓷层的回切除了为表面的釉质瓷和透明瓷提供空间位置,还可以为牙本质瓷制作出类似天然牙本质的包绕结构,并形成准确的瓷层结构。

瓷层的回切操作同熔模的回切操作一样,首先标记出需要切割的部分,再按标记线进行精确的切割。但瓷层的性能不同于熔模材料,不容易定位,且瓷层容易崩塌,因此操作时应十分小心。回切之后的外形大小并不是最终牙本质瓷的形态,要考虑瓷泥烧结后的收缩作用。当然,由于天然牙的形态不尽相同,所以回切后的牙本质的外形也各有不同。牙本质瓷体的回切包括唇面的回切、邻面的回切和形成指状结构等操作步骤。

(一) 唇面回切

包括切 1/3 的回切、中 1/3 的回切及回切面的修整三部分。

1. 切 1/3 的回切(图 8-33~ 图 8-37) 正常牙齿的唇面具有一定的凸度,所以一刀到底的回切方法不能获得理想的唇面外观。因此,可在切 1/3 和中 1/3 处分别进行两次切割。首先,在牙本质瓷的切端唇侧边缘 1mm 处画一条标记线,以这条线为参考,在唇侧切三分之一进行切割。

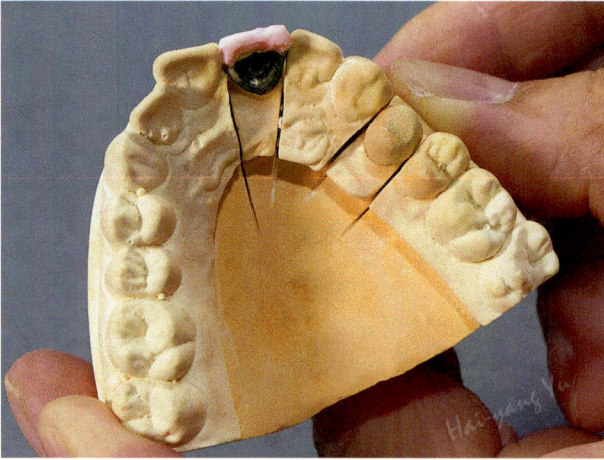

图 8-33 回切前牙本质瓷的切向观,在牙本质瓷的切端唇侧边缘 1mm 处画一条标记线,牙本质瓷堆塑得稍厚(约 1.5~2.0mm)

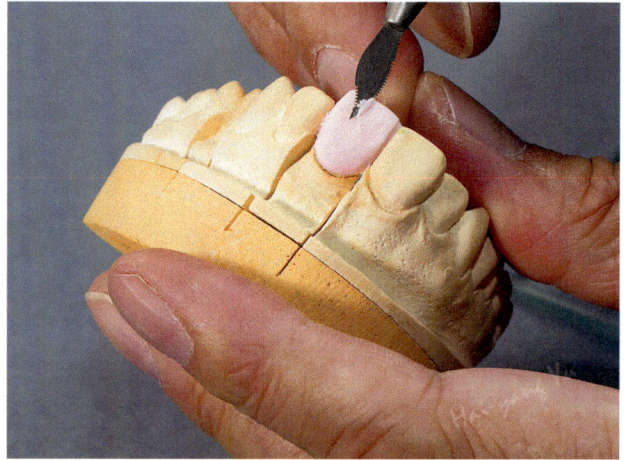

图 8-34 以标记线为参考,用回切刀片在唇侧切 1/3 进行切割

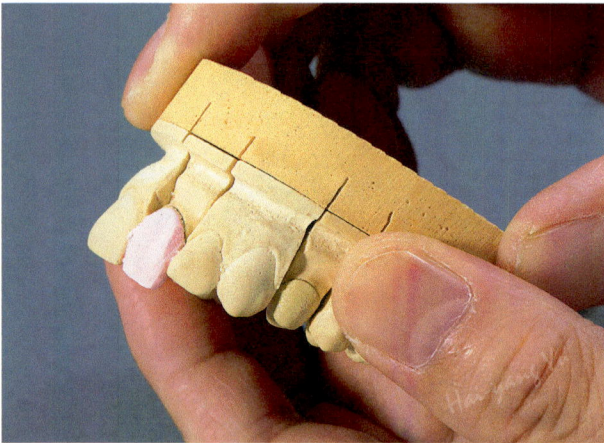

图 8-35 回切后的唇面观

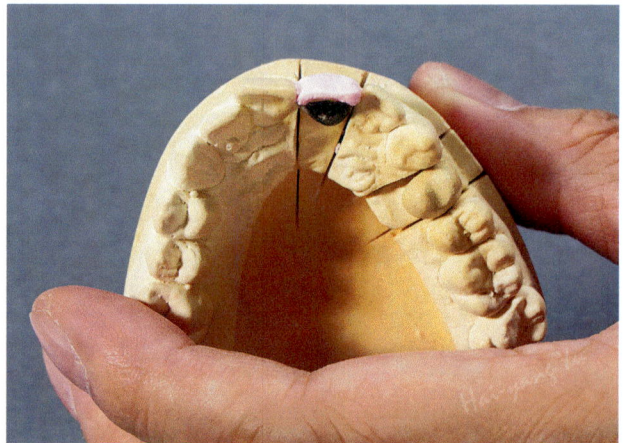

图 8-36 回切后的切端观

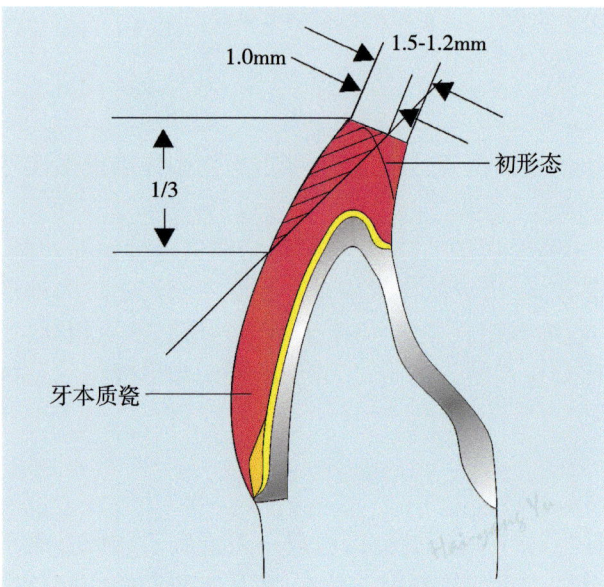

图 8-37 唇面切 1/3 的回切示意图

2. 中 1/3 的回切(图 8-38~ 图 8-40) 中 1/3 的回切要注意在唇面形成一定的凸度。如上颌中切牙,从切缘向颈部看,唇面常向舌侧偏转并形成一定的弧度。

3. 修整回切唇面 用毛笔轻轻消除两次回切面之间的瓷层棱角。然后用湿毛笔从切端到颈部轻轻抹平,并形成一定曲度的轮廓。然后用刀片刺检,检查牙本质瓷层的厚度(图 8-41)。

用刀片刺刻瓷层最薄的部位(切 1/3)来检查瓷层是否有足够的厚度。该区未烧结前的牙本质瓷的厚度至少为 0.7mm,同时还有适当厚度的不透明牙本质瓷(图 8-42~ 图 8-44)。

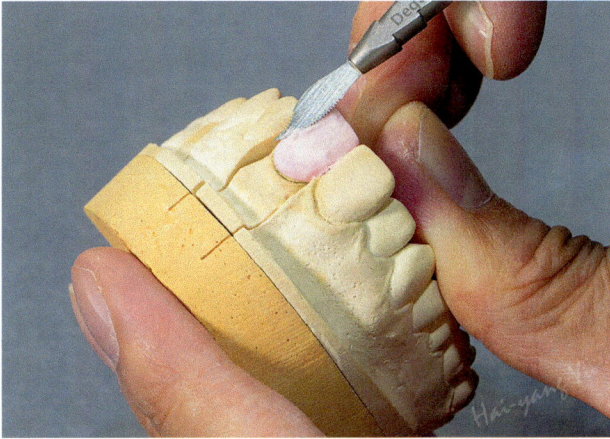

图 8-38　在中 1/3 进行回切

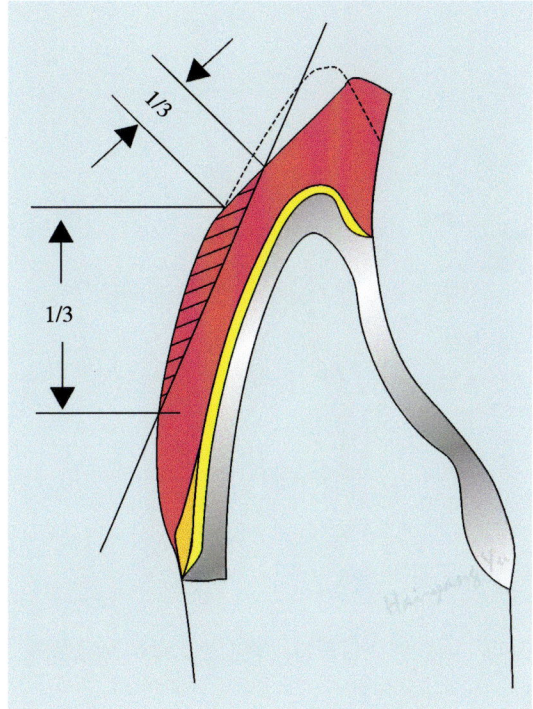

图 8-39　完成中 1/3 回切的唇面观

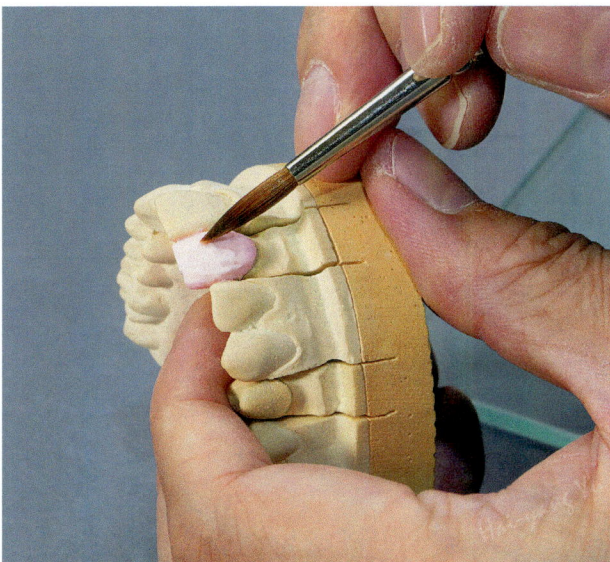

图 8-40　唇面中 1/3 的回切示意图

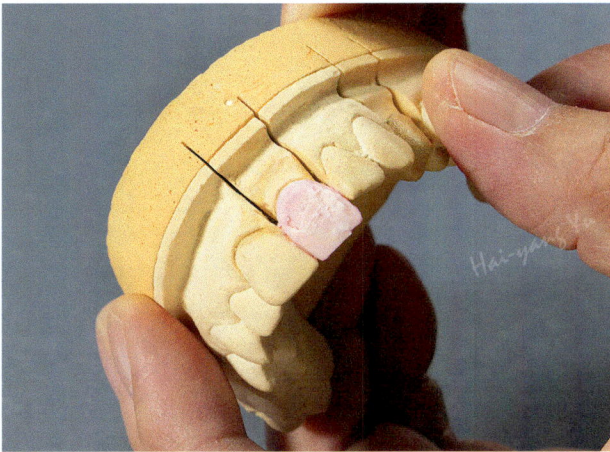

图 8-41　用润湿的笔抹平两次回切面之间形成的角度，并形成由切端向颈部过渡的曲面

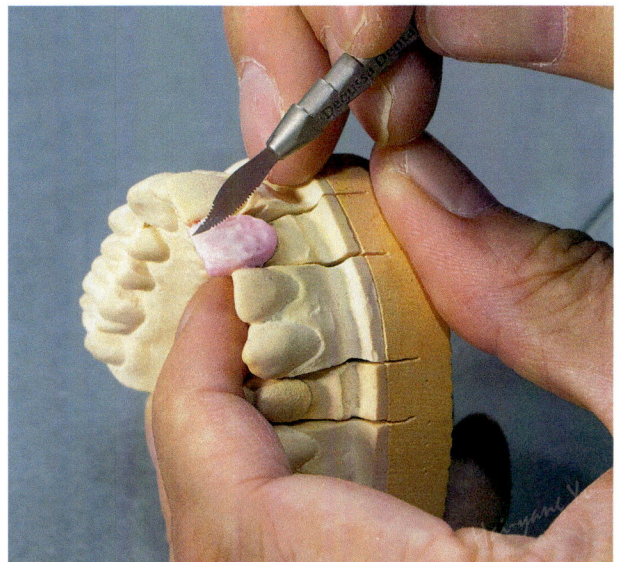

图 8-42　在切 1/3 检查牙本质瓷的厚度

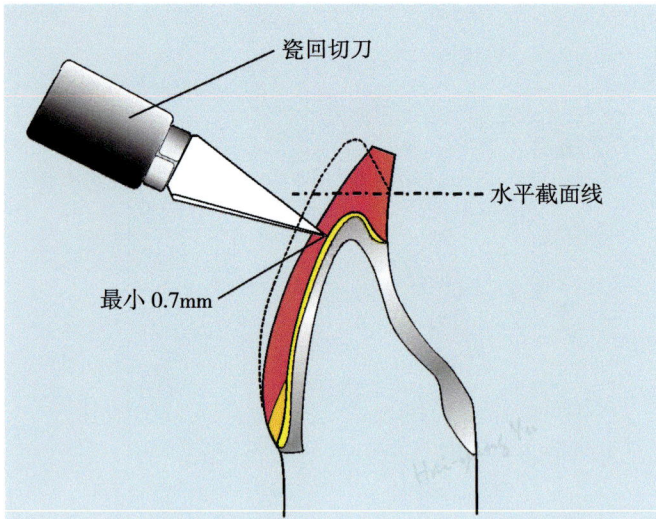

图 8-43 唇面回切后用刀片刺检查的纵剖面示意图

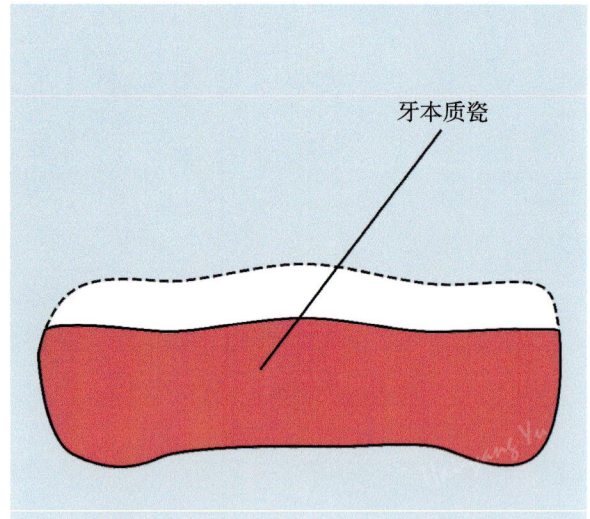

图 8-44 回切后切端的横剖面图

(二) 邻面回切

为了表现出釉质瓷对牙本质的包绕效果,需要用和唇面回切相同的方式进行邻面回切(图 8-45~ 图 8-50)。但在邻面除了切龈向,颊舌向也有一定的凸度,而且远中面比近中面更明显。因此,操作时,应注意维持邻面的这种凸度。同样,在回切之前也应画出精确的标记线,因为邻面的多面回切是很困难的,必须严格按照标记线来切割。而且,回切之前应首先画出指状结构的位置,否则,邻面回切之后不容易定位。

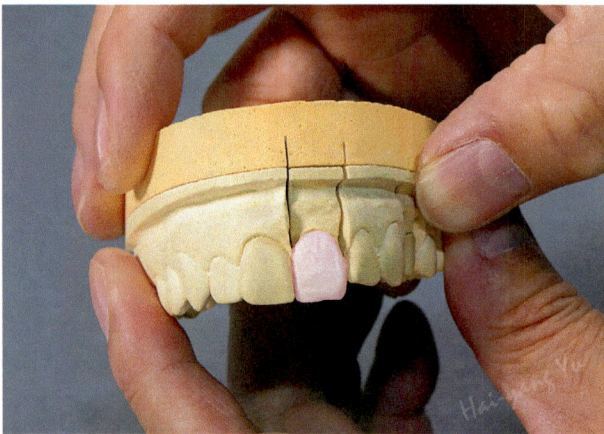

图 8-45 唇面观。画回切标记线。当唇面回切完成之后,在回切面和邻面就会形成一个角度,以这个角度作为参考标准,画一条距其1mm的切龈走向并有一定轮廓的标记线,同时在舌面画标记线。在切端标出指状结构沟的位置

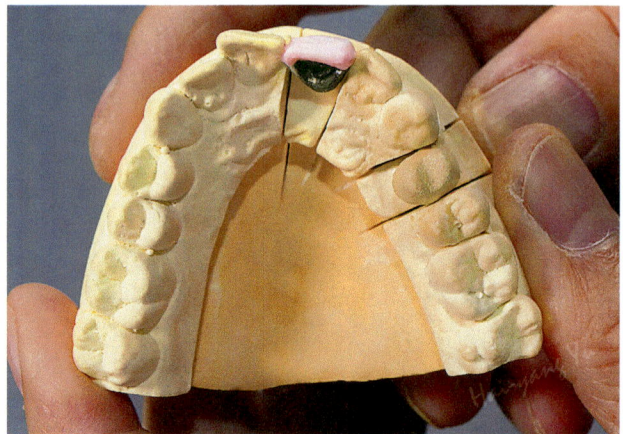

图 8-46 切向观

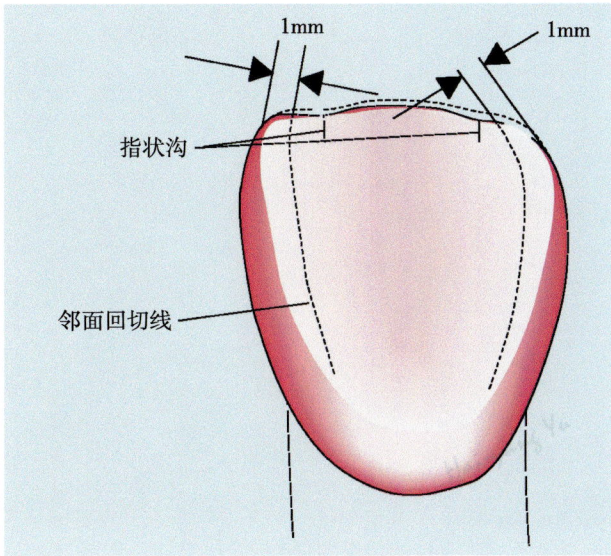

图 8-47　邻面回切标记线示意图

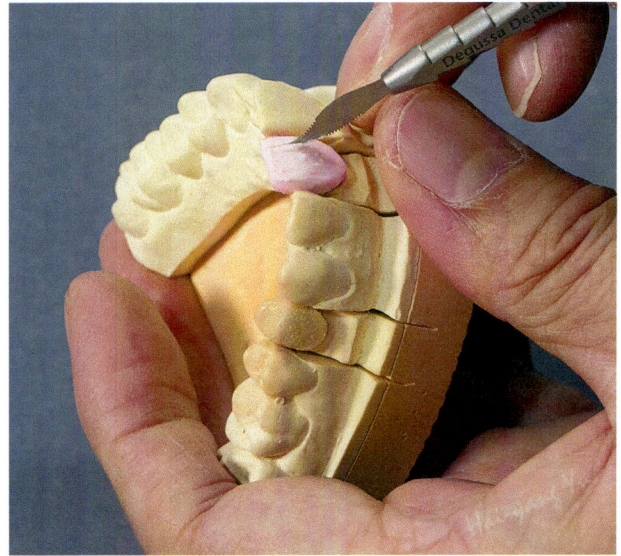

图 8-48　用刀片沿着标记线进行切割。为了表现出釉质的包绕效果,邻面沿着外形进行切割使瓷泥与邻牙完全分开。刀片上的锯齿很适合这一操作

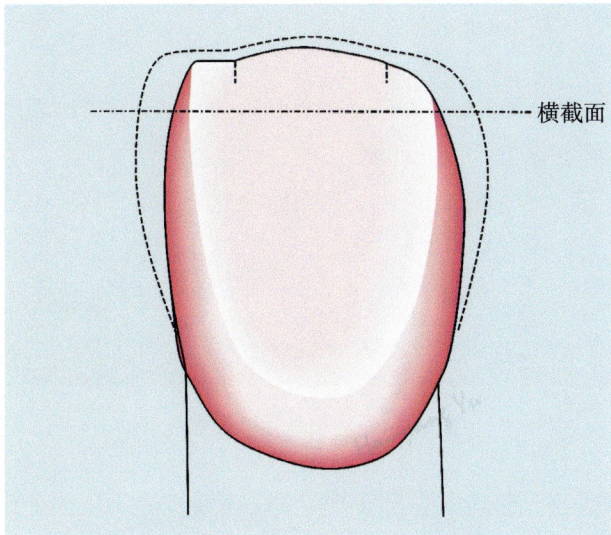

图 8-49　邻面回切后的形态示意图

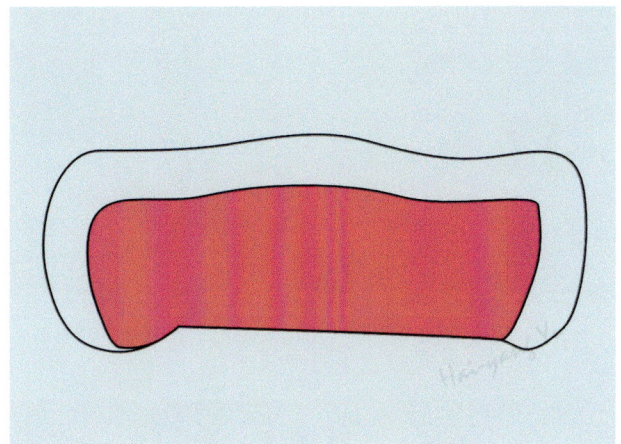

图 8-50　切缘处的横剖面示意图

(三) 形成指状结构

在与天然牙发育沟相对应的釉瓷的下方,牙本质结构通常呈指状结构,因此在切端常表现出波浪状的高透明区。为了模拟这种颜色的层次感,常在牙本质瓷层的相应部位回切成 V 形沟,以使整个牙本质瓷的切端呈指状结构。这种沟的位置一般都位于天然牙齿的发育沟处,为了定位准确,通常应先在邻面回切之前先做好标记线(图 8-51~ 图 8-58)。

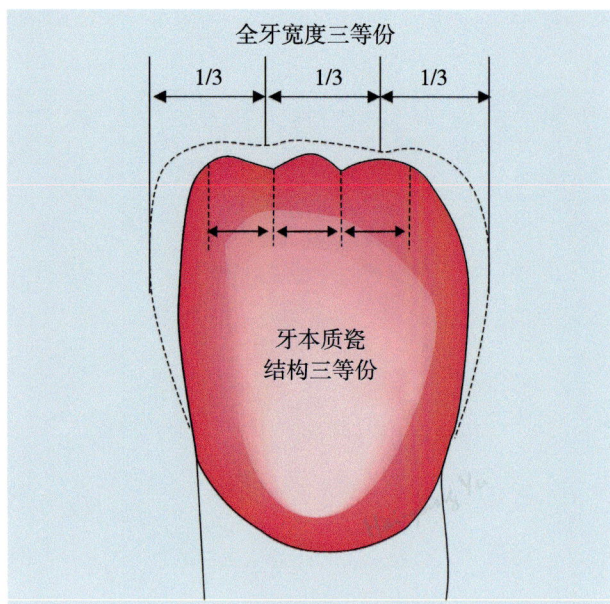

图 8-51　指状沟的标记线应在回切之前做出

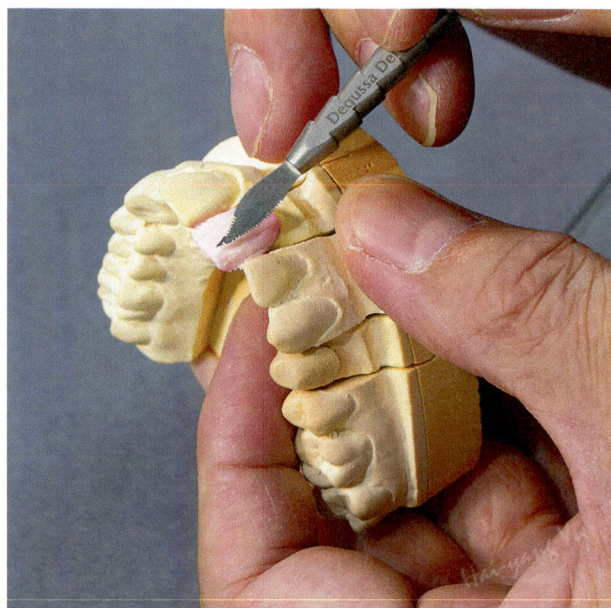

图 8-52　根据邻面回切前的标记线,在近远中边缘和中间做浅 V 形沟

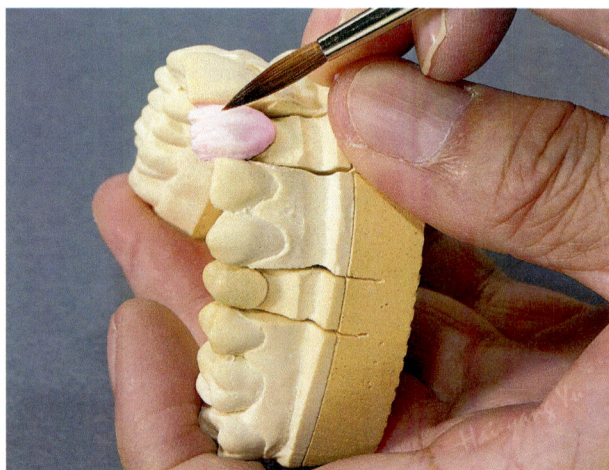

图 8-53　回切之后,用水润湿整个表面

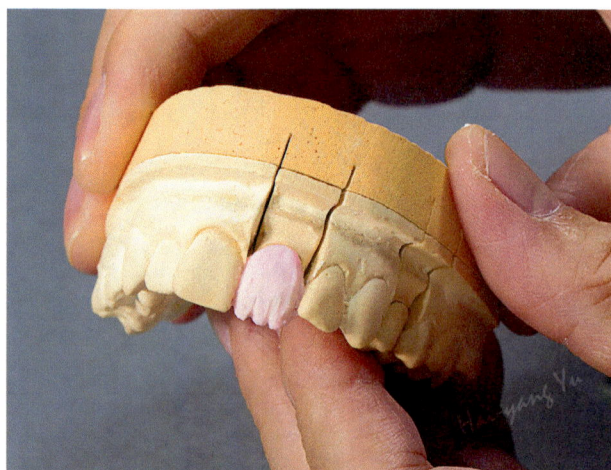

图 8-54　指状结构的唇面观

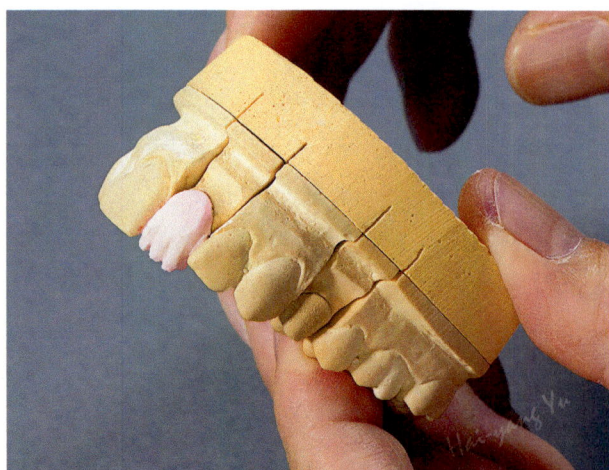

图 8-55　指状结构的斜侧面观

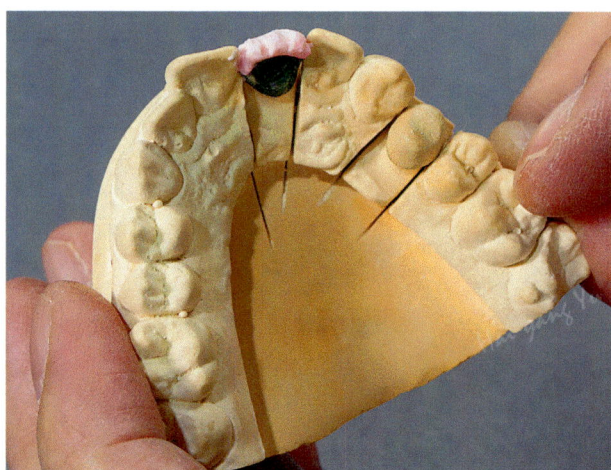

图 8-56　指状结构的切向观

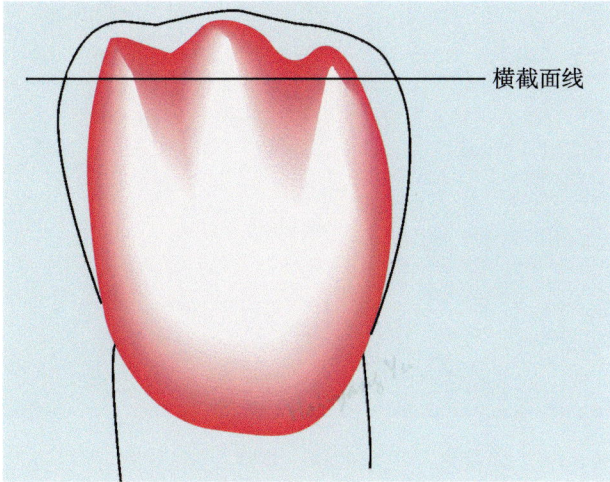

图 8-57　回切后的牙本质瓷外形示意图

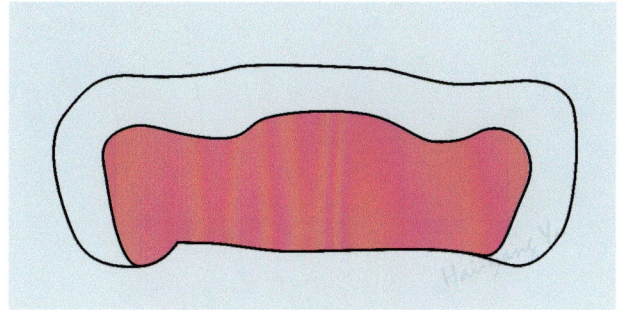

图 8-58　切端的横剖面示意图

上面的回切操作步骤是针对单冠修复体的。对于多个联冠的烤瓷修复,操作时有可能会忽略邻面的包绕效果(图 8-59),从而影响修复体邻面的半透明效果。因为天然牙的每个面都被釉质覆盖(图 8-60),因此无论是单冠还是多冠,都应在邻面进行回切(图 8-61~ 图 8-64)。这样通过增强邻面区的透明度,使修复体具有立体感(图 8-65)。由于邻面牙本质瓷较薄,在回切时可能会达到遮色层,此时应将该区域的遮色瓷调成蓝灰或灰绿色调,这样就不会影响修复体的美观效果。

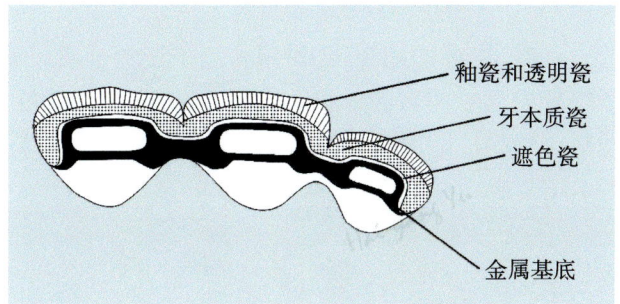

图 8-59　未能获得包绕效果的示意图

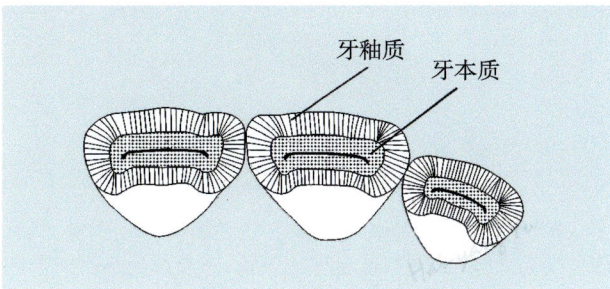

图 8-60　天然牙列的釉质包绕效果

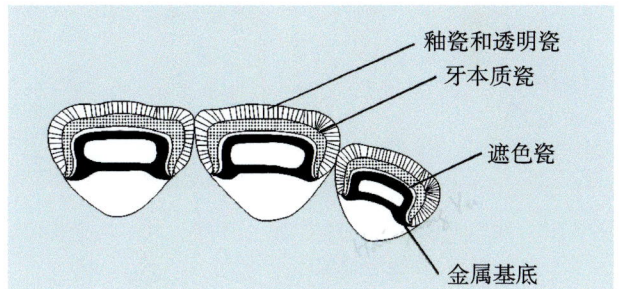

图 8-61　多个烤瓷单冠的包绕效果

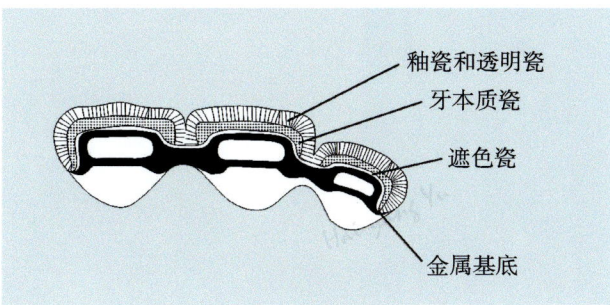

图 8-62　烤瓷桥的邻面包绕效果

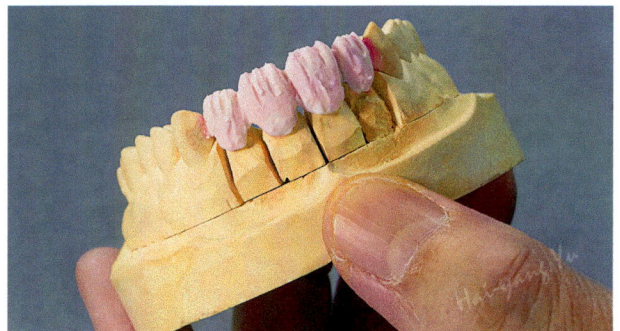

图 8-63　多单位联冠回切后的唇面观。无论连接处是否存在金属,都应在邻面进行足够的回切

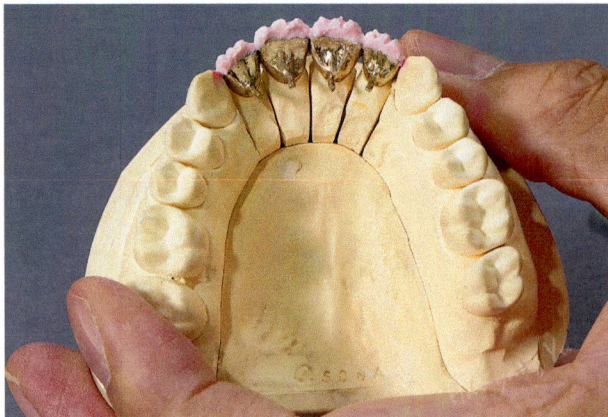

图 8-64　多单位联冠回切后的舌面观

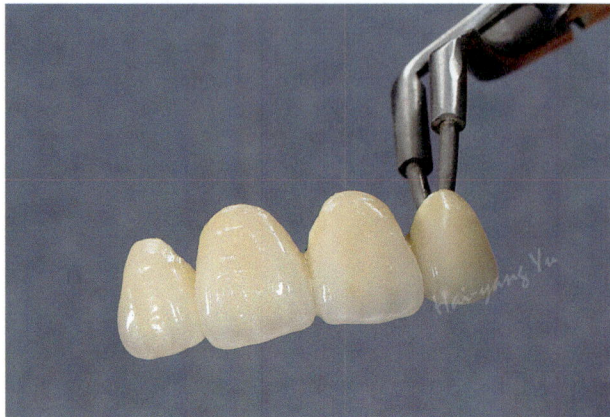

图 8-65　焊接之后完成的桥。注意由邻面的半透明瓷产生的立体效果、个性特征及轮廓的流畅

五、堆塑釉质瓷

釉瓷，又称切端瓷，其作用相当于天然釉质。釉瓷将切端的指状结构堆满之后还应继续堆塑，形成和最终牙冠大小相近的体积。堆塑时，应先在切端堆塑，然后从切端向牙体部推进，覆盖牙本质瓷并做成与指状结构相似的形态。邻面也应均匀的向颈部堆塑（图 8-66~ 图 8-71）。

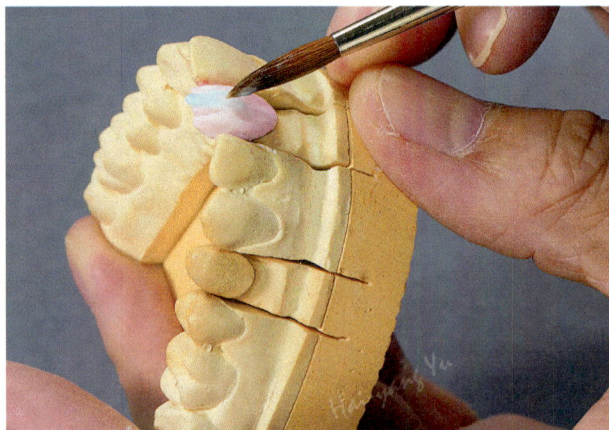

图 8-66　用笔积法来构筑釉质瓷，但不要让牙本质瓷移位。为了不引起塌陷，要轻轻地填压

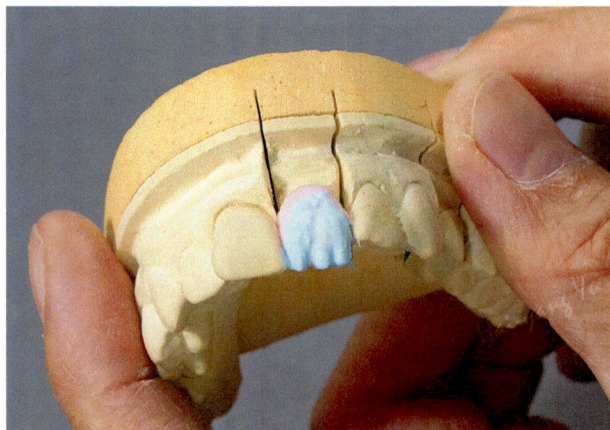

图 8-67　堆塑完成后的颊面观。先在切端堆釉质瓷，然后从切端向牙体部堆塑，覆盖牙本质瓷，其外形比最终的形态稍小或相近

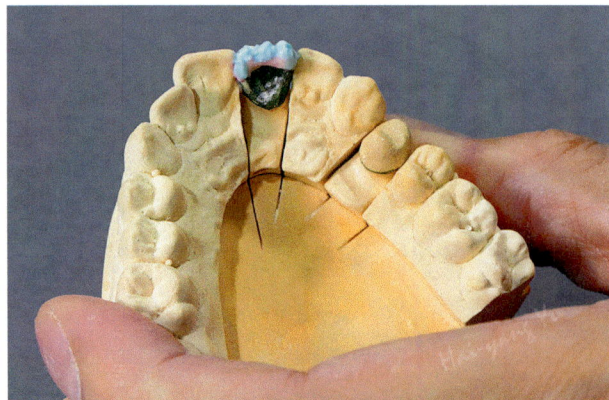

图 8-68　堆塑完成后的切向观

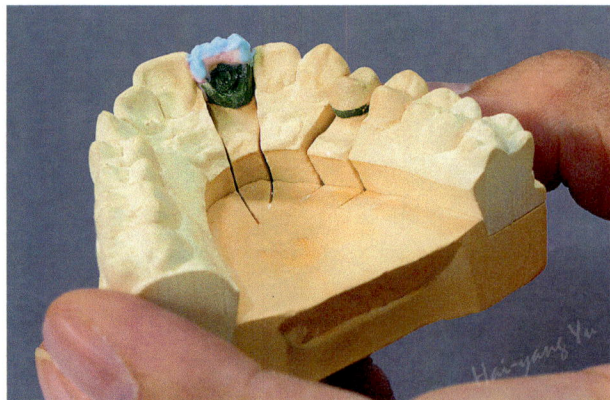

图 8-69　堆塑完成后的舌面观

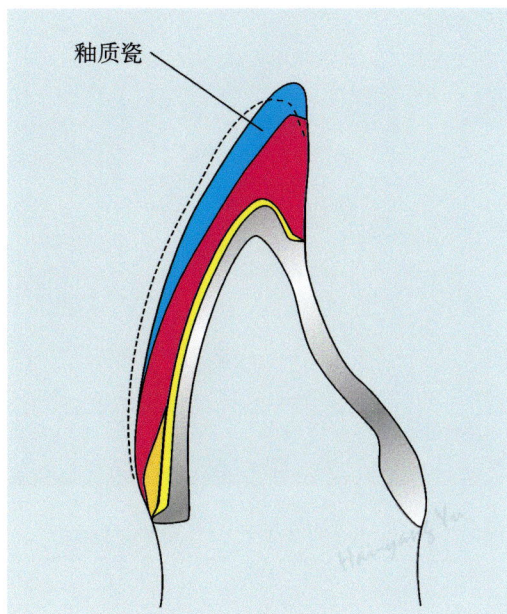

图 8-70 构筑釉质瓷示意图

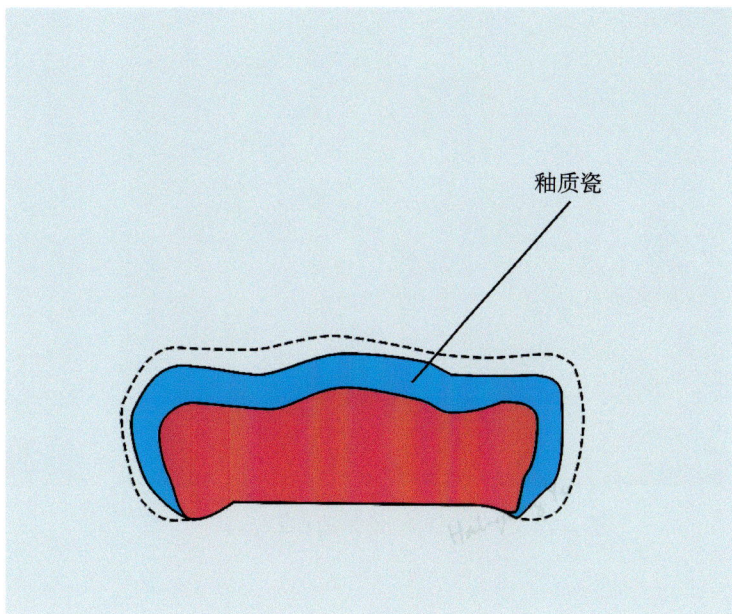

图 8-71 切端的横截面示意图

六、堆塑透明瓷

完成了釉质瓷的堆塑之后,用透明瓷覆盖在整个唇面的釉质瓷上,这样就形成了牙本质瓷、釉质瓷及透明瓷的多层结构,同时牙本质瓷的深色和釉质瓷的乳白色效果看起来与天然牙很相似(图 8-72~ 图 8-77)。透明瓷的构筑要比完成的冠的形态大 15%~20%,以弥补烧结后的体积收缩,并可以通过覆盖唇面和切端的釉瓷来修改外形。透明瓷的厚度应适中,烧结后一般为 0.2~0.3mm。太厚就会使冠的整体色调变暗发灰,太薄又不能体现出天然的透明度和层次感。因此在构筑牙本质瓷和釉质瓷时应小心,不应塑得过多,如果牙本质瓷和釉质瓷塑得过多,最终的透明瓷的厚度就会过低。相反,透明瓷层如果堆得稍多一些,在烧结后还可以调改。

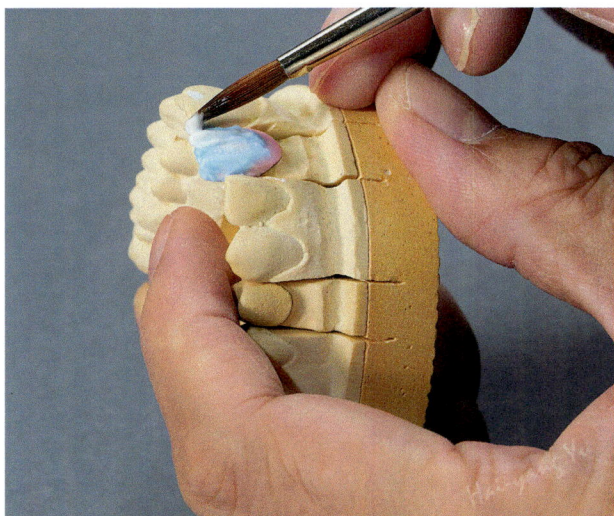

图 8-72 完成了釉质瓷的堆塑之后,用笔积法在整个唇面覆盖釉质瓷。为了避免塌陷,要轻轻地填压

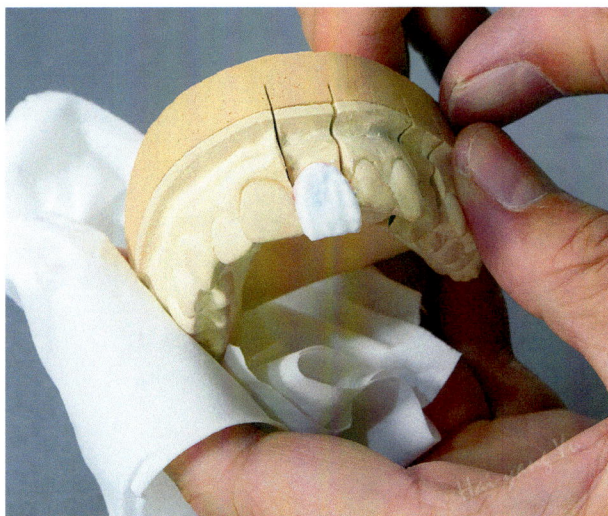

图 8-73 完成透明瓷堆塑的唇面观。透明瓷的堆塑要比完成的冠的形态大 15%~20%,来补偿烧结收缩并允许修改外形。透明瓷轻轻地延伸过切端,覆盖釉质瓷。透明瓷延伸到颈部

127

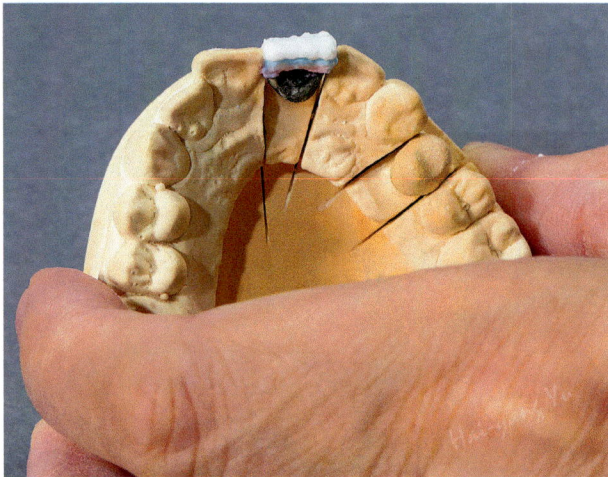

图 8-74 完成透明瓷堆塑的切向观

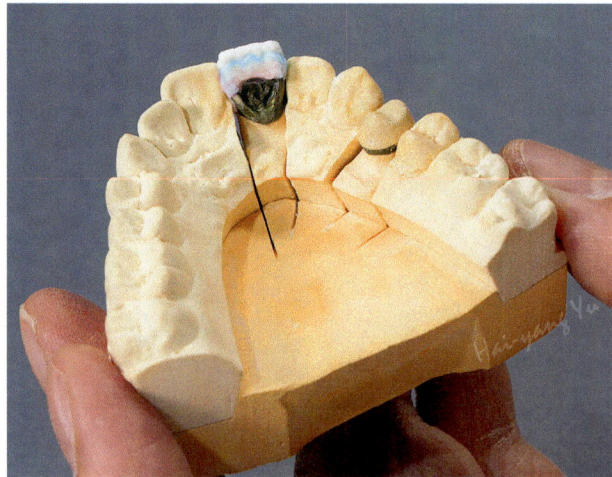

图 8-75 完成透明瓷堆塑的舌面观

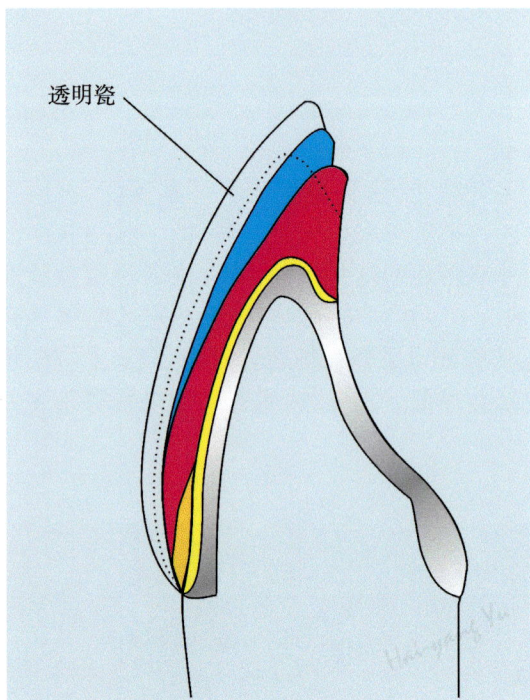

图 8-76 透明瓷构筑示意图

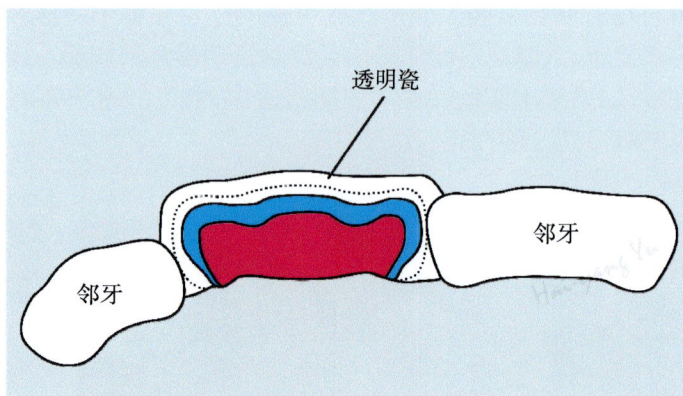

图 8-77 切端的横截面示意图显示了其与邻牙的关系

七、重塑舌面及塑瓷的完成

(一)重塑舌面瓷层

1. 舌侧回切（图 8-78～图 8-81） 为了在切端的舌侧产生釉质包绕的效果,在完成唇面塑瓷之后应重新在舌面塑瓷。首先在舌面切削一层瓷泥。此时,在横截面上能够清晰地看到牙本质瓷、釉质瓷和透明瓷层的分界层次。如果层次分解不清楚,或者位置厚度不正确,说明前面的操作不正确,应去掉已经塑好的瓷层,重新塑瓷。

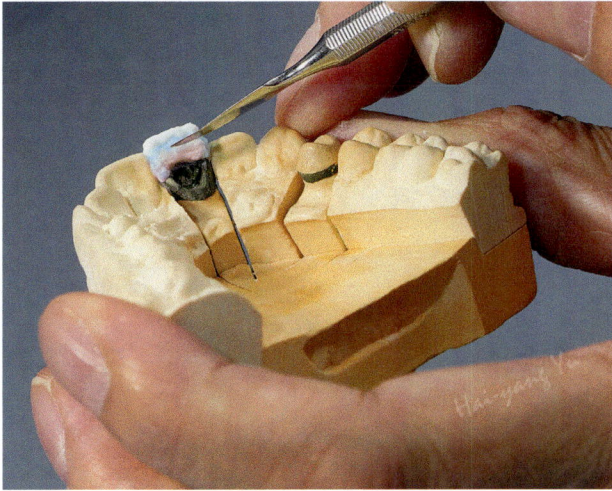

图 8-78　颊面的透明瓷构筑完成之后,用雕刀在舌面切削一层

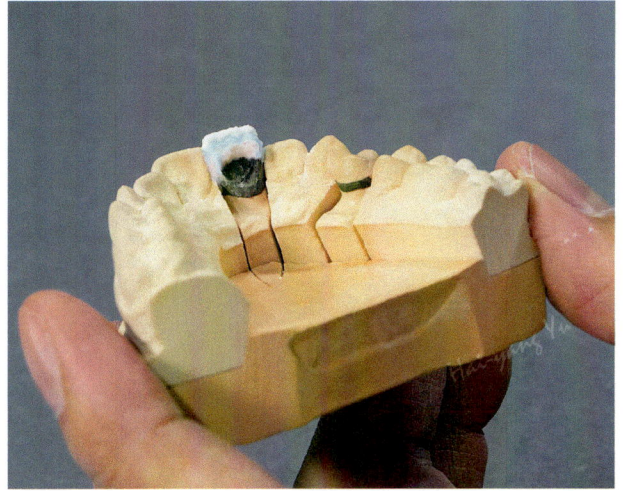

图 8-79　舌面切割完成。注意:三种颜色的瓷层可以很清晰地看到并精确定位

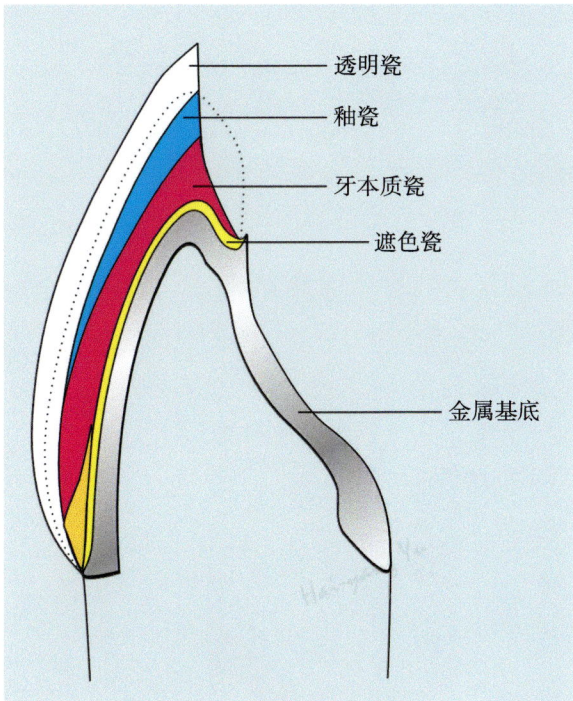

图 8-80　舌面切割示意图

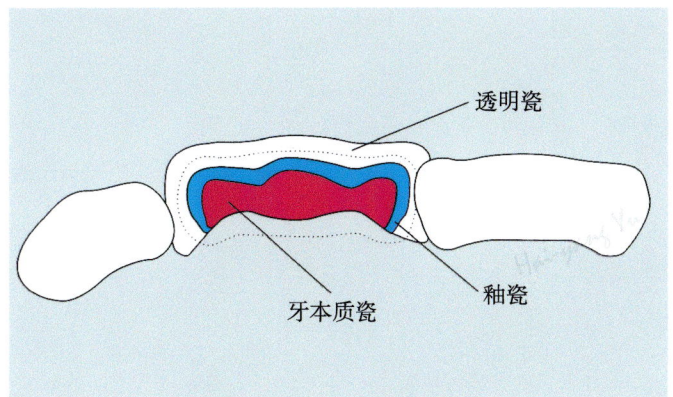

图 8-81　切端的横截面示意图

　　2. 舌面塑瓷(图 8-82~ 图 8-86)　舌面切削之后,在表面构筑透明瓷和釉瓷。根据所需要的透明度选择釉瓷或透明瓷。这个操作步骤可以使牙本质呈现在釉质中,透明瓷在天然牙切端的位置,产生釉质的包绕效果。但是,这只是一种适用于有正常厚度或比正常厚度稍厚的牙齿的堆塑方法。随着牙齿年龄的增长,切端逐渐磨耗,切端的牙本质就会暴露。如图 8-86 中的牙齿,由于唇舌向位置太小,在舌面就不能再堆塑釉质瓷层以及透明瓷。

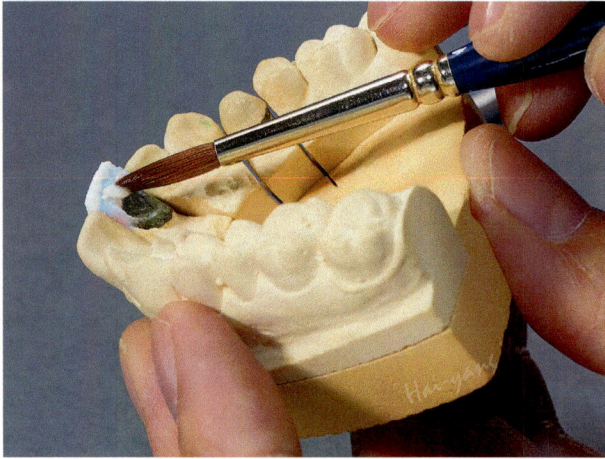

图 8-82　用透明瓷恢复舌面

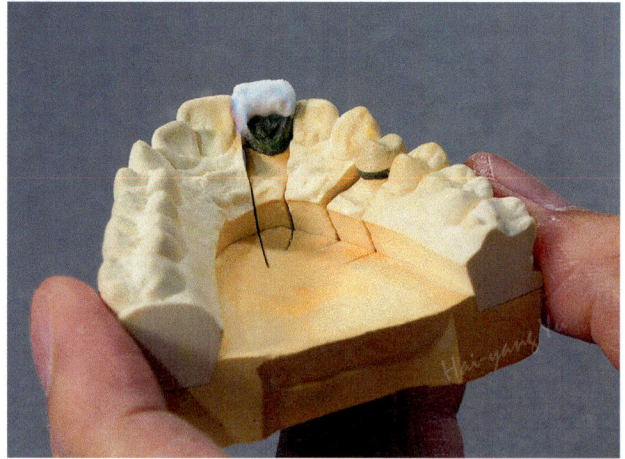

图 8-83　堆塑完成后的舌面观

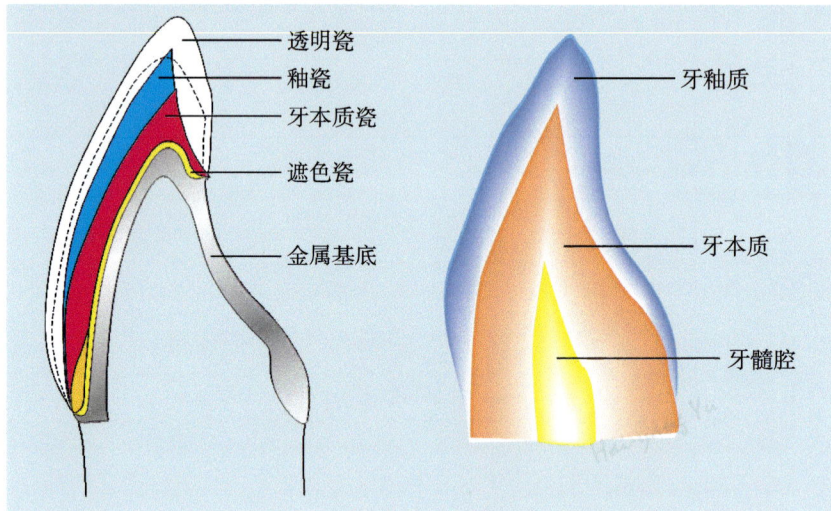

图 8-84　金 - 瓷冠与天然牙在纵剖面上的对比

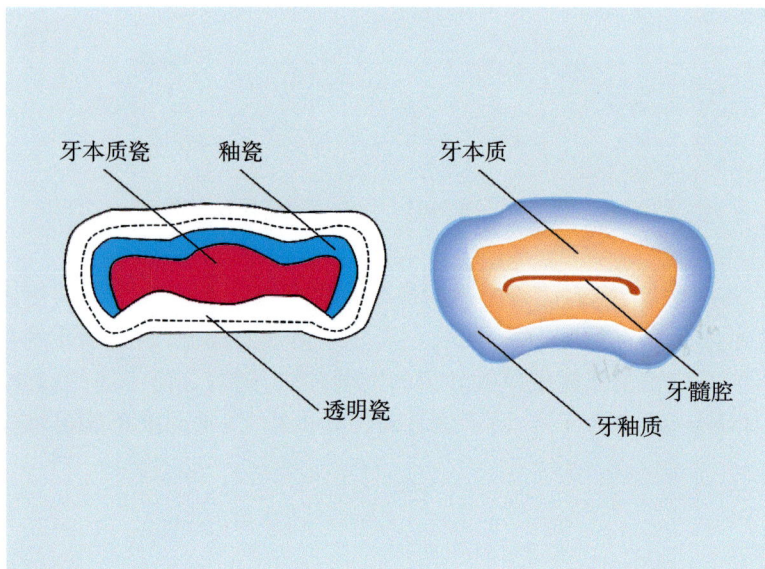

图 8-85　金 - 瓷冠与天然牙在横剖面上的对比。在纵剖面和横剖面上，表明有完全的釉质包绕的效果

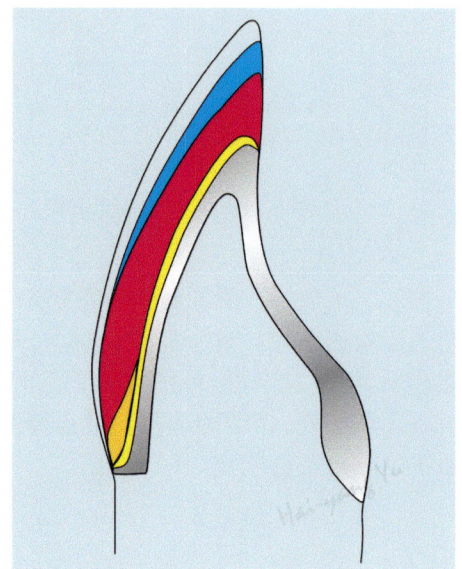

图 8-86　因为唇舌向位置太小，在这种情况下舌侧不能放釉质瓷或透明瓷

（二）邻面的加瓷

从模型上取下冠之后，通过在邻面添加透明瓷或釉瓷构筑邻接点，使烧结收缩后的修复体具有紧密的邻接关系（图 8-87、图 8-88）。

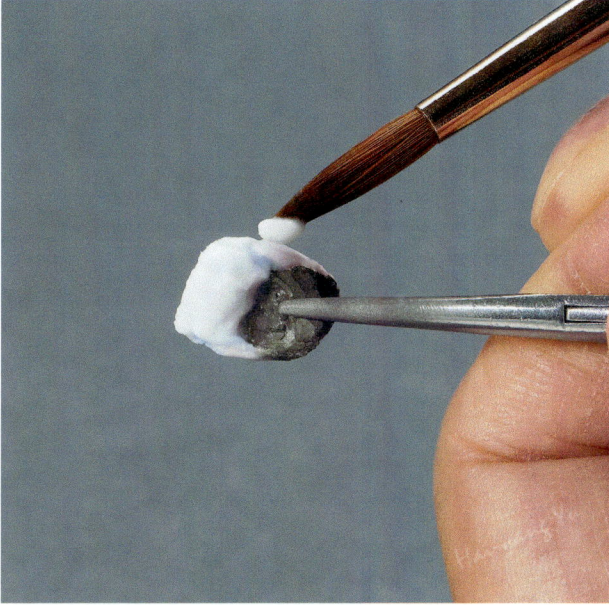

图 8-87　在舌面堆塑透明瓷后，从工作模型上小心地取下冠，并在邻面区堆塑透明瓷或釉瓷

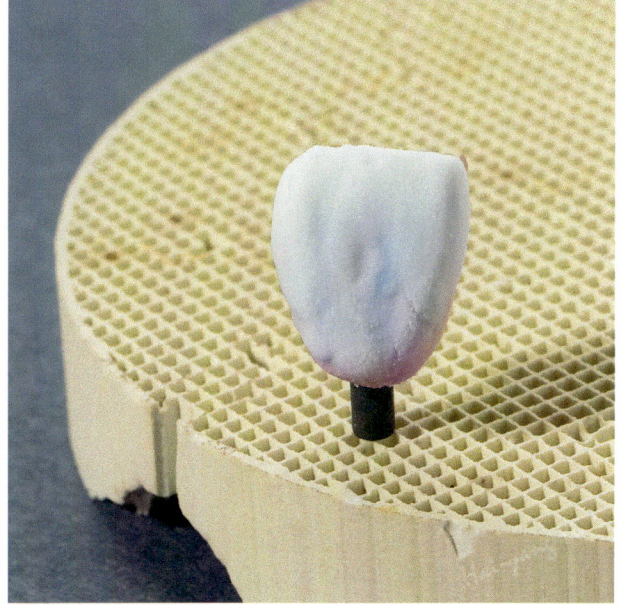

图 8-88　所有的瓷层都构筑完成并填压后准备烧结的冠

（三）完成塑瓷

下图给出了用上述塑瓷技术堆塑完成的瓷层的各个横截面图，由不同颜色的瓷组成的层次结构清晰可见。这些横截面是由按图 8-89 中所示的位置进行切割而得到的构筑系统的横截面。在烧结和外形修整之后，整体的层次结构因收缩而变小，透明瓷层也要比图中所示的薄（图 8-90~ 图 8-94）。

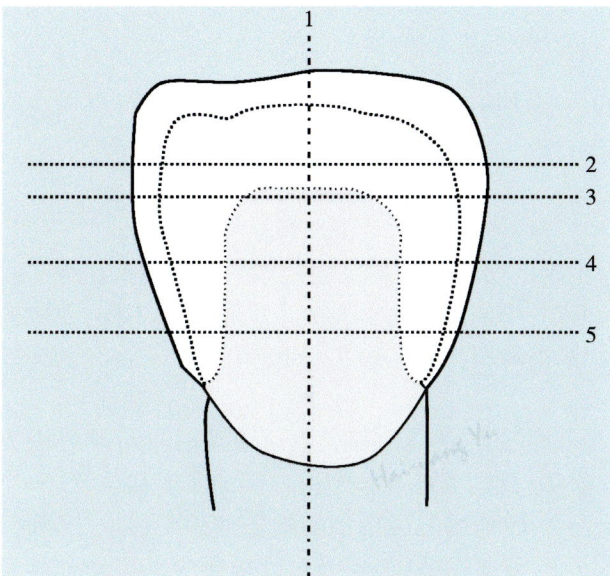

图 8-89　金瓷修复冠不同的断面位置

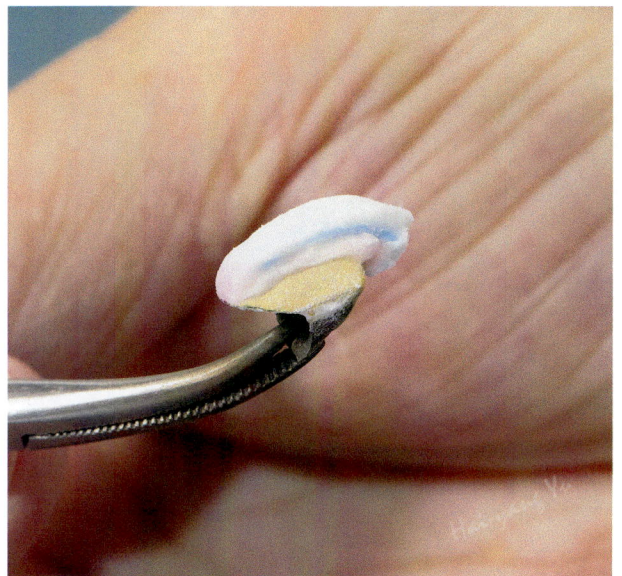

图 8-90　断面的瓷层图 1

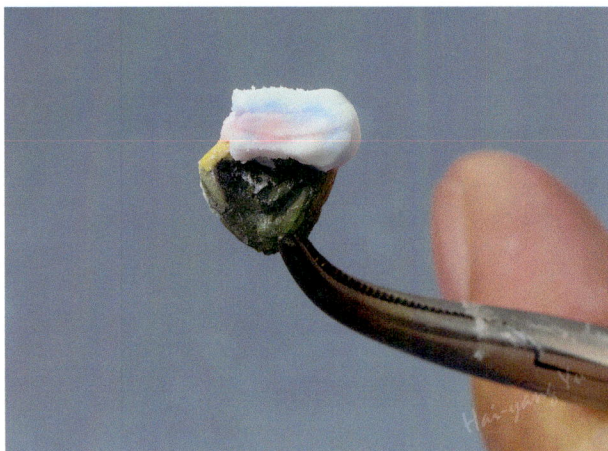

图 8-91　断面的瓷层图 2

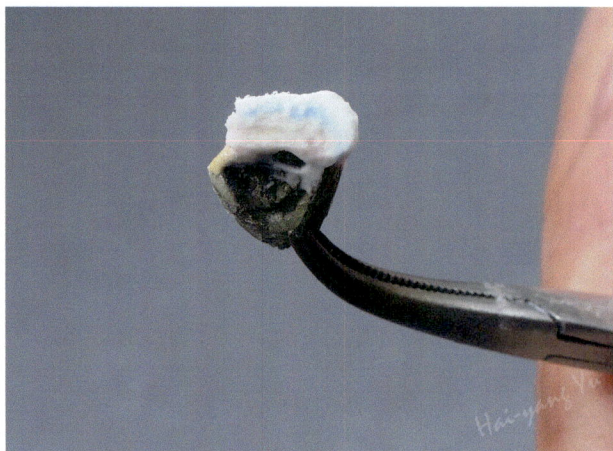

图 8-92　断面的瓷层图 3

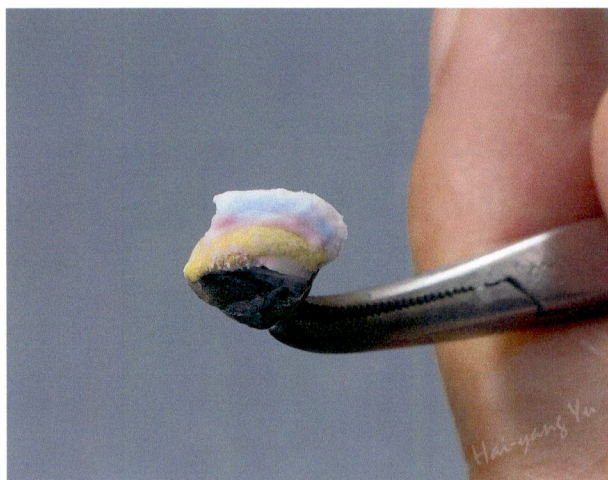

图 8-93　断面的瓷层图 4

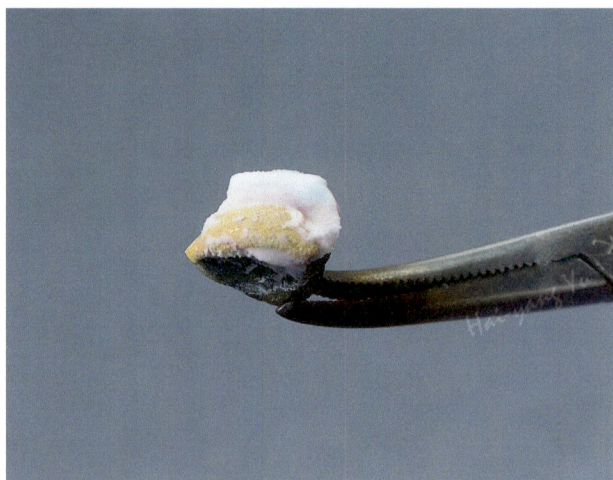

图 8-94　断面的瓷层图 5

从这些图中可以看出：透明瓷、釉质瓷及牙本质瓷的多层结构层次清晰，分层清楚，层层之间还有完全包绕的效果。

八、塑瓷操作及填压的注意事项

1. 在整个修复体的塑瓷过程中，最重要的就是确保正确的层次结构和采用适当的填压技术。为了获得准确的层次结构，技师在雕刻形态方面必须很熟练。否则，构筑的形态会与完成的冠有所不同，完成的冠也会因不正确的层次结构而出现不自然的颜色效果。如果填压操作不过关，即使构筑出了正确的牙冠形态，也会出现塌陷、移位、气泡以及表面缺陷等问题。

2. 牙本质瓷是瓷层堆塑的最初阶段，并且只有一种颜色，即使稍有塌陷，也可以及时进行修补和改正。然而，在釉瓷和透明瓷的堆塑阶段却不是这样，操作必须仔细，并准确地塑出各层的厚度和位置。

3. 牙本质瓷回切前应彻底填压瓷泥，这样可以防止牙本质瓷塌陷或在别的塑瓷过程中移位。同时，在填压瓷泥和吸水的操作中应掌握好力度，釉瓷和透明瓷不应彻底填压，因为过度填压中的振动和压力会改变正确的层次结构。如果这种层次关系发生改变，完成的冠的颜色就会不自然，难以达到预期的效果。

4. 各瓷层的界面轮廓应尽可能的清晰。界面越清晰,各层颜色和透明效果就越好。为了使界面更加清晰,在构筑过程中应用毛笔进行操作。否则会使界面的不同种材料混合在一起,影响最终的整体颜色与美观效果。

5. 吸水应尽可能不施加压力。因为在没有金属结构支撑的牙切端部分和桥体部分,瓷泥易移位,强加压力会导致规则的层状结构发生移动和塌陷,因此对这部分不能挤压吸水。在下层有金属结构作为支撑的中间部位,必须轻轻接触进行吸水操作。

第四节　后牙单冠及烤瓷桥的塑瓷操作

(一)烤瓷𬌗面设计的后牙单冠(图 8-95~ 图 8-100)

后牙的塑瓷同前牙修复体的操作基本上是相同的。下面就以后牙瓷𬌗面单冠的塑瓷操作加以说明。

然后用前牙塑瓷同样的步骤堆塑牙本质瓷、回切、釉质瓷以及透明瓷。需要注意的是,由于后牙的解剖形态比较复杂,为了减少烧结后修复体的调改,应尽可能在填压的瓷泥上雕出轮廓线和𬌗面的解剖形态(见图 8-100),而不是在金属基底上堆出一大块瓷泥,烧结后再打磨出正确的解剖形态。

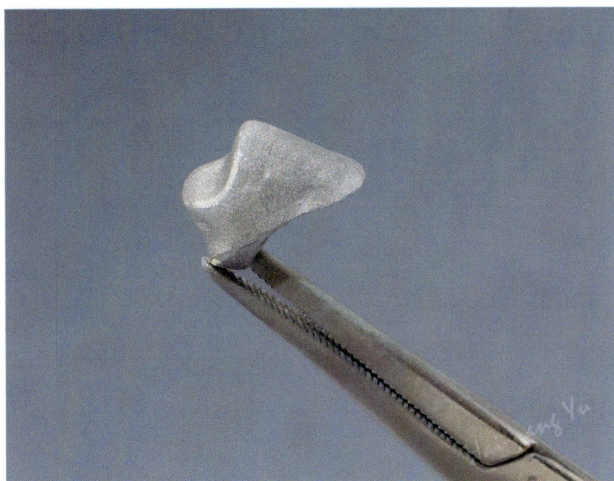

图 8-95　用调拌液或干净的水润湿已预氧化的金属基底并去除过多的液体

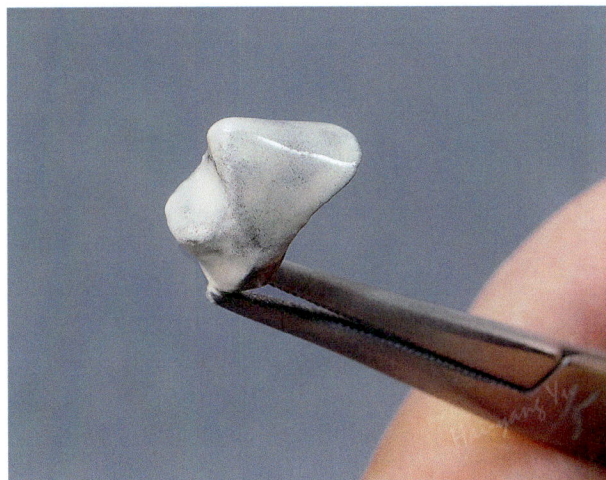

图 8-96　上过遮色瓷后的侧面观

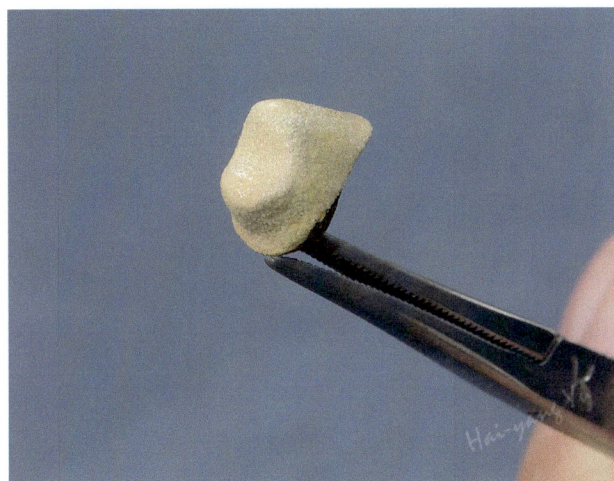

图 8-97　遮色瓷烧结后的侧面观。注意有些区仍透出灰色

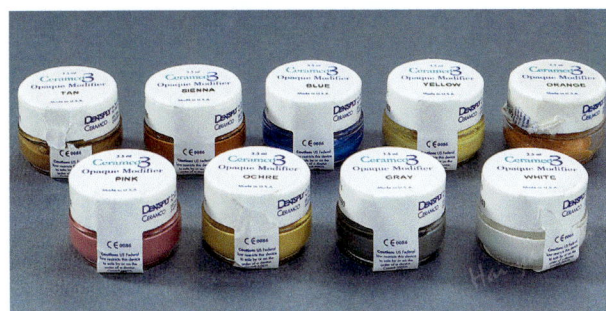

图 8-98　不同颜色的不透明调节剂。不透明调节剂用来从遮色层里向修复体选择的区域加深颜色。因为不透明调节剂的颜色很深,只需混合少量所需要的颜色即可。减淡颜色时可以通过向混合物中添加不透明液

133

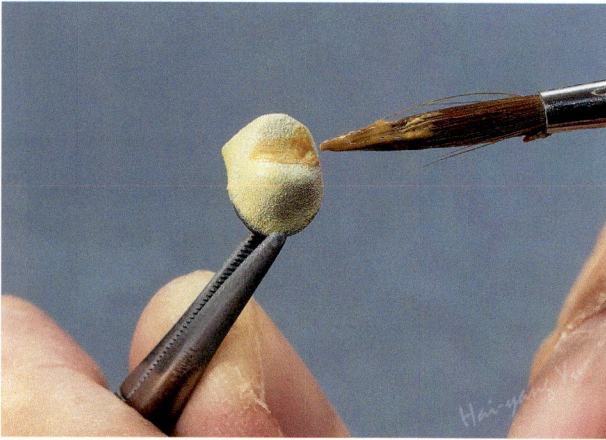

图 8-99 在颈部用少量的不透明调节剂,并在邻面和殆面用棕色的调节剂

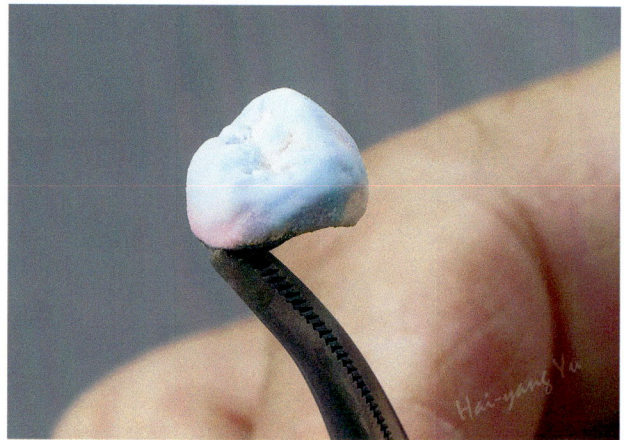

图 8-100 完成瓷层堆塑后的侧面观

(二)前牙固定桥的塑瓷操作(图 8-101~ 图 8-114)

在固定桥上塑瓷的操作与单冠基本相似,但比单冠修复体的塑瓷更复杂。在做多单位的修复体前应首先熟练掌握单冠的塑瓷操作方法。

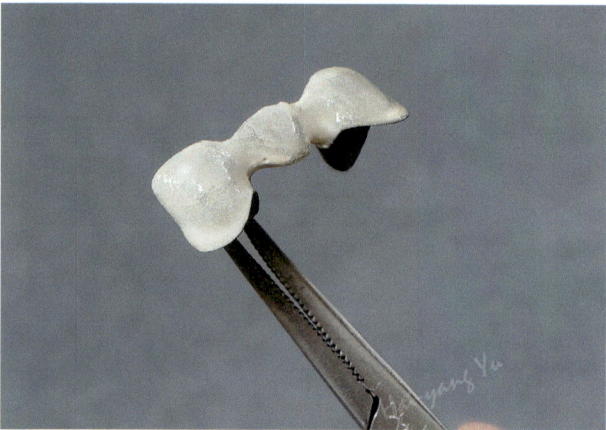

图 8-101 在金属基底上构筑第一层遮色瓷,烧结之后检查基底。在有些金属透色或未遮盖的部位堆塑第二层遮色层

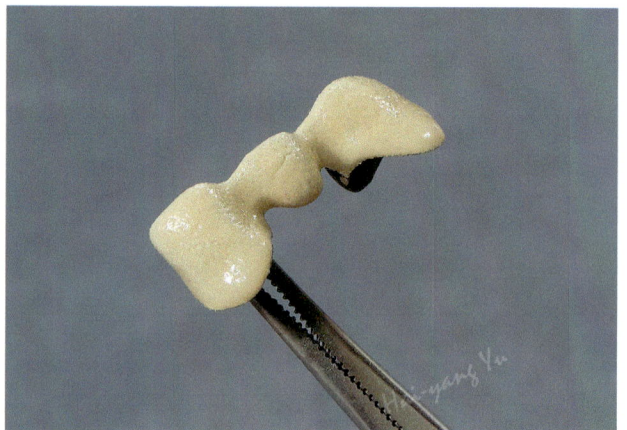

图 8-102 第二层遮色瓷烧结后

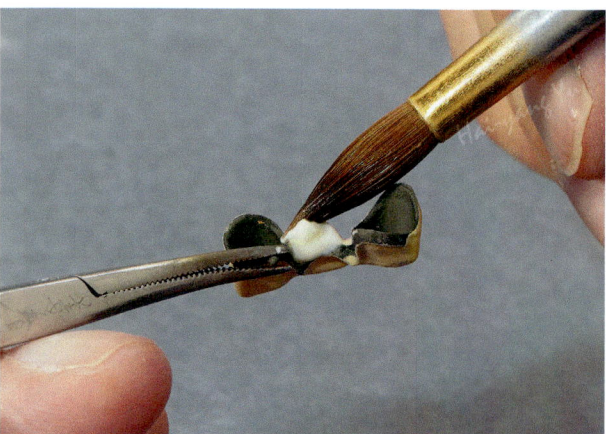

图 8-103 接着在固定桥基底桥体的下面添加少量的牙本质瓷,并完全覆盖桥体的组织面

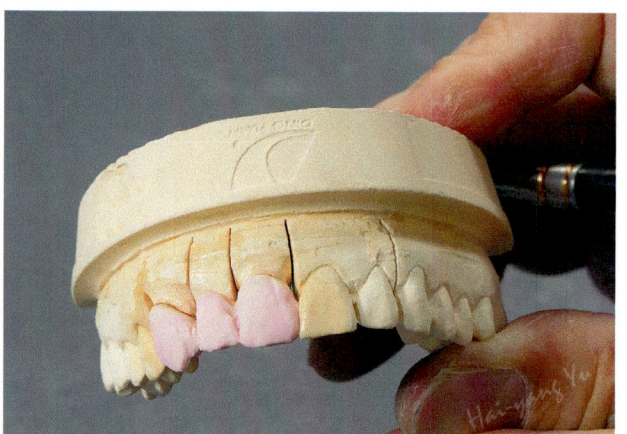

图 8-104 完成牙本质瓷的构筑

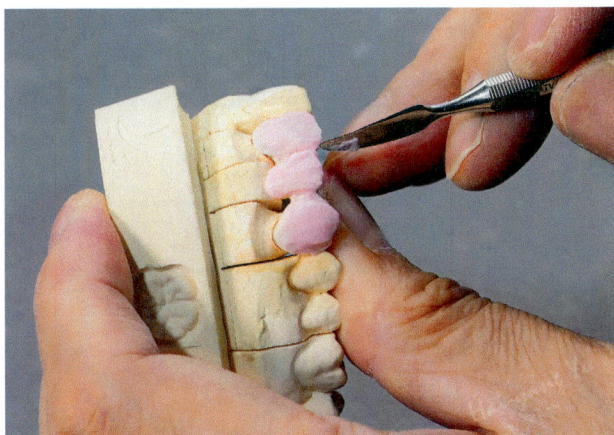

图 8-105　回切牙本质瓷

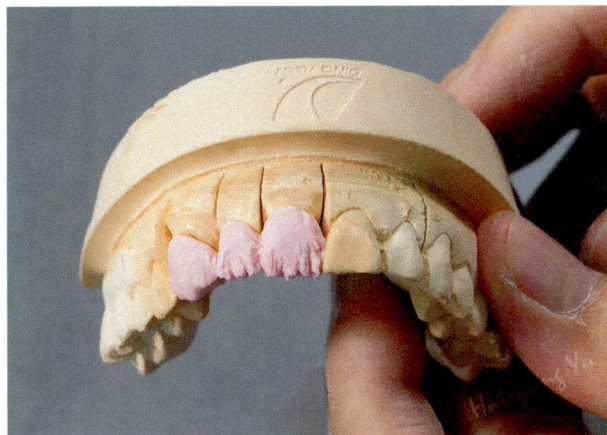

图 8-106　完成发育沟之后的形态

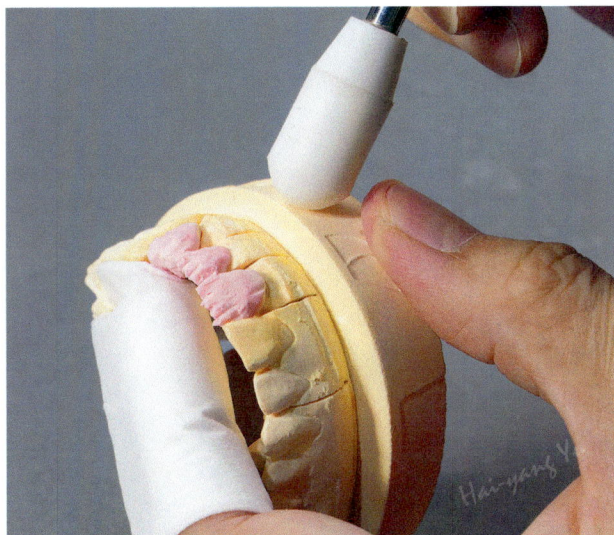

图 8-107　用填压槌轻敲模型来填压构筑的瓷泥

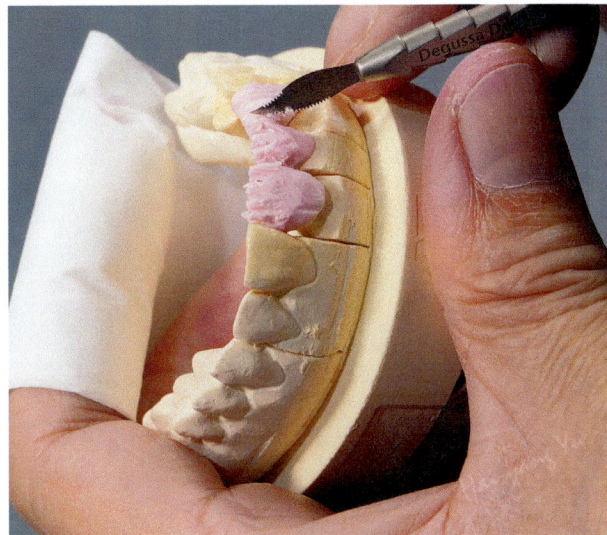

图 8-108　用刀片或其他工具对近远中的宽度进行适当的调整。因为瓷向体积大的部分收缩，在体瓷进行第一次烧结时，裂纹可能会出现在连接处。为了避免这个问题，塑瓷完成后，用刀片在连接体处把牙分开，切到遮色瓷层

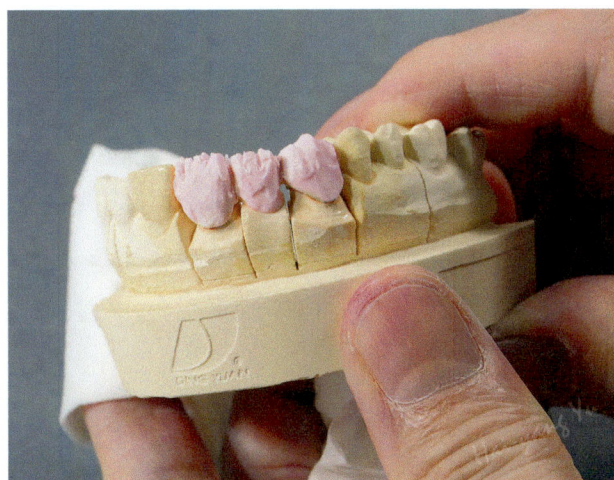

图 8-109　牙本质瓷完成之后的唇面观

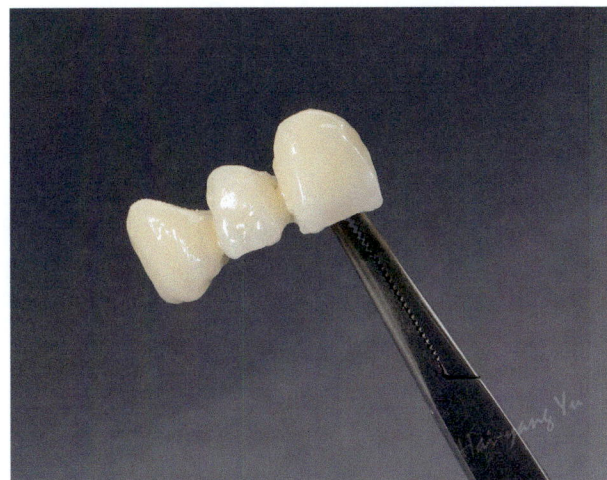

图 8-110　体瓷烧结之后的唇面观

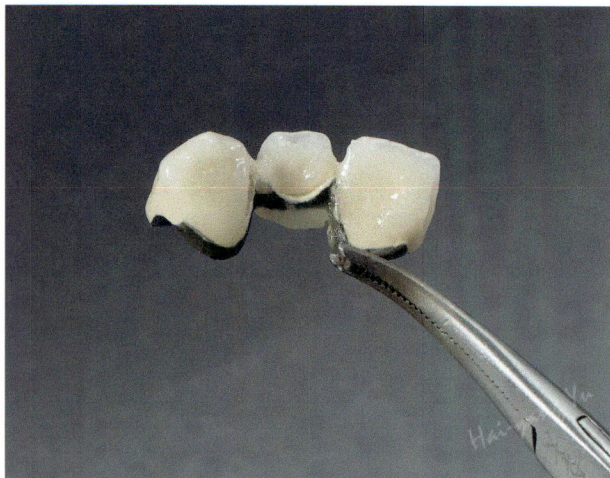

图 8-111　烧结后的舌面观

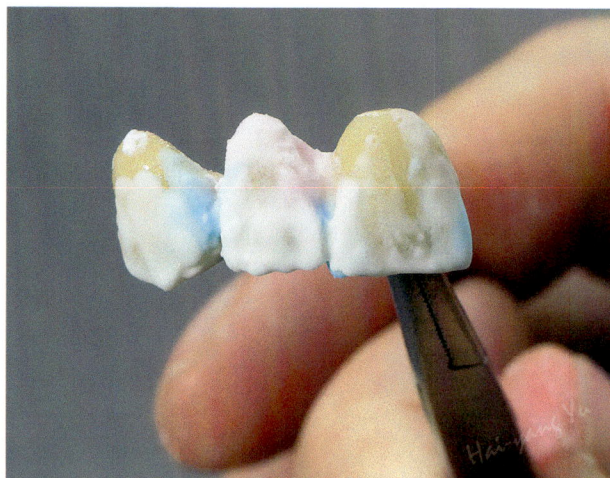

图 8-112　再次堆塑釉质瓷和透明瓷

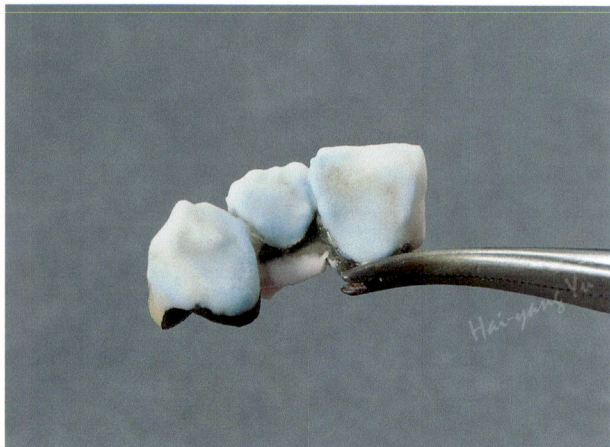

图 8-113　堆塑釉质瓷和透明瓷后的舌面观

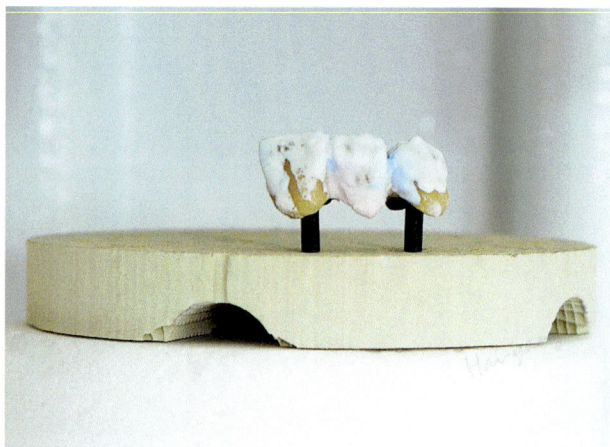

图 8-114　准备进行烧结

第五节　金瓷修复体的外形修整和上釉

　　烧结完成之后,就形成了修复体的初步形态和色泽。但此时还不能将修复体送到临床诊室。还要经过试戴、外形修整、上釉染色等一系列的操作。这些操作对修复体的功能和美观的进一步完善具有很重要的作用,只有经过这些操作,修复体才能由一个机械的工艺产品变成一个具有生理功能的艺术品。

一、修复体的试戴、调改

(一)工具和器械

1. 金属卡尺　用来测量金属或瓷层的厚度,精确度为 0.1mm(图 8-115)。

2. 金刚砂车针　用来修整外形和调改触点。包括不同直径和形态的品种(图 8-116)。使用金刚砂针调改瓷层时应十分小心,因为烧结之后的陶瓷脆性非常大,很容易出现裂瓷和崩瓷的现象。使用时应根据车针的粒度由粗到细进行。

3. 抛光轮　为陶瓷专用抛光轮,也可以用来精细打磨陶瓷表面(图 8-117),同时还可以进行陶瓷的初步抛光。

4. 金刚砂片　主要用于固定桥的调整,如桥体和修整邻接区等调改操作(图 8-118)。金钢砂片有很多种类,如锯齿状、无齿的、单面或双面金钢砂涂层等。直径和厚度也有不同的规格。一般来说,厚度越薄

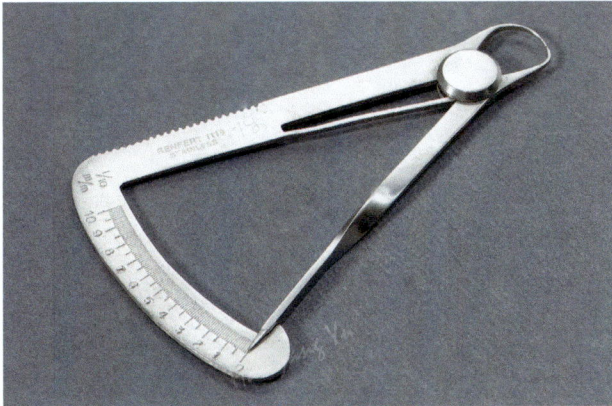

图 8-115　金属卡尺

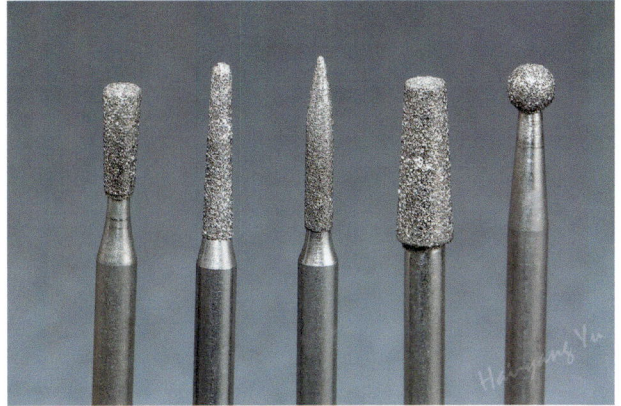

图 8-116　各种形状的金钢砂车针,用来调改和修整修复体的外形

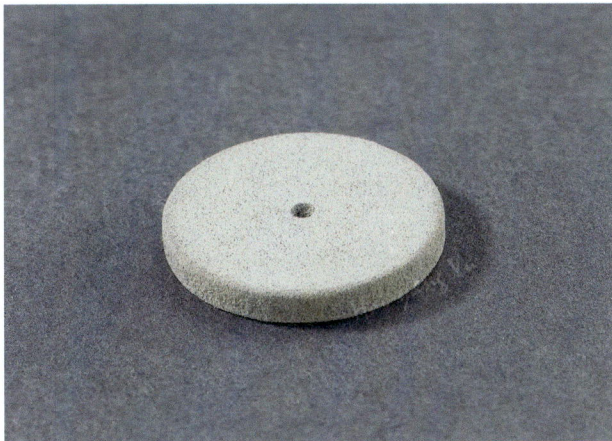

图 8-117　专用于陶瓷粗磨光的抛光轮

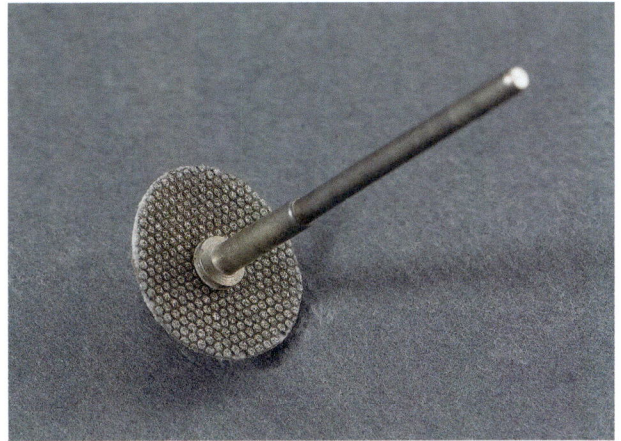

图 8-118　金刚砂片,主要用来调整固定桥的邻接区

其调整效果越好,越能进行精细的操作。

以上三类调改器械都有不同的规格和大小。在具体使用中,要根据由粗到细的原则,结合修复体表面质地的要求进行选择。此外,为了避免金属对瓷的污染,一种打磨工具只能用作一个用途。如果打磨金属的器械用作陶瓷的调改,一些细小的金属粉末可能渗到陶瓷的表层,最终影响陶瓷的美观效果(图 8-119)。以前用作打磨树脂或其他陶瓷材料的器械,残留的颗粒也会影响修复体的美观效果。因此,应将陶瓷调整的工具与金属和其他材料的工具分开,而不应将两种工具混在一起。

5. 印迹类材料　在调改组织面以及邻面的过程中,使用不同颜色的印迹材料,能够方便快捷地进行操作。目前临床使用最多的就是咬合纸,包括红色和蓝色两种。邻面调整时一般使用比较薄的红色咬合纸,咬合面的调改多用蓝色咬合纸。

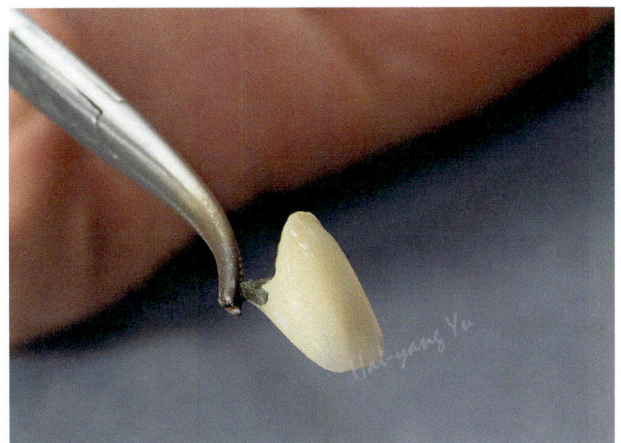

图 8-119　陶瓷表面被金属磨屑污染后看起来就像有一个暗斑

(二)前牙单冠的外形修整操作

1. 在代型上就位　和金属全冠调改操作的步骤一样,烤瓷修复体首先就是在代型上就位,确保组织

面的适合性（图8-120）。在堆塑瓷泥的过程中，一些瓷粉颗粒可能进入修复体的组织面，影响修复体在工作模型上完全就位，因此，试戴前先仔细检查修复体的组织面是否有残留的瓷，最好使用放大镜甚至显微镜来观察修复体的组织面。尤其是透明瓷颗粒，在烧结后是透明的，肉眼很难发现。去除陶瓷碎屑时可以用小的金钢砂针调改器械，或者进行喷砂处理。通过显微镜检查确认组织面没有陶瓷颗粒时，就可以将修复体轻轻地在代型上就位。检查修复体的边缘，看是否完全就位。

2. 调整邻面触点　组织面完全适合之后，下一步就是调改邻面的触点。先将戴入修复体后的代型轻轻地复位于模型上，如果不能完全就位，不要用强力使其就位，可以利用红色的咬合纸确认触点

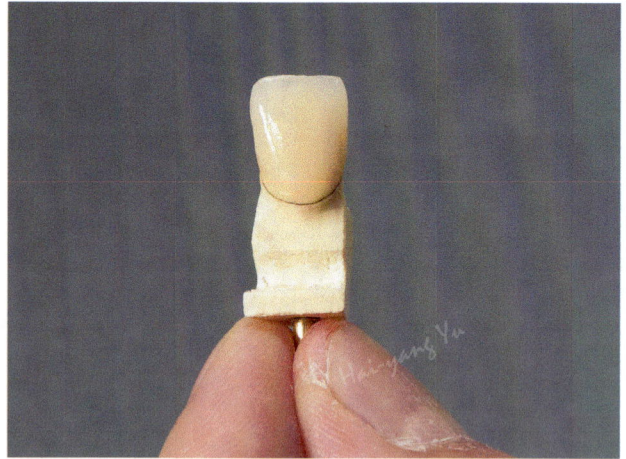

图8-120　将修复体试戴在工作代型上来确认它完全就位并有很好的适合性

过紧的地方，然后用打磨工具进行磨除（图8-121~图8-124）。然后使用同样的步骤调改另一邻面的触点。需要注意的是，如果调改的范围过大，必要时还需要重新加瓷。

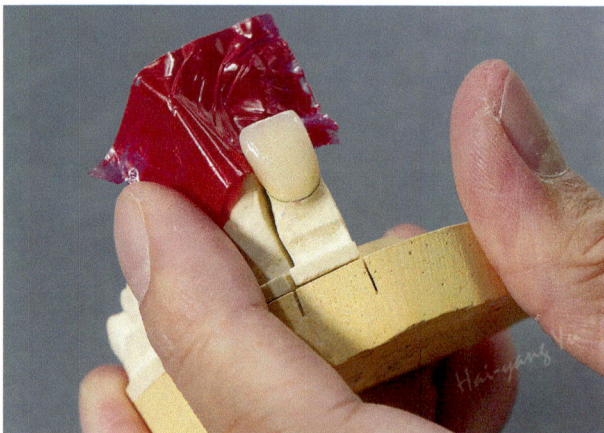

图8-121　取下修复体远中的代型，用薄的咬合纸检查近中邻面接触区

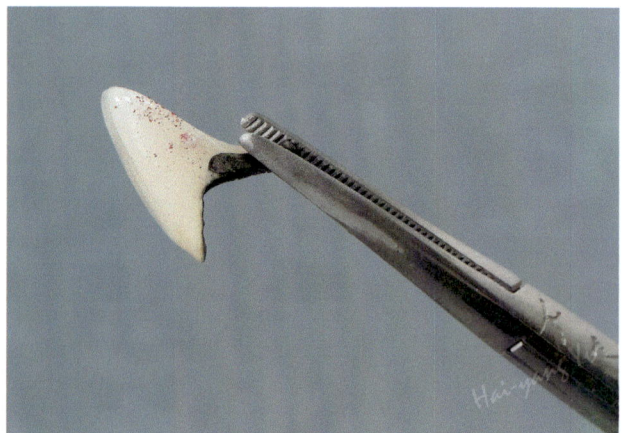

图8-122　从工作模型上取下修复体，注意根据显示印迹（红色区）来确定接触的位置和紧密度

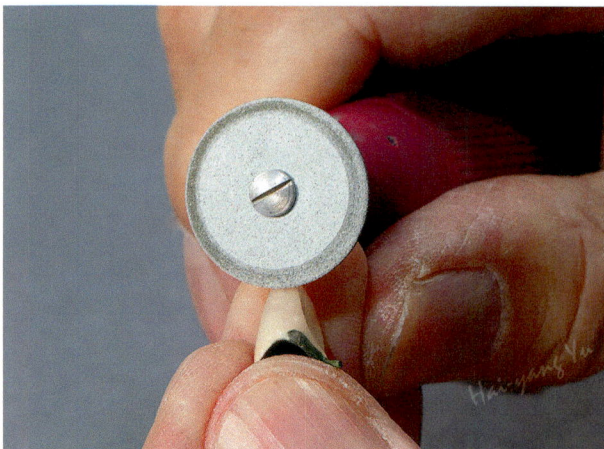

图8-123　固定修复体，保护好金属边缘，在邻接区做必要的调改。如果需要去除的量较大，就选用粗糙度较大的砂轮。否则，用抛光轮来做少量的调改

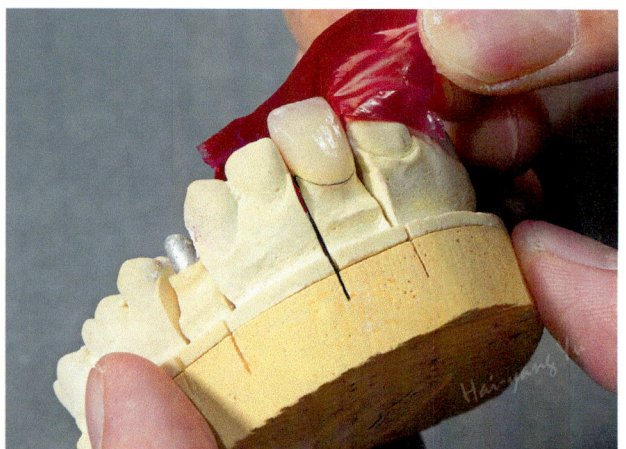

图8-124　将远中的代型放回工作模型上，接着印出并调改远中邻面接触区

3. 初步修整唇面形态　修复体在工作模型上复位之后，就可以对其外形轮廓进行整体的评估。检查堆瓷过度以及塑瓷不足的部位，并通过添加瓷泥和第二次烧结来修补。然后就可以用慢速直机修整修复体的外形轮廓（图 8-125）。如果牙列上的对侧同名牙未进行修复，可根据其形态和质地为参照（图 8-126）进行调改。在调改瓷层的过程中，要定期使用金属卡尺测量金属瓷层的厚度（图 8-127），确保瓷层有一定的厚度，否则其美观效果难以令人满意。

4. 二次上瓷　通过上述的操作及检查，已经发现了哪些部位的瓷层不足，然后就需要对这些部位重新上瓷并填压，然后进行烧结，并重新检查邻面邻接区的适合性（图 8-128~ 图 8-132）。

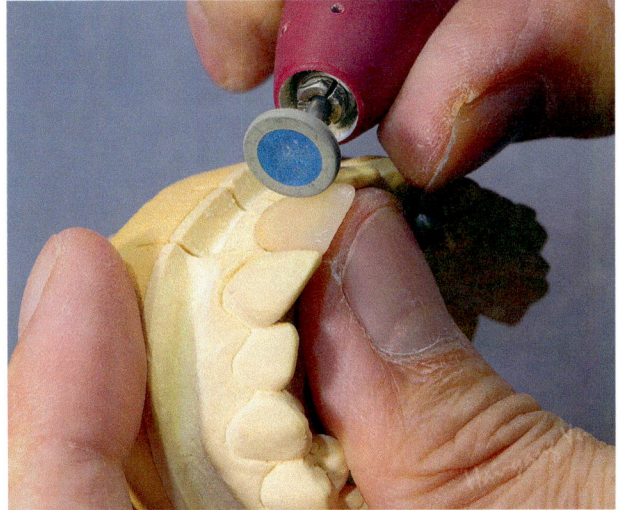

图 8-125　调改唇面的外形轮廓

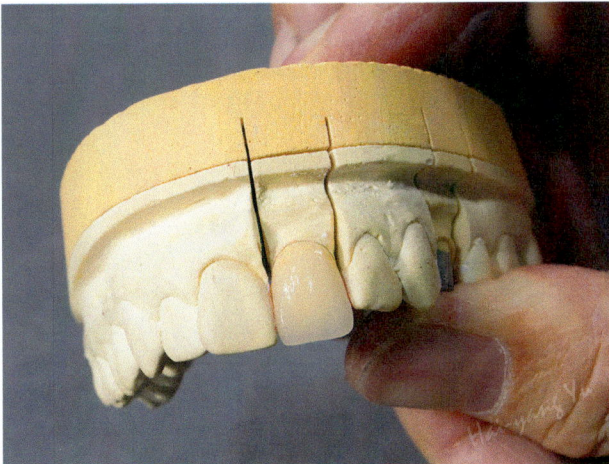

图 8-126　以对侧的同名牙为参照调改，保证其宽度和高度与对侧牙齿一致

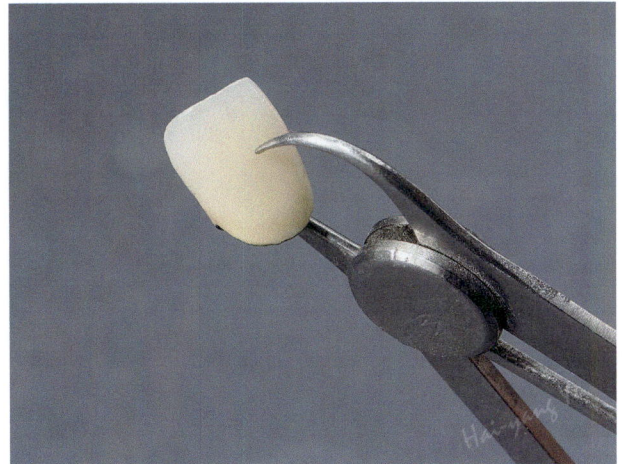

图 8-127　检查修复体的厚度，以保证瓷层足够理想的美观效果

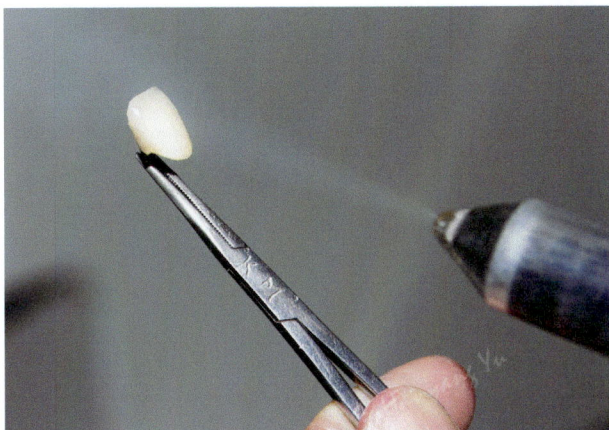

图 8-128　清洁修复体，准备对瓷层不足的部位进行添加。用 120~200 目的氧化铝颗粒对瓷承载面进行喷砂处理，接着蒸汽清洁或超声清洁修复体来去除氧化铝颗粒或调磨产生的碎屑

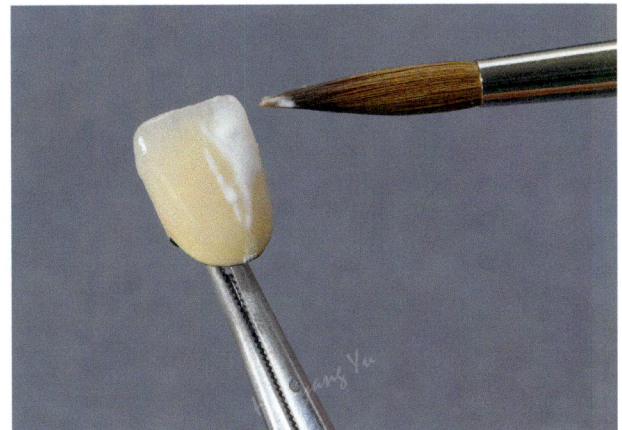

图 8-129　在需要修改的地方堆塑釉瓷和透明瓷，紧密地填压瓷泥

139

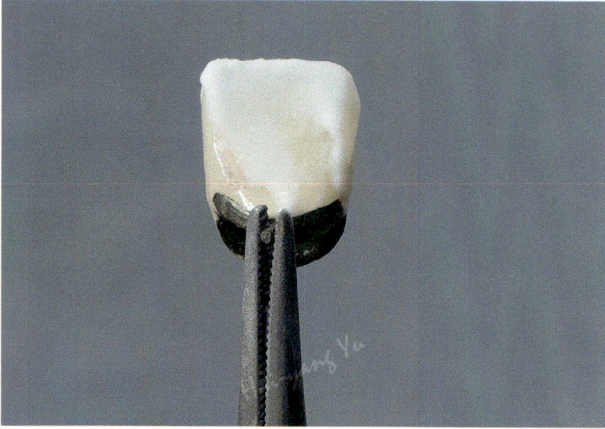

图8-130 检查舌面、金属领圈（如果存在的话）和冠内面，烧结前去除其附着的瓷泥

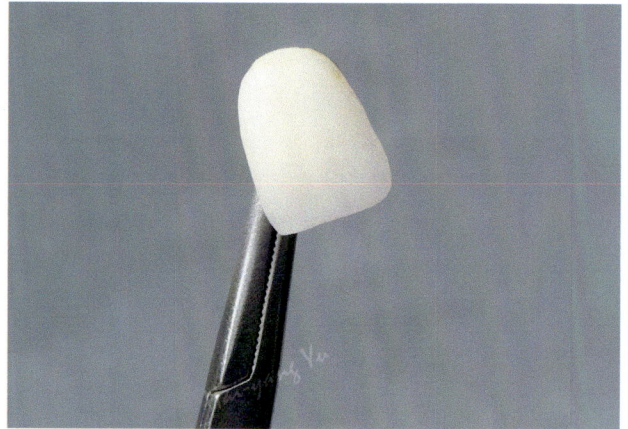

图8-131 调整第二次体瓷的烧结时间。烧结后的瓷应有一个有光泽的或"橘皮样"的外观

5. 唇面最终的外形修整　此时进行的调改要涉及一系列的抛光操作：最初用粗磨石修改外形，最后用细砂磨石来形成光滑的抛光面（图 8-133~ 图 8-135）。在修整最终外形的过程中，可以参考修复设计单上的要求，以及选色结果、照片等。

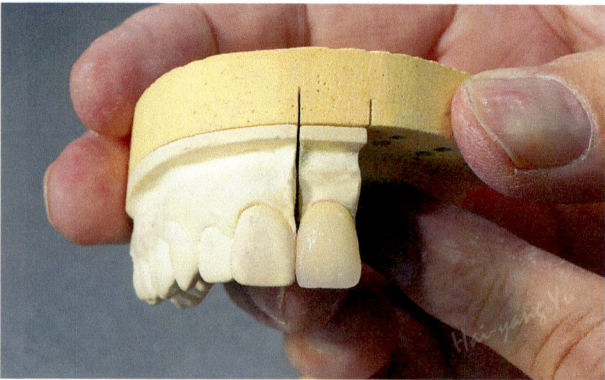

图8-132 二次烧结后将修复体重新在代型及模型上就位，重新确认适合的邻面接触关系

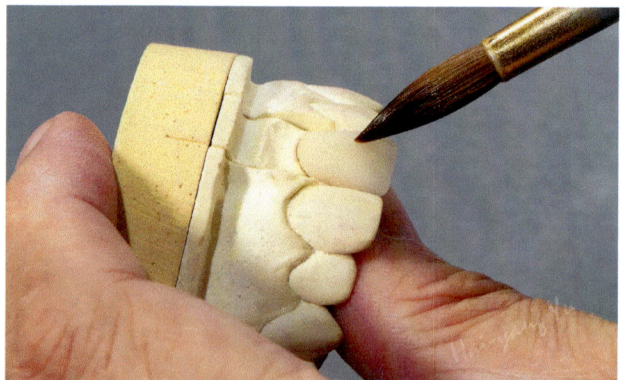

图8-133 到调改和修整外形的最后阶段，要定期用蒸馏水润湿牙本质瓷。这个简单的操作步骤会帮助你评价修复体的外形、颜色和透明度。在修整外形的过程中，干燥的瓷泥会呈现出白垩色的外观，这样就不能看出它真实的颜色和透明度，只有表面润湿才能充分看到这些效果

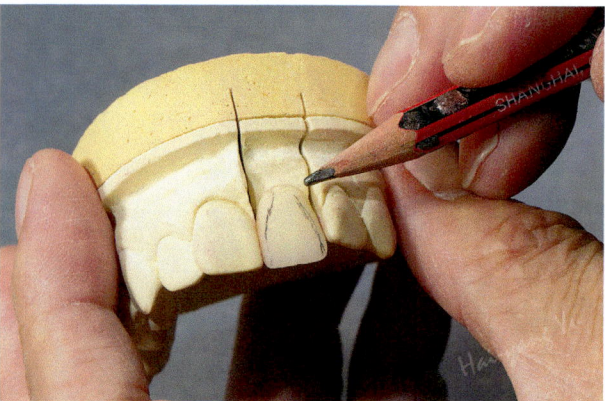

图8-134 标出理想的修复体的外形轮廓线很有用，用铅笔在颊面画出轴线角的范围，并确定舌面的边缘嵴

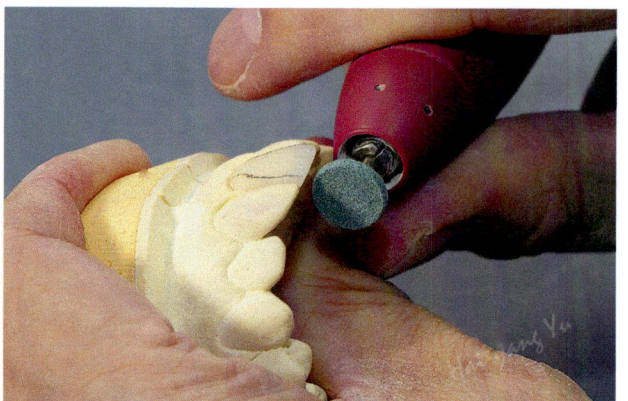

图8-135 用打磨石将唇面修成理想的外形形态。将切缘调改到合适的长度和形态

6. 形成表面结构和个性特征　触点和外形完成之后,要根据相邻的天然牙的形态和表面质地,并结合临床设计选择需要的工具和方法,形成修复体表面的结构纹理,以及其他的个性染色或特殊形态(图8-136、图8-137)。

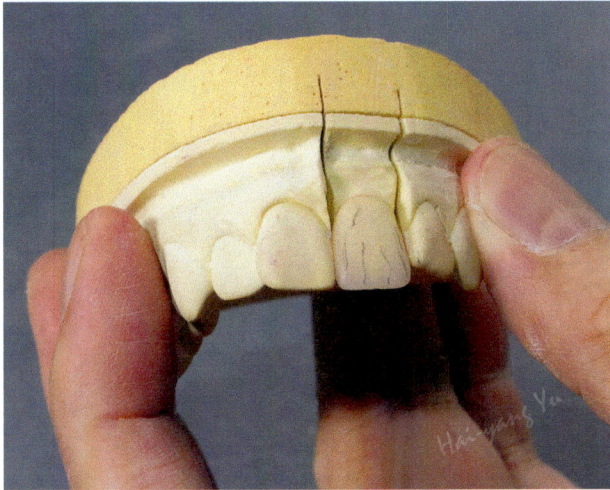

图 8-136　用铅笔或别的标志笔直接在颊面标出理想的个性化特征的位置。用合适的形状和粗度的打磨石形成理想的效果

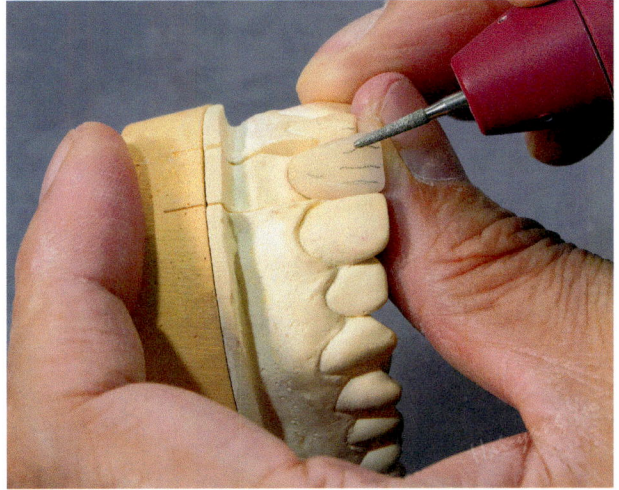

图 8-137　要避免形成很突兀或不自然的外观,因为冠要看起来更像牙列上的牙齿而不是像标准的天然牙

7. 金 - 瓷交界处的完成　下一个步骤就是金 - 瓷交界处的抛光。这一个区域是比较粗糙的区域。如果金瓷衔接处没有仔细打磨抛光,就容易在金瓷之间产生台阶,不仅刺激患者的口腔软组织,而且容易聚集食物残渣以及黏附菌斑。但是,金瓷交界处也不能抛光过度,此处的瓷层较薄,很有可能使遮色瓷暴露。此处调整的目的就是形成金瓷衔接的流畅性,消除金瓷之间的台阶,抛光时可以使用抛光石轮从交界线向金属边缘的方向打磨,不要相反,否则金属颗粒会污染瓷层(图 8-138)。

如果金 - 瓷交界处在上釉前没有抛光,很可能在最后抛光的过程中要调改该区的瓷。釉瓷烧结之后的打磨会暴露该区未上釉的瓷,即使仔细地进行抛光,这个区域也不会像釉瓷一样光滑。

8. 抛光、完成　最后将整个修复体的各个表面进行抛光,然后将修复体就位到模型上,再次检查和评估整个修复体的外形轮廓、表面结构,以及与邻牙的关系是否协调(图 8-139)。在这些都进行确认过之后,就可以准备进行染色和上釉了。

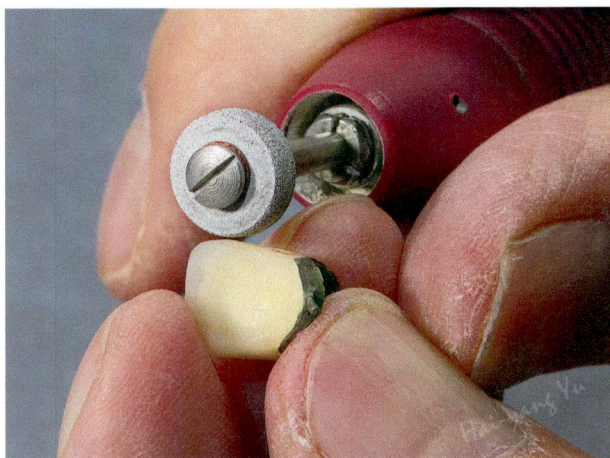

图 8-138　去除过度伸展的瓷后,用粗抛光轮抛光调改区及金瓷交接处,预抛光轮既可以抛光瓷饰面也可以抛光金属基底

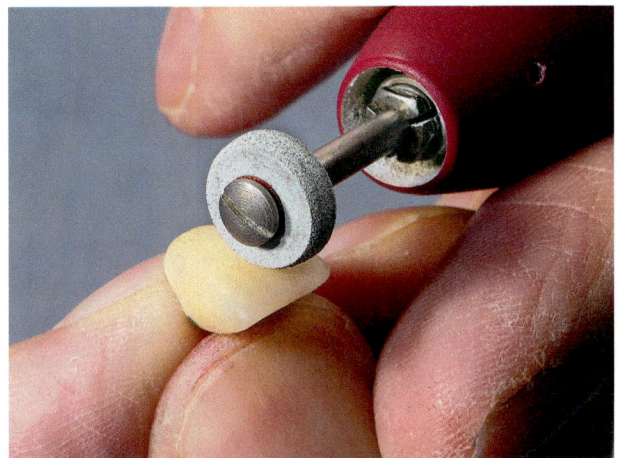

图 8-139　用瓷粗抛光轮抛光修复体

（三）其他类型修复体的调改

1. 后牙单冠的调改（图8-140、图8-141） 后牙的调改步骤与前牙类似，只是还要检查其与对𬌗牙之间的咬合关系。后牙𬌗面的结构一般都比较复杂，调改时通常要磨除过多的瓷层，然后通过二次上瓷，形成比较精确的𬌗面形态。

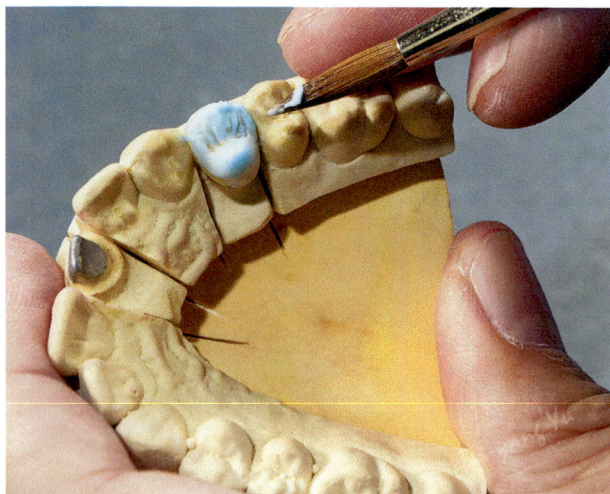

图8-140 对陶瓷外形和𬌗面进行粗磨，接着上第二道瓷。按照最初堆塑形成的解剖外形进行堆塑

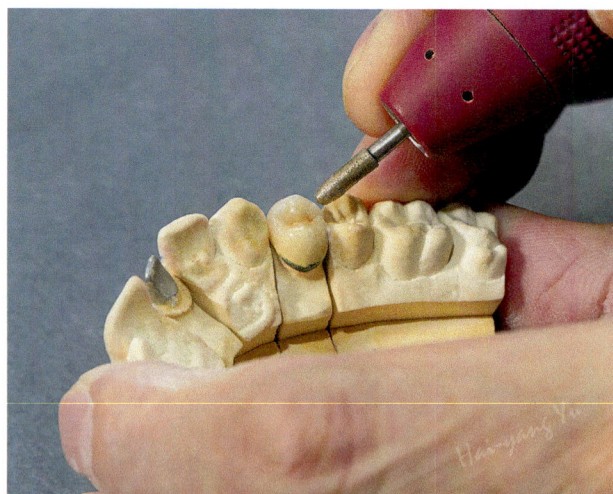

图8-141 在第二道瓷烧结后，将冠戴在工作模型上的𬌗面观。用蓝色咬合纸印出咬合接触并按照患者的咬合关系进行调改咬合和形态。为了获得精确的解剖形态，必须用一组很精细的金钢砂车针进行调改。如果有高速，气动的机头，你可以用它来形成修复体精细的解剖形态。有一点要切记：如果去除了𬌗面所有应该接触的点，再精细的𬌗面都是没用的

2. 前牙固定桥的调整 固定桥的调改除了上述单冠调改的步骤，还包括对于桥体组织面以及邻接区的调整。具体的步骤如下（图8-142~图8-153）：

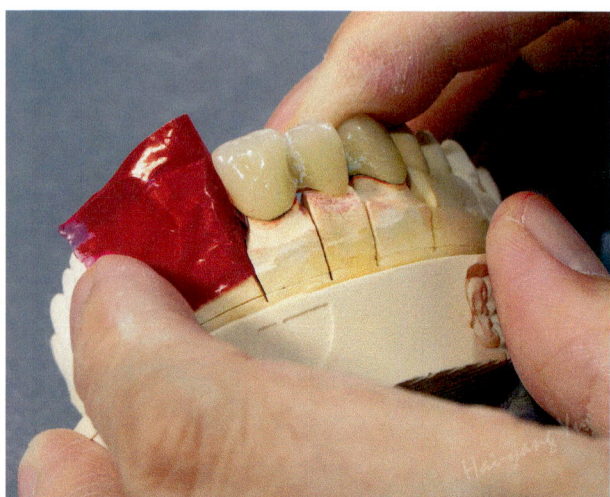

图8-142 去除一侧相邻的石膏牙及桥体区域的模型，用咬合纸调改邻面，用相同的方法调改另一个邻接面

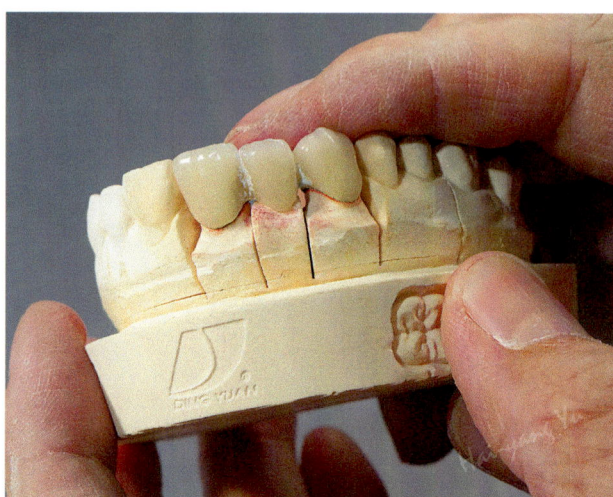

图8-143 使桥体区域的代型就位，并将修复体在工作模型上就位。从颊面和舌面检查桥体组织面收缩的量，陶瓷烧结收缩总会引起该区的欠缺

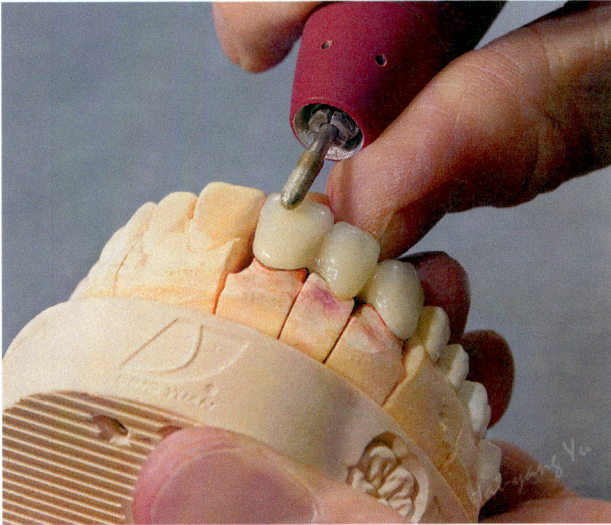

图 8-144 以余留的天然牙作参考，修整唇面的外形

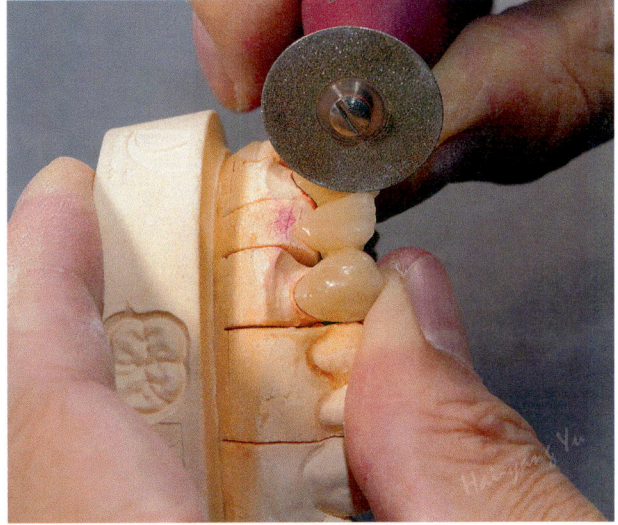

图 8-145 用金钢砂片调改邻面并修整外形

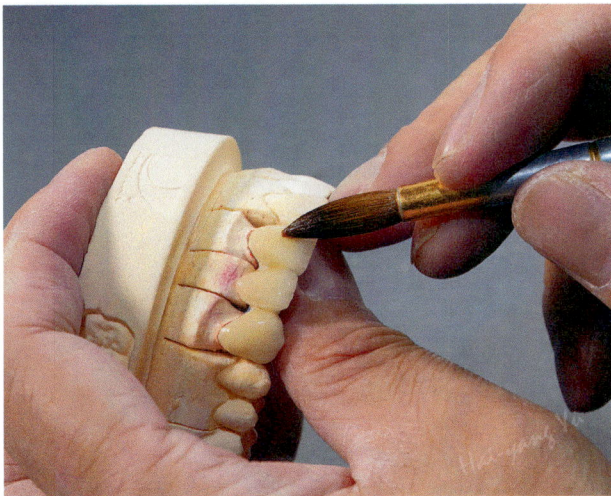

图 8-146 润湿需要上瓷的区域

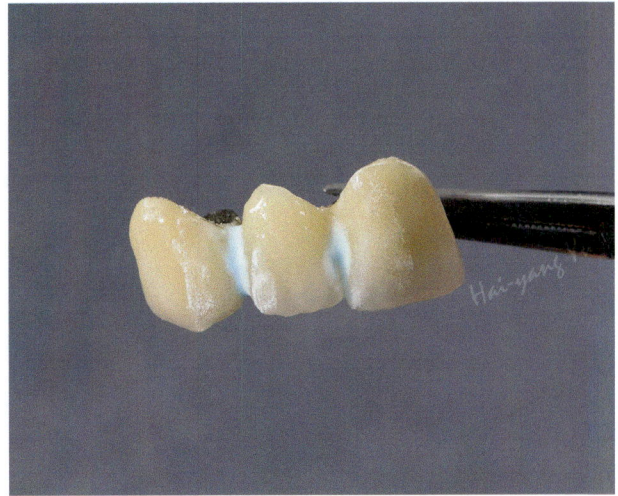

图 8-147 在两个邻接区添加瓷泥并紧密填压

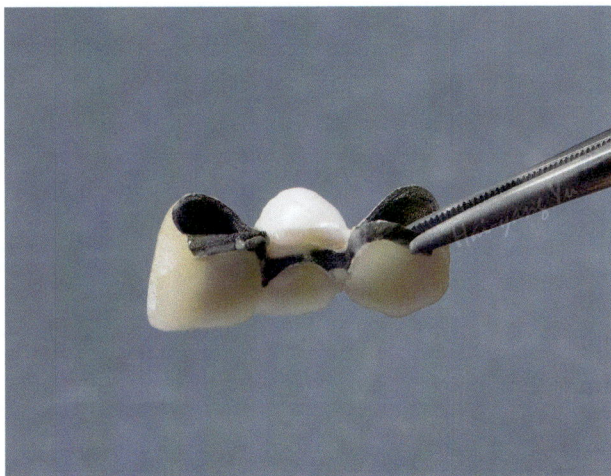

图 8-148 用蒸馏水轻轻的润湿桥体的组织面，根据需要添加一些陶瓷至组织面被完全覆盖

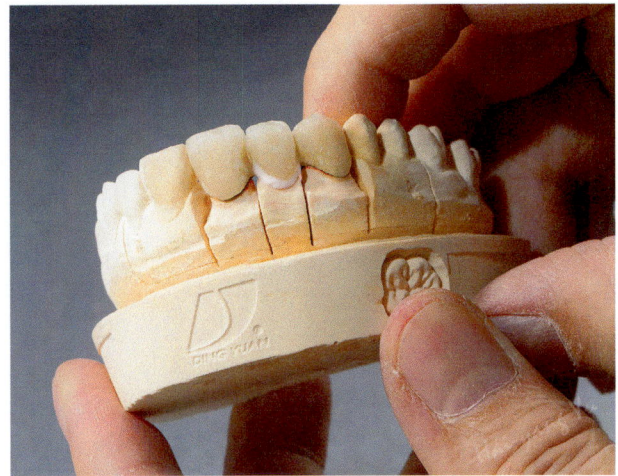

图 8-149 添加的陶瓷填压并用面巾纸吸水后，将修复体在工作代型上再次就位。同时将修复体放在工作模型上，上第二次瓷

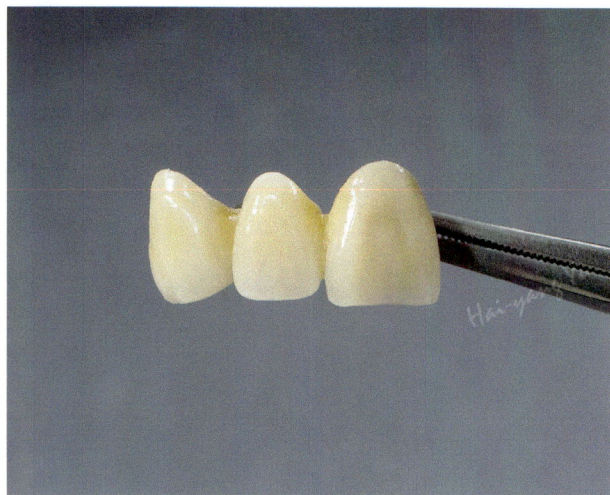

图 8-150　二次添加瓷烧结的修复体的颊面观

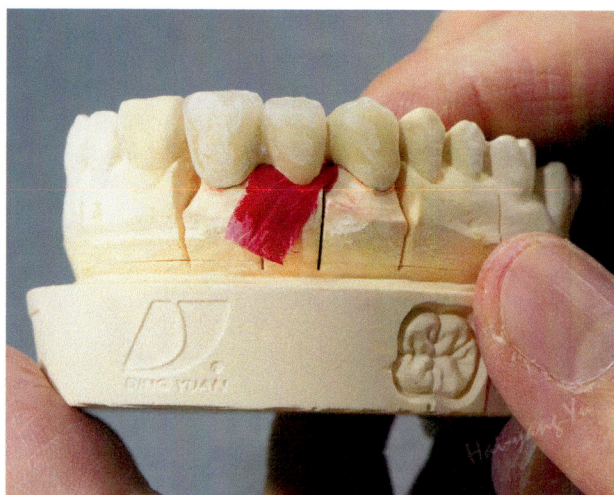

图 8-151　接着在桥体下面放咬合纸,印出与组织面接触的印迹

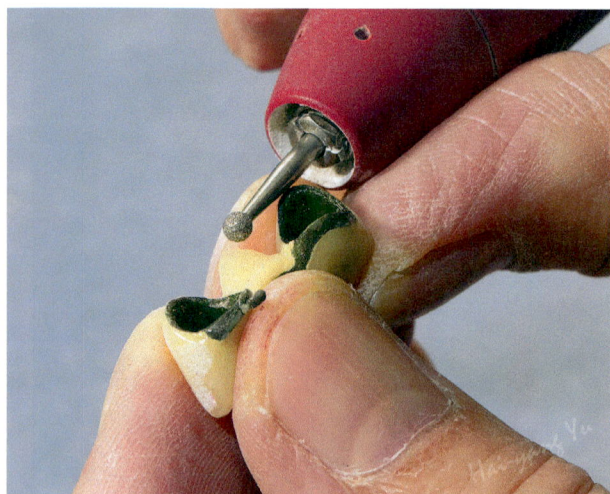

图 8-152　根据桥体设计调改桥体的组织面

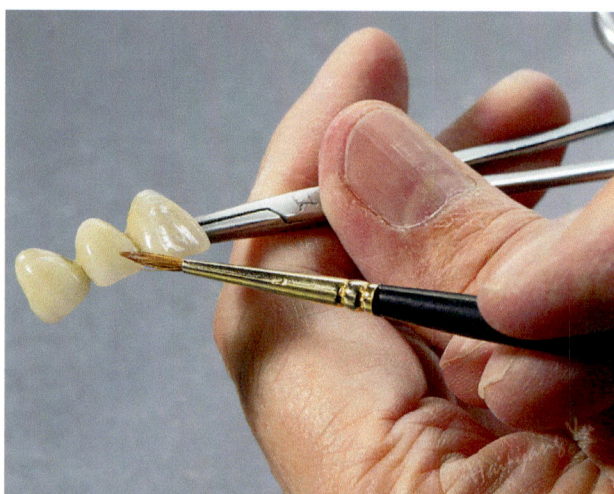

图 8-153　外形修整完成后,润湿陶瓷的表面来观察其美观效果

二、修复体的调色

在修复体的外形以及纹理结构修整完成之后,经常需要做少量的颜色改变或添加来形成逼真的表面色泽。这些色彩的调改可以通过表面着色来完成。虽然这一过程常被称为"调色",但一些临床医师喜欢对他的患者将这一过程描述为完成修复体的个性化染色。在调色操作之前,首先要确定修复体的色调、彩度和明度是否需要改变,及改成什么样。表 8-2 给出了调色的基本原则。如果陶瓷只需做很小的颜色替换或个性化染色,这样的改色常通过修复体外表面的烧结染色即可完成。这种个性化染色在上釉前或同上釉操作一起完成。如果调色的范围比较大,只有使用内染色的方法(见第六节)才能获得满意的效果。

1. 材料　通过瓷表面染色的运用和烧结很容易就能改变颜色。这些染料由不同色调的金属氧化物和低熔牙科陶瓷的熔剂构成。氧化颜料和各种染料在高温下具有色泽的稳定性,因此在未烧结前看到的颜色与烧结后的颜色基本上是相同的,但应注意烧结后的外形并不总是完全一致。所以,染料最好选择和瓷粉同一个厂家的。

2. 调色的原则　调色要遵循表 8-2 所示的原则进行。

表 8-2　颜色调整效果的对比

调色目的	调色方法	反作用
主色调是黄色,要改变成红／黄(橙)色调	加红色	无
主色调是红／黄,要改变成黄色调	加黄色	无
增加彩度	增加主色调色	无
降低彩度	增加主色调的互补色	降低明度
增加明度	增加明度更高的染色	增加明度的同时也增加了彩度(不推荐)
降低明度	增加主色调的互补色	降低彩度

3. 颜料调拌(图 8-154~ 图 8-156)　常用的颜料溶剂是甘油和水的混合物,这种液体的优点是蒸发慢,调拌后的颜料泥不容易变干,操作时间较长。调拌好的颜料最好放在带有密封盖的特殊盘子里,防止被粉尘或其他染料颗粒污染。如果调拌的颜料太稀了,操作时就很容易流动,在烧结后也可能降低陶瓷的强度。但通常颜料调拌时是很稠,但进行操作的时候会变得很稀。

4. 染色(图 8-157~ 图 8-159)　无论是用传统的颜料粉还是用预调拌的颜料泥,涂颜料的步骤都是一样的。染色的第一步就是用颜料溶剂润湿瓷表面。溶液应很薄的,均匀的涂一层,但不能涂太多的颜料溶

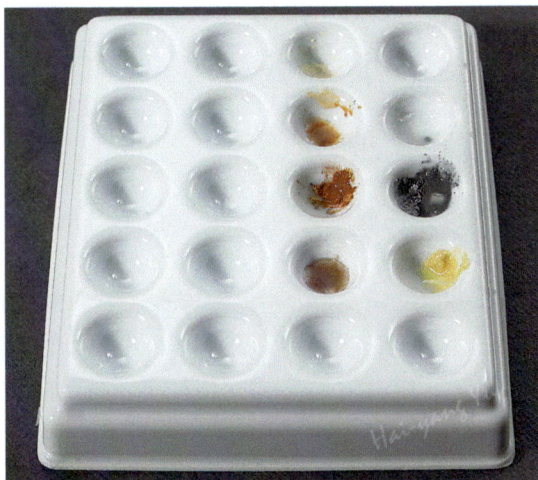

图 8-154　将颜料粉与液体适合混合,在一个颜料盘的调拌槽里滴一到两滴液体

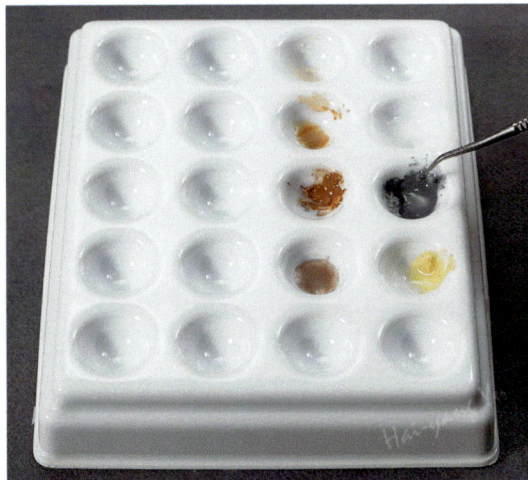

图 8-155　用金属匙或玻璃棒往调拌槽里放颜料粉。接着,往液体中慢慢的添加颜料粉并用小玻璃或塑料调拌工具将两者彻底调拌均匀

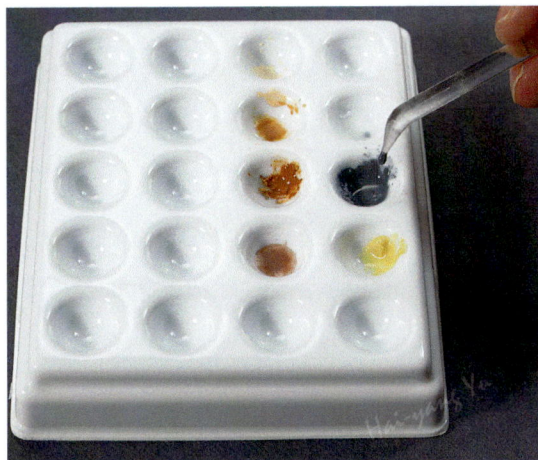

图 8-156　用玻璃棒来检查调拌的颜料是否达到了具有一定的稠度、均匀的奶油状

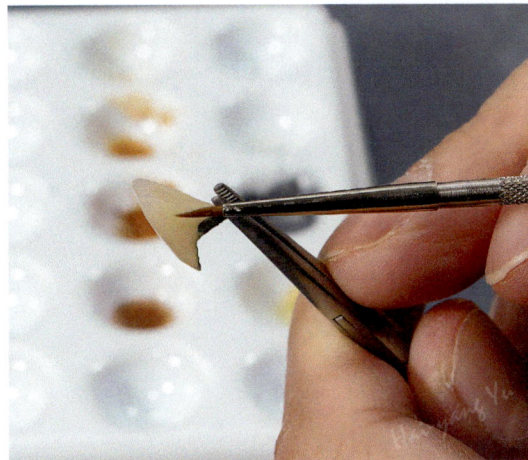

图 8-157　用小号毛笔涂表面颜料。很多情况下,有些个性化染色需要用调改的上瓷技术

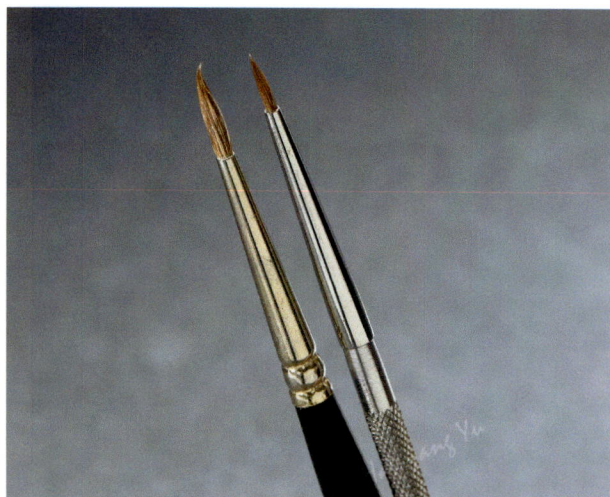

图 8-158　如果修复体上调色的区域比较小,用一支小毛笔就足够了,如果想在瓷表面的釉彩上再涂一层釉,就需要用一支大的染料笔

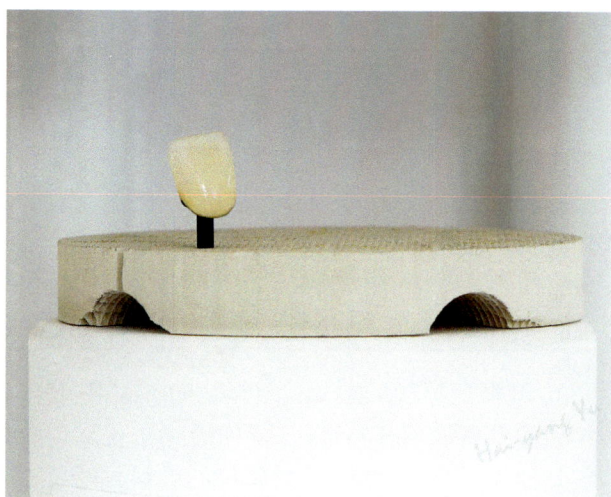

图 8-159　在烤瓷炉的入口处小心地、慢慢地干燥修复体

剂,否则会引起颜料的流动和聚积。然后就是根据需要用小号的毛笔蘸取颜料泥,进行涂塑。

三、上釉、抛光

(一)上釉

除了上述的操作修改,修复体还必须通过上釉和表面的机械抛光才能形成天然牙的光泽。上釉的方法通常分为两种:自身上釉和釉粉上釉。

1. 自身上釉　自身上釉指的是将修复体烧结到一定温度的过程,这个温度常与原来的烧结温度相同或比原来的烧结温度稍高。具体的操作需按照厂家规定的操作要求进行。有些产品在达到上釉的温度之后,应立即从烤瓷炉中取出修复体,有些需要维持1~2分钟时间,直到瓷的外表面形成理想的光泽度为止。在烧结过程中,瓷表面会玻璃化并充分熔融,充填不规则的或多孔的表面。自身上釉的陶瓷表面光泽度与烧结时间和温度有密切关系,温度越高,在该温度下的时间越长,表面就会越光滑。不同品牌的瓷粉的上釉温度和维持时间不尽相同。如果上釉时温度过高或时间过长,陶瓷表面就会塌陷,从而破坏修复体的外形,因此,操作的过程中要十分小心。

2. 釉粉上釉　釉粉上釉是涂一薄层清亮的瓷粉,它可以在修复体上产生很光亮的效果。釉粉上釉使用的是低熔瓷,其烧结温度比牙本质瓷烧结温度低 20~60℃。对于进行了大面积染色的病例,最好选用釉粉上釉,否则容易破坏染色的效果。

如果修复体进行了表面染色并选择用釉粉上釉,还可以选择二次烧结步骤:首先烧结已染色的瓷修复体到所需温度,在修复体冷却后评价其表面效果,然后再涂釉粉瓷,并再次烧结瓷修复体。这种方法的优点在于可以很好地达到染色的效果。

(二)表面抛光 (图 8-160~ 图 8-167)

经过上釉操作,修复体的表面色泽比较自然,但是,还需要进行表面的机械抛光,以达到表面质地的差别,最终形成接近天然牙的修复体外观。同时表面抛光还可以去除釉粉上釉时形成的表面微小的不规则结构,并提高陶瓷的表面光滑度。

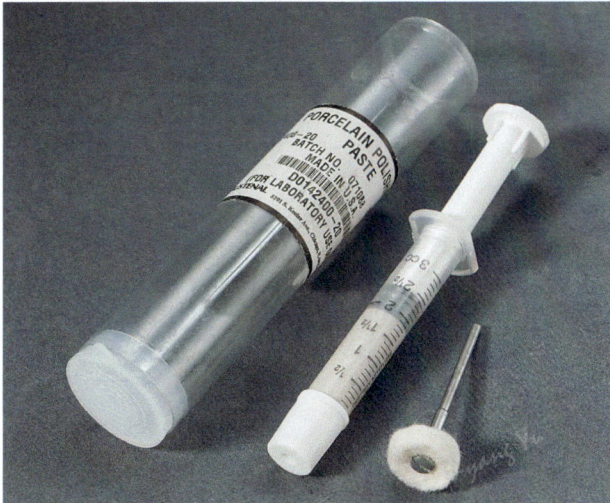

图 8-160　抛光绒轮和抛光糊剂

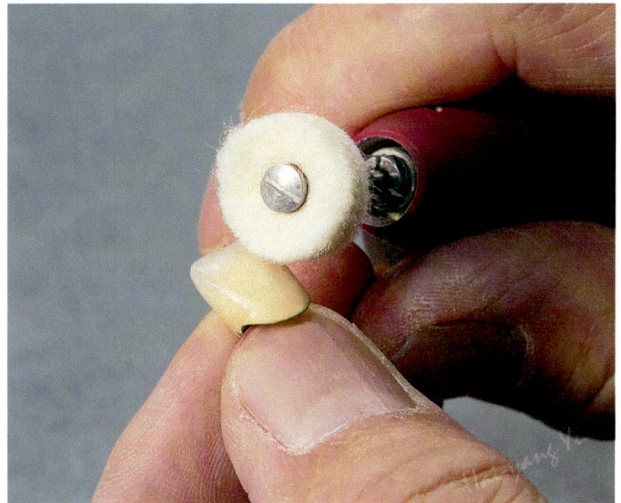

图 8-161　一只手固定修复体,用涂有抛光糊剂的抛光轮对其间断施加,使用适当的压力并抛光一定的时间

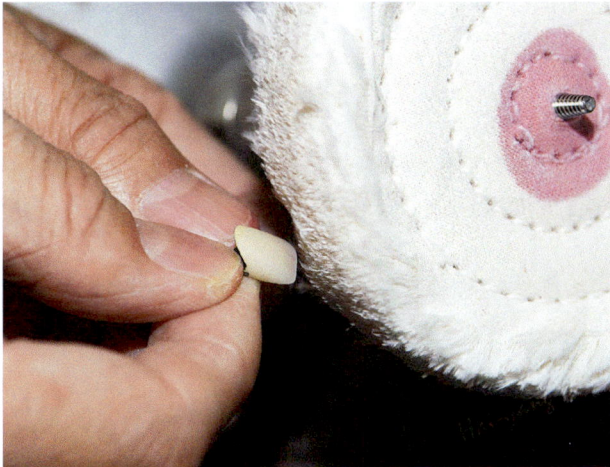

图 8-162　使用浮石粉结合湿布轮进行抛光

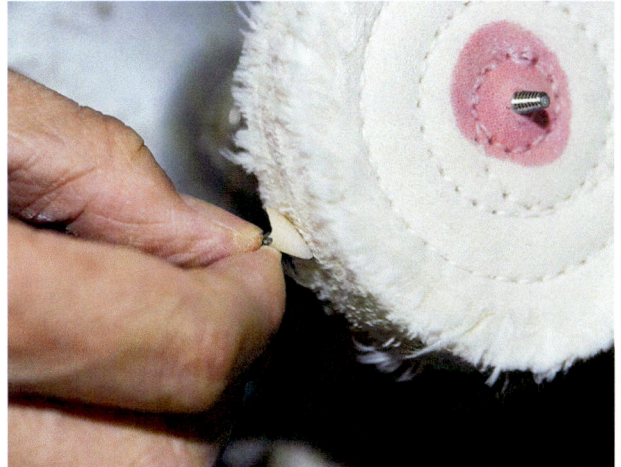

图 8-163　将冠压向正在旋转的布轮,同时要保护好冠的边缘。定期地旋转冠使它的各个方向都抛到。整个过程中要不断地添加糊剂和水,防止瓷过热

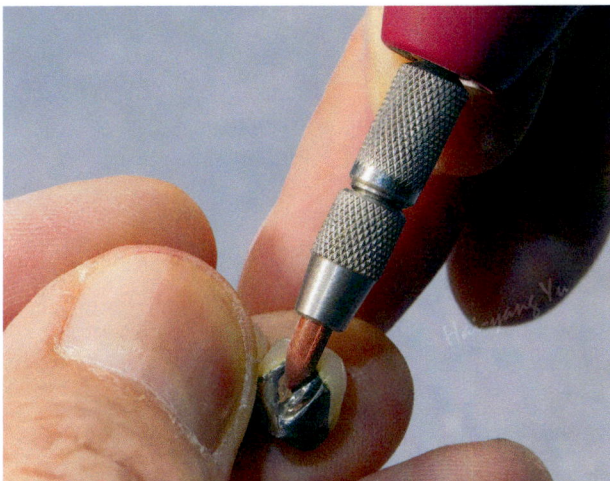

图 8-164　用适当的打磨器械修整金属舌面隆突

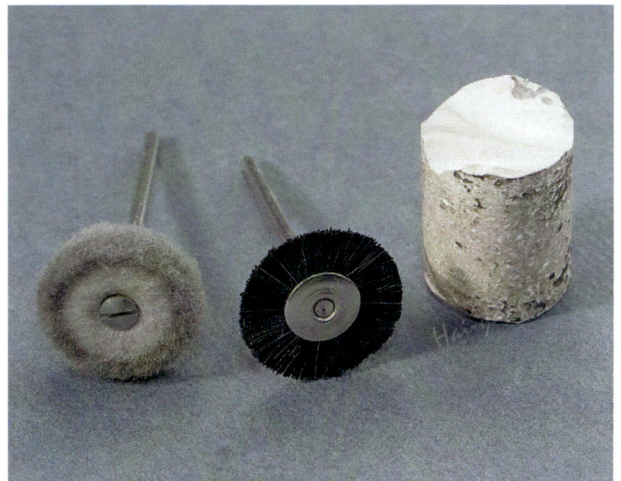

图 8-165　抛光轮和抛光膏

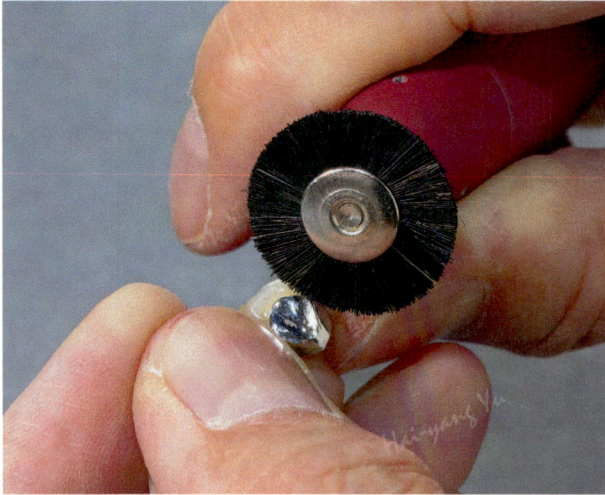

图 8-166　用鬃毛轮初抛光金属舌面

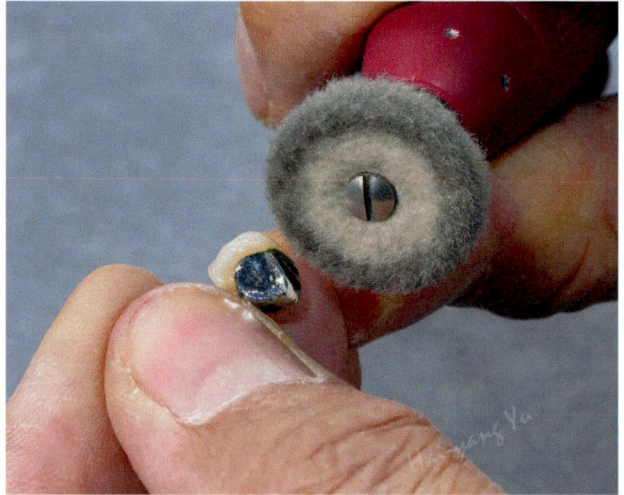

图 8-167　用绒轮最终抛光金属舌面

第六节　色彩学基础和比色技术

一、色彩学基础

对于一个优秀的塑瓷技师来说,必须具有出色的辨色和配色技术,而这些都需要掌握一定的色彩学知识。本节就色彩学的一些基础理论以及常用的比色配色技术加以阐述。

(一) 色彩的基本特征

根据孟塞尔颜色系统,颜色的基本特征包括色调(色相)、明度和饱和度(彩度)。这三种特性放在一起就构成了一个类似三维球体的色彩空间模型。其横截面则呈轮形,称为色彩轮(图 8-168)。

1. 色调　又称色相,即我们常说的颜色,它可以区别出各个色系,如绿色和红色就代表两种不同的色系,所以它们有不同的色调。在孟塞尔色彩轮中,不同的色调就构成了色彩轮的边缘。

2. 明度　即物体表面的明亮程度。明度低的修复体比较暗,明度高的修复体表面发亮。明度与色调没有关系。在孟塞尔色彩轮上,明度为轮子的中心轴(见图 8-168)。有研究认为,明度是色彩三特性中最重要的,人的眼睛对于明度的变化是最敏感的。

3. 饱和度　又称彩度,它指的是色彩的相对的浓度、色调的强度和饱和度。色彩越强,彩度就越高,当比较一个深蓝色的物体和一个淡蓝色的物体

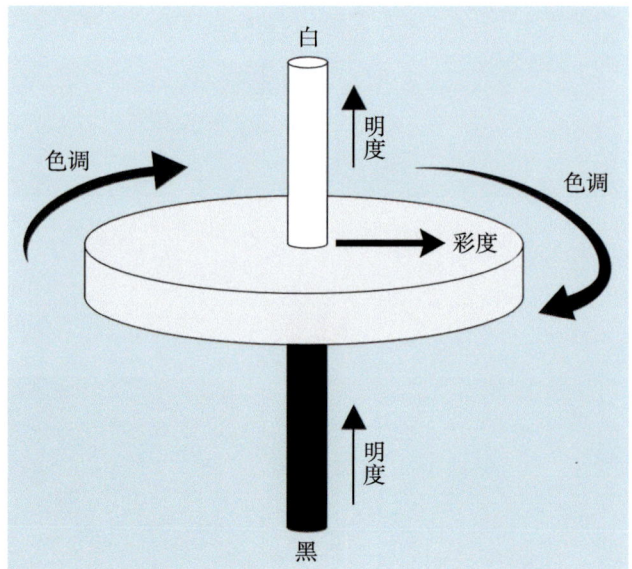

图 8-168　色彩轮,色调构成了轮子的边缘,明度为轮子的轴心,彩度构成了轮辐

时,深蓝色的物体就有一个更高的蓝色的饱和度。在色彩轮上,彩度构成了轮辐。

(二) 色彩系统

1. 光色彩混合体系　当白光通过玻璃棱镜时,棱镜就可以将其分散为各个颜色的可见光谱(如紫色、蓝色、绿色、黄色、橙色和红色)。如果将其归为三种色彩就是:蓝、绿和红,即为光谱的三原色(图 8-169A)。三原色中的任两个叠加都会产生光的二级色。如红和绿混合就会产生二级色—黄色,绿和蓝混合就会产

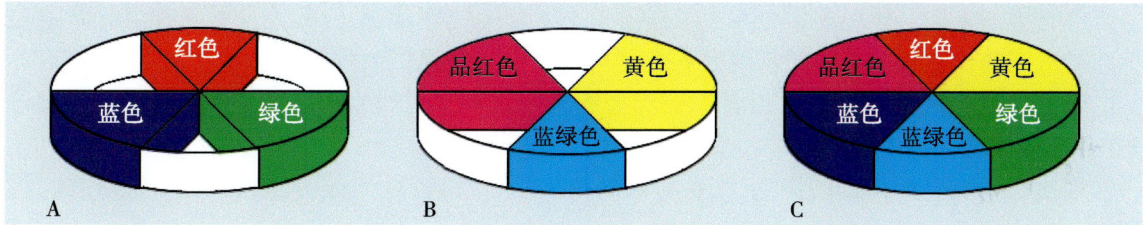

图 8-169　带三原色的光色彩混合体系的色轮(A),它的二级色(B),它们叠加而成的色轮(C)

生青色,蓝和红混合就会产生品红色。这些都是光混合而成的二级色(图 8-169B)。原色和二级色再叠加就会产生色轮(图 8-169C)。

2. 颜料色彩混合体系　颜料色彩混合体系为减色体系,它同光(加色)色彩混合体系中的三原色相反。也就是说,颜料混合体系中的三原色来源于光混合体系的二级色(图 8-170A)。颜料混合体系中的二级色是光混合体系中的三原色(图 8-170B)。颜料混合体系中的原色和二级色相结合也可以产生一个色轮(图 8-170C)。色彩轮相对的两种颜色为互补色,互补色等量混合后可以形成中性的灰色。

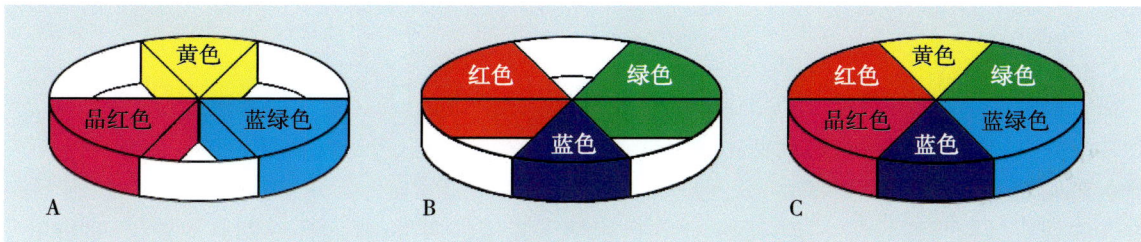

图 8-170　带三原色的颜料 - 混合颜色混合体系的色轮(A),它的二级色(B),它们叠加而成的色轮(C)

二、比色

(一)视觉的颜色特性

1. 视敏感与视疲劳　人类对色彩的注视往往在前几秒内感知最准确、灵敏,随着时间的延长,敏感性降低,甚至出现视觉疲劳,这就是视觉的视敏感和视疲劳现象。此外,不同个体的视觉敏感性不同,称为视觉差。

2. 颜色饱和度的影响　不同的色调有不同的饱和度。明度增加会引起饱和度增加,而饱和度达到最高时,不同波长的颜色会有不同的明度。

3. 面积对颜色的影响　一般来说,面积大的物体,比同样颜色面积小的物体更加鲜艳。人对其敏感性更强。

4. 补色与颜色适应　由于视细胞化学活动的特点,人类对颜色感知时会对一直注视的色彩产生适应,而突然把视线转到中间色(灰色)背景上,会产生补色感觉。

5. 同色异谱现象　对于特定标准观察者和特定照明体,具有不同光谱分布而有相同颜色的现象。对于整个修复治疗团队,应建立统一的颜色标准,避免产生色彩重现的误差。

6. 色差强调现象　因颜色对比而引起的色差比实际色差的感知更强烈。一般牙龈的颜色为红色,而口腔的颜色为黑色,淡黄色的牙齿通常产生一定的绿色调。选色配色时一定要注意。

(二)比色的注意问题

1. 减少人员间色彩判别误差　对于需要接触修复体颜色的人员,医师和技师应建立相同的颜色标准,定期相互之间校正色彩感。

2. 选色的环境　在白色自然光情况下或模拟日光光线照明条件最好。比色工作环境里的墙壁、隔板、天花板及窗帘等以中性的灰色基调最好。

3. 比色时机与方向　比色在上午9~11时、下午1~4时比较好,以少云晴天自然光线由北向南采光好。

4. 选择适当的比色板　最好的情况是烤瓷材料和比色系统是同一厂家。

5. 患者的体位与医师的视角　患者口腔应与医师视线同高,比色者用中心视线观察比色板与牙冠,比色者位于患者和光源之间。

6. 常规比色只能进行体部的比色,配色时颈部应加深,切端进行半透明处理。对于特殊的病例,可以选择专门的颈部、切端比色系统。

7. 比色板应与牙列位于同一冠状平面。使比色板与牙齿处于同样的背景色。

8. 患者的衣服应以中性服饰为主,女性不能涂口红。比色者应精神饱满,在视觉敏感时进行,比色时间不能太长。多牙缺失的病例可参考皮肤选色。

9. 比色的顺序一般为色调、彩度、明度,最后是特殊部位的选色。

(三) 比色记录及信息传递

正确色彩的再现有赖于准确无误地记录以及比色结果的准确传递,为了达到比色无误,临床诊室与技工制作室应统一标准、统一色标、统一描述语言。患者在比色、试冠过程中对比色提供其他参考意见,尤其对其口周环境、工作环境,患者对颜色的要求的主观愿望与评判能力做到心中有数,以便在选色、调色时做出相应的变化。

三、调色

在临床操作中,仅靠各种标准色号的瓷粉往往不能满足不同患者对美观的要求,尤其是一些局部颜色的要求,这时往往需要进行颜色的调整。颜色的调整方法有内染法、外染法和插入法。

(一) 内染法

内染法是将颜料与瓷粉按一定的比例调和后堆塑于瓷层的内部,外面再堆塑其他瓷层,这种处理的效果比较接近真牙。在瓷层构筑过程中进行颜色的调整,烧结后的颜色比较自然。但是内染法的难度也较大,只有烧结完成后才能看出效果。

(二) 外染法

在上釉完成前或者上釉同时进行的调色。有的烤瓷冠桥在完成烧结后,发现其颜色与医师所要求的有些差异,可以通过外染法进行弥补。外染法比较简单,适用于颜色调整不大的变动。但是,外染法绝不能作为常规方法进行操作,因为它容易造成条件配色现象,即在某种配色光源下,它与真牙的颜色相近,而光源发生变化时,与真牙的颜色就不匹配了。此外,外染法只能降低明度,提高彩度,也就是可以使修复体的颜色变深,但不能进行相反的操作。

(三) 插入法

用于表面釉质裂纹等特殊颜色和形态的模拟。

1. 裂纹线　在透明瓷进行彻底的填压之后,用刀片在堆塑好的透明瓷层唇面上刻出一条深1.0mm的沟,沟的裂纹线应适中。然后调和与所要求的裂纹线的颜色相似的颜色瓷,调和的颜色瓷要稀一些。堆塑时要快,使之不能流入沟内,并去除多余的颜色瓷,最后用一薄层透明瓷覆盖裂纹线。

2. 龋齿　从模型上取下堆塑好瓷体的冠,用雕刻刀的勺状端在所设计的部位挖一个凹洞,直至露出牙本质瓷层,在凹形的洞底堆上深褐色瓷,在深褐色瓷的周围填上橘黄色瓷,在洞的周围放白色瓷以模仿脱钙的釉质,最后在表面覆盖透明瓷。

还可以通过挖一个浅凹,填上橘黄色和白色瓷,模拟早期釉质龋的脱钙情况;只填白色瓷可以模拟釉质局部表面脱钙(白斑);在洞的周围堆上较浅的橘黄——褐色瓷,洞内填上混在一起的不透明瓷和牙本质瓷,可以模仿变色的修复材料。

3. 水平色带　在一些牙上,常可以见到不同颜色的水平向带状条纹,如白色、橘黄色和灰色(暗带)。模仿的方法是在回切后的牙本质瓷的相应部分雕出水平状的沟,将不同需要颜色的瓷按比例与牙本质瓷混合后堆塑在沟内,然后覆盖釉质瓷和透明瓷。

(岳　莉　黄嘉谋　于海洋)

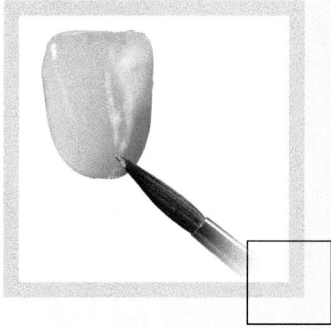

第九章

全瓷修复工艺技术

尽管日益成熟的金属烤瓷修复技术使固定修复体成为口腔临床中主要的修复方式。但是,由于金属底层的存在,其美观仿真效果还是难以尽善尽美。而且,随着金瓷修复体在口腔内的长期使用,金属离子不断析出,对人体产生了一定的生物毒性等副作用。近年来,随着全瓷材料和制作工艺技术的发展,全瓷修复体以其优良的生物相容性和美观性能越来越受到人们的青睐,目前已成为口腔固定修复技术的新热点。

传统全瓷冠制作时多采用铂箔烧结技术,但是由于其制作工艺复杂、价格贵、制成的冠易破裂等缺点,早已淘汰。目前常用的全瓷工艺技术包括铸造陶瓷技术、热压铸瓷技术、粉浆涂塑技术、瓷沉积技术以及CAD/CAM 机加工技术等。

本章将从全瓷修复的特点、种类以及全瓷冠、瓷贴面及嵌体的制作技术等方面对全瓷修复技术进行阐述。

第一节　全瓷修复工艺技术的种类

根据制作方法的不同,全瓷修复工艺技术可分为四大类:粉末法、失蜡法、机加工技术以及瓷沉积技术。由于瓷沉积修复技术应用广泛,将在本书第十一章详细论述。本节就对前三类全瓷修复技术进行说明。

一、粉末法全瓷技术

(一)技术简介

粉末法根据制作的不同又包括瓷粉直接堆塑烧结技术和粉浆涂塑技术。前者如 Optec HSP,即直接在耐高温代型上堆塑瓷层,然后进行烧结成型的技术。后者如 Vita 公司的 In-Ceram 系列,即首先在代型上制作高强度的底层材料,然后涂塑渗透饰面瓷后烧结。根据底层材料的不同,又包括 In-Ceram Alumina 和 In-Ceram Zirconia 两类,其基底材料分别为氧化铝和氧化锆。本节主要讨论的是 In-Ceram 粉浆涂塑氧化铝全瓷技术。

粉浆涂塑是一种传统的陶瓷工业技术,常被用于制作卫生洁具。该技术中粉浆是精细氧化铝颗粒的悬浮溶液。制作时粉浆被涂塑于多孔的耐火代型之上,当多余的水分被吸收后粉浆变得致密,然后在1120℃高温下烧结,形成多孔的底层材料,类似于金属烤瓷修复体的金属基底。然后,在多孔的底层上进行玻璃料渗透,最后使熔融的玻璃料进入底层材料的孔隙中。与传统的烧结堆塑陶瓷相比,用粉浆涂塑方法制作的陶瓷具有孔隙率低的优点。近年来,In-Ceram 技术又开发出两种改良的瓷粉配方:In-Ceram Spinell,以镁铝尖晶石($MgAl_2O_4$)作为主要的结晶相,大大提高了修复体的半透明性;以及 In-Ceram Zirconia,含有部分氧化锆,具有更高的强度,甚至可应用于固定桥的修复。

(二)制作步骤

1. 复制耐火模型,制作个别代型,涂布分离剂。

2. 将底层材料的粉浆涂塑于代型上,用雕刀塑形,并修整边缘。

3. 在专用的烤瓷炉里进行底层支架的烘干、烧结,然后将底层小心地从代型上取下。

4. 在底层材料上涂塑玻璃陶瓷料,经高温烧结后玻璃料渗透入底层的空隙内,形成致密的高强度底层冠。

5. 修整打磨烧结后的底层冠,常规方法堆塑体瓷、切端瓷等瓷层。

二、失蜡法全瓷技术

(一) 技术简介

失蜡法全瓷技术是目前最常用的全瓷修复技术,又可分为铸造陶瓷和热压成型两大类。两种方法的制作步骤都与金属全冠的制作类似,也是需要制作蜡型、包埋,铸造法是将陶瓷块高温熔融铸造,而热压成型则是将陶瓷块低温加热挤压成型。第一个商品化的铸造陶瓷是 Dentsply 公司生产的 Dicor 铸造陶瓷,铸造温度是 1360℃;此外,还有 Oliympus 公司的 OCC 产品,铸造温度是 1100~1200℃,上述两种产品的主晶相都是氟云母;热压技术的全瓷产品分为白榴石和硅酸锂两种晶相的产品,前者如 Dentsply 公司 Finesse All-Ceramic 和 Ivoclar 公司的 IPS Empress,后者的代表则是 Ivoclar 公司的 IPS Empress 2,近年 Ivoclar 公司开发出新的产品 IPS e.max Press,此压铸瓷块的主要成分为二矽酸锂,凭借机械强度高(弯曲强度 400MPa)、美学性能好的特点迅速取代了 IPS Empress 2,成为热压成型铸瓷的热点产品。

(二) 制作步骤

下面以 Dicor 铸造陶瓷为例说明该技术的制作步骤。

1. 修整代型,涂代型隙料,全冠和嵌体涂两层,贴面修复需要涂布三层隙料。

2. 蜡型制作,根据需要制作出全冠的形态或体瓷的形态。然后安插铸道,包埋蜡型,注意要使用专用的包埋材料。

3. 铸圈的焙烧、铸造。根据不同产品的说明,严格按照程序进行操作。

4. 分离铸造玻璃体,去除包埋材料,切割铸道。

5. 瓷化,即通过热处理将玻璃体转化为陶瓷。如果要获得不透明的效果,可在瓷化前打磨修复体。如果要获得更加透明的效果,则在瓷化后进行打磨。

6. 将瓷化后的修复体在模型上试戴、修改,并抛光。

7. 上色或堆塑饰面瓷,与常规的塑瓷技术相同。

三、机加工全瓷技术

指利用 CAD/CAM 系统进行机械加工的修复技术。该技术根据具体材料的不同可用于贴面、嵌体、全冠甚至固定桥的修复,所用的陶瓷称为可切削陶瓷。该类全瓷修复技术主要包括 Cerec 系统、Celay 系统、Procera 全瓷系统以及 Cercon/LAVA 全瓷系统。其中前两种使用的是长石质切削陶瓷,Procera 使用的是氧化铝陶瓷,而 Cercon 及 LAVA 则使用氧化锆陶瓷。下面对上述几种全瓷加工系统进行介绍。

1. Cerec 系统　Cerec 系统已经进入市场多年了,在 20 世纪 90 年代中期又推出了改良的 Cerec 2 系统。该系统主要包括由电脑整合起来的设计和切削系统,该系统可使用的切削陶瓷包括 Vita Mark Ⅱ、Dicor MGC 和 ProCad。其中 Vita Mark Ⅱ是长石质可切削陶瓷,而 Dicor MGC 是云母基的可切削玻璃陶瓷,ProCad 可切削修复体使用的是白榴石陶瓷。

2. Celay 系统　Celay 系统采用复制机加工技术制作瓷嵌体或高嵌体。首先在预备牙或工作代型上制作树脂模型,再根据模型来切削瓷修复体。其使用的陶瓷块与 Cerec 系统类似。有时候也可以使用 InCeram Alumina 或 InCeram Spinell 瓷块。其边缘的适合性优于 Cerec 2。

3. Procera 全瓷系统　Procera 全瓷系统具有一个工业的 CAD/CAM 程序。使用的是氧化铝陶瓷。技师首先将代型进行扫描,然后将数据传送到工作站,用计算机控制的切削装置制作一个放大的代型。代型放大的目的是补偿烧结的收缩。在代型上将氧化铝粉末压紧变实,再进行切削,然后在极高温度下(1700℃)烧结。烧结完成的底层冠表面还要用热膨胀系数匹配的氧化铝饰面瓷堆塑,然后烧结完成。

4. 机械辅助全瓷系统　主要包括 Degussa 公司的 Cercon 系统以及 3M 公司的 LAVA 系统。两者都是使用氧化锆致密烧结陶瓷,具有很高的强度和韧性。适用于制作后牙全冠及 3~4 单位固定桥。氧化锆瓷块有多达 7 种的颜色选择,是目前全瓷修复技术的热点产品。近年,Wieland、AMANN GRIIBACH 等系统也得到广泛应用,Wieland 系统以全氧化锆的臻瓷与种植体个性化基台为临床领域的应用亮点,AMANN GRIIBACH 系统凭借数字化虚拟𬌗架,进一步完善了修复体的咬合设计,使直接用于临床成为可能。

第二节　全瓷冠的工艺步骤

下面就以热压成型技术(如 IPS e.max 铸瓷)为例,结合图解说明全瓷修复体全冠修复技术的工艺步骤:

(一) 代型和蜡型(图 9-1~ 图 9-5)

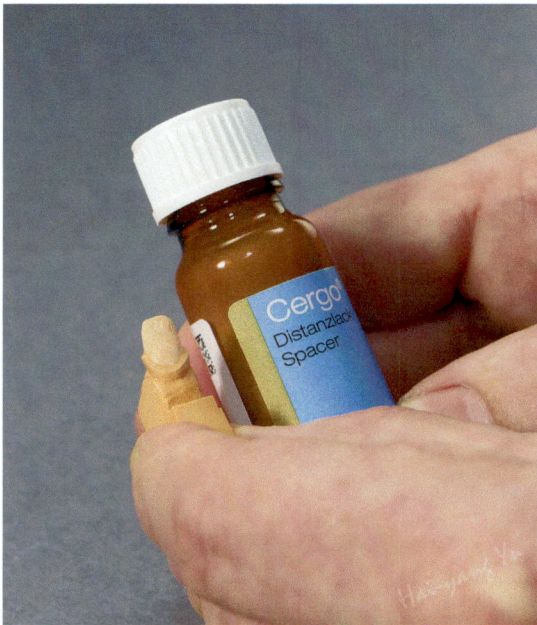

图 9-1　工作代型和代型隙料

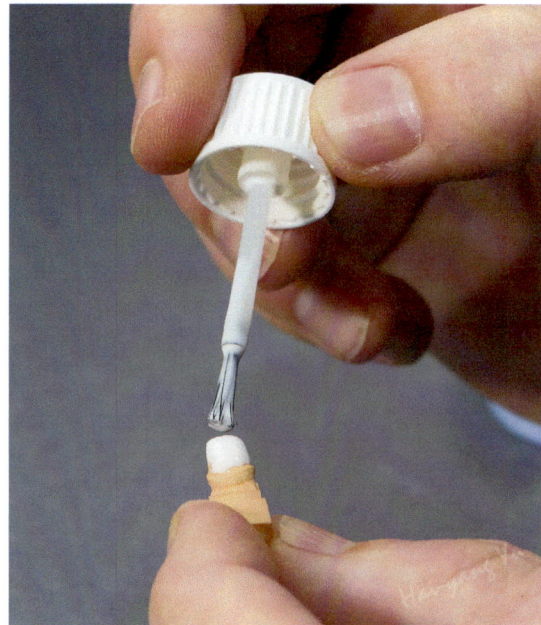

图 9-2　涂布代型隙料

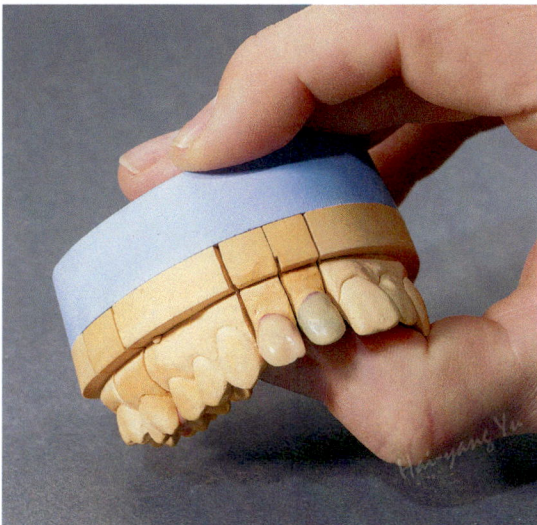

图 9-3　制作完成的蜡型唇面观

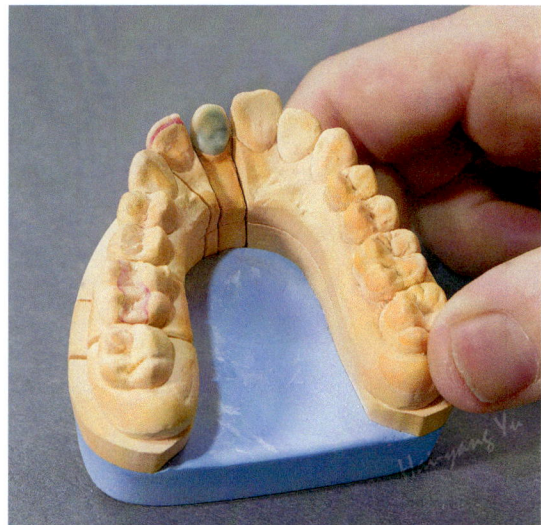

图 9-4　舌面观

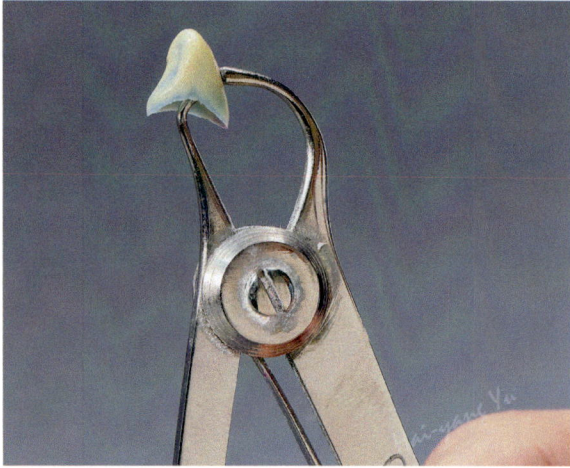

图 9-5　测量蜡型的厚度，要确保足够的厚度，保证修复体的强度

（二）安插铸道、包埋铸造（图 9-6~ 图 9-10）

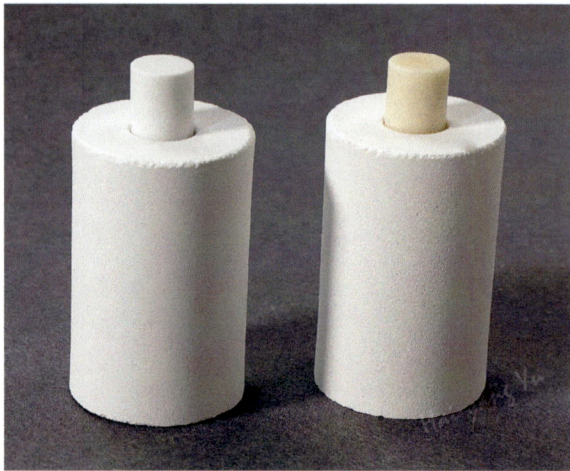

图 9-6　陶瓷块和压铸活塞

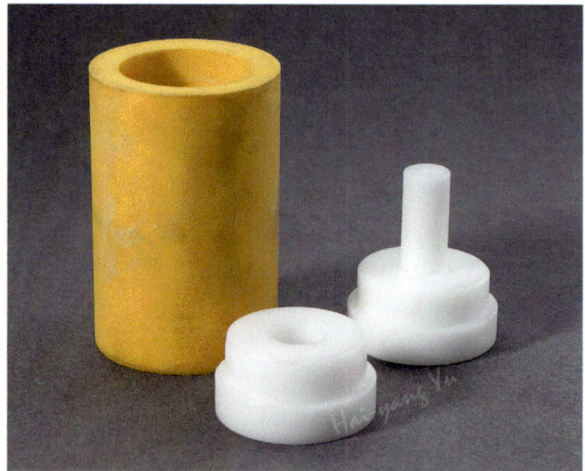

图 9-7　铸道底座和铸圈

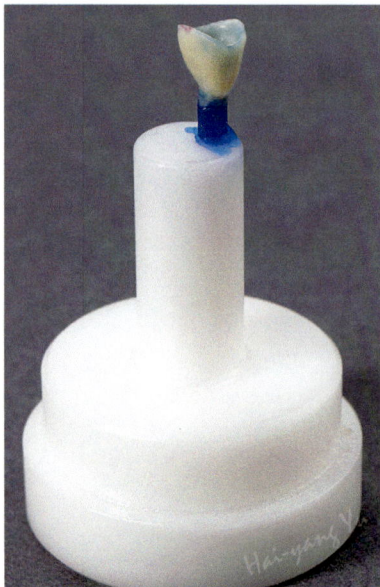

图 9-8　安插铸道

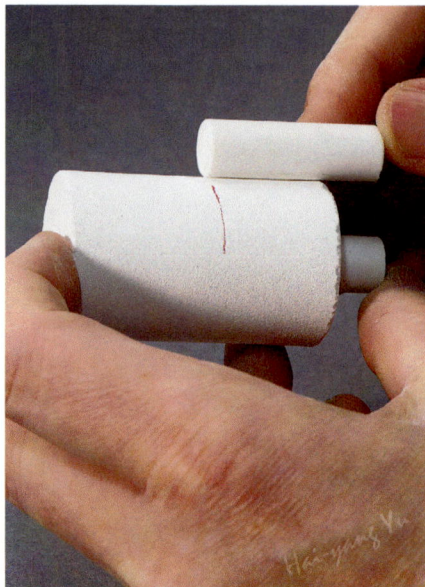

图 9-9　量取长度，确定修复体的位置

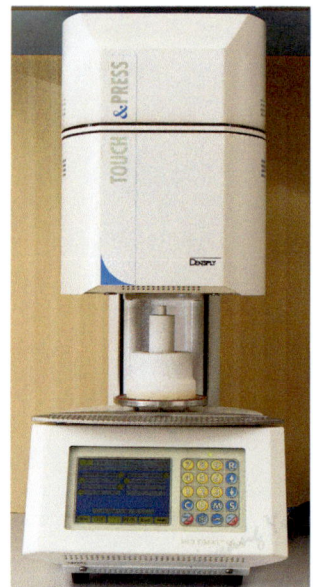

图 9-10　在热压铸机里压铸

（三）分离修复体、调改打磨（图 9-11~ 图 9-21）

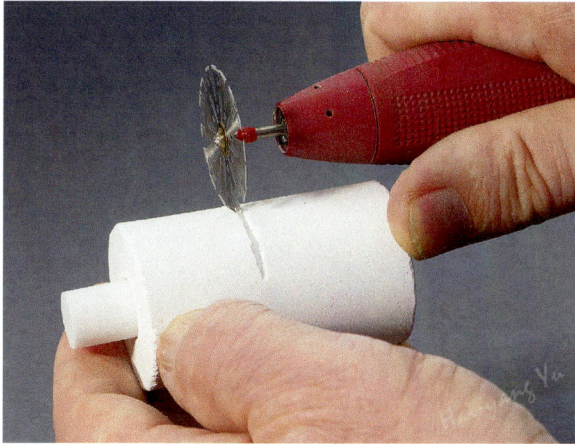

图 9-11　切割铸圈

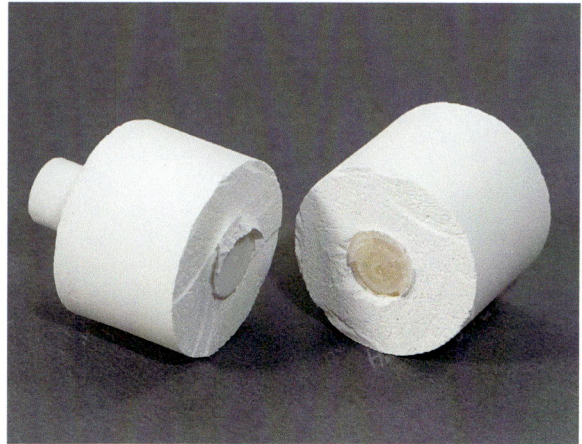

图 9-12　切割开的铸圈，露出陶瓷底座

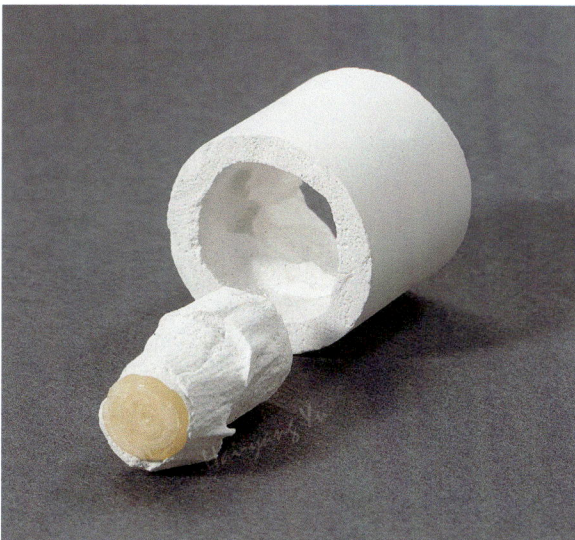

图 9-13　分离修复体

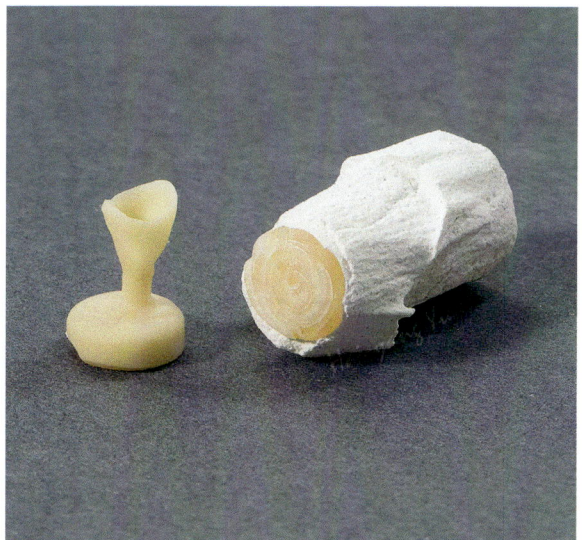

图 9-14　分离出的修复体，带有铸道和底座

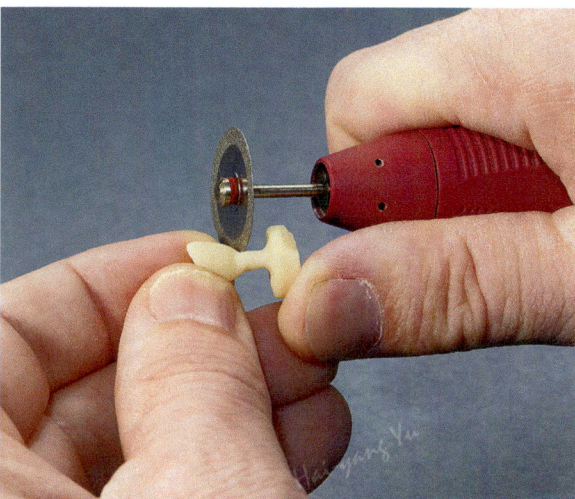

图 9-15　切割铸道，并打磨修整

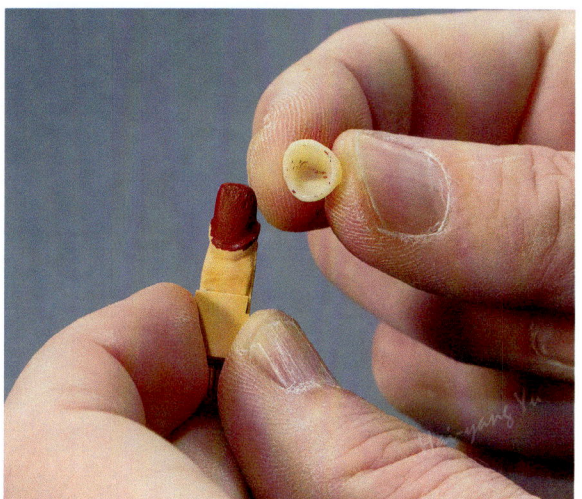

图 9-16　在代型上试戴，调改组织面

155

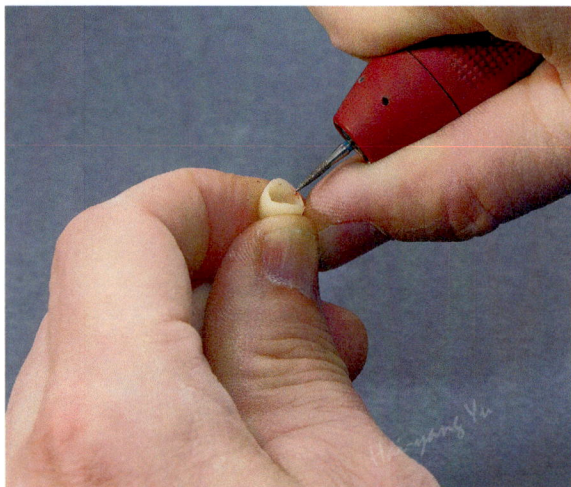

图 9-17　修整边缘组织面

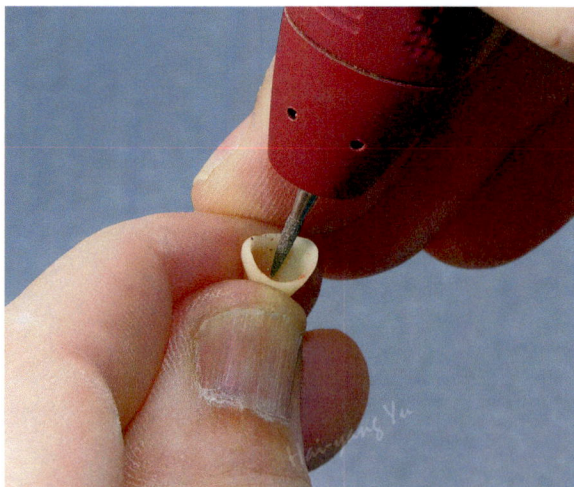

图 9-18　磨除组织面的高点

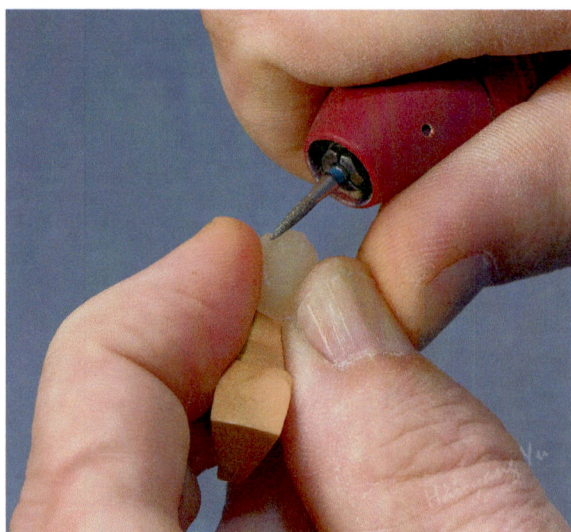

图 9-19　修整底层冠的轴面

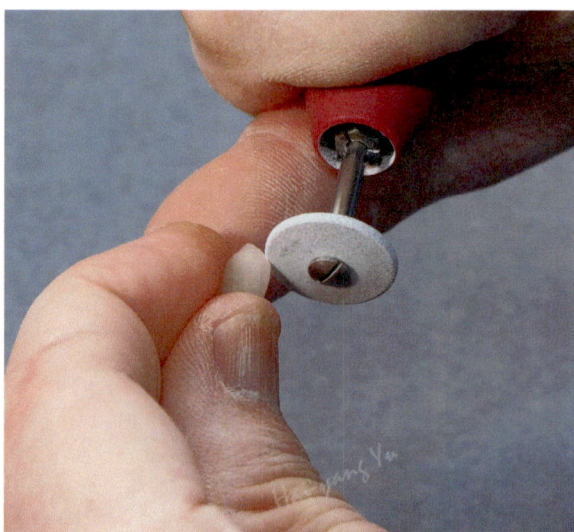

图 9-20　用陶瓷抛光轮抛光

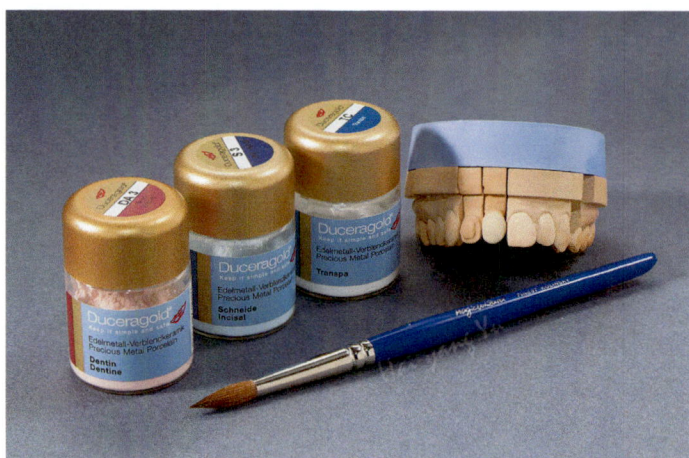

图 9-21　准备堆塑饰面瓷

(四) 堆塑饰面瓷 (图 9-22~ 图 9-36)

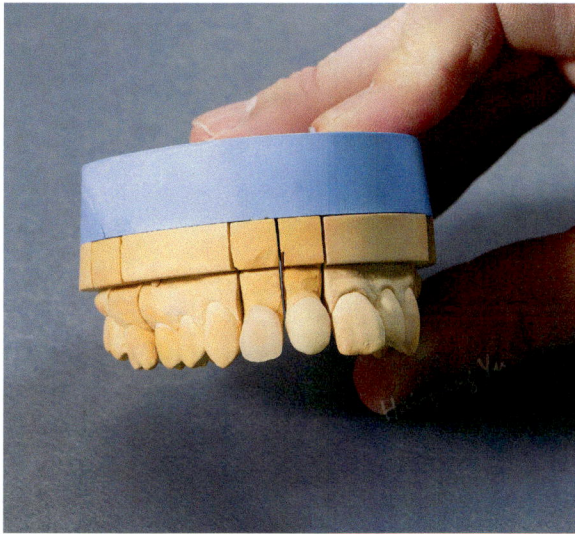

图 9-22　在模型上戴入后唇面观

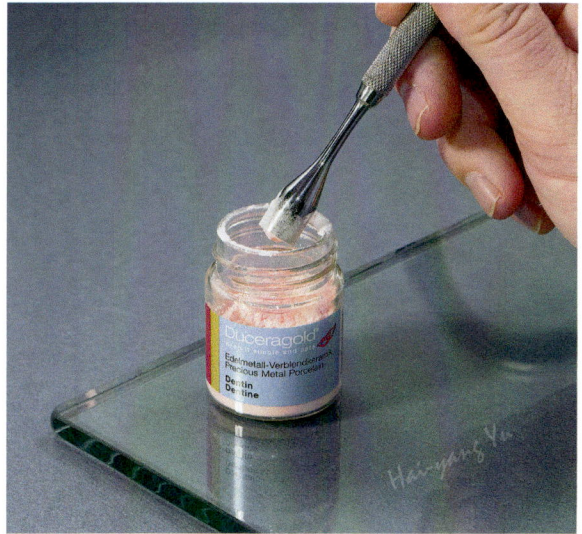

图 9-23　取各种瓷粉

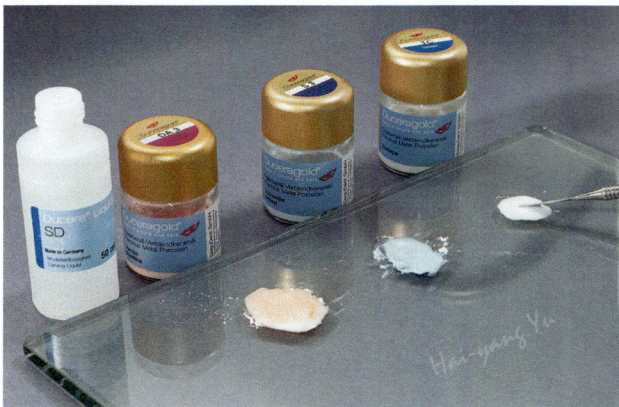

图 9-24　调和瓷粉

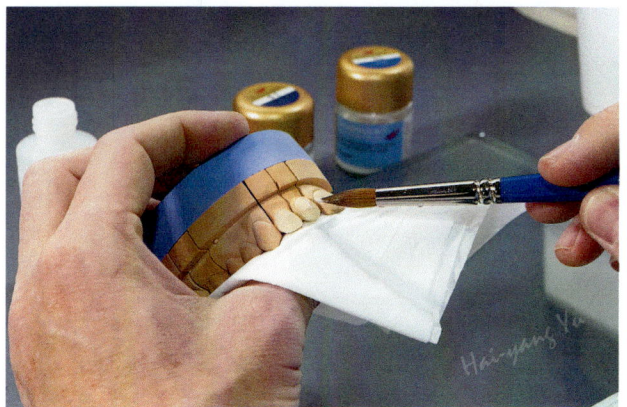

图 9-25　润湿塑瓷面

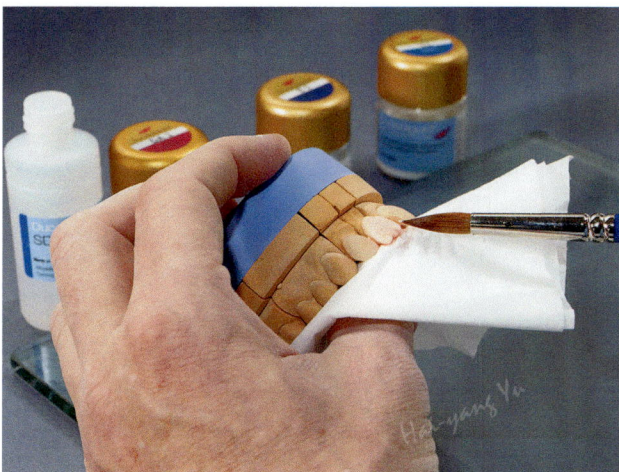

图 9-26　堆塑牙本质瓷层

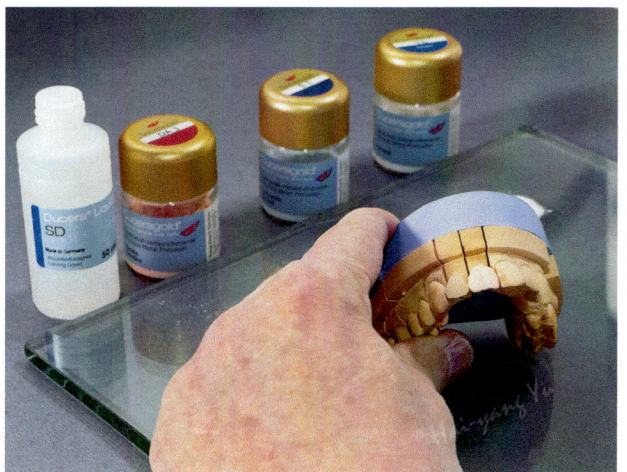

图 9-27　堆塑完成的牙本质瓷唇面

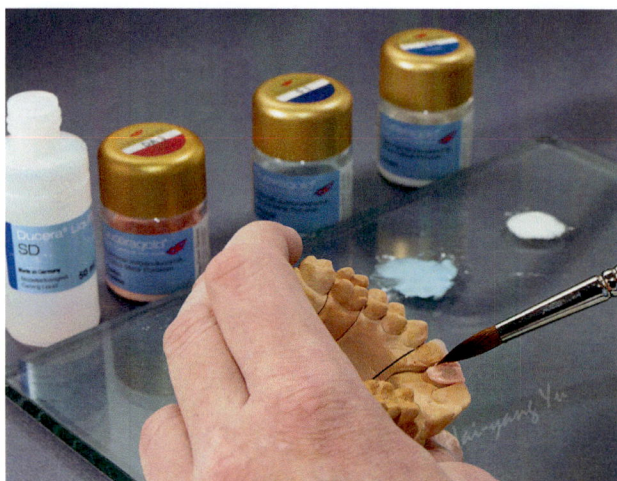

图 9-28　堆塑舌侧瓷层

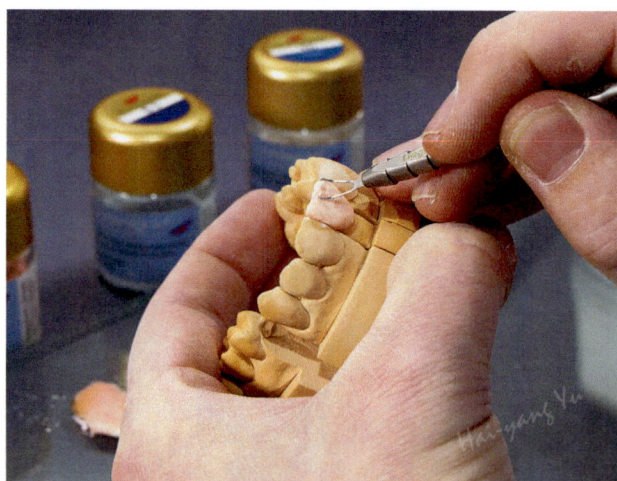

图 9-29　回切唇面瓷层

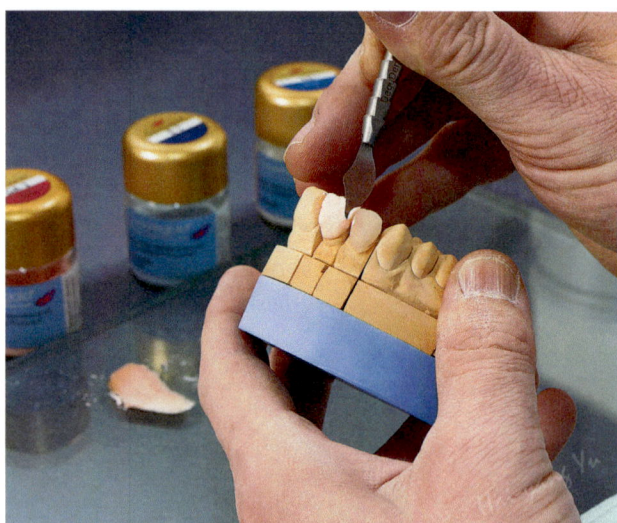

图 9-30　回切邻面瓷层

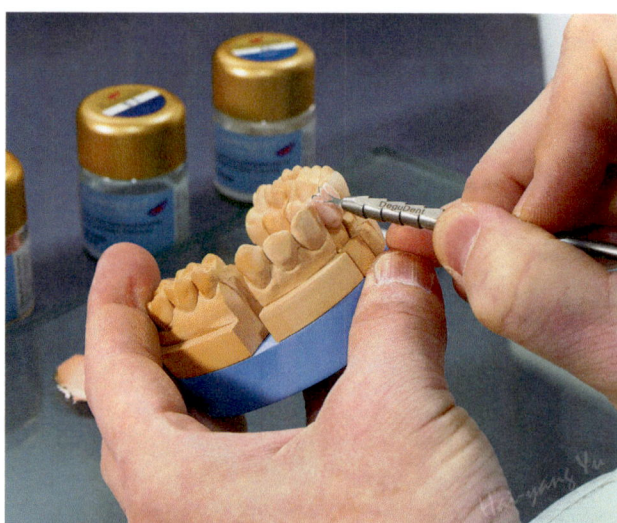

图 9-31　制作指状结构

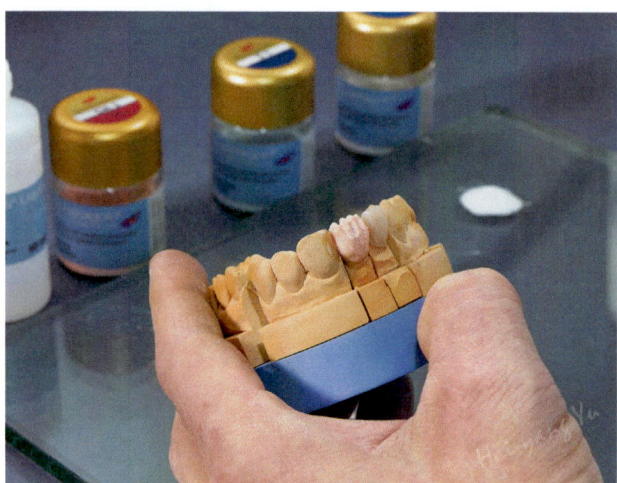

图 9-32　回切后唇面观

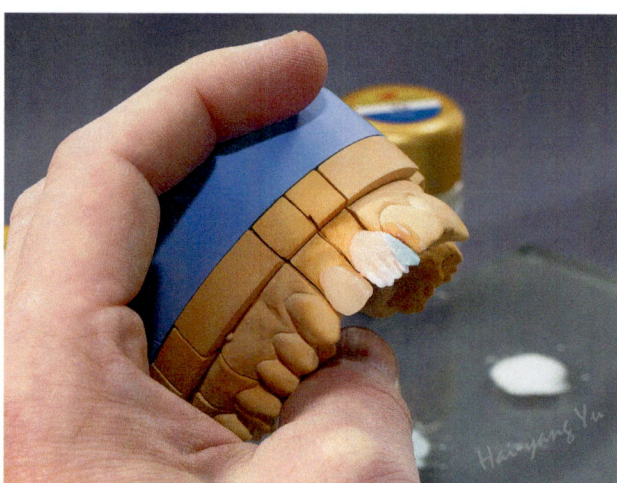

图 9-33　堆塑釉质瓷

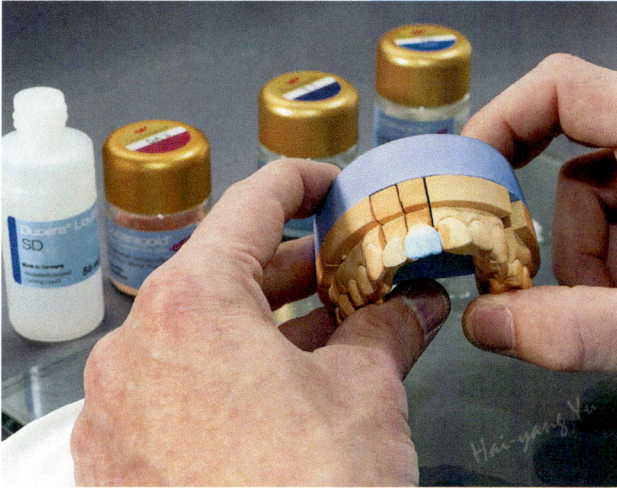

图 9-34　完成的釉质瓷层

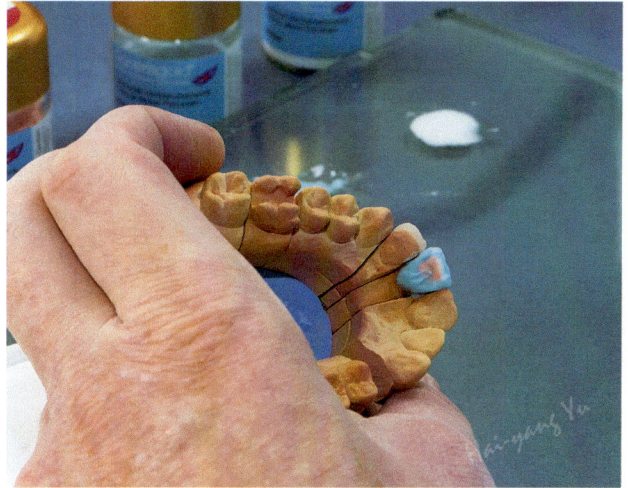

图 9-35　舌侧观

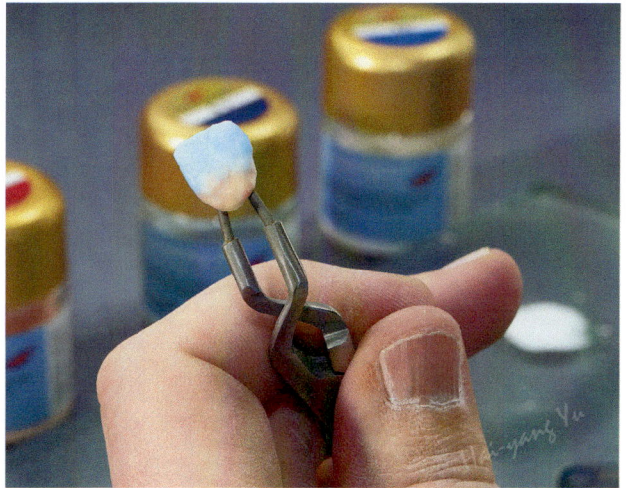

图 9-36　堆塑完成的瓷胚

（五）烧结，完成修复体（图 9-37、图 9-38）

然后就可以烧结瓷层了，常规修整、抛光上釉。

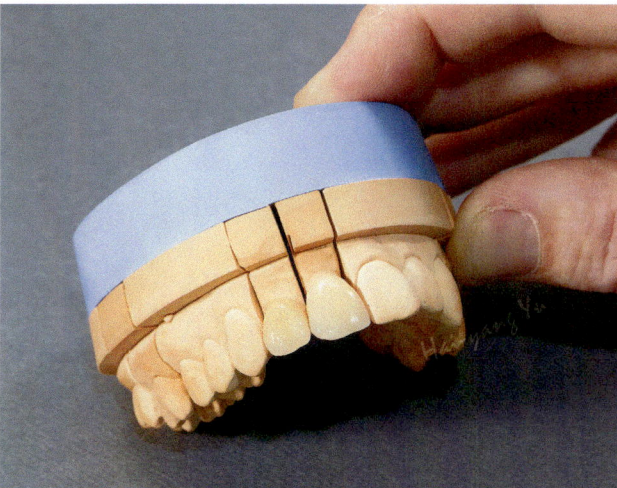

图 9-37　完成后修复体的唇面观

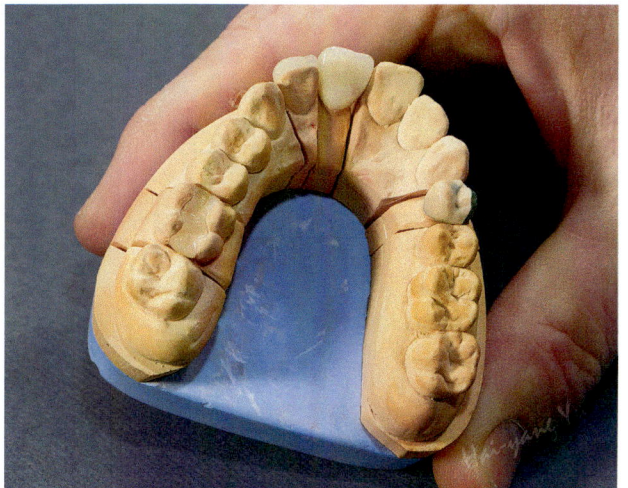

图 9-38　舌面观

第三节　嵌体和前牙贴面的工艺步骤

全瓷修复技术除了用于制作全冠,还广泛应用于嵌体、高嵌体以及贴面的制作。本节所介绍的同样是热压成型全瓷技术,由于操作步骤类似,因此,本节将嵌体和贴面修复工艺放在一起阐述,需要说明的是,本节的工艺方法不采用饰面瓷技术,而是直接形成修复体外形后上色。

(一) 代型和蜡型(图 9-39~ 图 9-44)

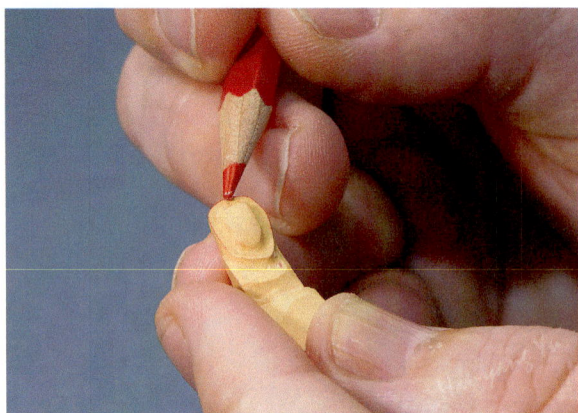

图 9-39　标记瓷贴面代型的边缘

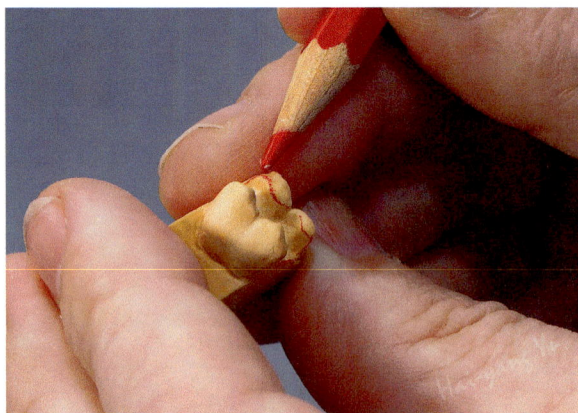

图 9-40　标记嵌体代型的边缘

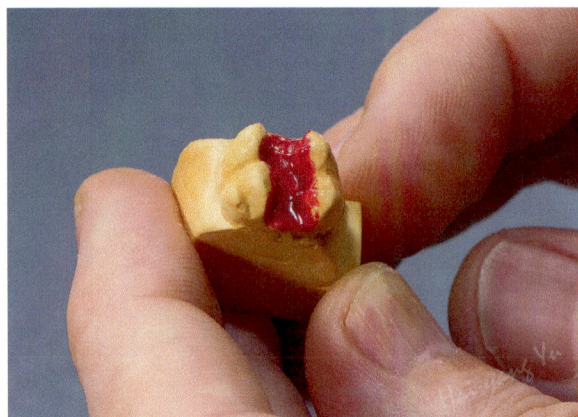

图 9-41　在嵌体代型上涂咬合漆

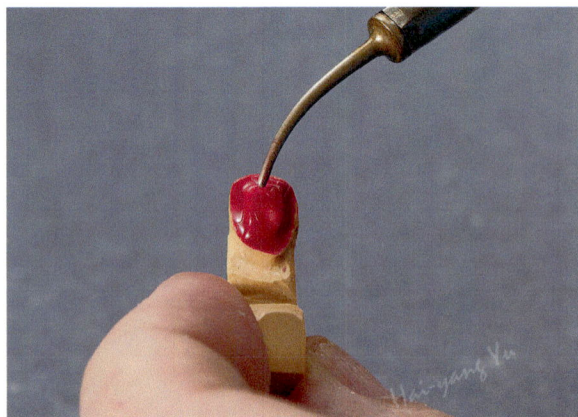

图 9-42　在贴面代型上涂咬合漆

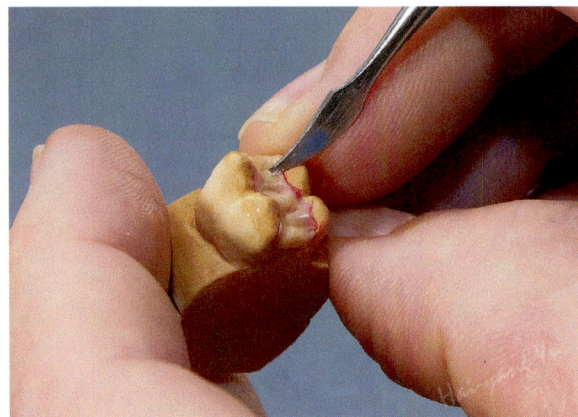

图 9-43　修整嵌体蜡型的边缘

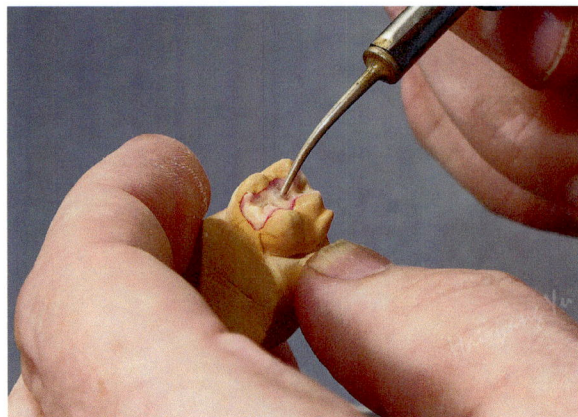

图 9-44　修整嵌体蜡型的咬合面

（二）安插铸道、包埋铸造（图 9-45~ 图 9-47）

其操作步骤与全冠蜡型的操作一致，详见第二节。

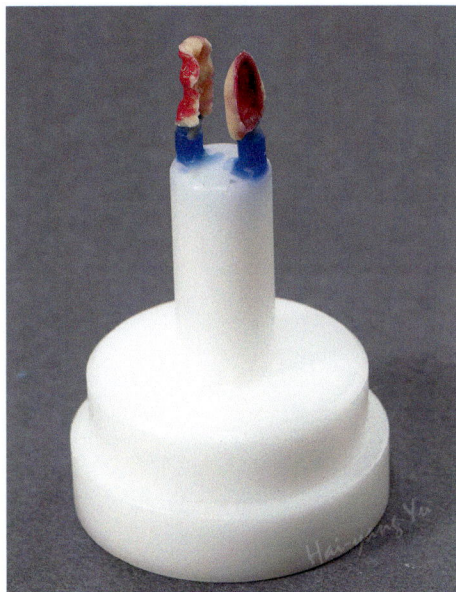

图 9-45　铸道安插后的贴面蜡型

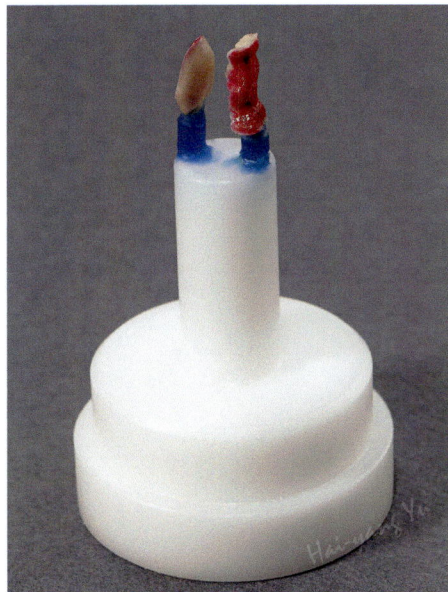

图 9-46　安插铸道后的嵌体蜡型

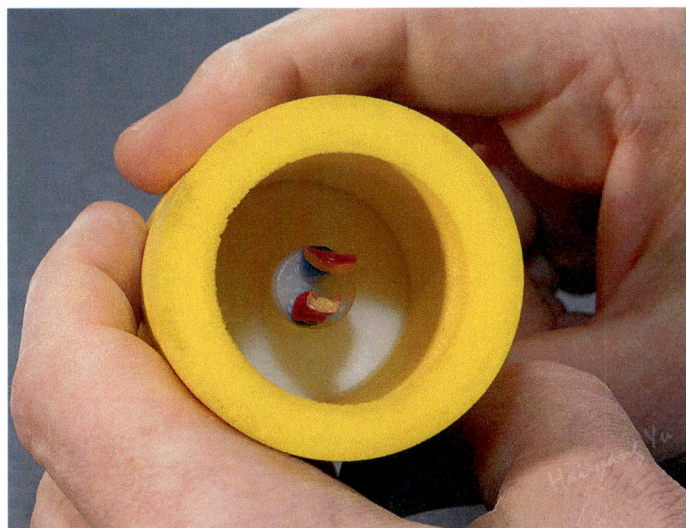

图 9-47　位于铸圈内的蜡型

（三）分离修复体，修整调改（图 9-48～ 图 9-54）

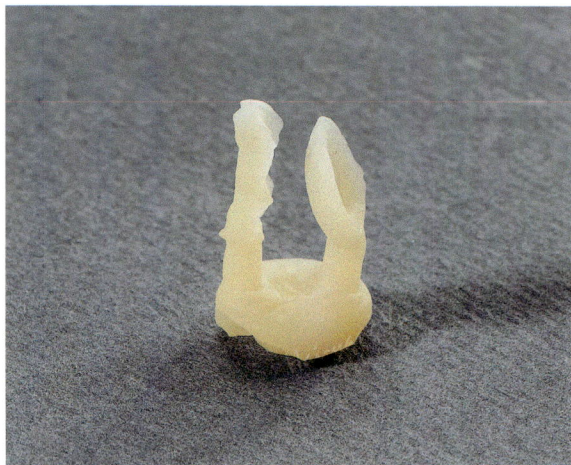

图 9-48　带有铸道的修复体

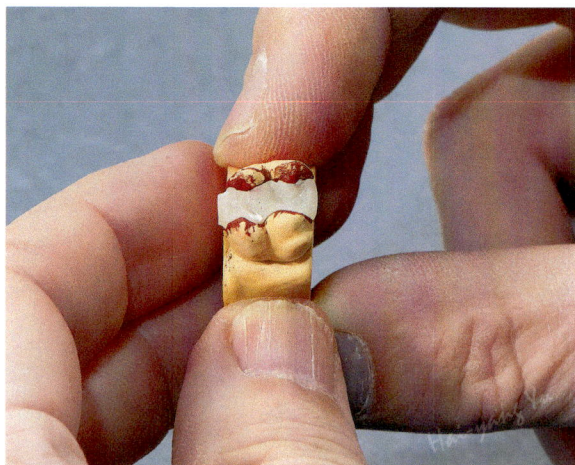

图 9-49　嵌体在涂有咬合漆的代型上试戴

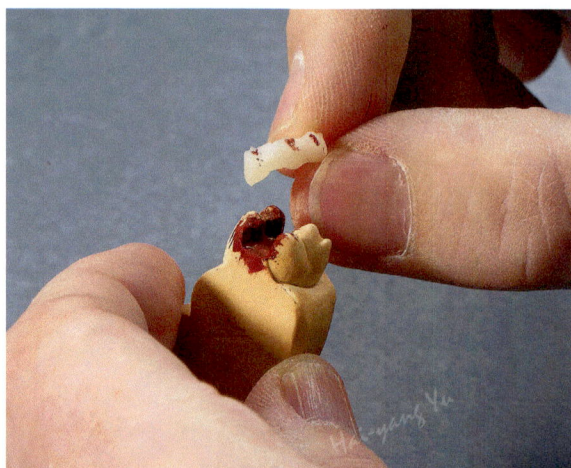

图 9-50　嵌体组织面有红色的印迹

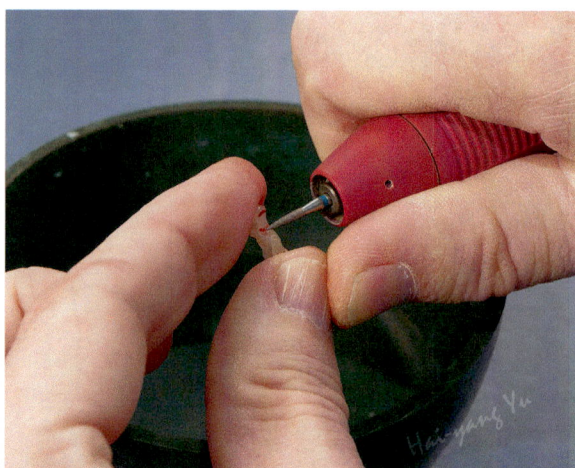

图 9-51　调整组织面。使用相同的步骤调改贴面的组织面，然后调改贴面的轴面以及嵌体的咬合面，并抛光

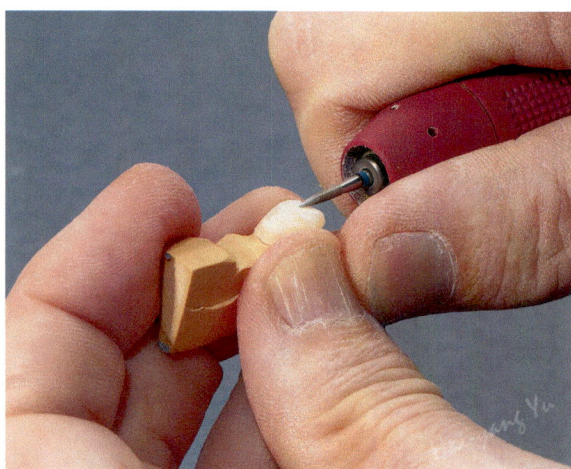

图 9-52　调磨贴面的唇面

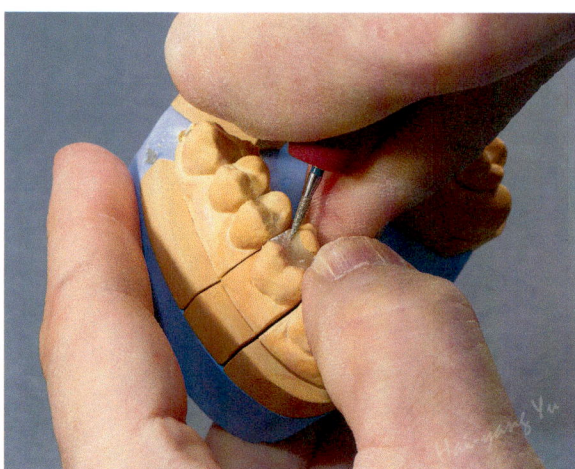

图 9-53　调改嵌体的咬合面

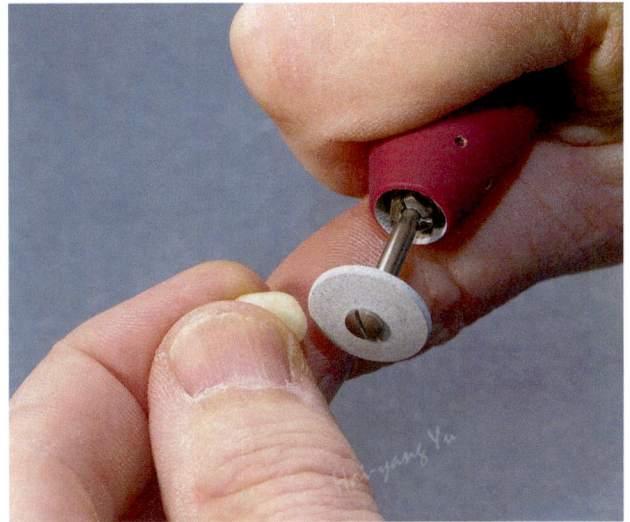

图 9-54　抛光瓷贴面

(四) 上色和表面上釉(图 9-55~ 图 9-64)

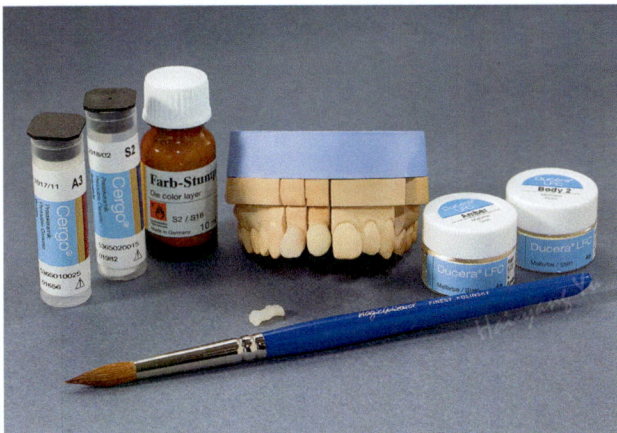

图 9-55　相关的材料和设备

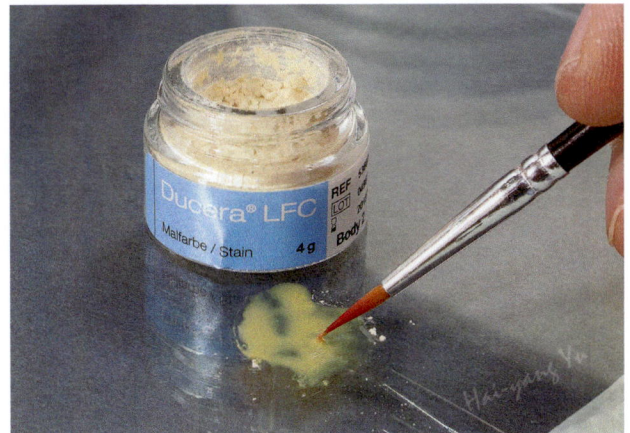

图 9-56　调和部分染色剂

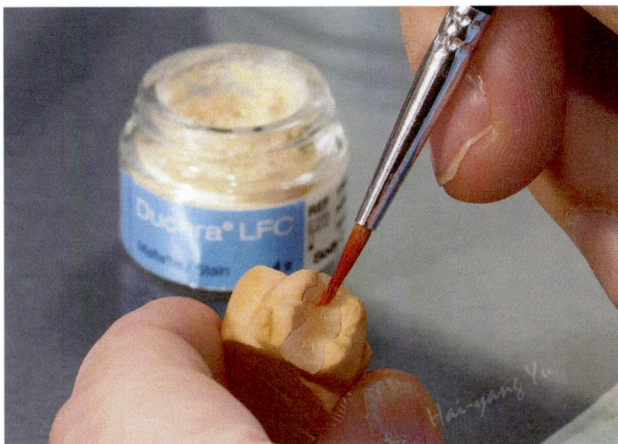

图 9-57　在嵌体咬合面涂染料

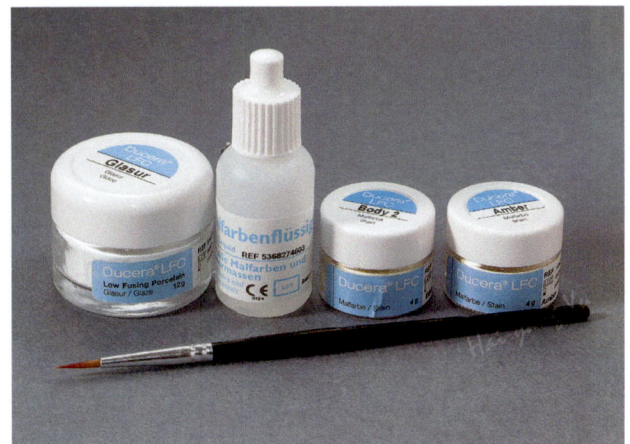

图 9-58　准备涂塑表面瓷、上釉

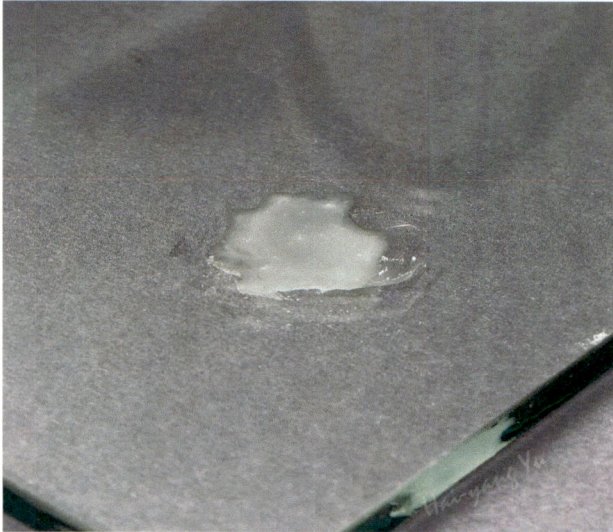

图 9-59　调和上釉剂

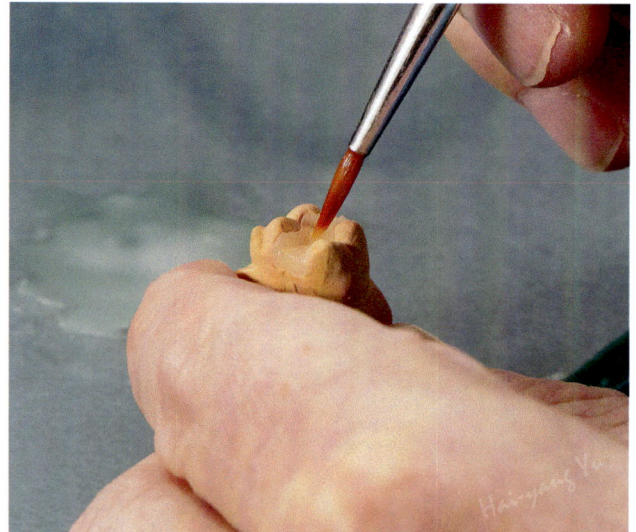

图 9-60　嵌体表面上釉

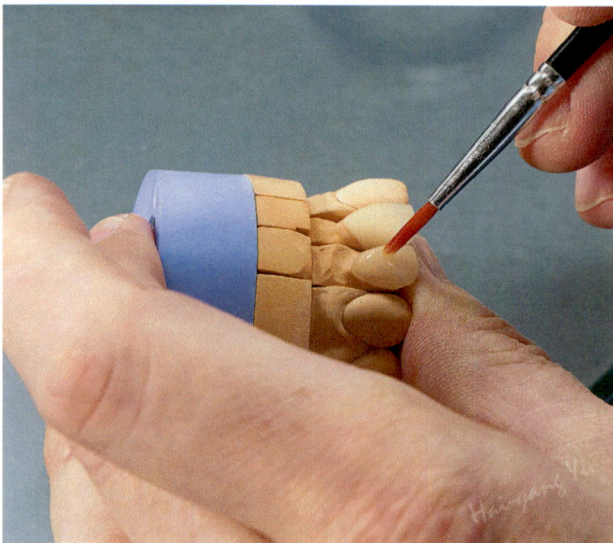

图 9-61　贴面表面上釉

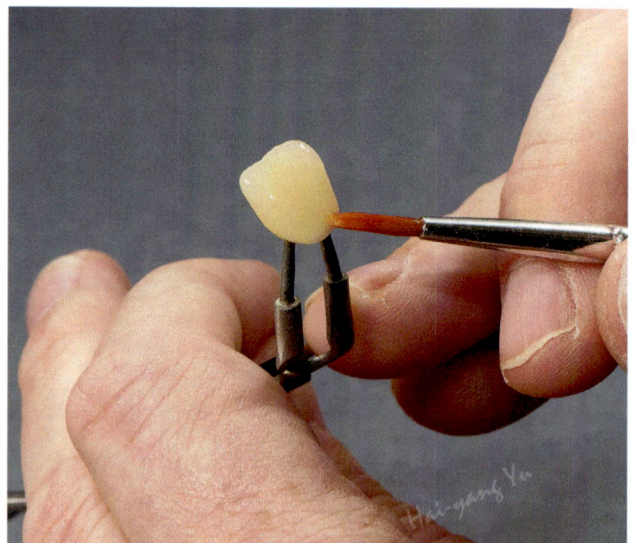

图 9-62　将贴面取下,边缘上釉

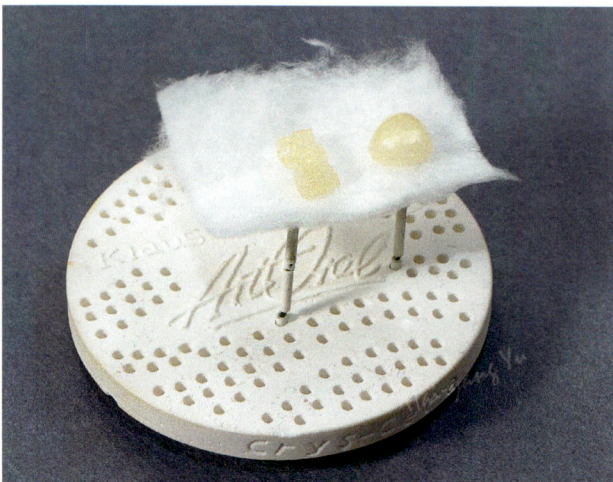

图 9-63　将上釉后的修复体放在专门的纸巾上

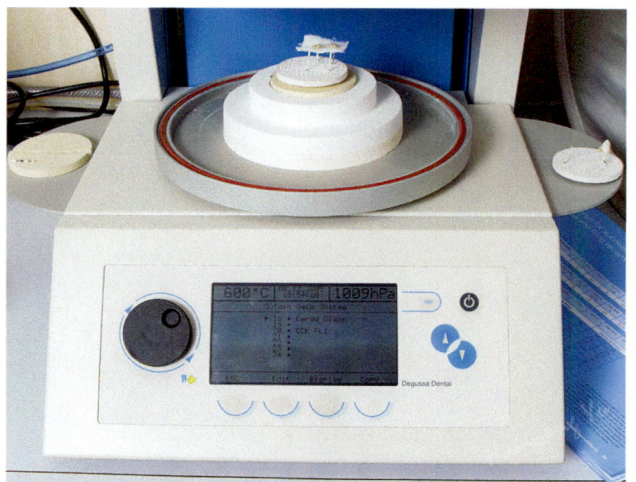

图 9-64　放入专用的烤瓷炉,上釉

（五）修复体的完成

完成后的瓷贴面的唇面舌面观（见图9-37、图9-38）。

第四节　CAD/CAM 氧化锆切削系统工艺步骤

一、Cercon 系统的操作步骤

Cercon 系统 2000 年引进中国市场，是以修复体的蜡型作为模板，进行全瓷冠、桥的设计与制作。下面介绍 Cercon 系统机加工全瓷修复技术的操作步骤。

1. 确定预备体的范围，垂直向填倒凹，注意在肩台区域可能存在的垂直倒凹（图9-65）。
2. 翻制石膏模型，并涂抹一薄层代型隙料。并用热风干燥隙料，使隙料变得透明。
3. 制作修复体基底蜡型或固定桥支架的蜡型（图9-66）。

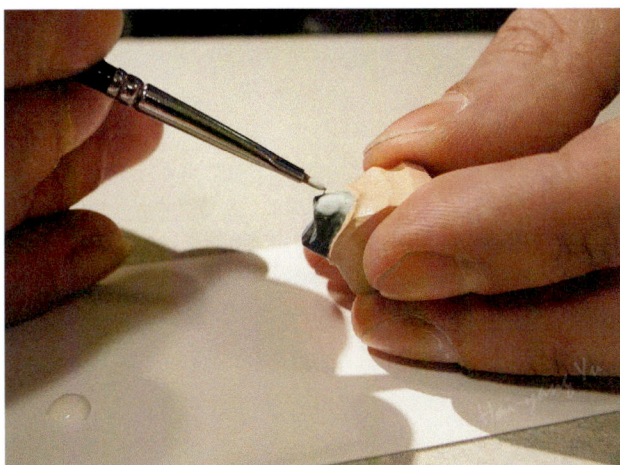

图 9-65　填倒凹

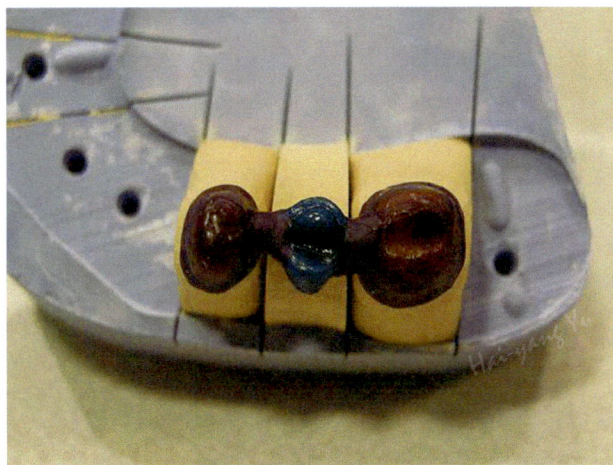

图 9-66　制作修复体基底蜡型

4. 将模型安装在模型定位仪上，安插铸道。然后去除定位仪，在蜡型上撒一层扫描粉（图9-67、图9-68）。

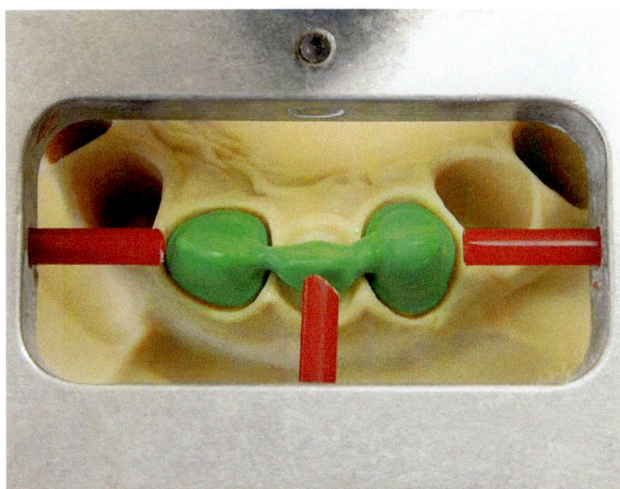

图 9-67　将模型安装在模型定位仪上，安插铸道

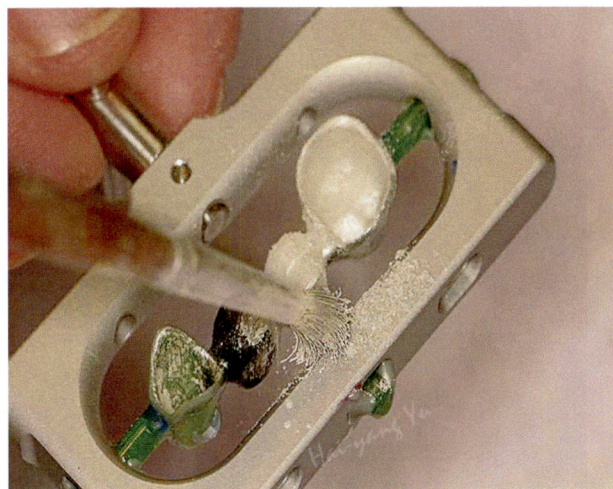

图 9-68　在蜡型上撒一层扫描粉

5. 选择适合蜡型大小的基础坯件和机械切割框架。将坯件放入机械切割框架中，连接锁定框架。

6. 扫描切割(图 9-69、图 9-70)。

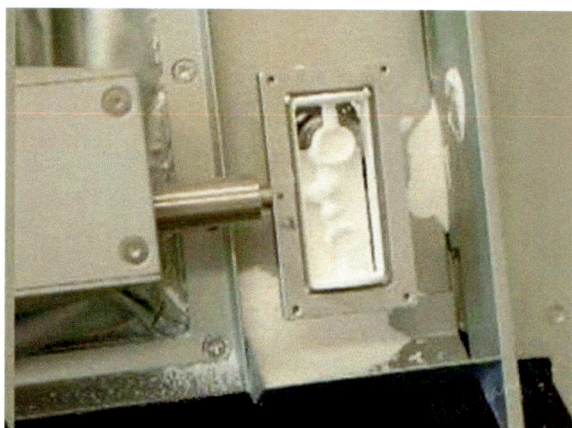

图 9-69　正在切割

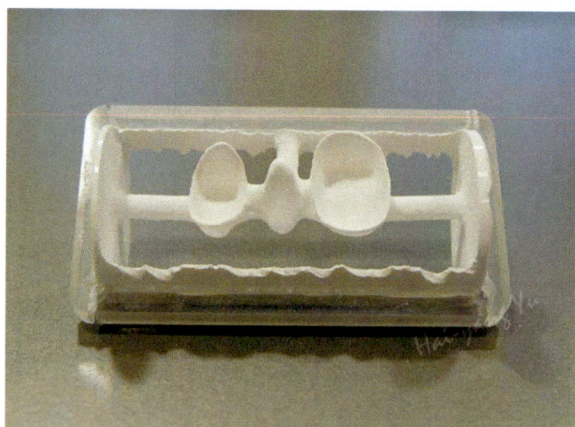

图 9-70　切割完成

7. 取下制作完成的底层冠或支架,打磨修整后烧结(图 9-71、图 9-72)。

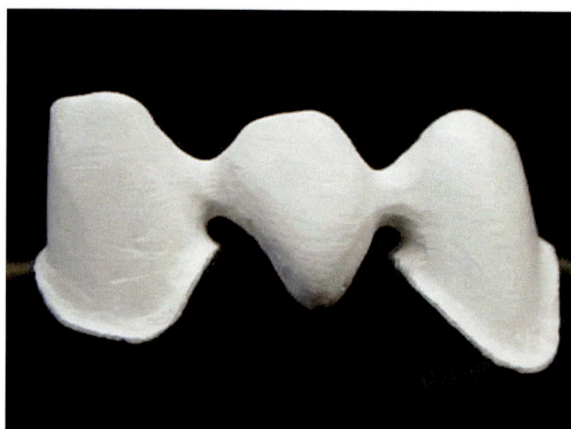

图 9-71　打磨修整完成后

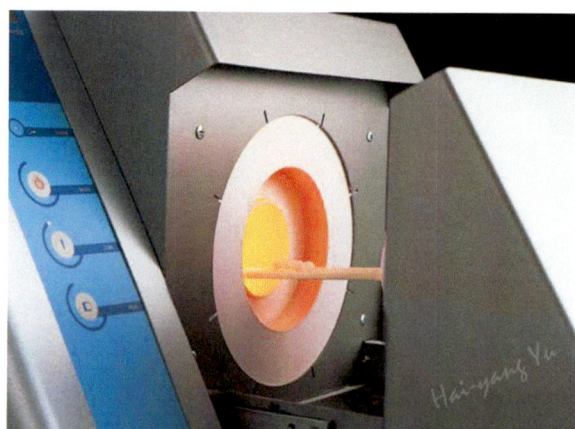

图 9-72　修整后烧结

8. 常规塑瓷,烧结,完成修复体。

二、Wieland 系统的操作步骤

德国 Wieland 公司成立于 1871 年,设计开发了世界第一台牙科 7 轴切削系统。我国于 2007 年开始引进 Wieland ZENOTEC 系统,随着系统功能的不断完善与氧化锆材料性能的提高,最新的 Wieland 系统可完成单冠、桥(14 个单位)、嵌体、贴面、个性化种植基台、套筒冠、全解剖形态冠桥(臻瓷)等设计与制作。下面以 Wieland ZENOTEC T1 为例,介绍机加工氧化锆桥基底及全解剖形态氧化锆后牙冠的操作步骤。

(一)氧化锆基底冠

1. 模型和代型　修整模型成马蹄型,制作可卸代型。模型底座应平整,使模型能稳定地固定在扫描仪底座上(图 9-73)。

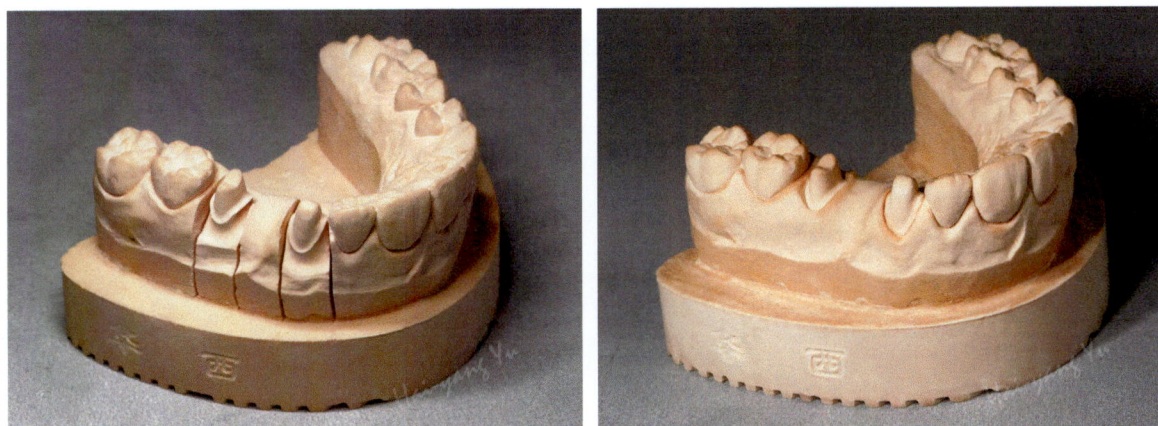

图 9-73　制作完成的可卸代型

2.　扫描　扫描包括粗扫和精扫。扫描顺序依次为：首先进行工作模全牙列的粗扫，然后对邻牙、基牙颈缘、桥体组织面进行精扫；咬合关系的扫描包括对颌全牙列的粗扫以及修复区域对应的对颌区域精扫，最后编辑基牙颈缘（图 9-74）。

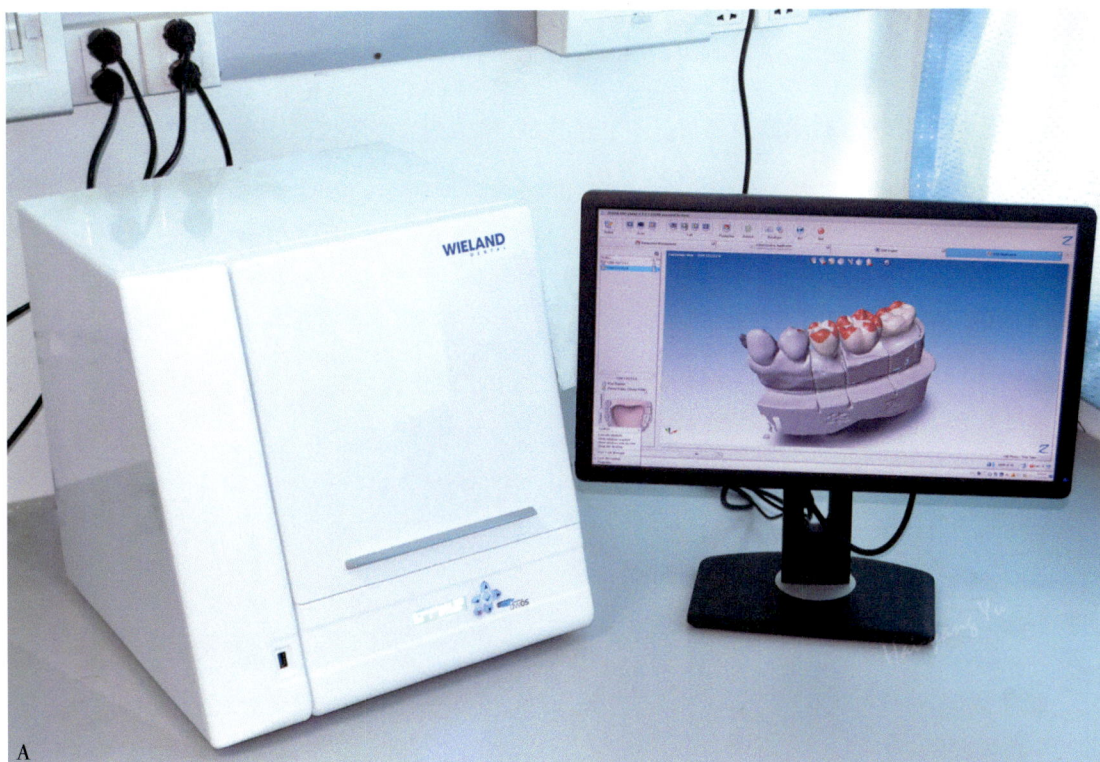

图 9-74　A. 扫描设备

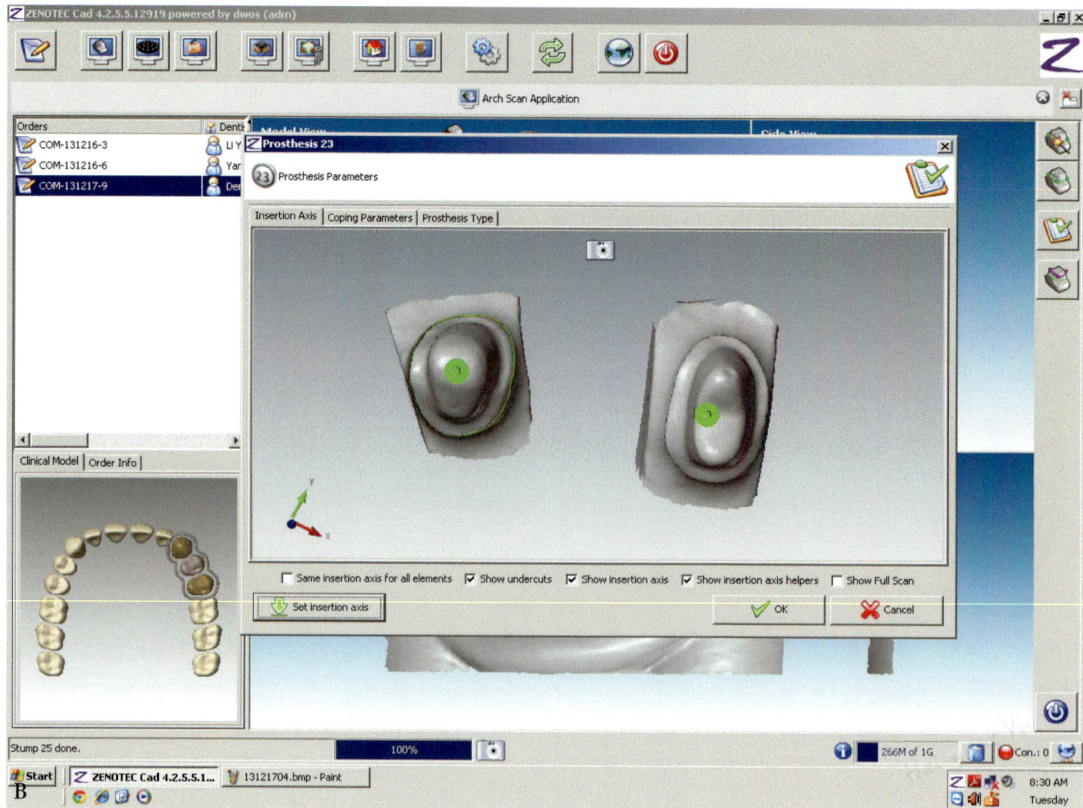

图 9-74 B. 基牙颈缘的编辑

3. 设计　根据扫描数据形成修复体外形,检查咬合、触点外形与位置(图 9-75)。

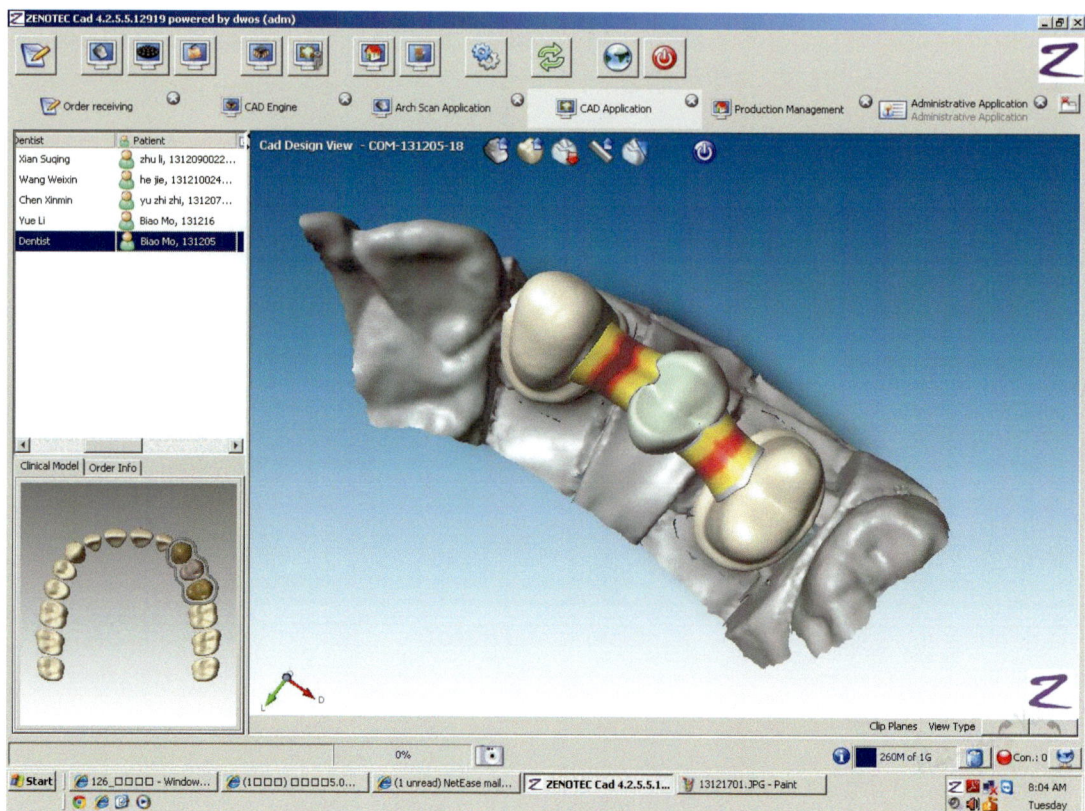

图 9-75 在 Wieland CAD 系统中完成修复体设计

4. 切削烧结　将设计数据导入切削系统,切削完成后放入烧结炉烧结,形成氧化锆基底(图 9-76、图 9-77)。

5. 上瓷　氧化锆基底清洁处理后,常规堆塑饰面瓷,形态修整,上釉完成最终修复体(图 9-78)。

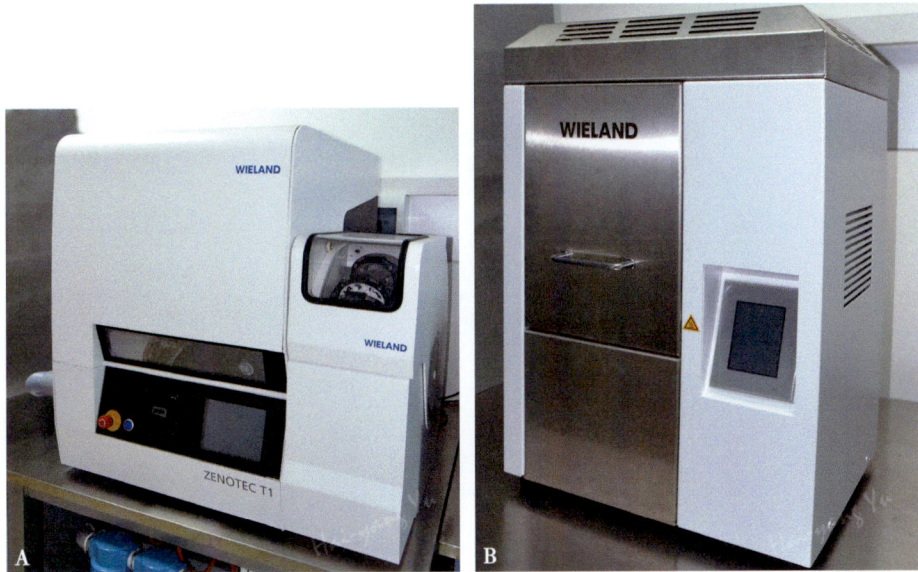

图 9-76　A. Wieland ZENOTEC 切削机;B. Wieland 烧结炉

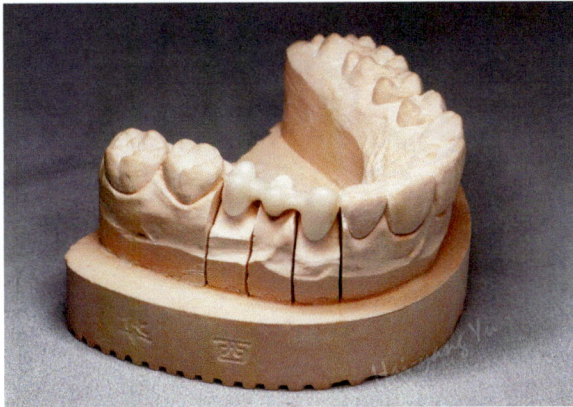

图 9-77　切削并烧结完成的氧化锆基底冠

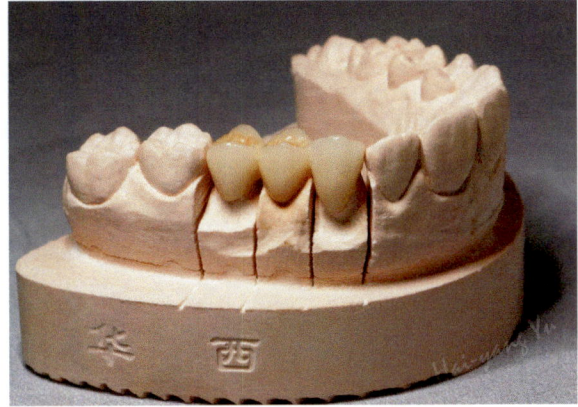

图 9-78　制作完成的修复体

(二) 臻瓷全冠(全解剖形态氧化锆全冠)

1. 模型和代型　修整模型成马蹄型,制作可卸代型(图 9-79)。

2. 扫描　粗扫和精扫完成后,编辑基牙颈缘(图 9-80)。

3. 设计　进行全解剖形态的修复体设计,检查咬合,触点位置及形态,修改完成形成修复体外形(图 9-81)。

4. 切削烧结　将设计数据导入切削系统。切削完成后进行烧结(图 9-82)。

5. 对烧结完成的臻瓷𬌗面高度抛光,对轴面及𬌗面进行染色。上釉完成最终修复体(图 9-83、图 9-84)。

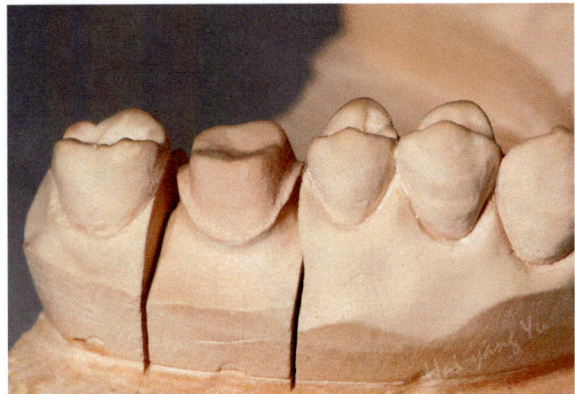

图 9-79　制作完成的可卸代型

169

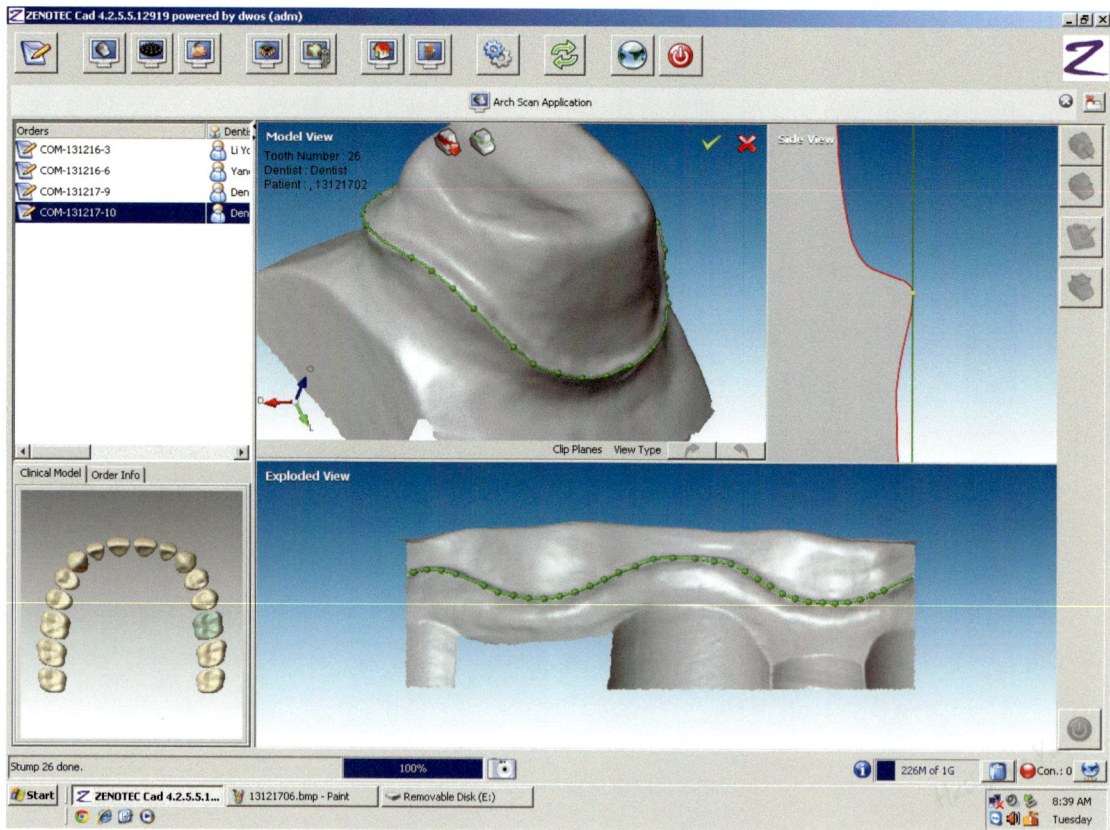

图 9-80　Wieland CAD 系统中确定基牙颈缘

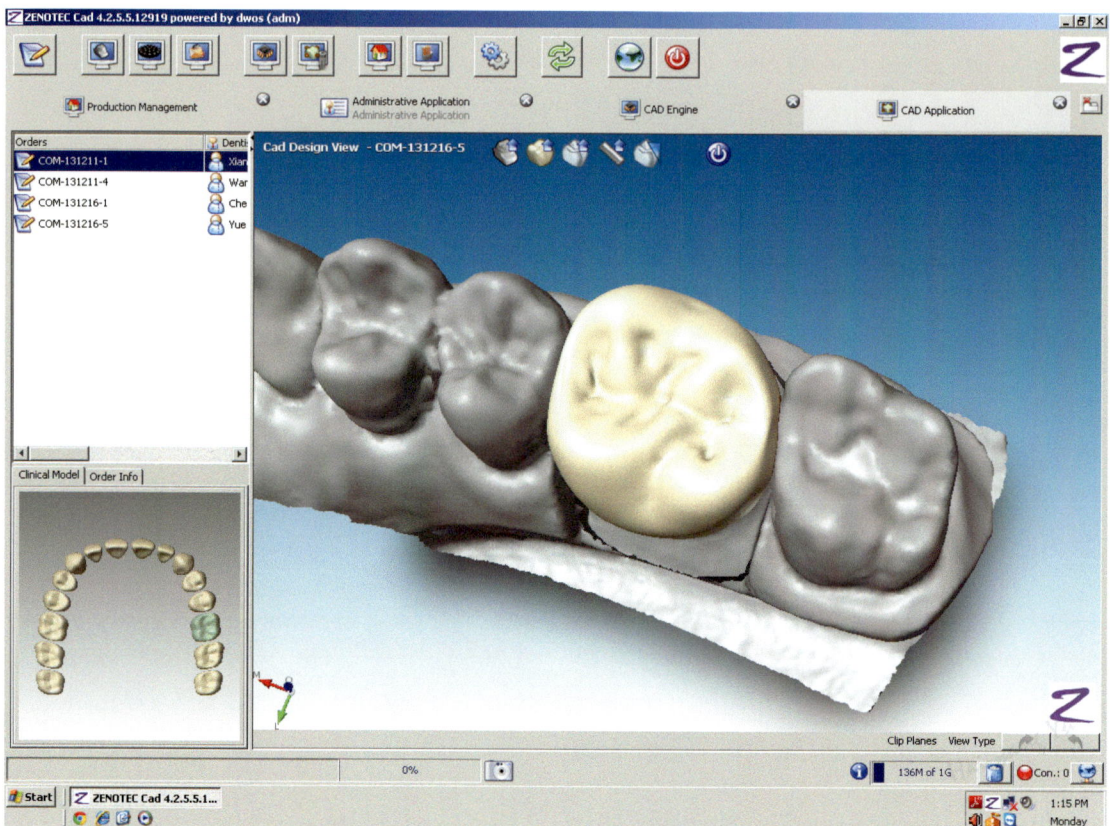

图 9-81　设计完成的全解剖形态氧化锆全冠

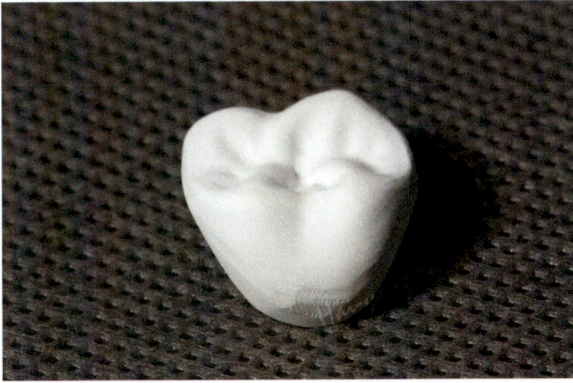

图 9-82　切削完成的氧化锆全冠

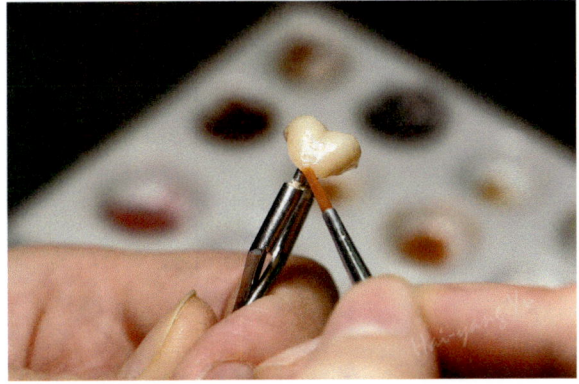

图 9-83　氧化锆全冠的染色

三、Amann Girrbach 系统的操作步骤

随着 CAD/CAM 设备技术的进步,在计算机中虚拟出𬌗架的功能也逐步得以实现,这样就能使修复体在切削前就完成前伸、侧向等下颌运动过程中的咬合调整,从而减少临床上调整咬合的时间,甚至直接用于临床。德国 Amann Girrbach 公司由 1936 年成立的 Girrbach Dental Germany 公司和 1972 年成立的 Girrbach Austria 公司于 2004 年合并而成,该公司将著名的 Girrbach 全可调𬌗架与 CAD/CAM 技术结合起来研发出 Ceramill 系列产品

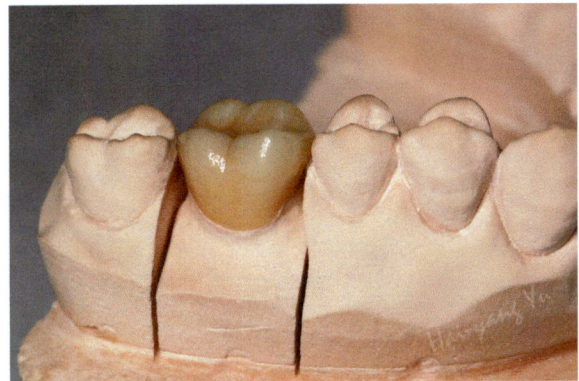

图 9-84　制作完成的修复体

推向市场,实现了数字化全可调𬌗架,用于修复体的咬合调整。我国于 2009 年开始引进 Amann Girrbach Ceramill Mall 系统可完成单冠、桥、嵌体、贴面、个性化种植基台、套筒冠、全解剖形态冠桥等设计与制作,并结合虚拟全可调𬌗架技术对这些修复体进行计算机复制作前的前伸、侧向等下颌运动过程中的咬合调整。下面以 Ceramill Mall 为例,介绍机加工全解剖形态氧化锆后牙冠的制作及咬合调整步骤。

1. 制作代型并上𬌗架　修整模型成马蹄型,制作可卸代型。将代型安装在 Girrbach Carbon 全可调𬌗架上(图 9-85)。

2. 通过转移装置将模型与 Girrbach Carbon 全可调𬌗架的相对空间位置关系扫描入计算机,完成实物𬌗架到虚拟𬌗架的转移(图 9-86)。

3. 完成修复体设计,并使用虚拟𬌗架功能调磨早接触点(图 9-87)。

4. 切削烧结　将设计数据导入切削系统。切削完成后进行烧结(图 9-88、图 9-89)。

5. 对烧结完成的臻瓷𬌗面高度抛光,对轴面及𬌗面进行染色。上釉完成最终修复体(图 9-90)。

随着高强度陶瓷材料的开发,全瓷修复技术已

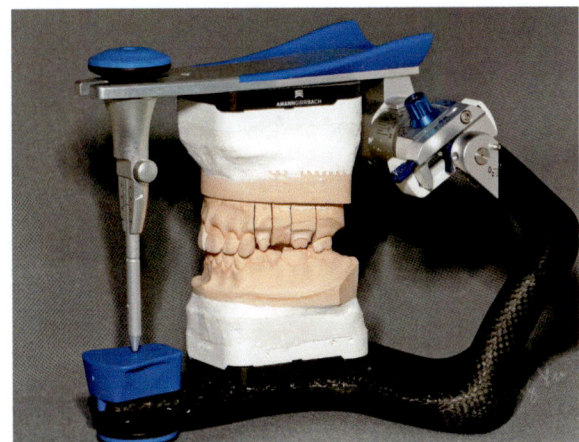

图 9-85　安装在 Girrbach Carbon 全可调𬌗架上的代型

经开始应用于固定桥的修复,前牙区全瓷桥已有较多的应用。相关临床研究表明:无论是贴面、嵌体还是冠桥,其临床成功率都与传统金瓷修复体无明显差异。当基牙条件足够时,全瓷修复体不仅具有不输于金瓷修复体的美学性能和功能恢复,同时还因其良好的生物相容性,可避免因金属离子溶出造成的牙龈变色

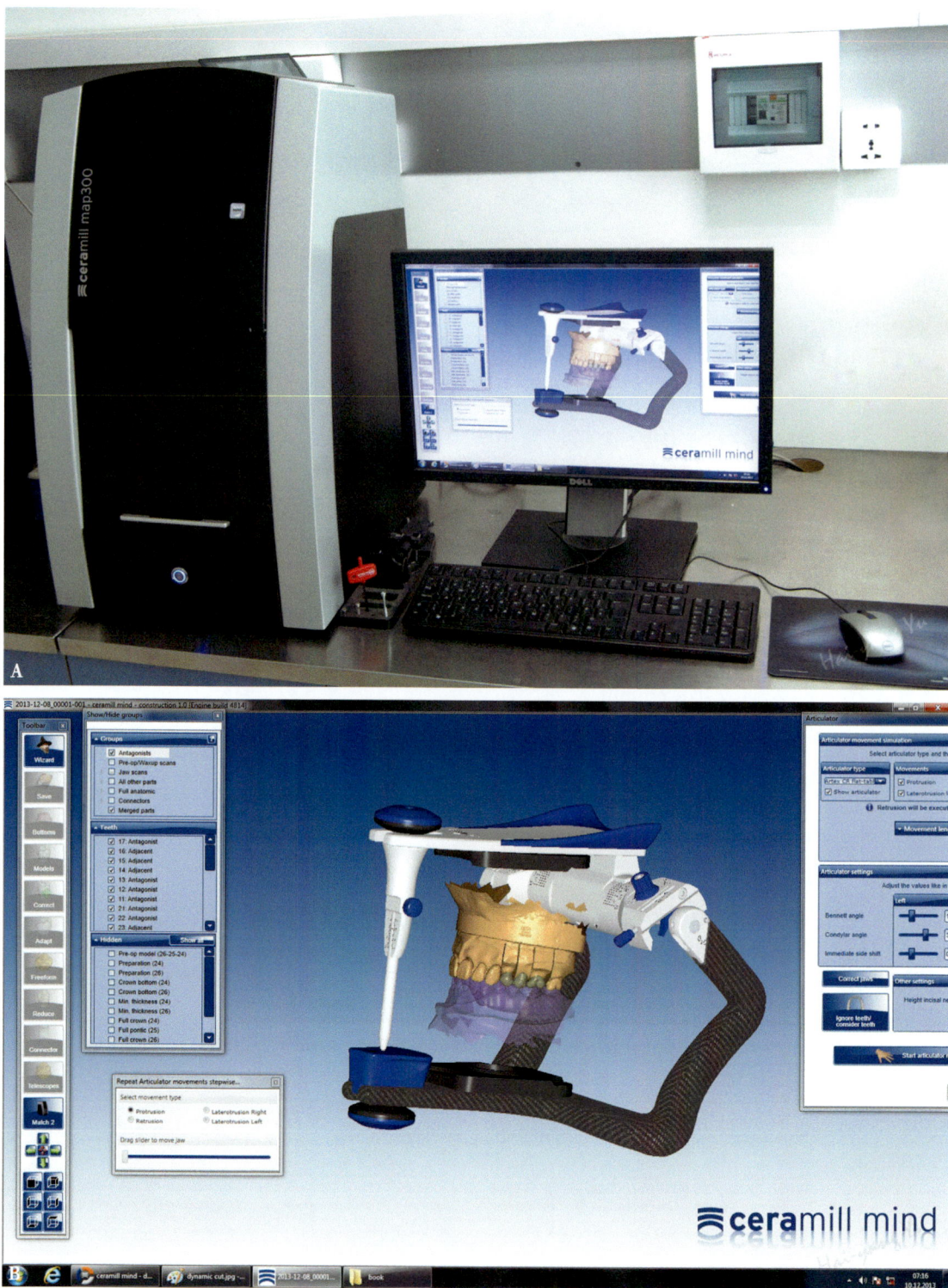

图 9-86　A. Girrbach 扫描仪；B. 使用 Ceramill 的虚拟𬌗架功能模拟前伸、侧向等咬合

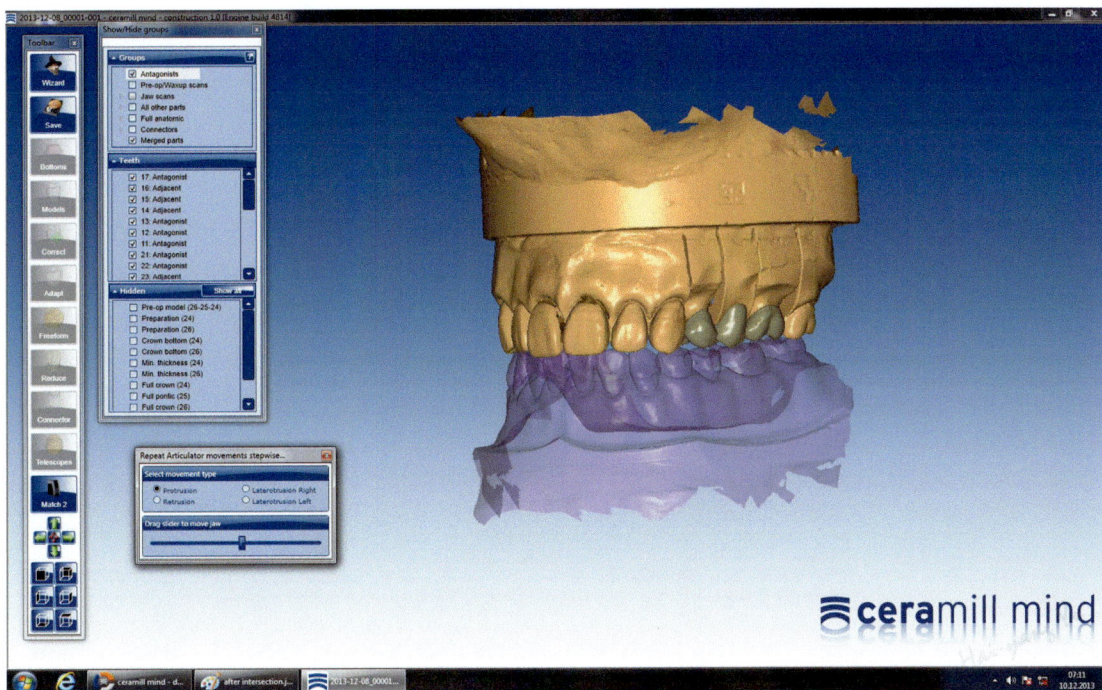

图 9-87　设计并调磨完毕的修复体

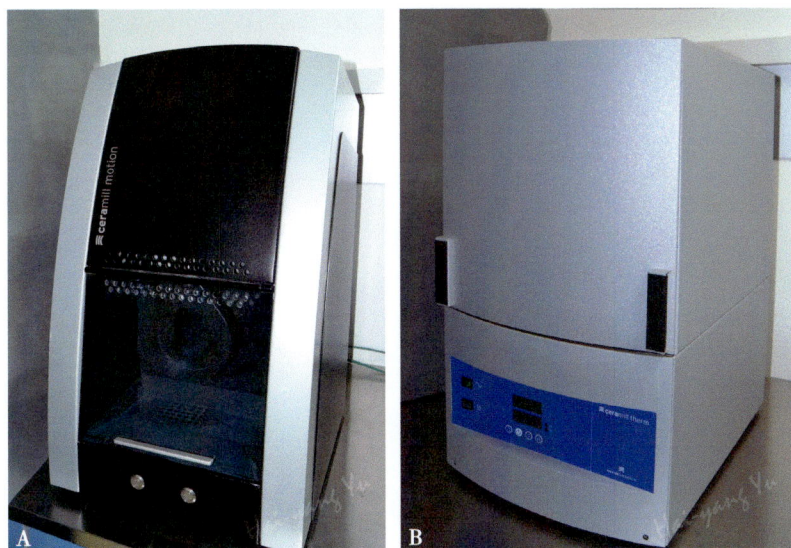

图 9-88　A. Girrbach 切削机；B. Girrbach 烧结炉

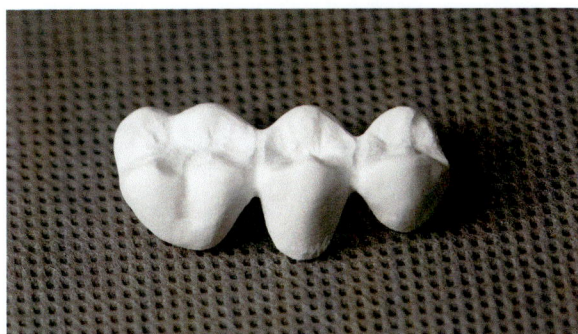

图 9-89　切削完成的全解剖形态氧化锆全冠

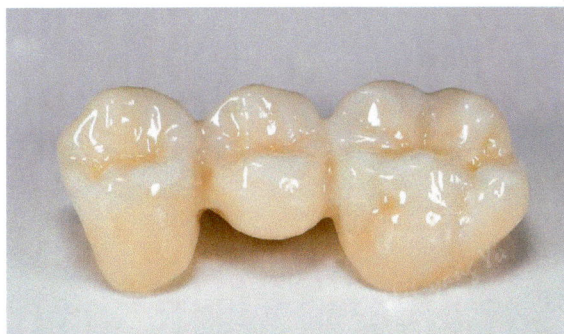

图 9-90　最终完成的修复体

等临床问题。

全瓷修复体已逐渐成为一种常规的修复治疗手段,且都有较高的临床成功率。一般来说,In-Ceram Spinell、Empress 2、Empress e.max 等以氧化铝陶瓷、氧化锂陶瓷为主的透光性较好的材料,适合于前牙修复;而 Cercon、Wieland Zenotec、3M Lava、Amann Girrbach Ceramill、Procera All-ceram 等以氧化锆陶瓷为主的强度较高的材料,则更适合后牙修复。

随着技术的发展,目前已有厂家推出了口内扫描设备。通过特殊的探头,可直接在患者口内进行扫描,将软硬组织的形态录入计算机生成三维模型,从而免去了制取印模、灌制石膏、制作代型等步骤,加快了诊疗流程。目前口内扫描仪扫描精度尚需提高,对患者自身口内情况也有较高要求,但随着科技的进步相信这些问题都能得到解决。此外,目前3D打印技术也逐渐开始用于蜡型、底冠、金属冠桥等修复体等的制作,相对于用于牙科的 CAD/CAM 数控机床设备,3D打印对原材料的浪费较小,节约了成本,同时也能加工出更加复杂的形态修复体。

(岳 莉 郑力维 于海洋)

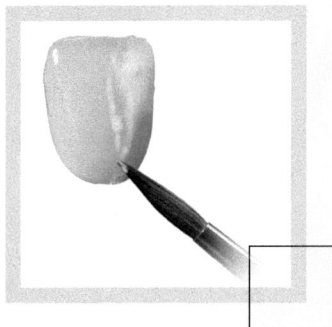

第十章

金沉积修复工艺技术

金沉积修复技术又称电解沉积技术,指通过专门设计的电镀仪,利用电解沉积原理,在代型上离析出 99.9% 纯金的金沉积基底冠,再在其表面进行烤瓷修复的一种修复技术。金沉积修复体具有制作简单、精度高、美观、边缘密闭性好、保护牙髓以及机械性能好的优点。可用于烤瓷单冠、嵌体、套筒冠义齿及种植体上部结构的修复。通过一些设计方式与铸造支架相结合,也可以用于固定桥的修复制作。

第一节　金沉积修复技术的发展

由于传统烤瓷修复的合金成分在口腔复杂的唾液环境中容易溶解析出金属离子,具有潜在的生物毒性,不仅给患者带来金属引起的疾病,而且常常影响美观效果。因此,人们试图从美观、生物相容性及口腔组织健康的角度寻找一种可以代替金属烤瓷修复的技术。而这种技术就是金沉积修复技术。下面以德国 Wieland 公司的 AGC(auro galvano crown)技术为主,概括介绍电镀沉积技术的发展过程。

电镀沉积技术从 150 年前就应用在工业和首饰业中。1961 年 Rogers 和 Armstrong 把电镀沉积技术引用到口腔领域,第一次用沉积技术制作出嵌体。1983 年,开发了 Platamic 电镀沉积系统,但其规模庞大且价格昂贵,因此应用受到限制。1986 年,AGC 电镀沉积系统问世,电镀仪体积小,操作简便,得到了广泛的应用。1994 年出现 AGC-5-PROCESS 电镀仪(Fa. Wieland);1996 年出现 AGC MICRO 电镀仪(Fa. Wieland),1997 年出现 AGC MICRO Plus 电镀仪(Fa. Wieland),1998 年出现 AGC SPEED 电镀仪(Fa. Wieland)。

电解液最开始使用的是氰化金钾,虽然性能稳定,生产简便,但是毒性极大,对于修复技师的身体健康有很大的危害。近年来已逐渐使用亚硫酸铵金复合物 $[(NH_4)_2Au(SO_3)_2]^-$ 为主的电解液,但是稳定性稍差,费用较高。随着焊接技术的发展,金沉积技术也从最先的单冠制作扩展到联冠和固定桥的制作。

第二节　金沉积修复技术的特点

一、金沉积修复的技术原理

电解沉积过程实际上是一种金属离子的阴极还原反应。电镀仪的正极,即阳极,一般情况下由钛构成,也可以由其他惰性材料构成。负极是涂有银漆具有导电性的预备体代型,放入以亚硫酸铵金复合物 $[(NH_4)_2Au(SO_3)_2]^-$ 为主的电解液里,在电流作用下,阴极吸引金离子在其表面进行离子交换中和反应,从而离析出纯金层。在每平方毫米面积上每秒析出的金原子约 1016 个,以此速度形成的纯金晶相不可能再是典型天然纯金的立方体晶体结构,而是一种致密的无缝隙、无微孔结构,这种致密的非立方体晶体结构大大提高了纯金本身的强度。

二、金沉积烤瓷全冠的特点

1. 良好的边缘封闭性　一般来讲,冠边缘的缝隙在 20~40μm 之间,临床上可获得良好的边缘封闭效果。采用电镀沉积技术制作的金沉积烤瓷全冠,烤瓷烧结前后冠边缘缝隙在 19~60μm;而采用传统铸造工艺制作的修复体常常存在边缘密合性离散度大的问题,其边缘缝隙一般在 50~200μm。

2. 美观　传统的金属烤瓷全冠在口内戴用一段时间后,龈缘常常出现一条暗灰色的金属边;有时在刚粘固后,由于龈缘较薄也能透出发灰的金属边。而金沉积烤瓷全冠含 99.9% 的电离析纯金,边缘为金黄色,不会在龈缘上形成灰色金属线。

3. 良好的生物相容性　纯金的电化学惰性使其具有抗腐蚀性,组织过敏反应少。

4. 减少了牙备量　金沉积冠的厚度一般为 0.2mm,在这类冠上进行 1~1.5mm 厚的烤瓷修复,与传统的金属烤瓷全冠相比,减少了牙体预备量,有利于保护活髓牙。

5. 操作简单、制作精良　金沉积冠制作过程减少了蜡型制作、包埋、铸造等繁琐的工艺操作步骤。因此,避免了在铸造过程中常存在的一些问题。如:铸件质地不均匀、常有微小的孔隙,易受包埋材污染等。

6. 价格相对较低　对于一个前磨牙的纯金冠,用传统的铸造技术需金量约 2g,而用金沉积冠只需 0.5g 纯金。这说明采用金沉积冠,由于所需的金属量较少而存在价格过高的问题。

第三节　金沉积全冠的制作步骤

一、制作流程图(图 10-1)

下面以金沉积烤瓷全冠的制作过程,说明金沉积修复的制作步骤。当然,为了与传统的烤瓷修复技术进行区别,重点突出与烤瓷技术不同之处:

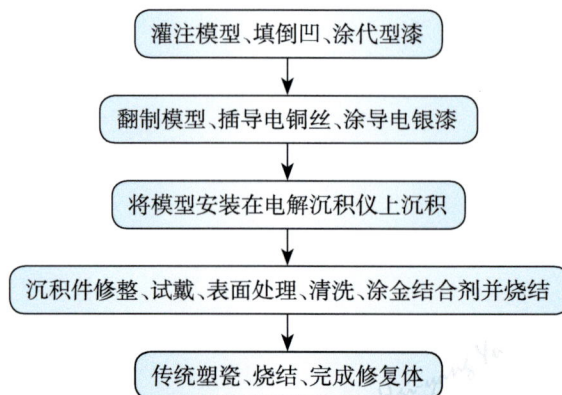

图 10-1　金沉积修复技术制作流程图

二、工艺操作步骤

下面对金沉积烤瓷全冠的制作过程,结合图例进行详细说明。金沉积修复的基牙预备遵循传统的金属烤瓷全冠的预备原则,但预备体的肩台为凹弧状。然后用硅橡胶印模材取印模,用Ⅳ级石膏灌注模型并制作预备体的个别代型。

（一）翻制代型（图 10-2~ 图 10-5）

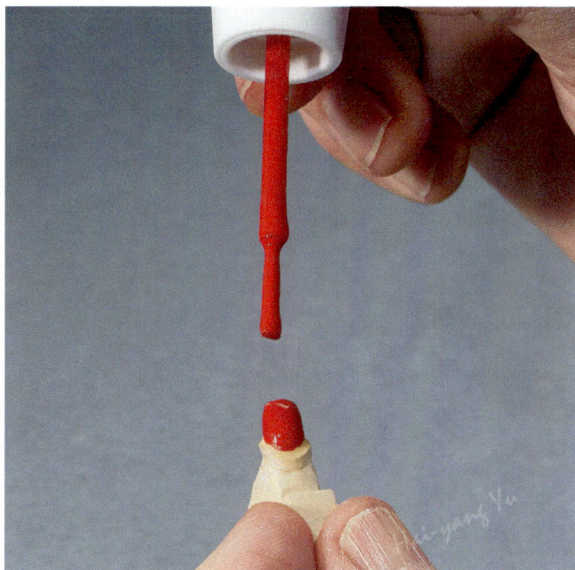

图 10-2　在代型表面涂布红色的代型隙料

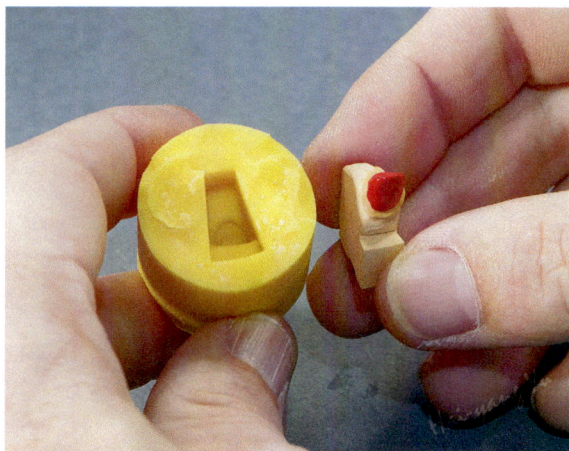

图 10-3　用硅橡胶制取代型的阴模

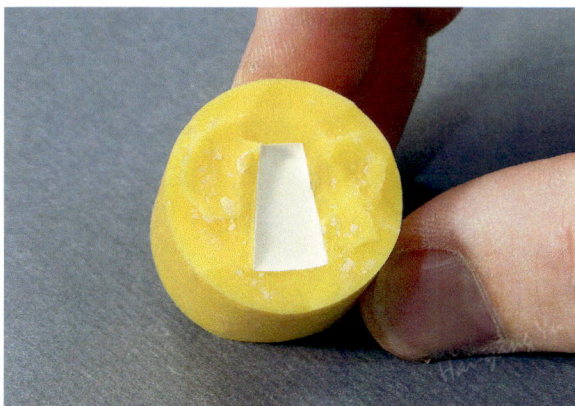

图 10-4　用超硬石膏灌注阴模腔

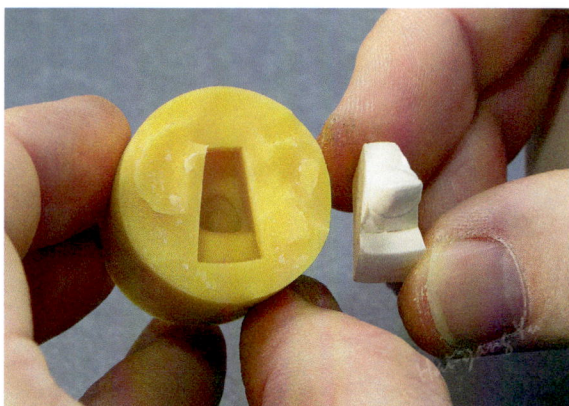

图 10-5　翻制后的工作代型

（二）代型预备（图 10-6、图 10-7）

接下来就是预备插导电丝的部位。

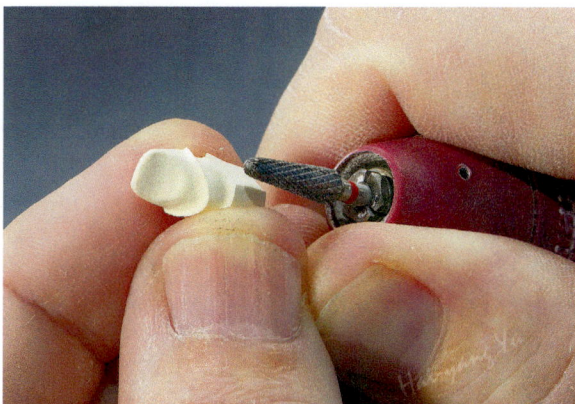

图 10-6　修整代型，使其底部尽量小，外形流畅

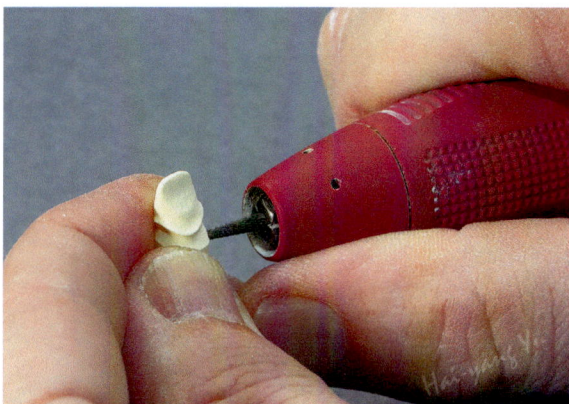

图 10-7　在代型上预备导电杆的位置

（三）插导电杆、涂导电漆（图10-8~图10-13）

在预备体的石膏代型底座上插入阴极棒，并使用少量的粘接剂固定，然后在整个预备体上薄而均匀地涂一层导电银漆，精确到边缘部位。在石膏代型底座上，铜丝与预备体银漆面之间也要涂一窄带银漆，使两部分相接触，具有导电性。

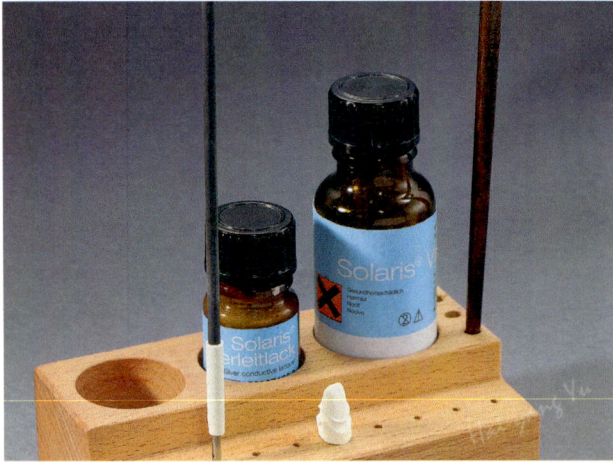

图10-8　导电银漆

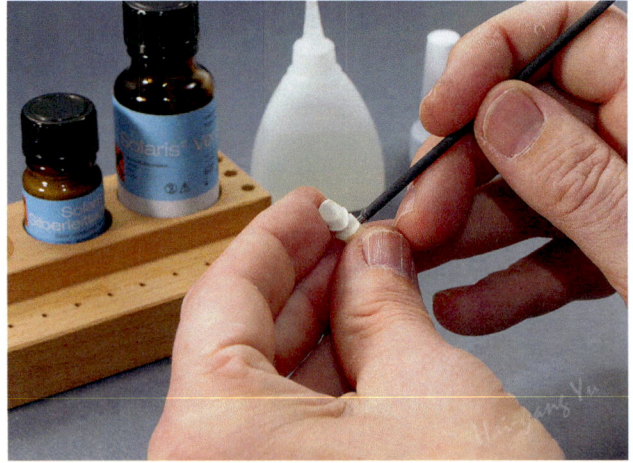

图10-9　将阴极棒插入代型上

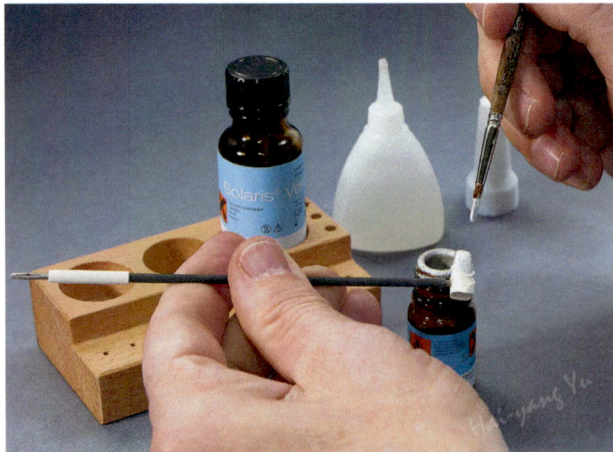

图10-10　在代型唇面涂导电漆

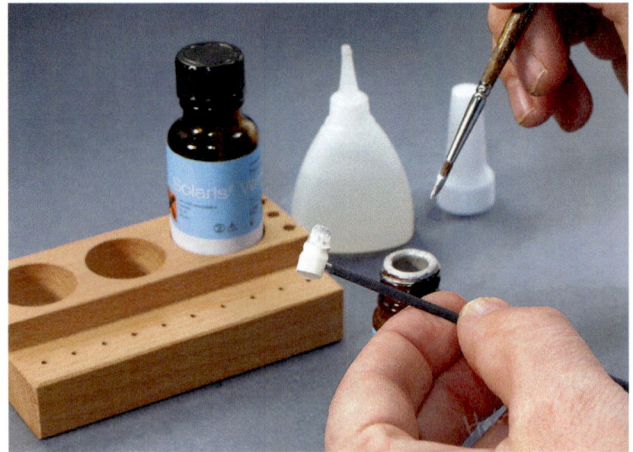

图10-11　在代型舌侧涂导电漆

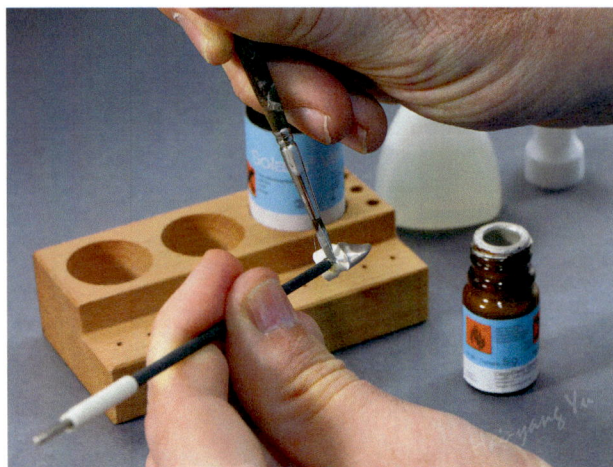

图10-12　用导电漆将阴极棒和基牙银漆面相连

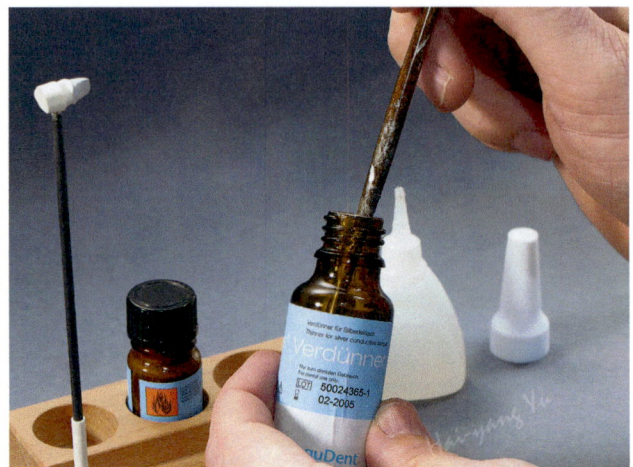

图10-13　用导电银漆液清洗毛笔

(四)电镀沉积(图 10-14~图 10-35)

把准备好的预备体代型安置在电镀仪上,不同类型的电镀仪及不同大小的预备体电镀所需工作时间长短不一,一般 5~10 小时,可沉积出约 0.2mm 厚的纯金冠(根据需要可设置不同厚度的冠)。

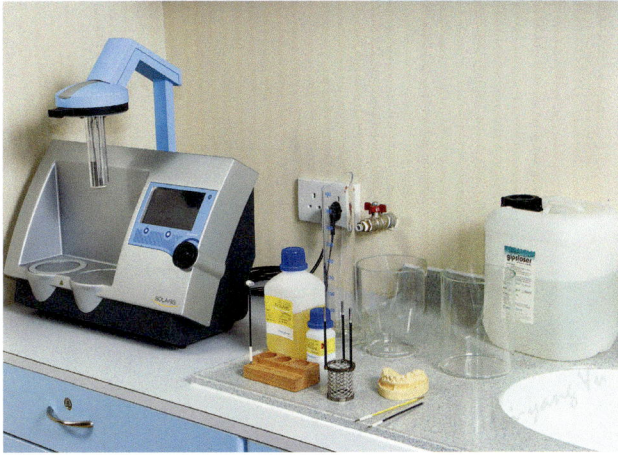
图 10-14 电镀沉积仪器和材料设备

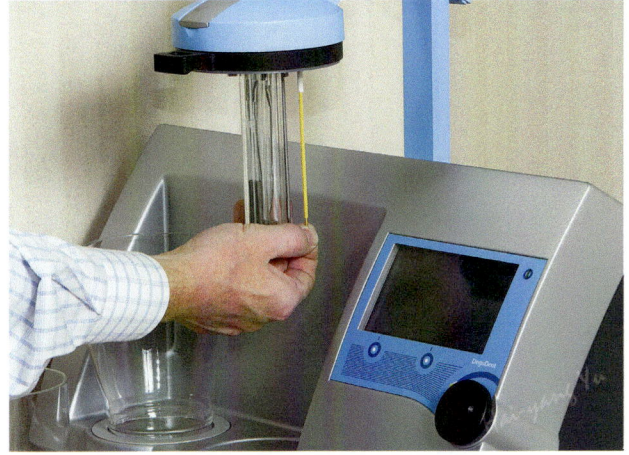
图 10-15 插入惰性材料的电镀阳极棒

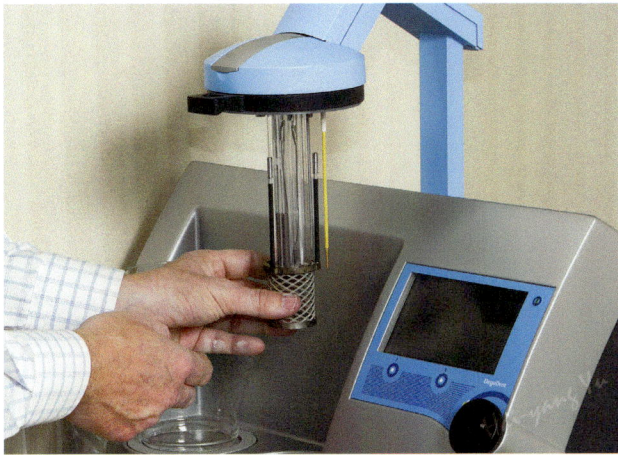
图 10-16 将控制温度的金属网装置就位

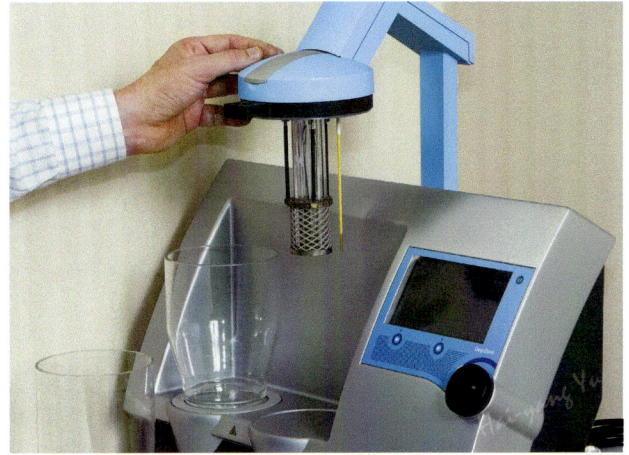
图 10-17 准备取下阴极架

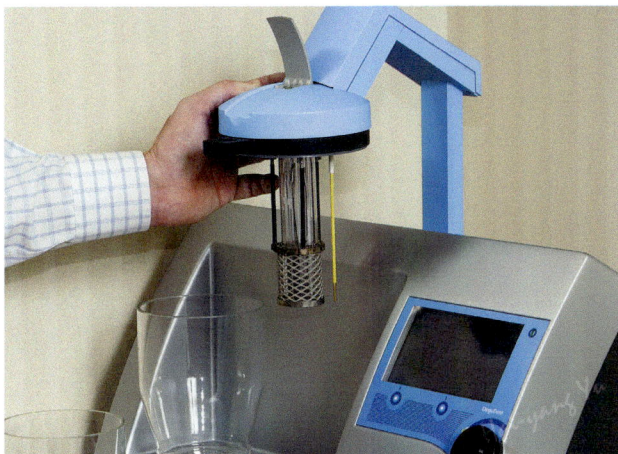
图 10-18 打开阴极架开关

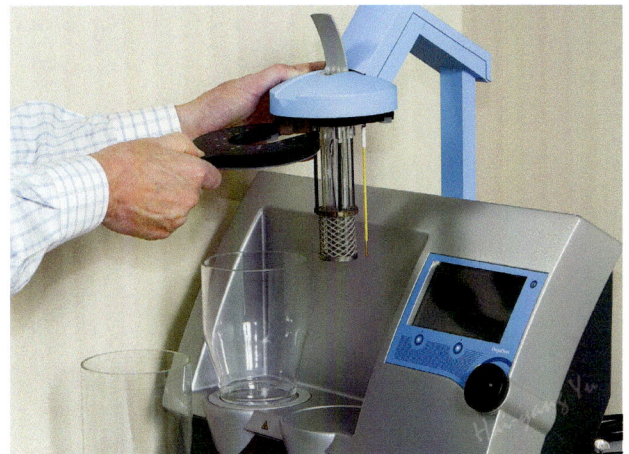
图 10-19 取下阴极架

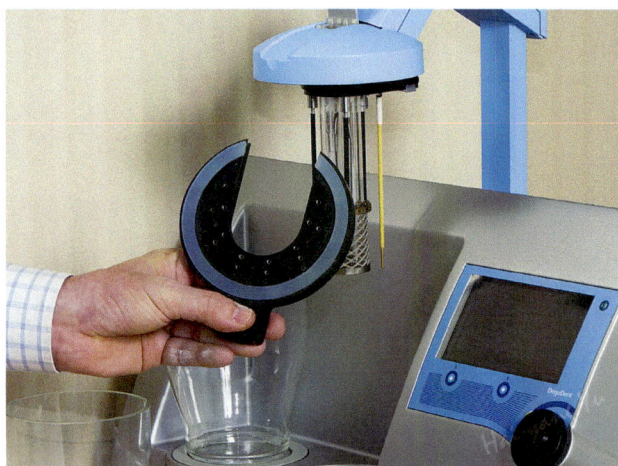

图 10-20　阴极架上有 16 个插孔

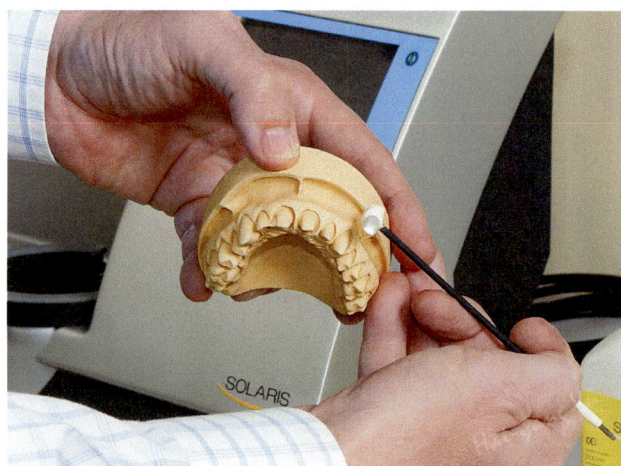

图 10-21　将电镀代型与模型进行检查比对

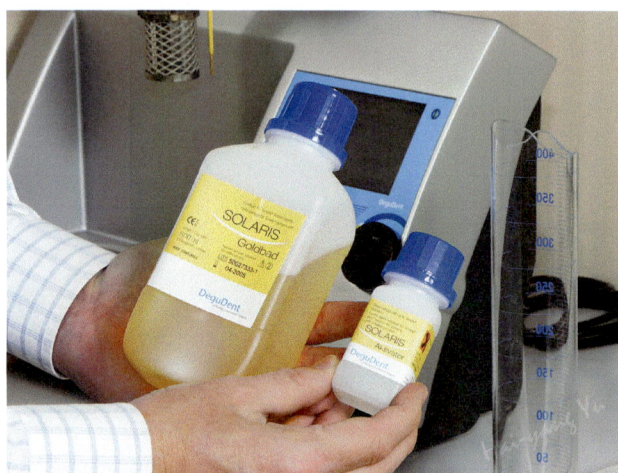

图 10-22　调配电镀液

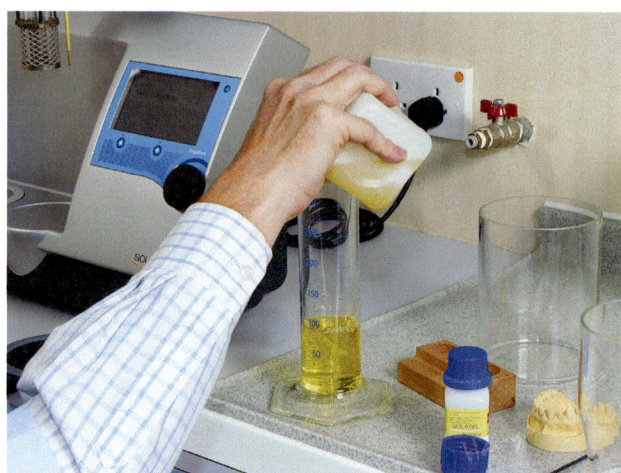

图 10-23　量取电镀液体

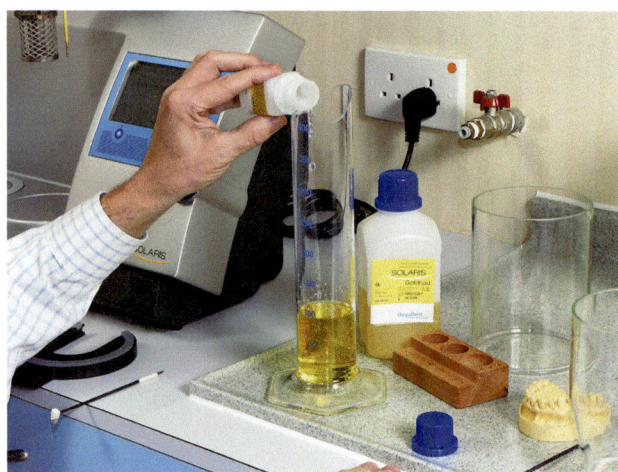

图 10-24　加入电镀粉剂

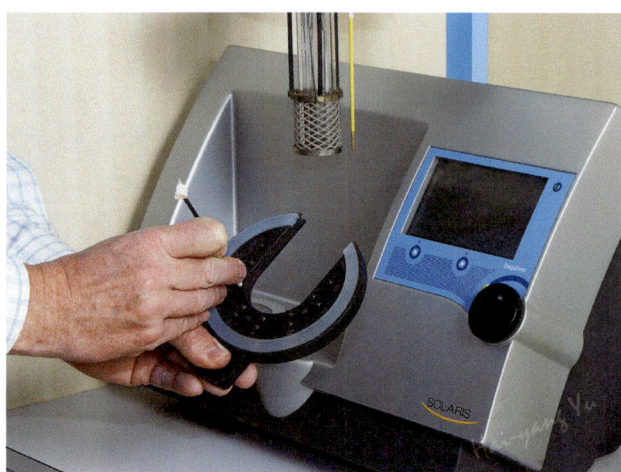

图 10-25　将带有代型的阴极棒插在电镀仪阴极架上

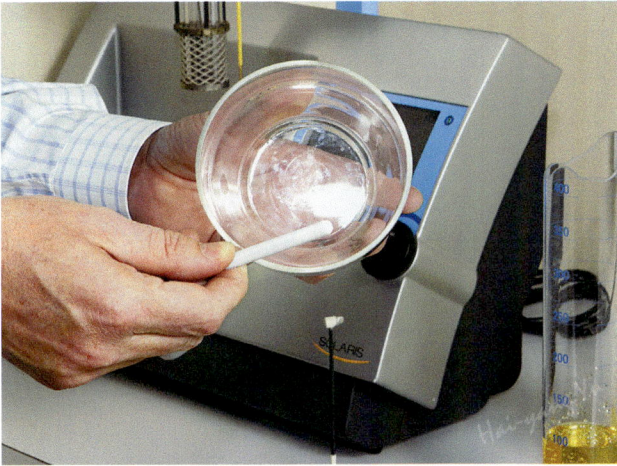

图 10-26　准备盛放电镀液的烧杯，放入白色的磁性搅拌棒

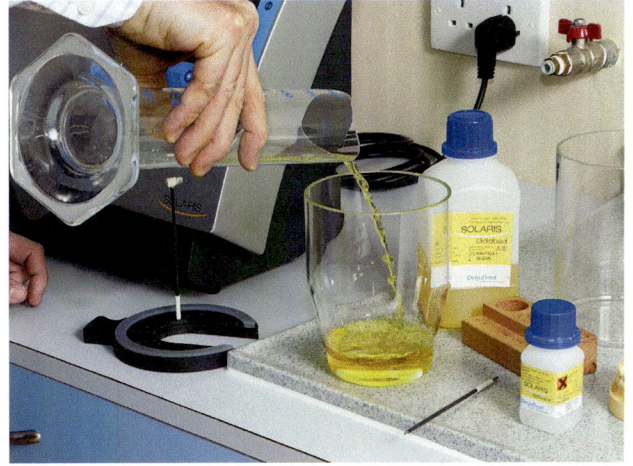

图 10-27　将配制好的电镀液倒入烧杯中

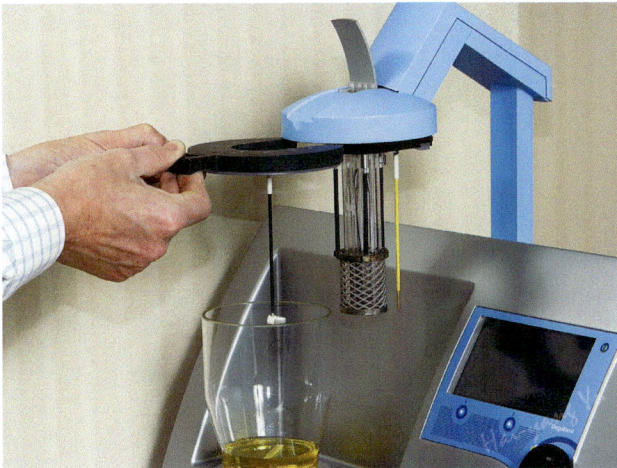

图 10-28　将阴极架安装在电镀仪器上

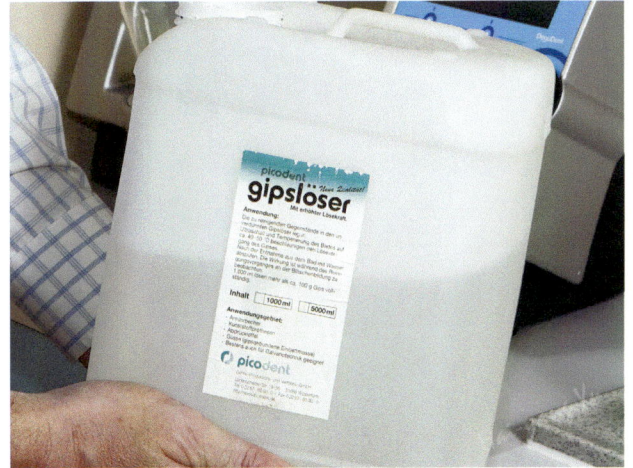

图 10-29　石膏溶解液

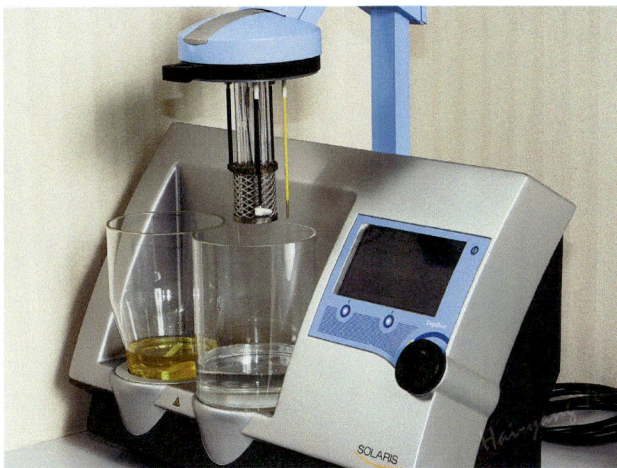

图 10-30　将石膏溶解液放入另一个烧杯里

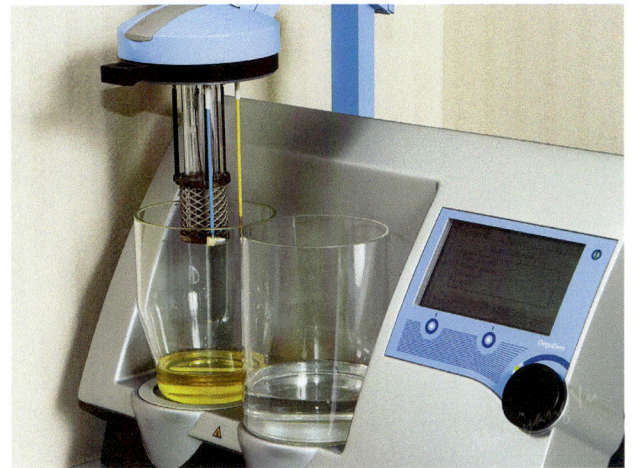

图 10-31　准备开始电镀沉积

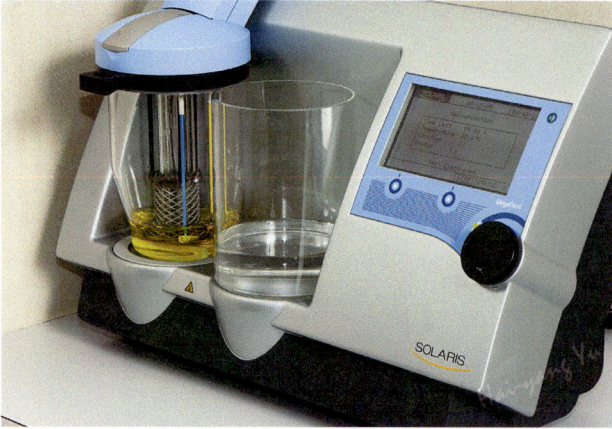

图 10-32　开始电镀沉积

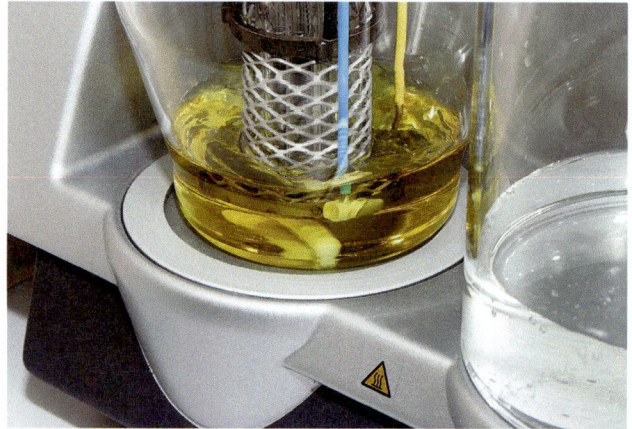

图 10-33　电镀沉积过程中

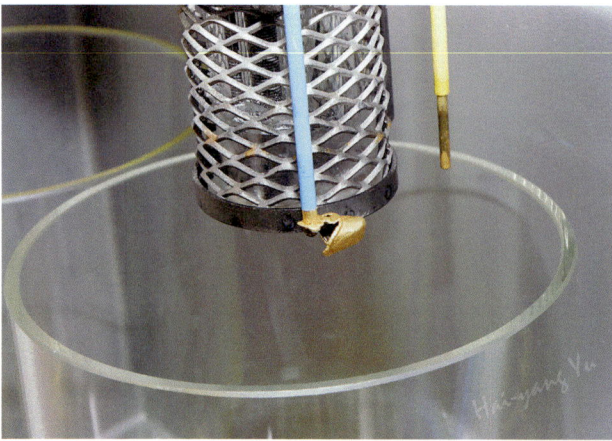

图 10-34　电镀完成后将其放入石膏溶解液里溶解

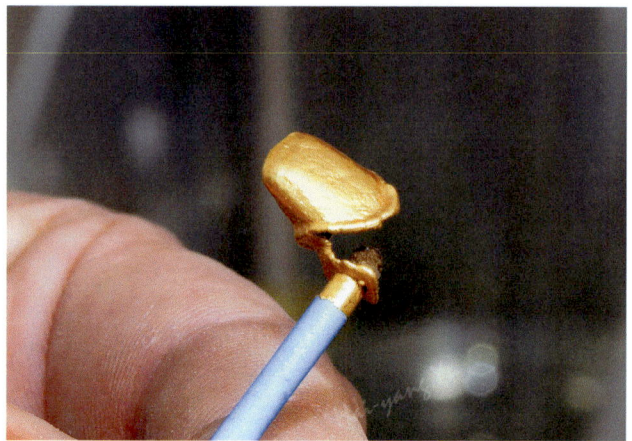

图 10-35　石膏溶解后的金沉积内冠

(五)修整、试戴(图 10-36~ 图 10-42)

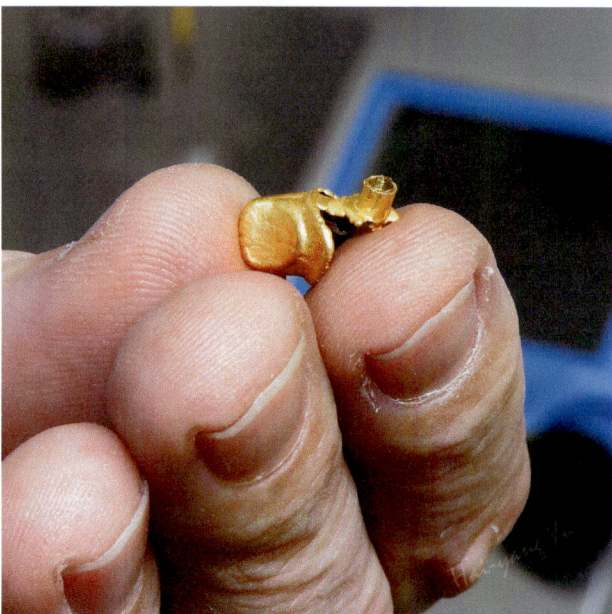

图 10-36　去除阴极棒,检查金属冠

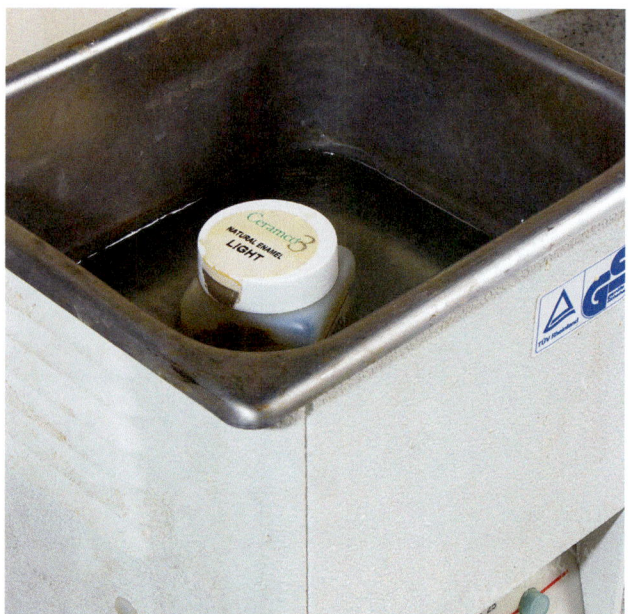

图 10-37　超声波清洗,一般用硝酸,可以去除导电银漆

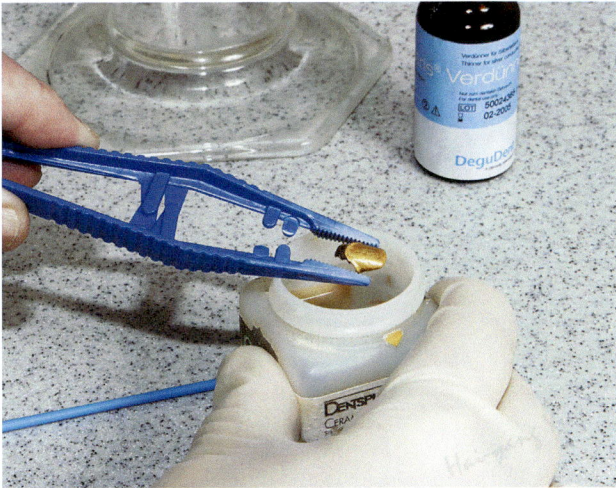

图 10-38 取出沉积内冠

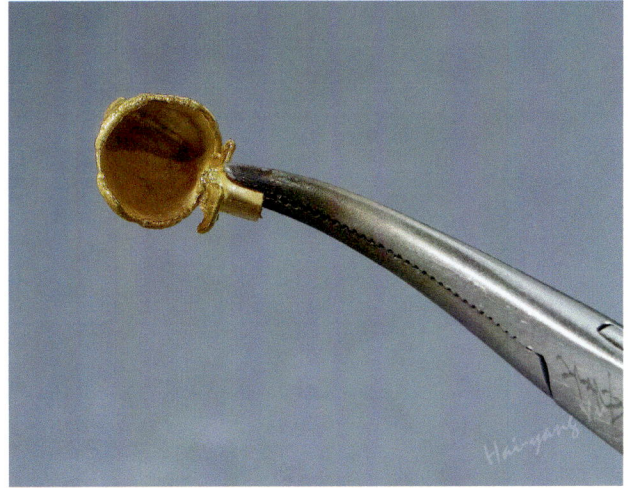

图 10-39 检查组织面

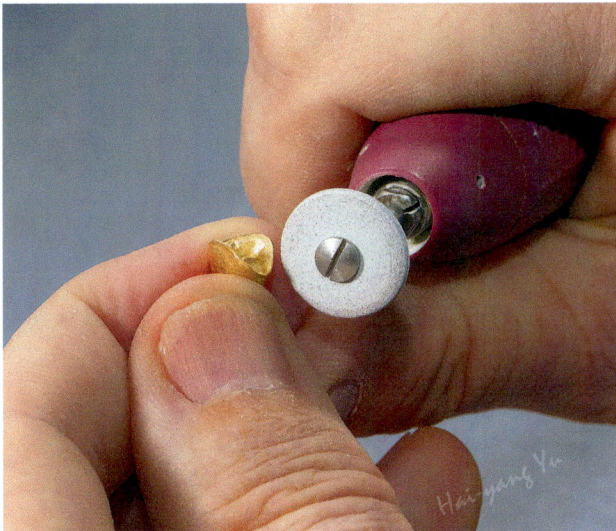

图 10-40 修整边缘

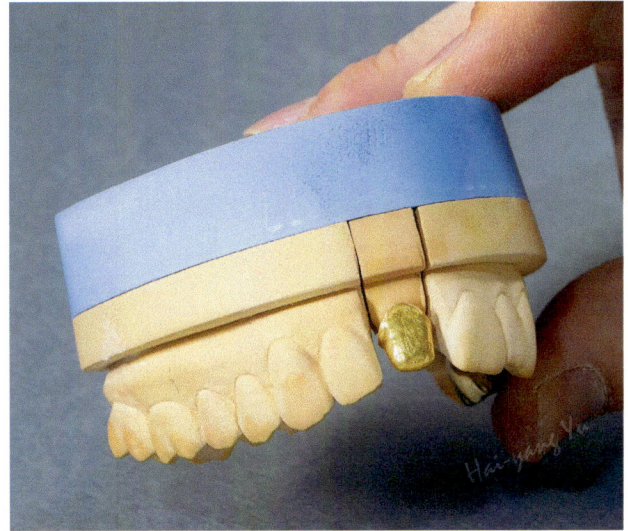

图 10-41 在模型上试戴

图 10-42 舌侧观

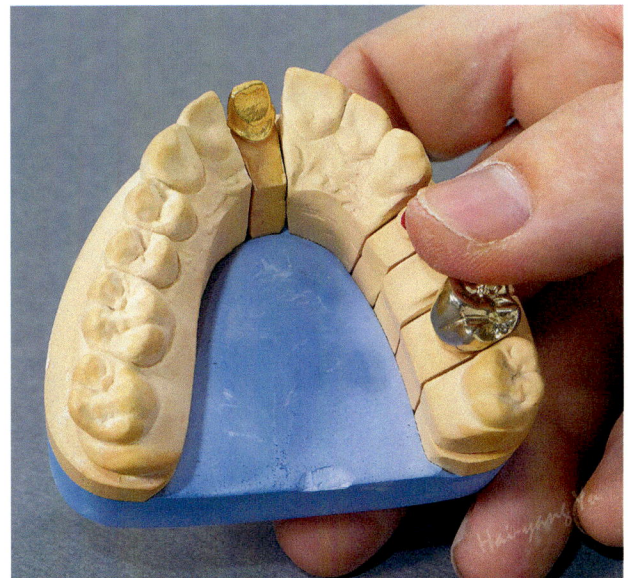

（六）常规塑瓷

完成金沉积内冠之后,和普通烤瓷修复一样,堆塑饰面瓷(详见第八章)。

三、金沉积修复技术的注意事项

与传统的烤瓷修复技术相比,除了牙体制备、制取印模等临床操作方面需要注意的问题,工艺制作过程中还需要注意以下几点:

1. 模型制作方面 工作模型须制备成可卸代型,此时如发现有倒凹以及备牙过程中形成的沟槽等,用填蜡法进行消除,否则将不利于沉积金属件的就位;同时需要在模型上为粘接剂预留一定的空间,通常在代型上涂一层代型隙料。然后翻制模型,翻模用的印模材料要严格按照厂家的说明书进行操作,最终用硬石膏或树脂等材料翻制出制作模型。模型完成后,避免使用蜡材进行修改,否则影响沉积件的精度。

2. 电解沉积过程 在代型底座上插入阴极棒时,要注意不能破坏牙冠边缘;在预备面上涂导电漆之前要注意模型的清洁,涂布要均匀但不能太薄,边缘部位的涂布要十分精确;在银漆和铜丝之间的衔接部分可以用绝缘材料进行封闭。

3. 金沉积件的修整和表面处理 去除石膏要十分小心,不能破坏金属的组织面;树脂代型可以加热去除;组织面的导电漆要用 50% 的硝酸银溶液溶解去除,不能用喷砂方法,否则影响冠边缘的精确性。表面喷砂处理时,为了防止冠边缘变形,应戴在模型上进行喷砂处理。

（于海洋　孙　珍）

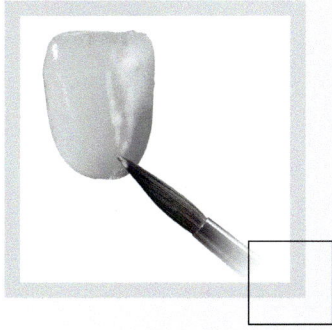

第十一章

瓷沉积修复工艺技术

第一节　瓷沉积修复工艺技术简介

瓷沉积修复技术是目前较新的全瓷制作工艺技术,也是继粉浆涂塑、铸压全瓷、CAM 或 CAD/CAM 全瓷技术之后的第四类全瓷制作技术。和前述的几种全瓷修复技术相比,瓷沉积修复技术具有操作简便、制作时间短及修复体组织面密合性好等优点,因而受到口腔修复学界的好评。本章就以德国 WOLCERAM ELC 为例(图 11-1),对瓷沉积修复技术的特点和操作步骤加以阐述。

ELC 全瓷沉积技术可以使用尖晶石、氧化铝及氧化锆三种全瓷材料,采用类似于金沉积的电磁感应进行瓷沉积,与以往的全瓷修复技术完全不同。与粉浆涂塑全瓷技术相比,其修复体的精确性更高,而与铸压和 CAD/CAM 全瓷技术相比,其操作更简单,快速。ELC 全瓷沉积技术可以用来制作各种全瓷修复体(图 11-2),自从 2000 年由德国 WOLCERAM 公司开发出来后,在美国和欧洲的应用日益广泛,近年来,也逐渐应用于我国口腔修复领域。

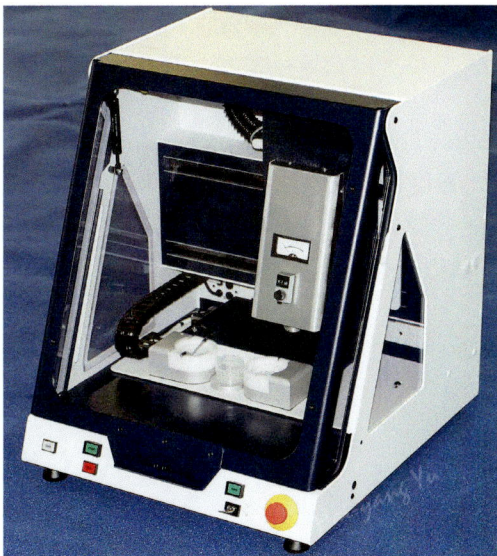

图 11-1　WOLCERAM ELC 瓷沉积系统

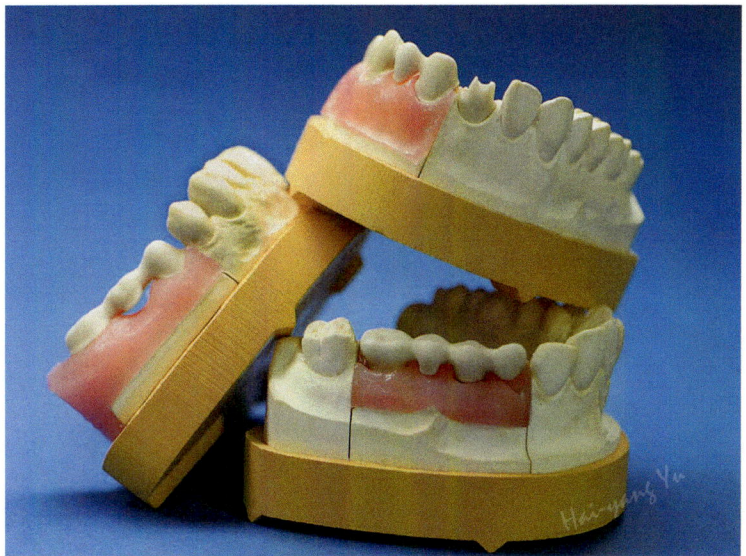

图 11-2　ELC 全瓷内冠

第二节　ELC 瓷沉积技术特点

(一) ELC 瓷沉积技术特点

1. 全新概念　采用专利技术的电磁感应的全瓷沉积,类似于金沉积技术。ELC 瓷沉积技术无需翻模,直接将全瓷底层材料沉积到工作代型上,全瓷的厚度则由电脑精确控制。

2. 制作快速 沉积1个内冠到4单位的桥,仅需30~50秒。

3. 加工精确 针对各种复杂外形的基牙,如种植桥,表面不规则的基牙,均可快速制作出全瓷内冠,这显然是目前CAD/CAM系统所无法比拟的优势。

4. 边缘密合 边缘密合,间隙小于10μm。

(二)与其他全瓷技术的区别

1. ELC与其他种类瓷沉积系统和渗透全瓷系统的主要不同点 不需要硅橡胶复制代型,也不用制作耐火代型,直接在代型上进行沉积,不仅省材省时、降低成本,而且提高了全瓷内冠的精确性。

2. ELC与CAD/CAM技术的区别 电脑CAD/CAM系统加工内冠需要车针修磨内冠的组织面和表面。而对于一些病例,如唇舌径短,预备体较小等,车针的直径就不能太大,从而限制了操作的精确度(图11-3、图11-4),因此,对这类病例就不能使用CAD/CAM技术制作。相反,ELC沉积的内冠,由于组织面不用修磨,因此非常密合。对于表面不规则的预备体,ELC瓷沉积仍然可以按常规制作,不需特殊处理,可以保证内冠的密合。

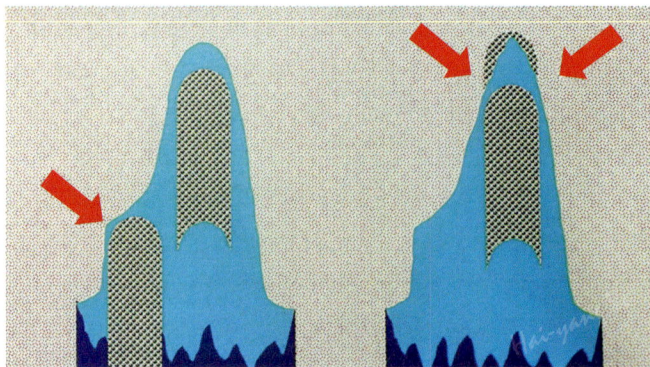

图11-3 CAD/CAM技术的缺点。车针头不能制作角度过大或过小的牙体形态

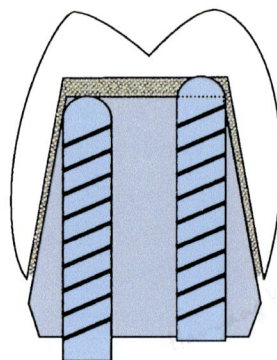

图11-4 CAD/CAM技术的缺点,车针头与牙体外形角度不完全匹配

(三)ELC全瓷修复临床应用特点

1. 修复强度高 ELC瓷沉积制作的氧化铝全瓷强度可达650MPa,氧化锆可达750MPa。瓷粉经过电磁沉积后,其密度均匀增大,高于普通的渗透氧化铝全瓷冠,因此强度也随之增加。手工操作的渗透氧化铝全瓷冠空隙率高(图11-5),强度不如ELC电沉积制作的氧化铝全瓷。电子显微镜下的瓷沉积氧化铝内冠的结构,显示密度比普通渗透全瓷高,空隙率明显降低,其间隙内发现大量的纳米级颗粒(图11-6)。

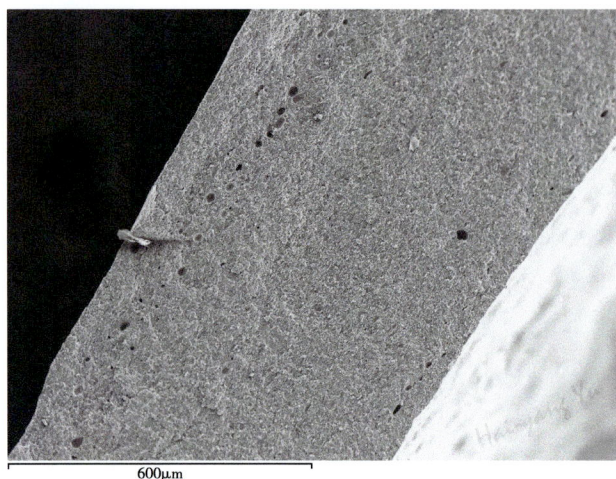

图11-5 渗透全瓷冠

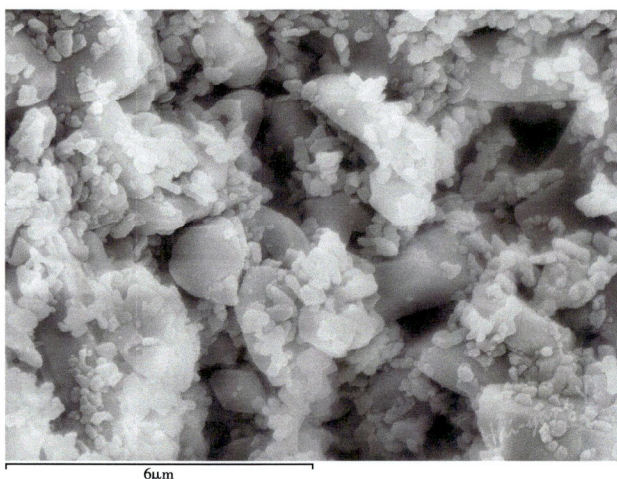

图11-6 瓷沉积全瓷冠

ELC 瓷沉积还可以制作氧化锆内冠,尖晶石全瓷内冠。

2. 适应范围广 氧化铝全瓷可以制作前后牙单冠、4~5 单位的固定桥、种植桥、各种种植体瓷基台以及全瓷套筒冠等;氧化锆全瓷适合于后牙修复,强度更高;尖晶石全瓷透明度较高,适合于前牙美学修复,可达到类似于铸瓷的效果。

3. 性能稳定 采用氧化铝和氧化锆两种全瓷材料,收缩比 1∶1,高温烤制不变形,烤制时间 1~3 小时。根据相关临床报告,氧化铝和氧化锆二种全瓷材料使用年限已超过 12 年,是临床使用最长的全瓷材料。全瓷内冠和外层瓷粉为化学结合,强度高,内冠与饰面瓷不易发生崩瓷脱落的情况。

4. 美观逼真 氧化铝和氧化锆全瓷材料美观自然,可以避免烤瓷修复体不透明的失真颜色效果,同时由于氧化铝和氧化锆全瓷材料具有一定的遮色性能,能替代金属烤瓷和铸瓷,用于死髓牙和重度四环素牙等颜色过重的牙齿修复。

第三节 ELC 瓷沉积的技师操作

一、设备与材料

1. ELC 瓷沉积机(图 11-7)

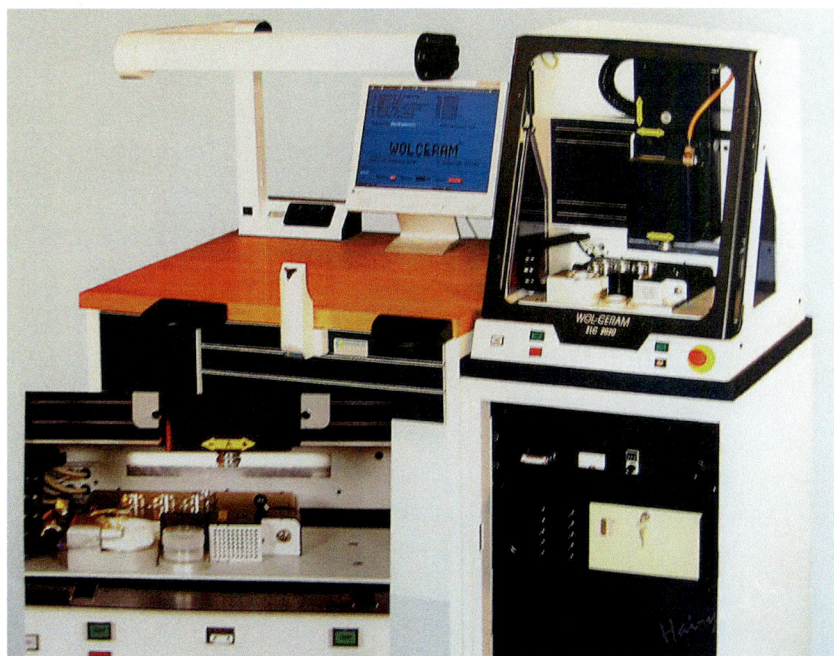

图 11-7 ELC2020

2. 笔式喷砂机 用于内冠表面的喷砂,于堆塑饰面瓷之前进行。
3. 烤瓷炉 温度达 1200℃,可慢速升温的烤瓷炉即可,无需专门的烤瓷炉。
4. ELC 瓷沉积所需的材料
1)氧化铝全瓷系统:用于制作氧化铝内冠。
2)氧化锆全瓷系统:用于制作氧化锆内冠。
3)专用烤瓷瓷粉系统:热膨胀系数 CTE 大约为 9 的饰面瓷系列。

二、ELC 瓷沉积临床操作要求

1. 牙体预备 与铸瓷和全瓷修复体相同,预备出 90° 的直角或圆角的肩台。边缘 360° 都要设计肩台。

前牙唇侧预备量 1.5~2mm。后牙𬌗面应有 2mm 的预备量。

2. 临床比色　由于其遮色效果较好,因此比色时不必考虑牙齿本身的颜色,比色板可采用 VITA 16 色或 3D 比色系统。

3. 临床粘接　可以使用任何水门汀、玻璃离子及树脂粘接剂。树脂粘接剂可以增加粘合强度和边缘的密合性。

三、ELC 瓷沉积技术的工艺流程

(一) 单冠的工艺流程 (图 11-8~ 图 11-14)

1. 修整工作模型和代型　按常规修整工作代型,ELC 瓷沉技术可以采用直接将瓷沉积在工作代型上的方法。不用复制代型,可以节省时间和材料,减少了步骤,同时增加了内冠的密合性。

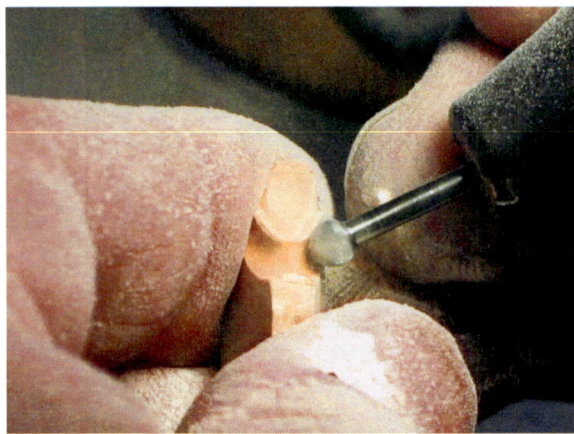

图 11-8　修整代型

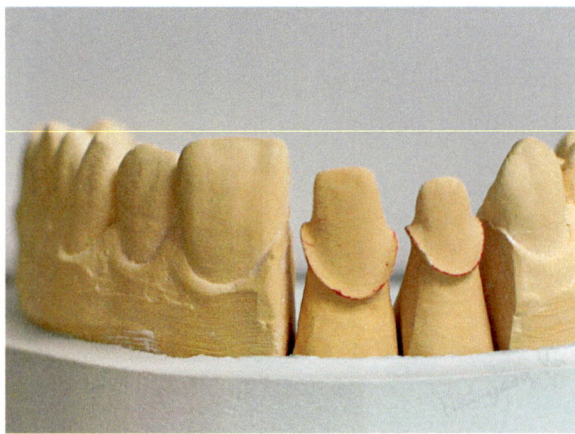

图 11-9　修整后的代型在工作模型上就位

2. 涂代型隙料　涂代型专用的隙料,以便完成的 ELC 瓷沉积内冠可以与工作代型分离。

3. 瓷沉积过程　在电脑瓷沉积设备上,设置沉积内冠的厚度,将代型底座安放在设备上,开始沉积,完成沉积后,自动复位,取下代型底座。

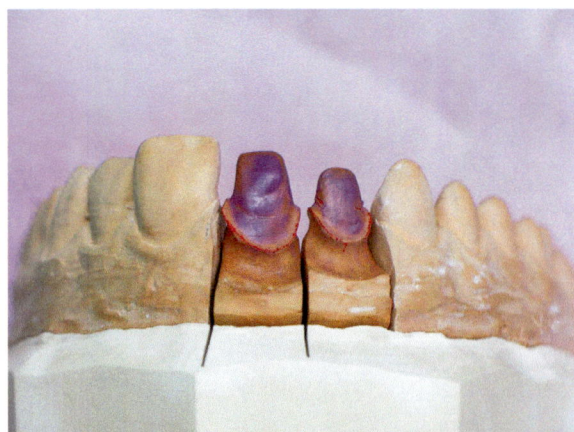

图 11-10　涂布代型隙料后的代型

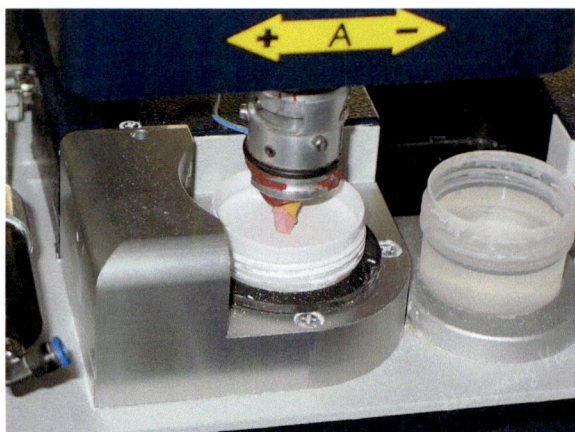

图 11-11　瓷沉积时间一般为 30~60 秒

4. 烧结沉积内冠　烧结的程序和温度根据采用的材料要求,进行烧结,时间大约为 2~4 个小时。氧化铝内冠需进行玻璃料的渗透烧结。

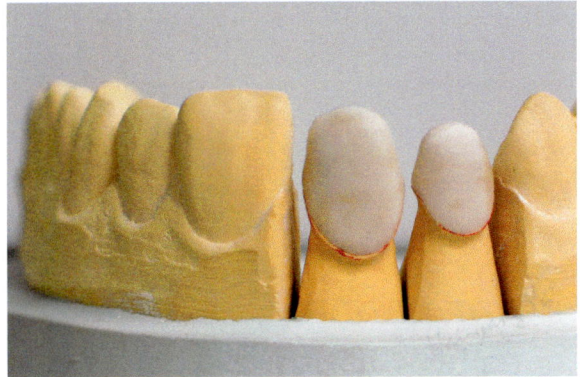

图 11-12　烧结后的内冠

5. 内冠表面烤瓷完成　内冠烤制完成后,喷砂处理,50 目石英砂,2 帕压力。清洗表面、堆塑饰面瓷,烧结完成。

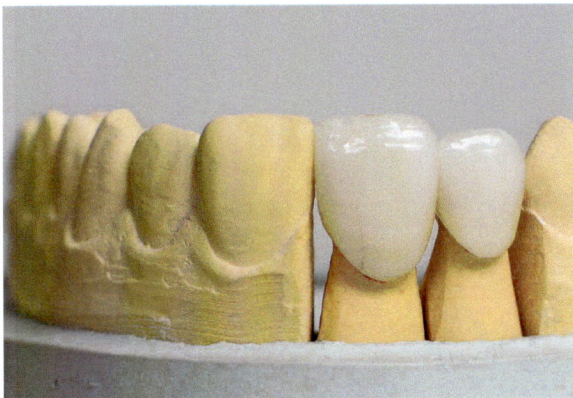

图 11-13　完成后前牙修复体唇面观

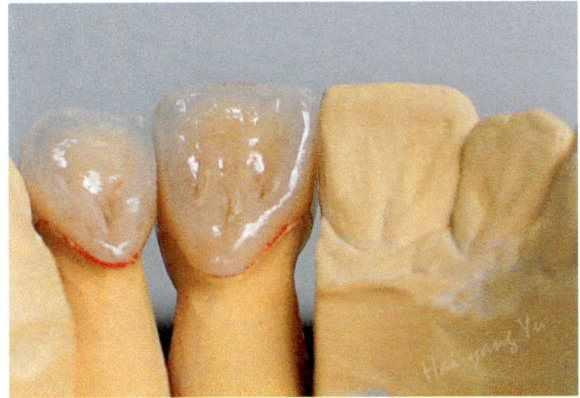

图 11-14　舌面观

(二) 全瓷桥的工艺流程 (图 11-15~ 图 11-20)

桥的工艺流程与单冠有一定的差别,这里面主要涉及一个新的概念——牙桥片。

1. 工作模型上放置牙桥片　牙桥片分为上下前牙、前磨牙、后磨牙等种类,并有大小不同的各种规格,采用牙桥片后,缺失牙的部分就可以自动沉积完成,冠和桥体就可以沉积为一个整体。

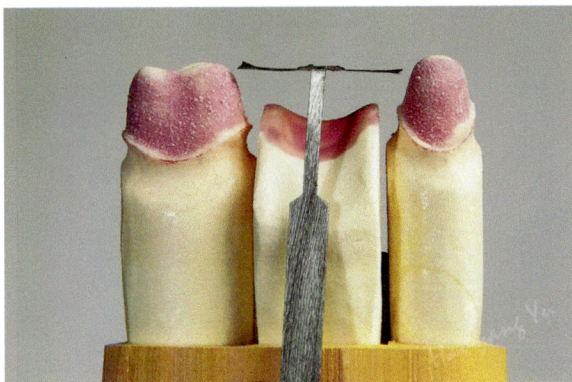

图 11-15　后牙固定桥放置牙桥片

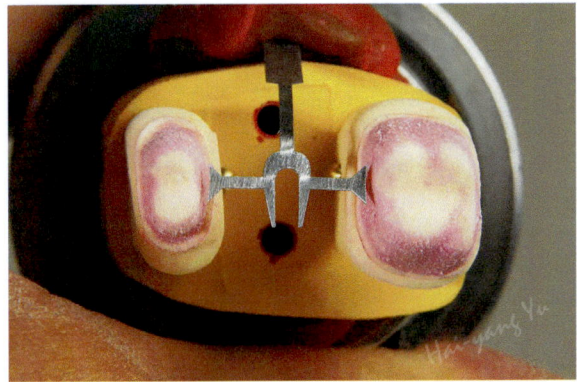

图 11-16　放置后的𬌗面观

2. 瓷沉积 根据前后牙不同的厚度要求,设置瓷沉积设备的沉积厚度,一般前牙内冠0.5mm,后牙内冠0.6mm。

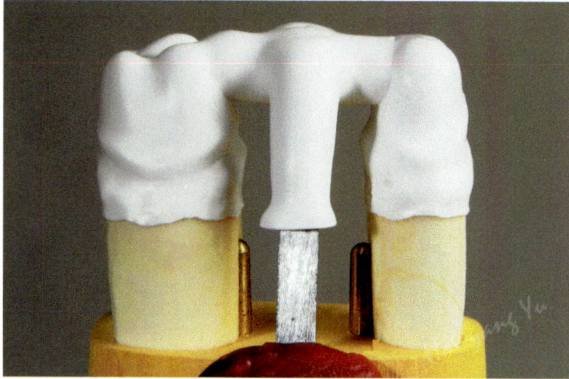

图 11-17 瓷沉积时间一般为30~60秒

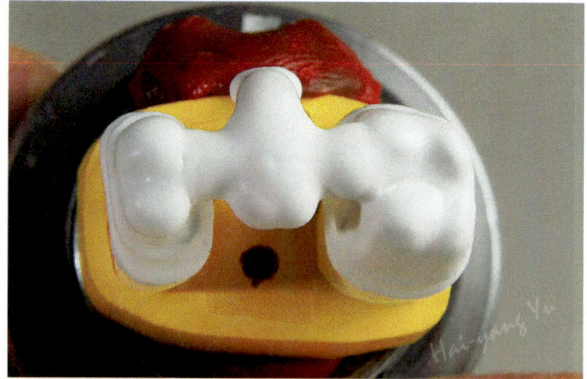

图 11-18 殆面观

3. 取出内冠,烧结沉积内冠 固定桥的烧结程序与单冠一致,渗透时有所不同,需要增加程序的烤制时间,一般增加1~2小时。

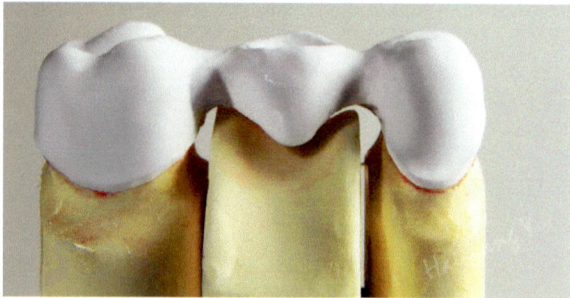

图 11-19 取下桥的内冠

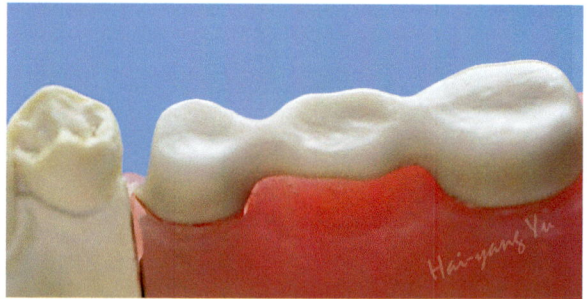

图 11-20 烧结后的内冠

(三) 种植桥的工艺流程(图 11-21~ 图 11-26)
1. 制作工作模型和代型。
2. 代型涂布隙料。

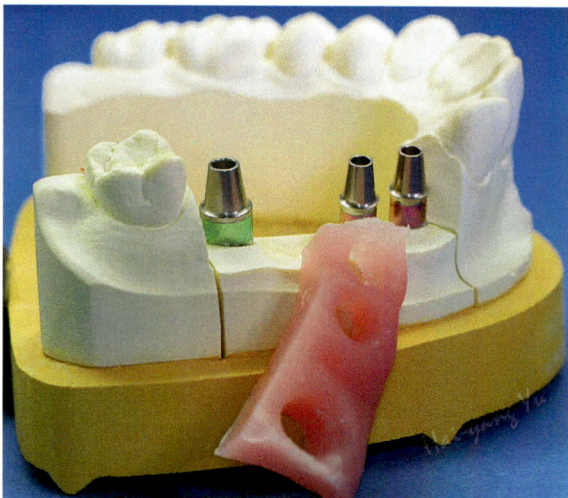

图 11-21 种植桥代型

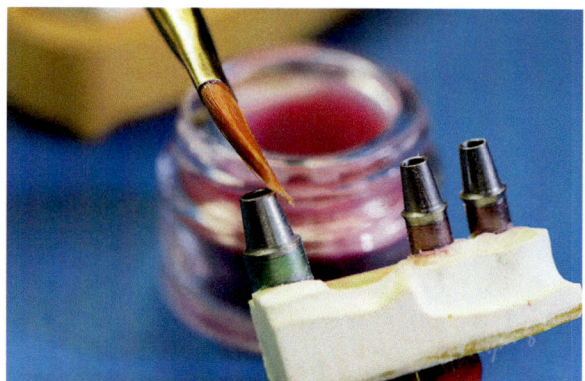

图 11-22 涂布代型隙料

3. 工作模型放置牙桥片:需要增加咬合面的厚度的地方,都可以放置牙桥片。
4. 瓷沉积。

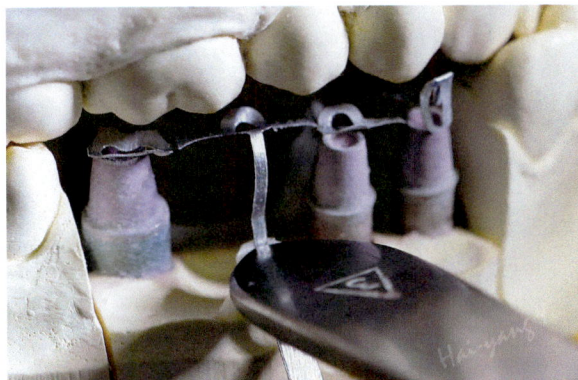

图 11-23 放置牙桥片

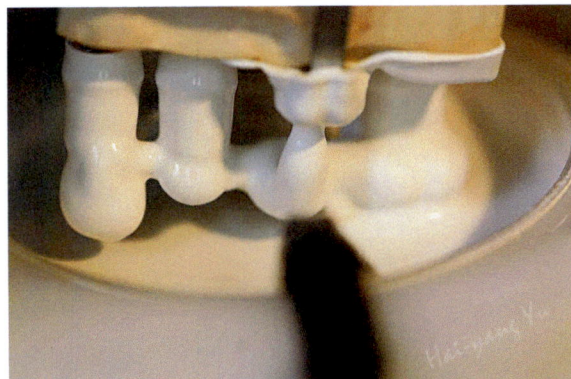

图 11-24 瓷沉积时间一般为 50 秒

5. 取出内冠,烤结沉积内冠。

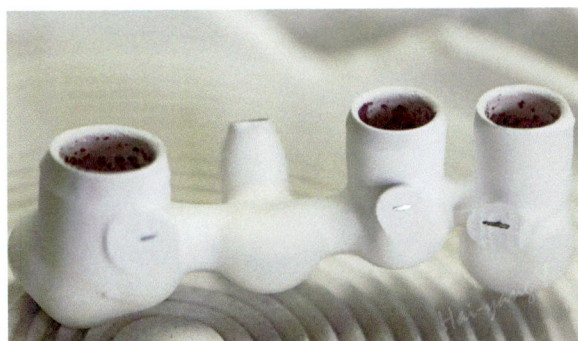

图 11-25 取出后的内冠

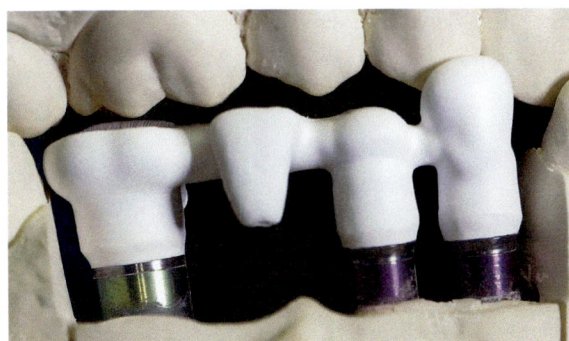

图 11-26 准备烧结

(四) 种植体瓷基台(图 11-27~ 图 11-36)

1. 制作工作模型。
2. 直接在种植体上部涂布隙料,制作蜡型。

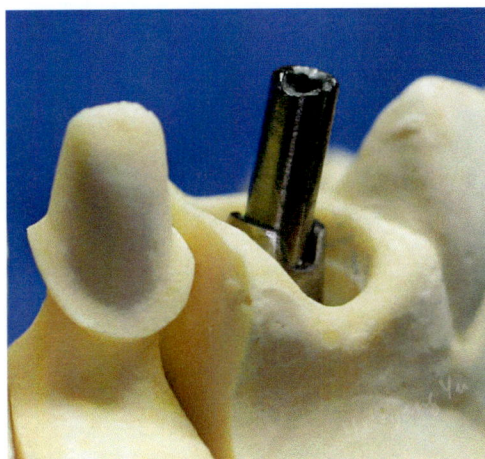

图 11-27 种植基桩

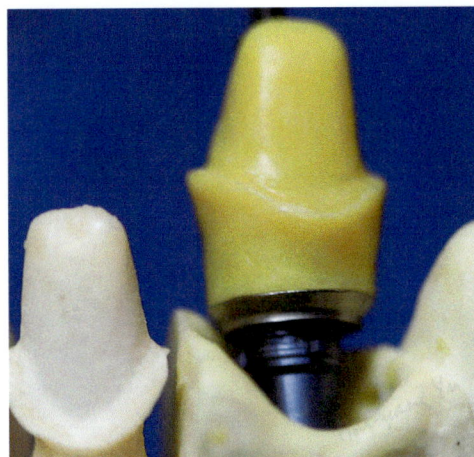

图 11-28 制作完成的基台蜡型

3. 激光扫描蜡型(有激光扫描机型才能完成此操作)。
4. 瓷沉积。

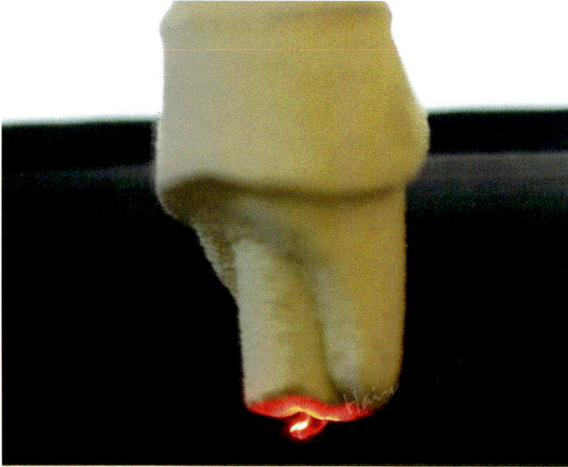

图 11-29 扫描蜡型

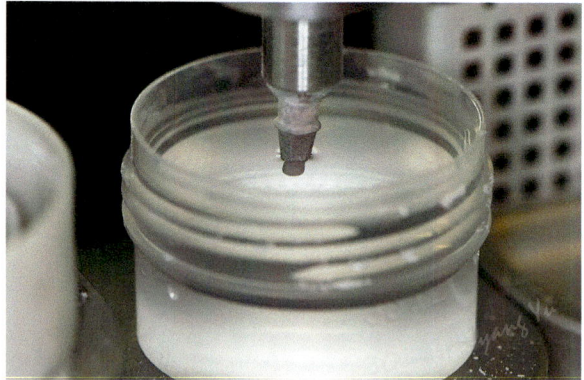

图 11-30 瓷沉积时间一般为 90 秒

5. 取出内冠,烤结沉积后的内冠。
6. 瓷基台完成。

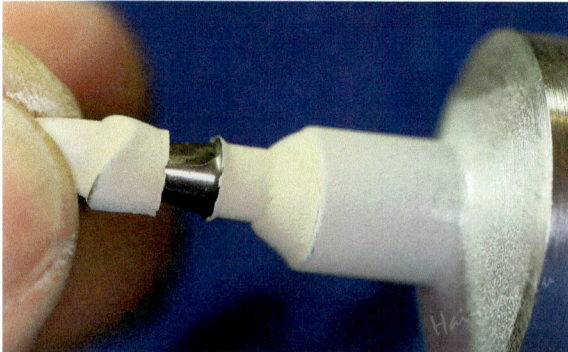

图 11-31 取下内冠

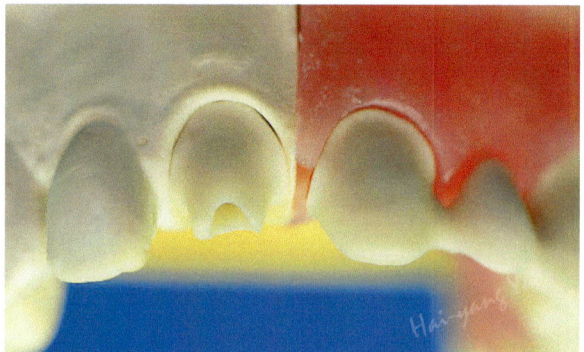

图 11-32 瓷基台就位于模型

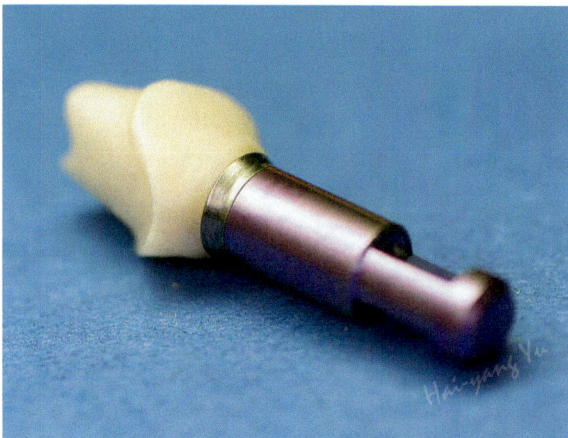

图 11-33 瓷基台和种植体

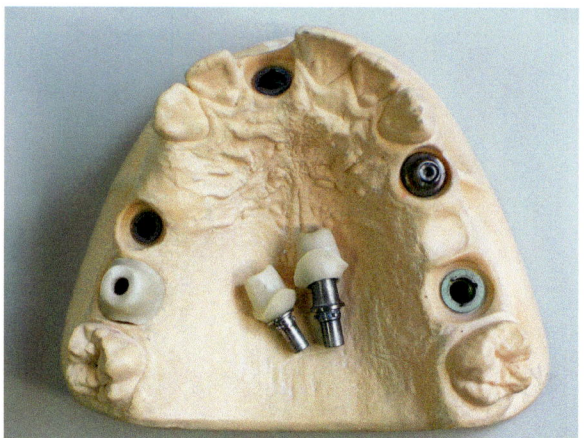

图 11-34 基桩代型、瓷基台和模型

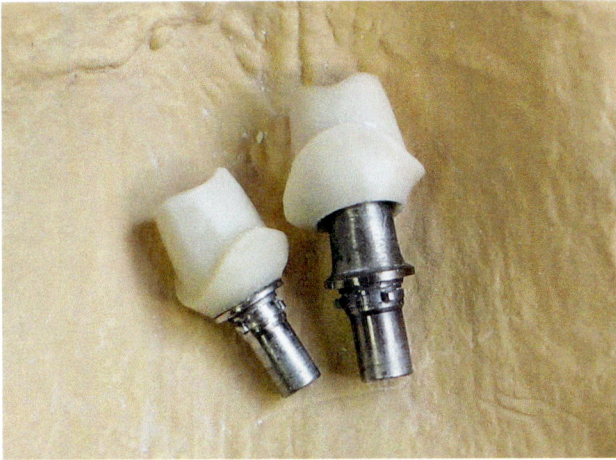

图 11-35　种植基桩和瓷基台

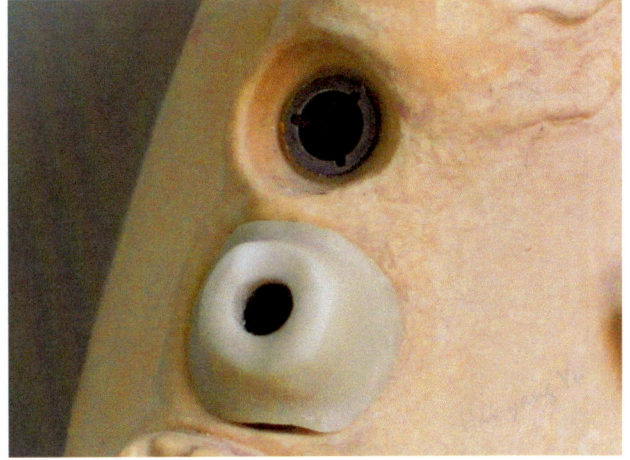

图 11-36　后牙瓷基台在模型就位

(五) 瓷套筒冠（图 11-37~ 图 11-39）

制作方法类似与瓷基台的制作方法。

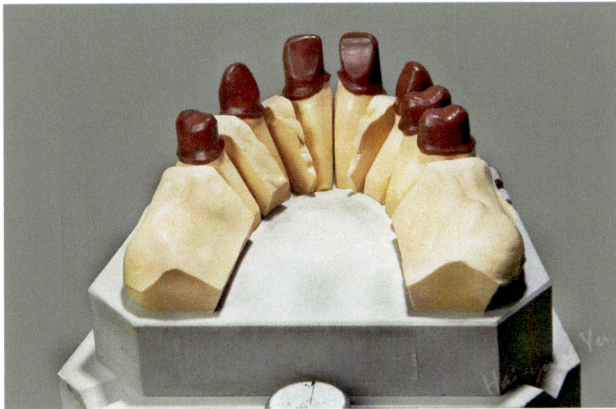

图 11-37　套筒冠蜡型

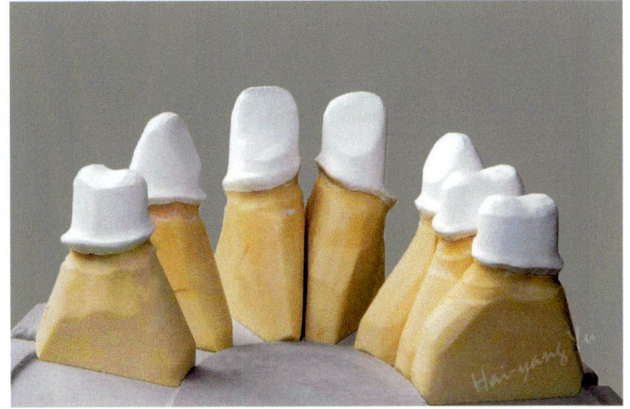

图 11-38　沉积后的内冠

图 11-39　渗透烧结后的内冠

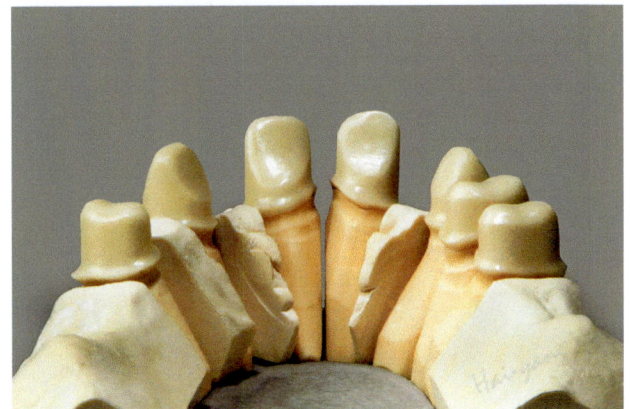

四、ELC 全瓷沉积烤瓷技术

（一）ELC 全瓷沉积堆瓷技法（图 11-40~ 图 11-43）

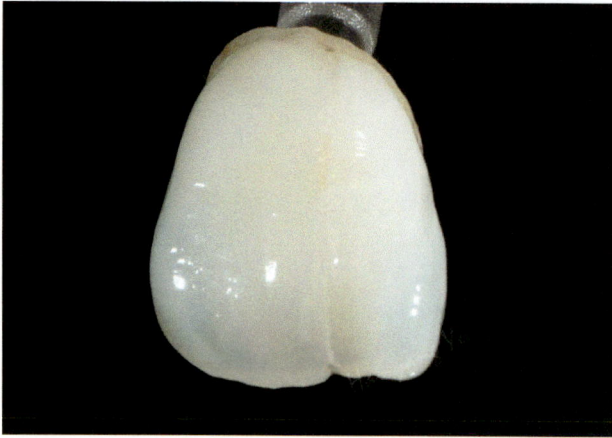

图 11-40 ELC 瓷沉积全瓷作仿真修复后效果,采用氧化铝内冠

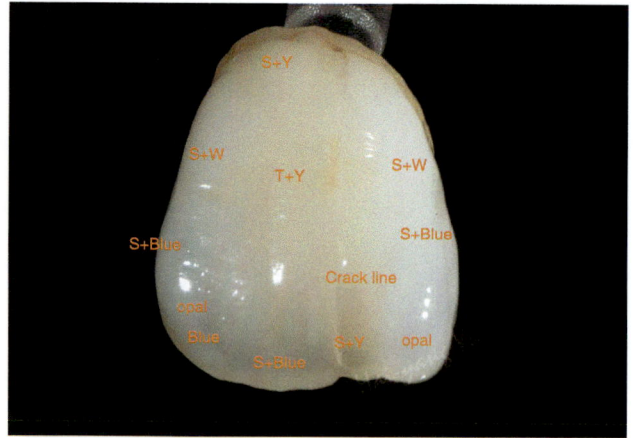

图 11-41 烤瓷瓷粉为专用瓷粉:S 釉质瓷;T 透明瓷;B 蓝色透明瓷;Y 黄色透明瓷;OPAL 乳光效果瓷,W 白色切瓷,这些都是仿真效果瓷

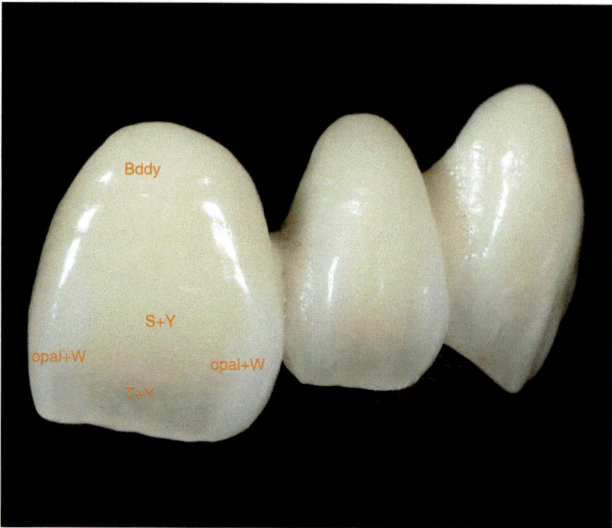

图 11-42 烤瓷瓷粉为专用瓷粉:S 釉质瓷;T 透明瓷;B 蓝色透明瓷;Y 黄色透明瓷;OPAL 乳光效果瓷;W 白色切瓷

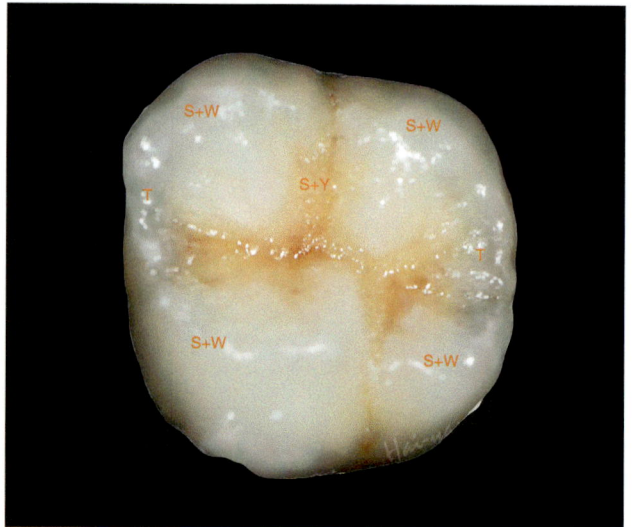

图 11-43 ELC 瓷沉积全瓷磨牙仿真烤瓷;后牙透明瓷少用,多使用 W,OPAL 切瓷

(二) ELC 全瓷堆瓷步骤 (图 11-44~ 图 11-58)

以前牙固定桥为例说明堆塑饰面瓷的操作步骤:

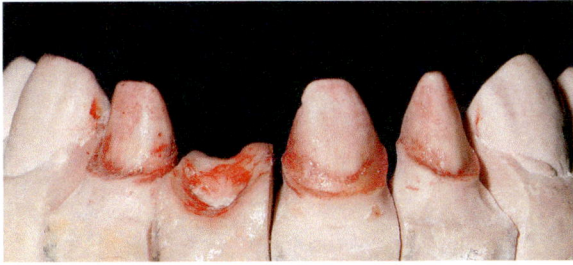

图 11-44　前牙桥工作模型

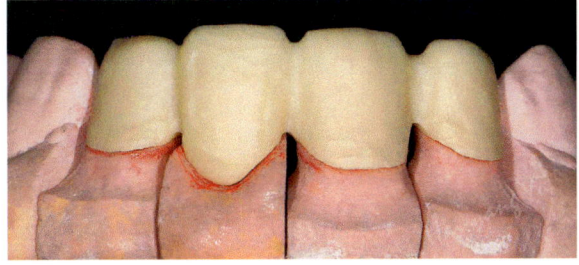

图 11-45　完成的 ELC 瓷沉积全瓷前牙桥内冠,为氧化铝内冠

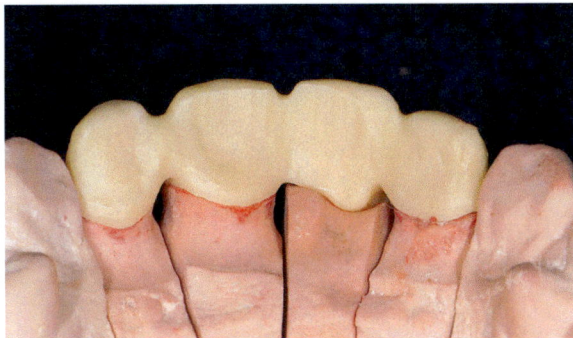

图 11-46　ELC 瓷沉积全瓷前牙桥内冠舌侧

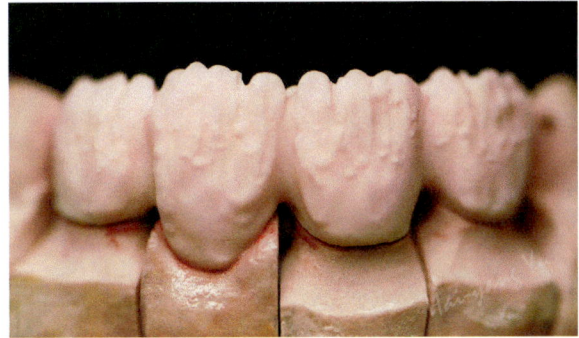

图 11-47　先堆牙本质瓷,回切做出发育叶

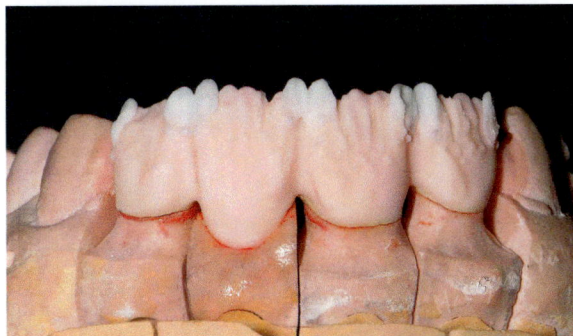

图 11-48　在牙齿切角放置 OPAL 瓷

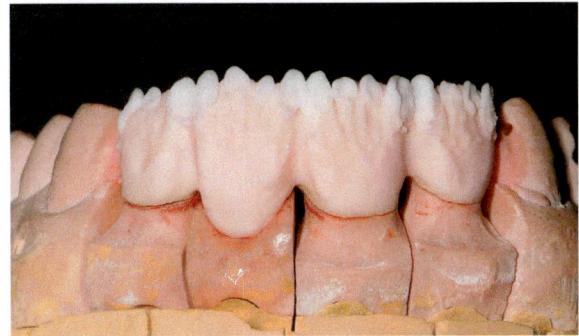

图 11-49　在牙齿切端放置 T 透明瓷

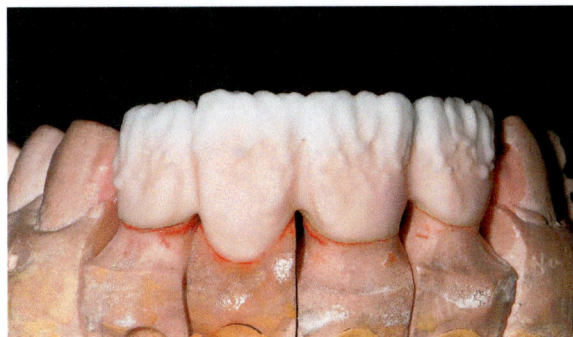

图 11-50　在牙齿切端放置 S 釉质瓷

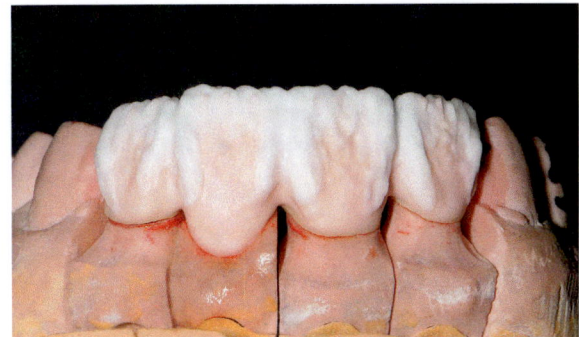

图 11-51　用 S 釉质瓷覆盖表面

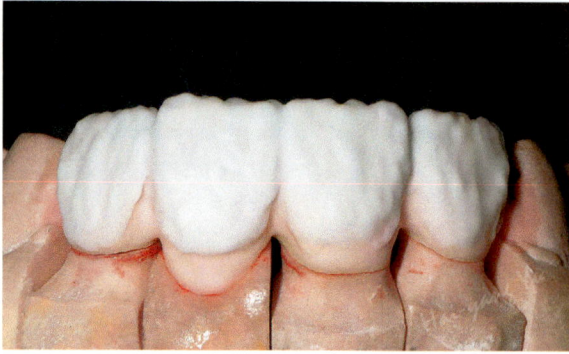

图 11-52　表面上一层 S 釉质瓷

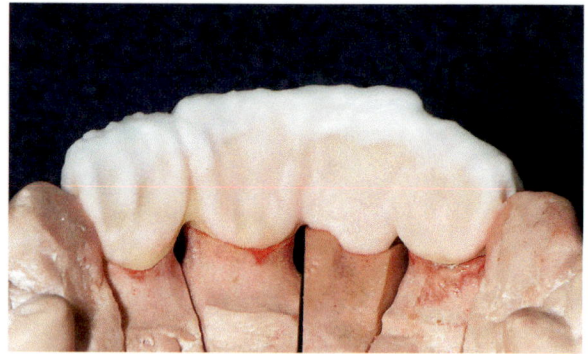

图 11-53　舌侧 S 釉质瓷

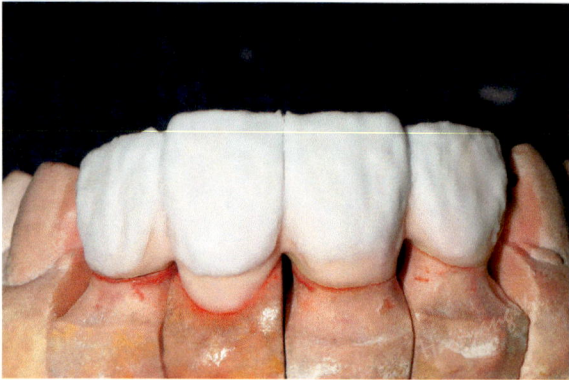

图 11-54　用 S 釉质瓷恢复牙齿的外形

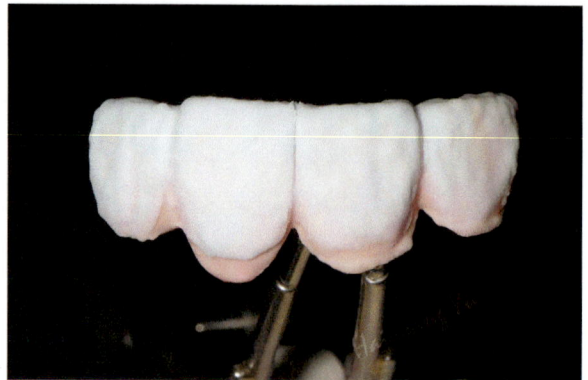

图 11-55　从模型上取下固定桥,邻接点加瓷

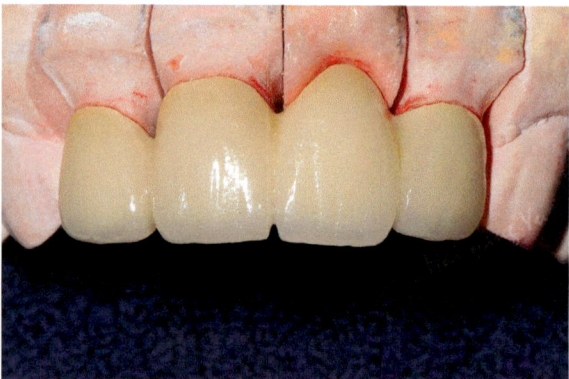

图 11-56　烤制完成的 ELC 瓷沉积全瓷前牙桥

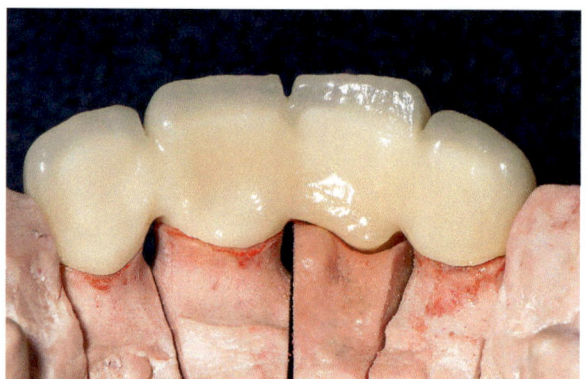

图 11-57　舌侧

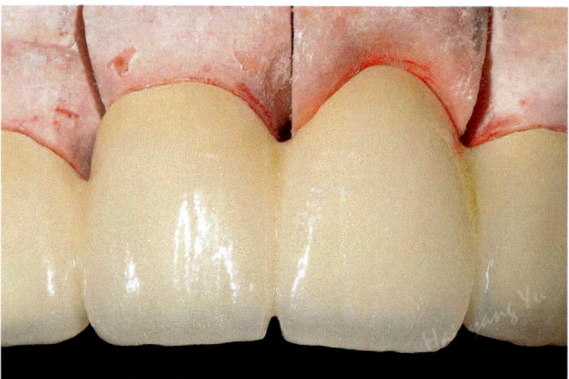

图 11-58　ELC 瓷沉积全瓷前牙桥

第四节　ELC 瓷沉积修复的病例

(一) ELC 瓷沉积个别牙仿真修复(图 11-59~ 图 11-60)

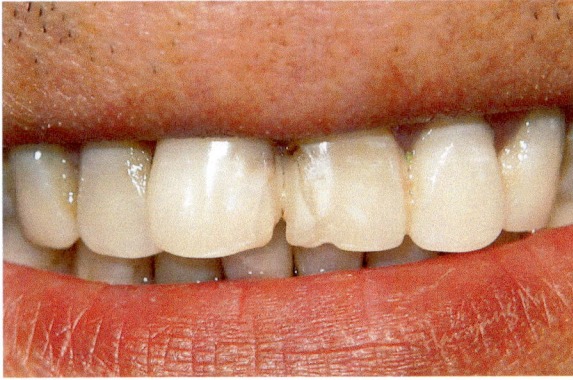

图 11-59　上中切牙龋坏,用 ELC 瓷沉积全瓷做仿真修复

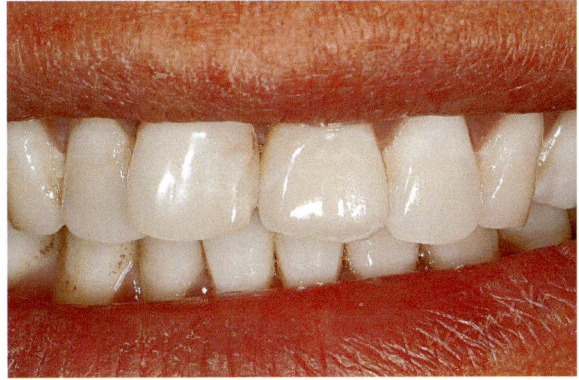

图 11-60　ELC 瓷沉积全瓷做仿真修复后效果

(二) ELC 瓷沉积修复置换贵金属烤瓷冠(图 11-61~ 图 11-63)

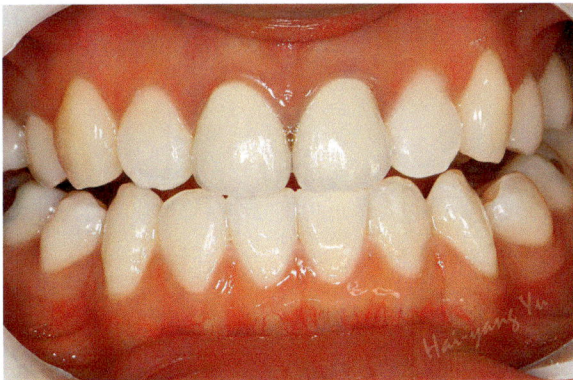

图 11-61　左右上前牙贵金属烤瓷修复一周,患者不满意颜色

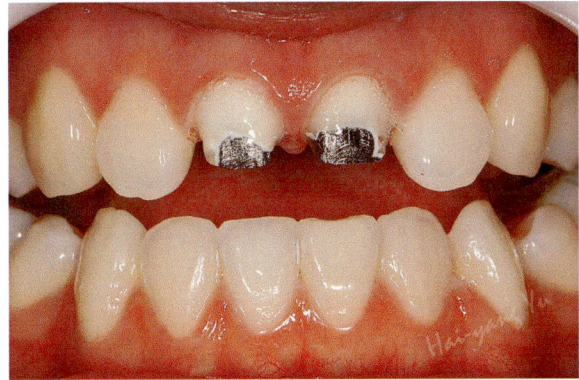

图 11-62　拆除后,发现为两个金属桩

图 11-63　ELC 瓷沉积全瓷做仿真修复后效果

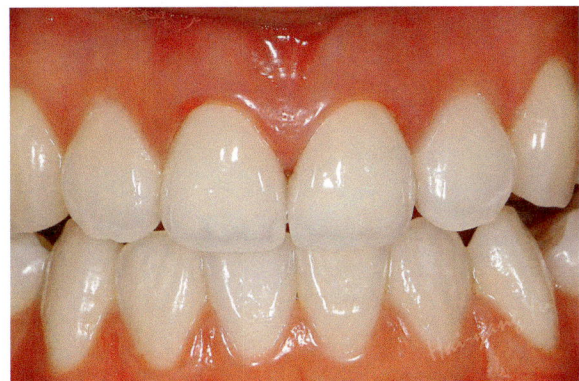

（三）ELC 瓷沉积美学修复（图 11-64~ 图 11-67）

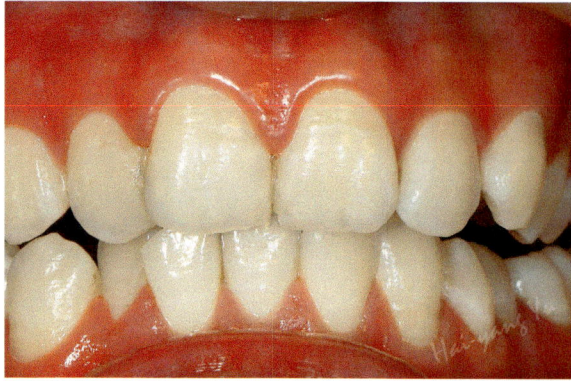

图 11-64 牙齿四环素牙,排列不齐,患者为演员,要求颜色稍白

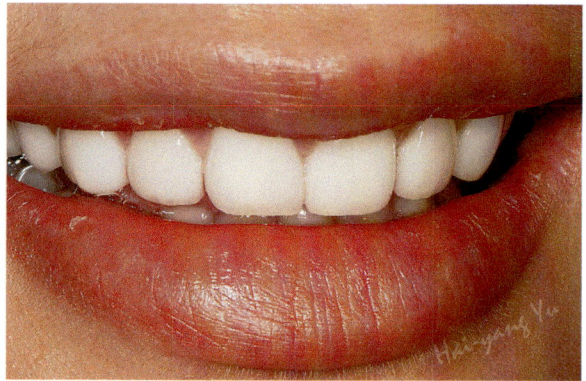

图 11-65 ELC 瓷沉积全瓷做仿真修复后效果 1

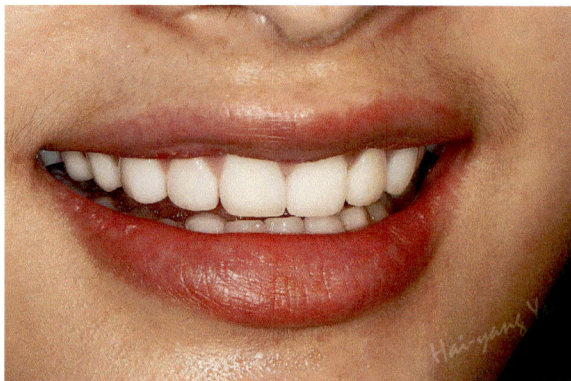

图 11-66 ELC 瓷沉积全瓷做仿真修复后效果 2

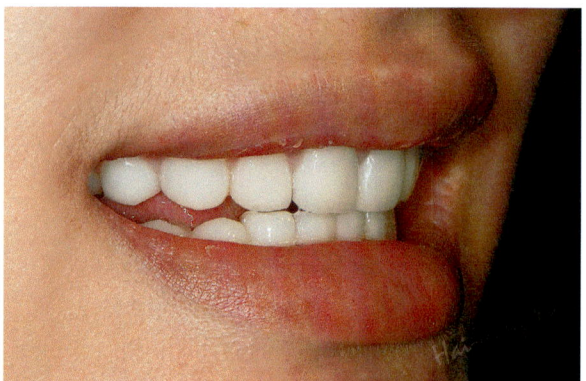

图 11-67 ELC 瓷沉积全瓷做仿真修复后效果 3

（江 山）

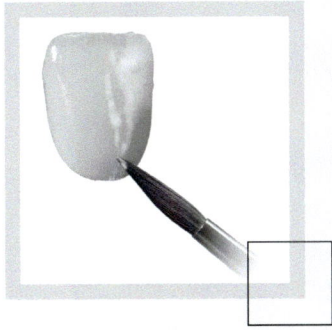

第十二章

瓷美学修复的仿真设计与制作

随着人们生活水平的提高,工厂流水线式的修复产品已经很难满足医师和患者对自然美观效果和个性特征的追求。近年来,随着牙科材料学和修复工艺技术的发展,现代瓷修复越来越多地采用了个性化的仿真美学技术,对天然牙的模拟已经达到以假乱真的地步(图 12-1)。而这种天然效果的模拟很显然得益于科学与艺术的完美结合。因此,技师对于各种仿真美学修复技术的掌握就显得十分必要。在我国,仿真美学修复制作还刚刚起步,技师对相应的仿真制作技术理论掌握不多,医师和患者对此了解更少。而在欧美等国家小型化、个性化及艺术化的技工工作室已经很多,有些技工所完全与诊所合并,以利于追求更完美的仿真美学效果。

而目前国内广泛应用的普通烤瓷制作技术则相对简单,无论从烤瓷牙的颜色构成、瓷层的分层还是形态上来看操作要求都较简单,修复效果也较一般。随着各国学者对牙齿颜色和形态研究的深入、瓷材料和成形技术的发展,各种仿真技术相继问世,使得制作仿真美学烤瓷牙成为可能(见图 12-1)。本章将扼要介绍目前常见的几种仿真烤瓷技术。

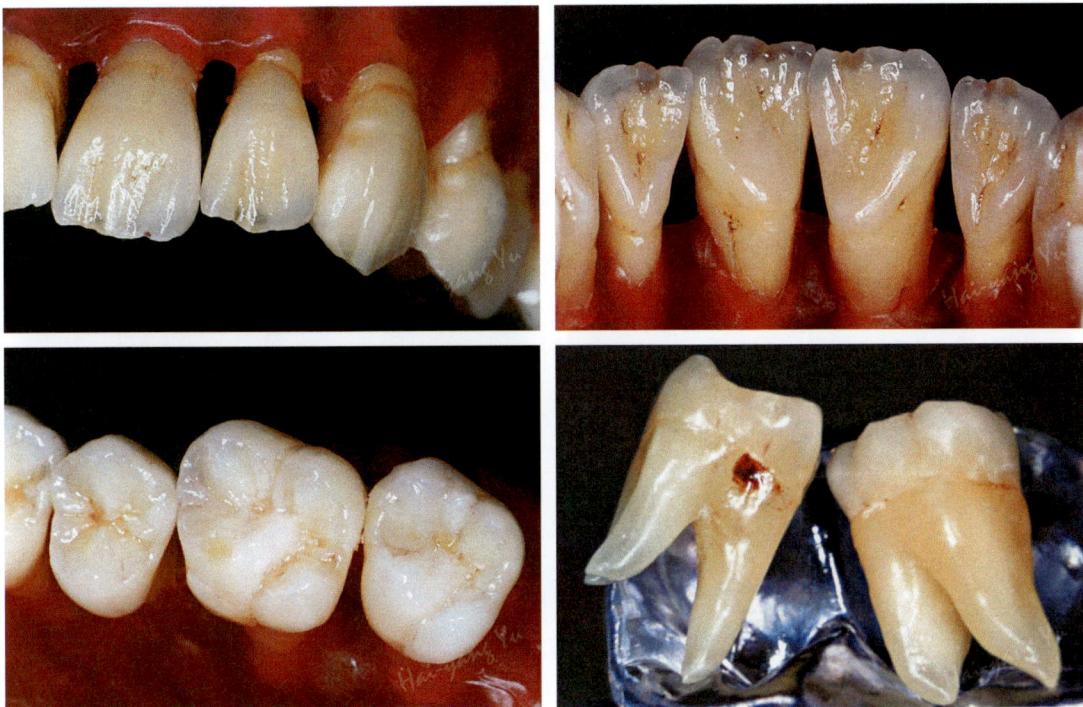

图 12-1 几种仿真美学烤瓷牙

第一节　天然牙的颜色特点

技师要制作好仿真烤瓷,除了具备牙体解剖生理知识,还应该掌握各种天然牙齿的颜色特点。只有抓住天然牙齿的颜色特点,才能选择合适的仿真技术,达到真实的效果。虽然天然牙齿千差万别,目前也不是所有的天然牙颜色都可以成功模拟,技师也不可能亲眼看到所有人的牙齿来进行制作,因此笔者提出修复体颜色"无限接近"法则(详见《美学修复的设计与路径》),但是天然牙的颜色分布还是有一定的规律可供医师评价和技师制作参考使用。本节将对天然牙的颜色分布,比色系统,常用仿真美学烤瓷的颜色记录方法等着重介绍。

一、天然牙的颜色分布规律

1. 由于牙齿面积很小,制作瓷牙就像绘画,但空间有限。因此,技师制作时上色和上瓷的空间位置应该很精确,操作一定要仔细。

2. 牙齿的色相(hue)范围狭窄,各种牙齿颜色都集中在很小的红—黄颜色区间之内,很难分辨和配色,技师要有很强的辨色能力。

3. 牙齿颜色具有立体感,不是平面的。需要分层立体的放置不同颜色的瓷粉,并精准地控制分层的厚度。

4. 牙齿颜色较浅淡,且具有不同的透明度(图 12-2),这与美术的颜色不同,美术的颜色为不透明的。因此,医师和技师不仅要会分辨牙色,还要会区分牙的透明度。做好的牙齿不仅要在颜色上与天然牙一致,透明度也要一致,才能与天然牙相协调,产生自然美观的效果。

5. 牙齿的颈部色　颈部颜色比体部颜色深,通常色调偏暖;颜色偏红黄,饱和度较高;透明度降低(图 12-3)。

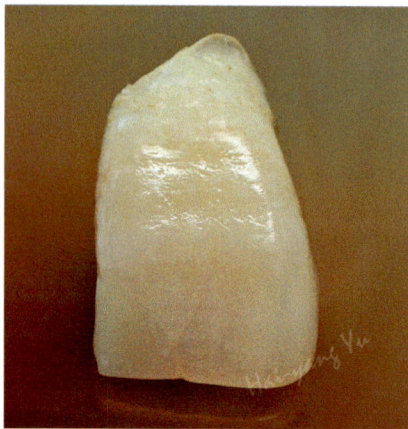

图 12-2　牙齿的透明度　　　　图 12-3　牙齿的颈部色

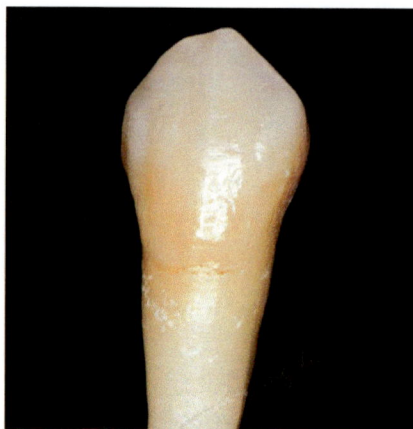

6. 牙齿的体部色　牙齿颜色的主体色,面积较大,通常是比色的重点。体部色通常明度较高,透明度适中。颜色较多,可按比色板的颜色来选择(图 12-4)。

7. 牙齿的切端色　牙齿的切端颜色变化最多,最难比色和制作,这就要求个性化的比色和制作,牙医要把牙齿的切端颜色用图表或图像记录下来,技师采用各种透明瓷和特殊的仿真瓷来制作(图 12-5)。

8. 年轻恒牙颜色的特点　年轻恒牙的颜色通常比较单调,釉质颜色接近乳白色,靠近牙颈部颜色微黄,年轻恒牙的切端透明度不高。牙齿发育叶明显(图 12-6)。

9. 中年牙齿颜色特点　中年牙齿颜色的一般特点是体部颜色偏黄色,釉质有少量的乳白色效果,牙颈部颜色较黄,牙齿切端颜色变化很大,有的偏黄,有的偏灰,有的偏蓝,有的偏红,有的颜色混杂,牙齿发育叶明显,通常为浅黄色(图 12-7)。

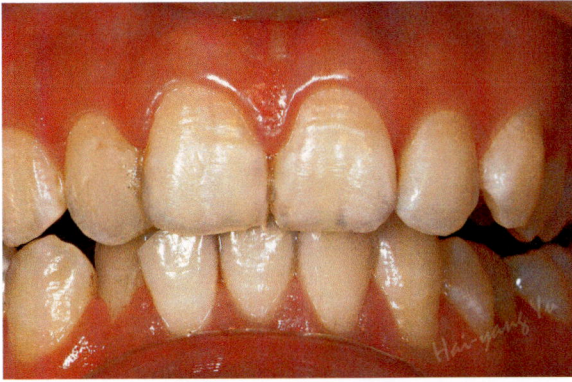

图 12-4　牙齿的体部色

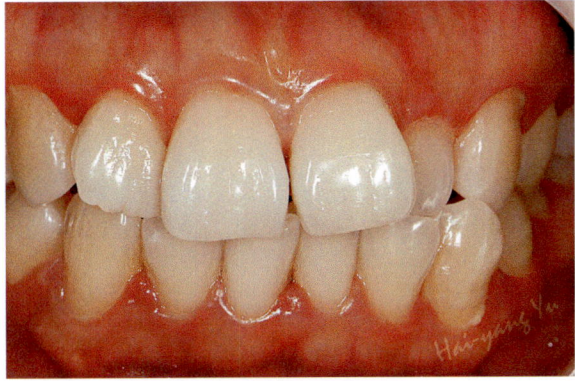

图 12-5　牙齿的切端色

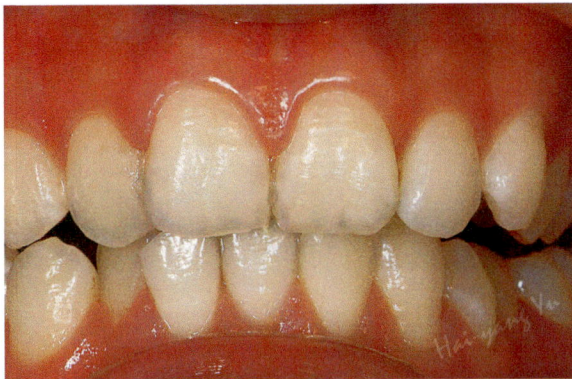

图 12-6　年轻恒牙颜色

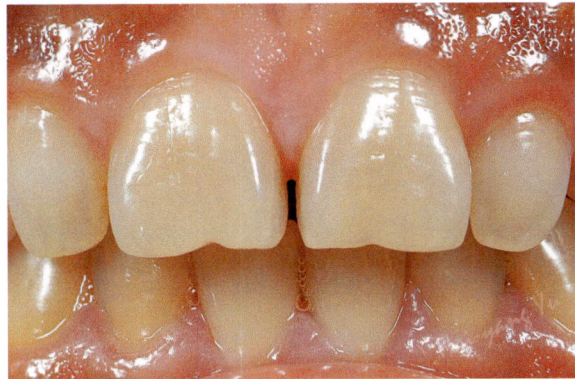

图 12-7　中年牙齿颜色

10. 老年牙齿颜色的特点　老年牙齿颜色一般都比较黄,比较灰,而且很透明,颜色效果变化很大,不容易模仿(图 12-8)。

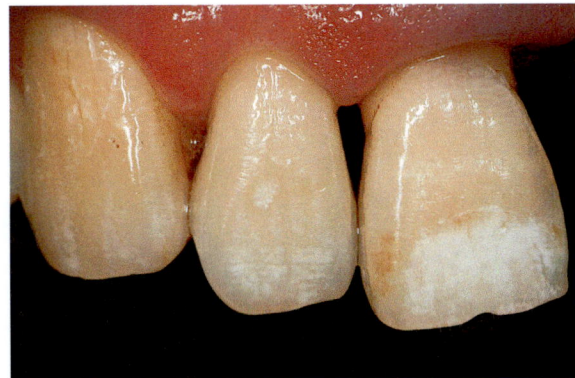

图 12-8　老年牙齿颜色

二、标准比色系统

标准比色板主要用于牙医与技师之间传递比色信息,标准比色板是由不同色系中选出的常用颜色组成的。标准比色板一般用于牙齿整体或体部主色的记录,而对于牙颈部、切端的特殊效果的选色则要用其他比色板(仿真比色系统)。不同的瓷粉生产厂家提供了不同的比色系统。下面介绍几种国际流行的比色板。

(一) VITA 3D 比色板(图 12-9)

这是近几年由 VITA 公司推出的最新的比色系统,颜色按色相、明度、饱和度排列。颜色较多,便于比色和配色。它以色彩学原理为基础,以 MUNSELL 色标比色为依据,将牙冠颜色坐标立体空间明度,色调及饱和度等距离划分,出现频度最高者放置在中央,出现频率低者放在两侧。Vitapan 3D-MASTER 比色板共有 26 个牙板,分 5 组,每组分别有 2、7、7、7、3 个牙板。Vitapan 3D-MASTER 比色板的分组是按明度的不同来分的,5 组由右向左为明度降低的顺序,1 组明度最高,5 组最低。每组(有三行的组)中间一行的 3 个牙板表现彩度顺序,最上面一个为 1 号,彩度最低,最下面一个为 3 号,彩度最高,中间者为 2 号,彩度适中。2、3、4 组各有 3 行,为色调的差别,右侧一列为偏黄色,左侧一列为偏红色。

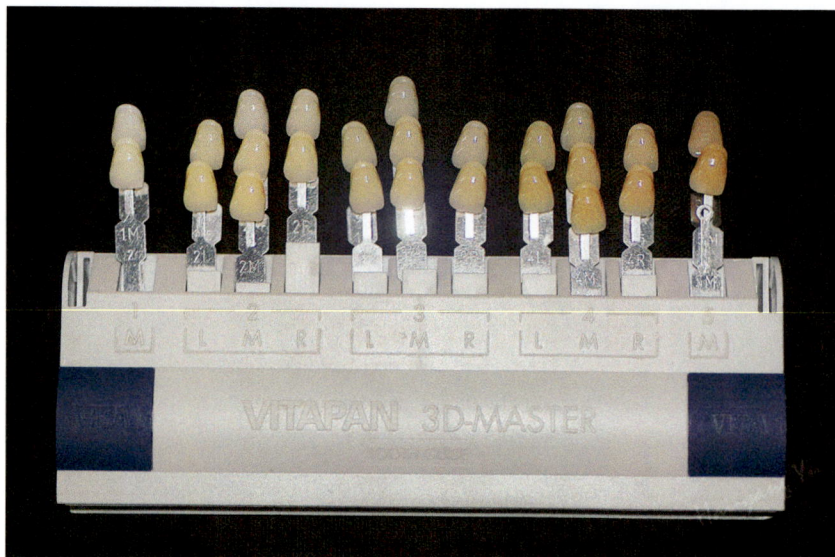

图 12-9　VITA 3D 比色板

(二) VITA 16 色比色板(图 12-10)

目前德国 VITA 比色板是国际上牙科材料及临床运用最为广泛的颜色标准。VITA 比色板(图 12-10)以色相分 A、B、C、D 4 个色调。A 色调代表红棕色,B 色调代表红黄色,C 色调代表灰色,D 色调代表红灰色。每个色调又按明度、饱和度的大小分为 3~5 个具体色标,共 16 种颜色。虽然 3D 比色板优势较多,但仍有许多公司以 16 色比色系统生产瓷粉。

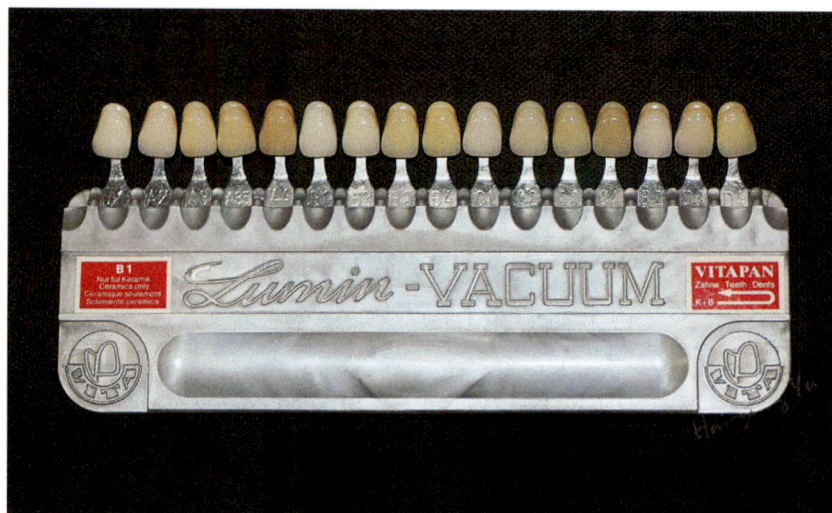

图 12-10　VITA 16 色比色板

（三）Chromascope 20 色比色板（图 12-11）
由 Ivoclar 推出的 20 色比色板,多用于与其配套的树脂、铸瓷比色。

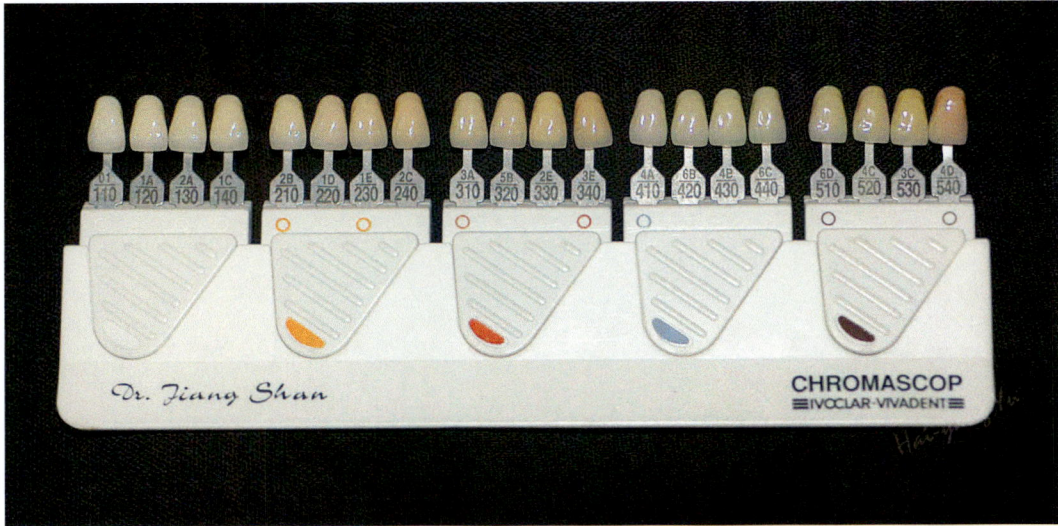

图 12-11　Chromascope 20 色比色板

三、美学仿真比色系统

标准比色板大多用于牙体瓷的比色和选择。而对于牙颈部、釉质瓷、透明瓷就无法使用。仿真比色板主要用于这些特殊部位的比色。一般仿真比色板都是按牙齿的使用部位来分类的。如牙颈部色板,用于牙颈部比色;而牙龈色板,用于选择牙龈颜色。

（一）釉质色板（图 12-12）
主要用于釉质的比色。

（二）透明瓷色板（图 12-13）
主要用于透明瓷的比色。

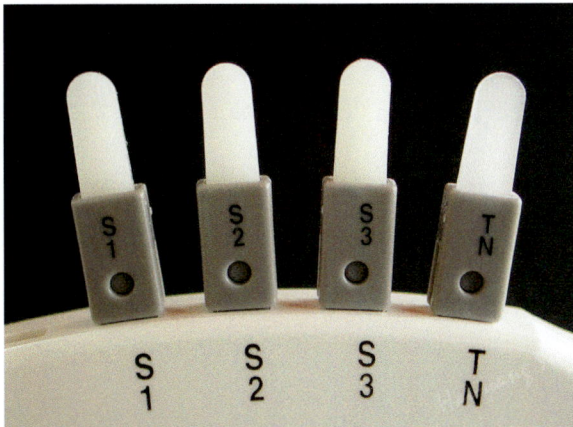

图 12-12　釉质色板

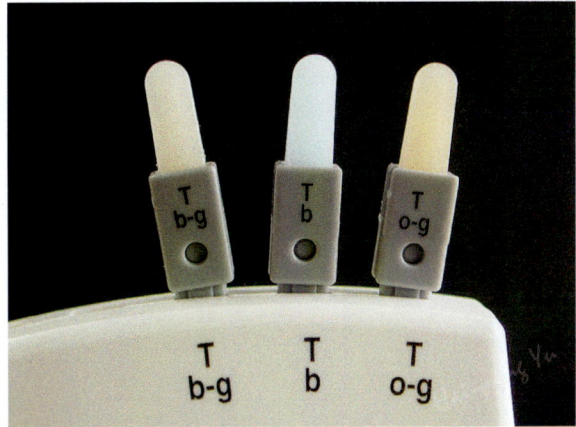

图 12-13　透明瓷色板

（三）Opal 效果板（图 12-14）

主要用于 Opal 效果的选择。

（四）牙颈部瓷板（图 12-15）

主要用于牙颈部的比色。

（五）牙龈色板（图 12-16）

主要用于牙龈颜色的选择。

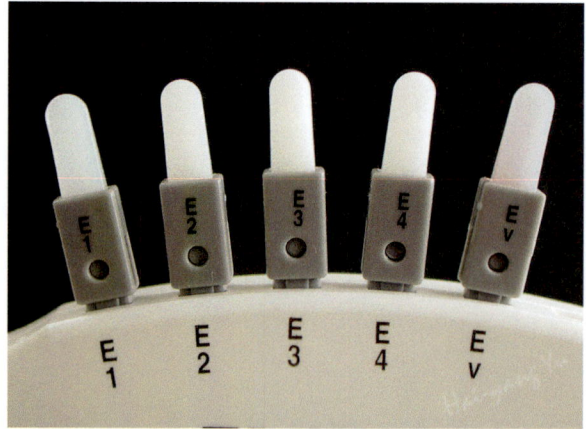

图 12-14　Opal 效果板

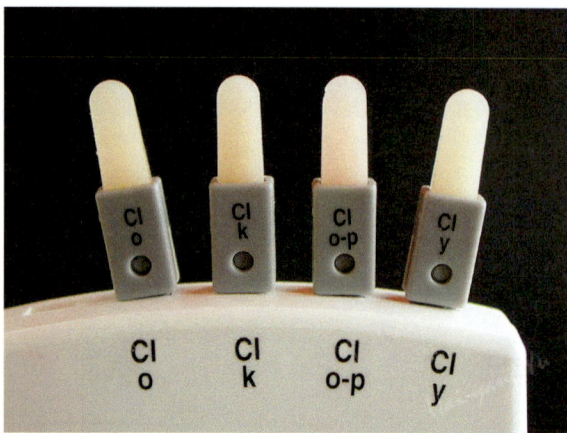

图 12-15　牙颈部瓷板

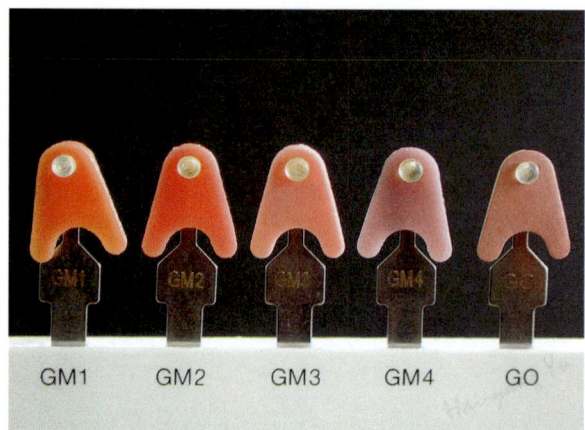

图 12-16　牙龈色板

四、常用美学仿真烤瓷的颜色记录方法

应该说最理想的比色方法是制作技师直接观察患者的牙色，但由于时间和空间的限制常常要借助不同的方法来传递信息。常用的方法有以下两种：

（一）牙齿分区记录法（图 12-17、图 12-18）

将牙齿分为三区或九区，在每个区域内分别比色。在中部区域通常可以用标准比色板比色，而在牙颈部和切端部用仿真比色板的针对性较好。

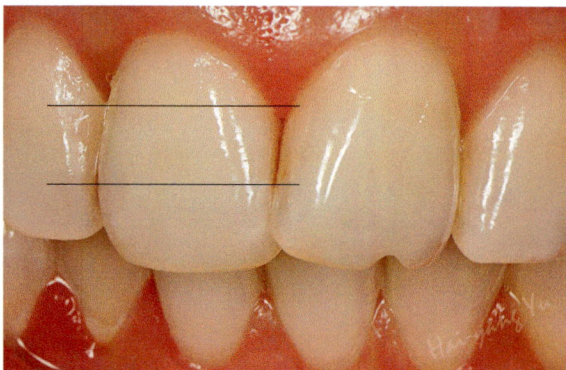

图 12-17　三区法

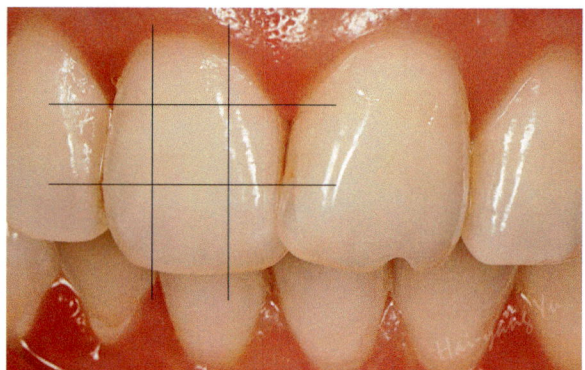

图 12-18　九区法

(二) 数码相机记录法

在比色板比色的基础上,加上数码相机记录牙齿图像,这样可以得到比较精确的颜色分布图(图 12-19)。能帮助技师进行个性化烤瓷。但是,数码相机也会产生色差,不能完全相信相机拍出的牙齿颜色。不同相机(图 12-20)、不同显示器、不同电脑会显示不同颜色的牙齿效果。数码相机只能提供天然牙齿图像的参考,同时可以把标准比色板等参照物同时拍照,以利于技师仿真制作时矫正照片的颜色(详见笔者主编的《口腔数码微距摄影速成》)。

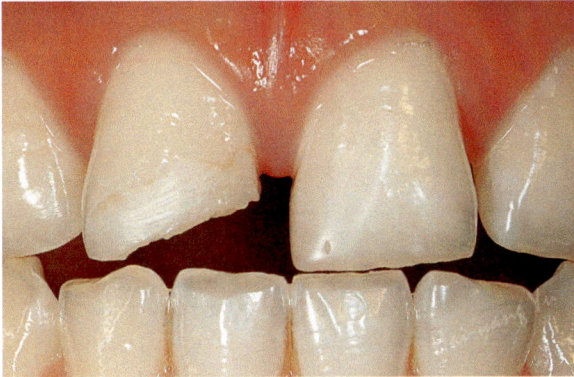

图 12-19 相机拍照图片

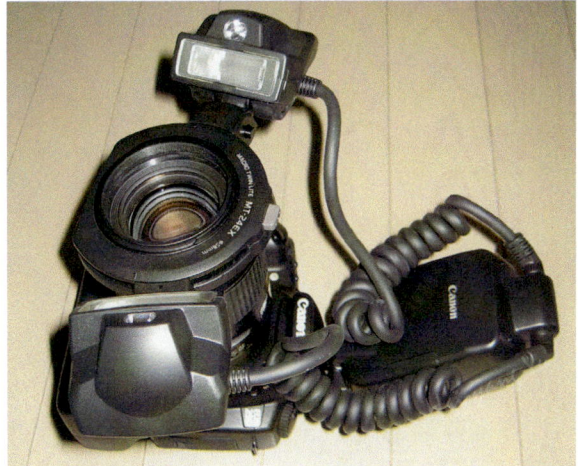

图 12-20 不同的相机

第二节 天然牙的表面形态特点及沟纹特征

瓷仿真制作的关键除了对天然牙颜色的模拟外,还包括对牙齿形态的生动刻画。关于天然牙齿的基本形态的描述可以参看牙齿解剖生理教材,但要注意一般关于牙齿解剖形态的描述中,都没有详细介绍牙齿的表面结构特征,而仿真烤瓷最重视的就是表面结构的模拟。

牙齿表面结构是指牙齿表面的细微的结构,如横纹、竖纹、裂纹、细沟等。

一、表面结构与光泽度的关系

牙齿表面结构越多,牙齿的光泽度就会降低;反之,牙齿表面结构越少,牙齿的光泽度就会增加(图 12-21A、B)。

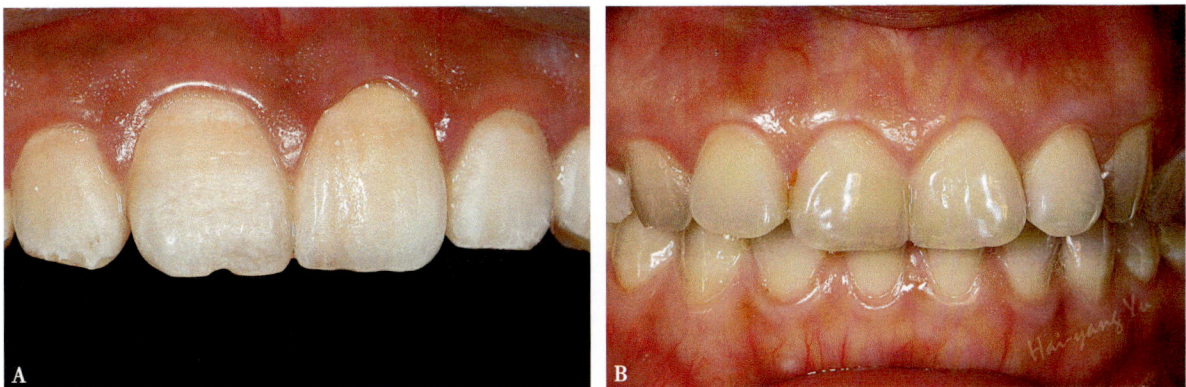

图 12-21 表面结构与光泽度的关系

二、表面结构的分布规律及沟纹特征

牙齿表面结构在牙齿的颈部和切端分布比较多,在体部较少。沟纹广泛存在于牙齿的表面,影响着牙齿表面,特别是前牙表面的视觉效果。根据方向的不同,前牙唇面沟纹主要可以分为两类:平行于牙体长轴的竖纹;垂直于牙体长轴的横纹(图12-22)。这两种沟纹有各自的特点,它们的不同组合也带来前牙表面形态的多变。在前牙修复体的制作过程中,如何设计与制作唇面沟纹,对修复体的仿真性有很大影响。

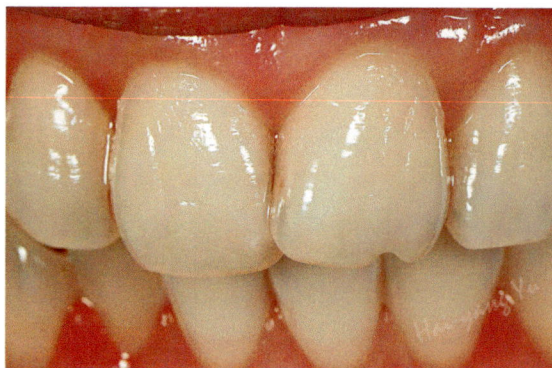

图 12-22 表面结构的分布规律

(一)横纹特点

横纹是与牙体长轴垂直的沟纹,它主要出现在牙冠颈部的部分。越靠近颈缘的横纹长度越短,和牙冠轮廓宽度的变化一致。据统计,上颌中切牙出现横纹的频率为66%,其平均宽度、深度分别为1.02mm和0.02mm。

(二)竖纹特点

竖纹是与牙体长轴平行的沟纹,它主要出现在牙冠靠近切缘的2/3。竖纹自靠近牙齿颈部的地方到切端,它的宽度逐渐增大。据统计,上颌中切牙竖纹的最宽部位平均宽度为2.87mm,深度为0.05mm。

(三)常见前牙沟纹组合

在同一颗牙齿表面,根据横纹竖纹的数目与位置的不同,有不同的沟纹组合。下图列出了上颌中切牙、侧切牙、尖牙表面常见的沟纹组合以及组合出现的频率(图12-23~图12-25)。在上颌中切牙、切牙和尖牙表面,2横2竖的沟纹组合是最常见的。

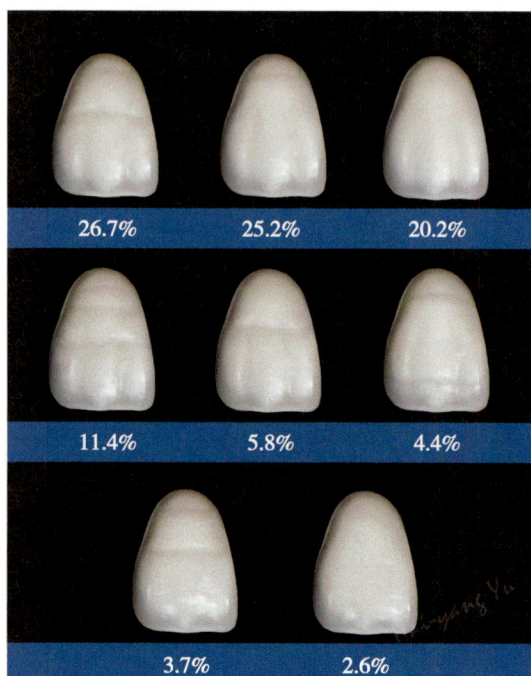

图 12-23 常见的上颌中切牙沟纹组合

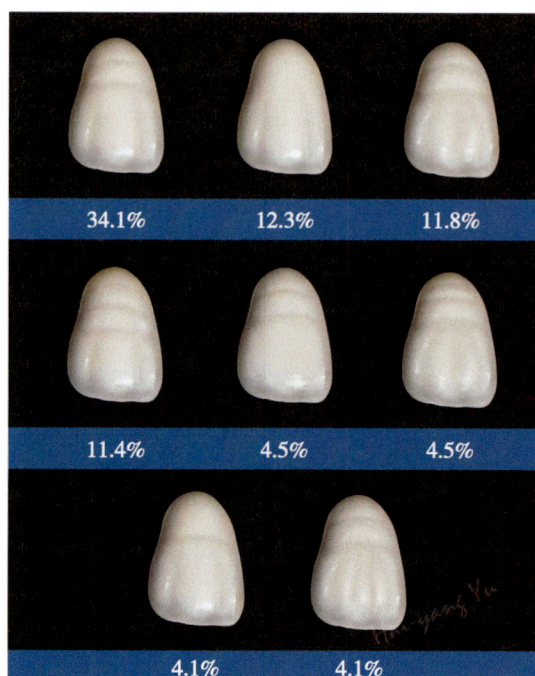

图 12-24 常见的上颌侧切牙沟纹组合

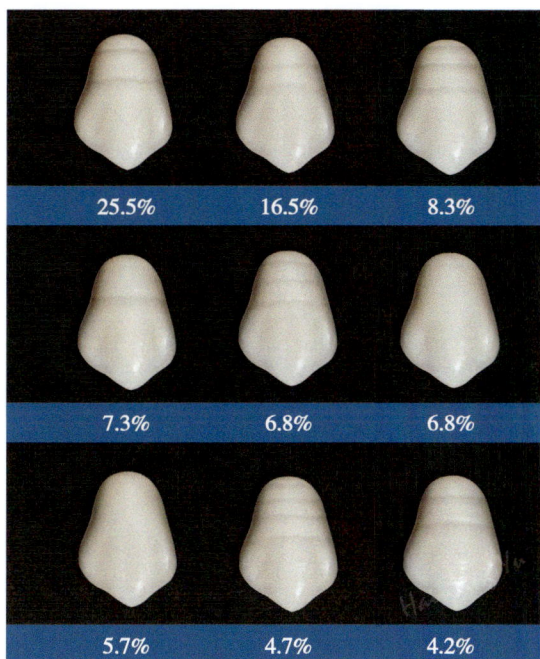

图 12-25 常见的上颌尖牙沟纹组合

(四) 牙列中的沟纹联系

牙列中的沟纹表现出良好的对称性(图 12-26)。同一个体左右同名前牙唇面的沟纹,无论是数目、位置还是组合都相同。而中切牙、侧切牙和尖牙间纹路组合也有一定相关性。

不同牙位的沟纹数目间存在一定相关性。当如果观察到中切牙有较多沟纹,那么侧切牙、尖牙上也会有较多的沟纹。考虑到牙列中牙齿表面形态的协调,修复体表面的沟纹设计应该和邻牙协调一致。下图中列出了几种常见的牙列沟纹组合(图 12-27~ 图 12-29)。

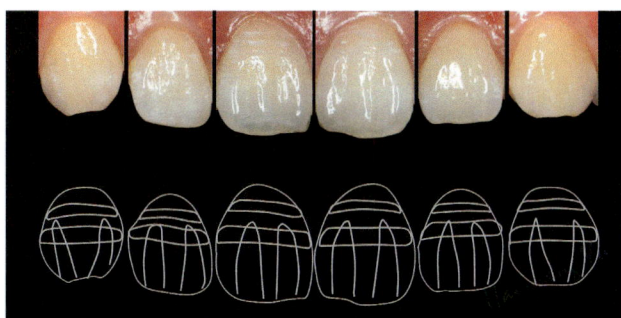

图 12-26 牙列中沟纹对称存在

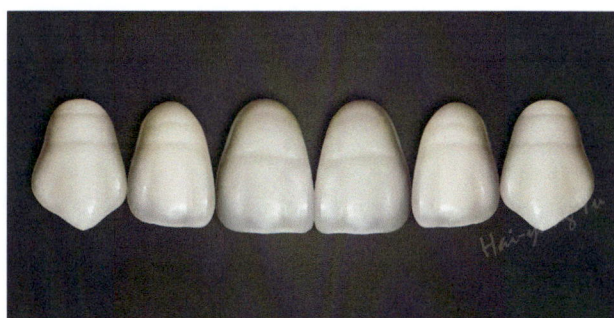

图 12-27 牙列中两横两竖的沟纹组合

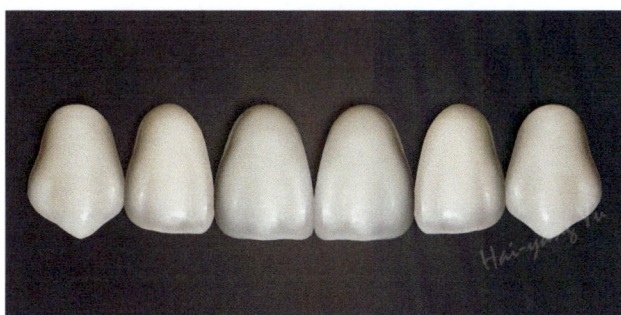

图 12-28 牙列中两竖的沟纹组合

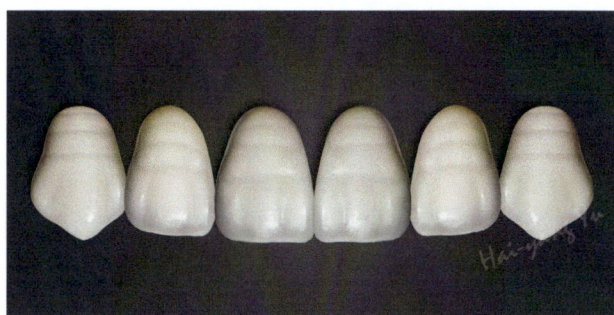

图 12-29 牙列中三横两竖的沟纹组合

三、表面结构的增龄性变化

1. 年轻恒牙表面结构的特点 由于牙齿萌出时间较短,牙齿表面结构非常多,多为明显的细小的横纹和竖纹(图 12-30)。

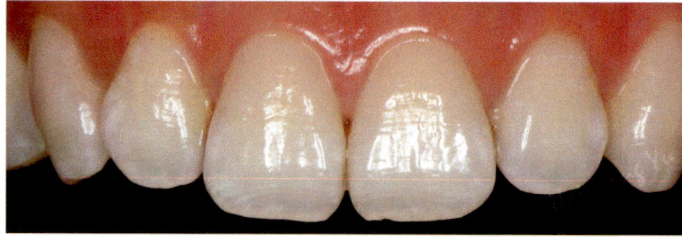

图 12-30　年轻恒牙表面结构

2. 中年牙齿表面结构的特点　牙齿在口腔内长期使用磨耗后,表面结构逐渐减少,表面光滑明亮,表面只有较大的横纹和竖纹(图 12-31)。

3. 老年牙齿表面结构的特点　年老的牙齿在口腔内长期磨耗后,表面结构逐渐消失,变成非常光滑的镜面(图 12-32)。

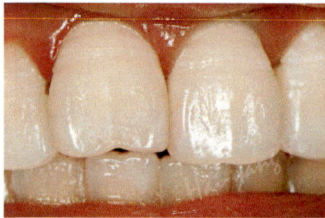

图 12-31　中年牙齿表面结构

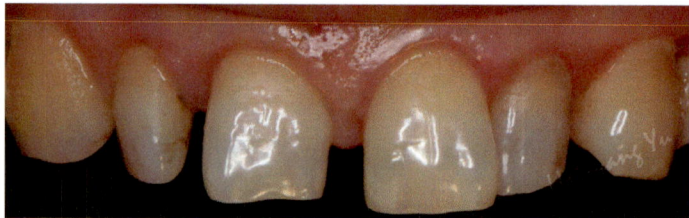

图 12-32　老年牙齿表面结构

第三节　美观诊断蜡型的制作方法

美学修复中医师常常要采用美学修复的预告技术,包括美观诊断蜡型、树脂罩冠 / 暂冠、硅橡胶导板等,其中美观诊断蜡型最常见。美观诊断蜡型是指在修复治疗开始前,对研究模型进行预备并按照治疗设计方案利用特殊效果蜡型制作的修复体诊断蜡型。比起普通的诊断蜡型,它不仅对修复体的形态加以刻画,而且采用不同颜色蜡模拟天然牙色,一方面可为临床医师的设计思路提供直观的依据,另一方面可以使患者更好地理解修复治疗过程和能达到的治疗效果,从而提高修复体质量和减少了医技患纠纷。对于仿真修复病例,先制作美观诊断蜡型试戴,发现问题及时修改治疗计划,是修复体达到更满意效果必不可少的手段。下面介绍美观诊断蜡型的操作步骤。

1. 患者口内照片(图 12-33)。

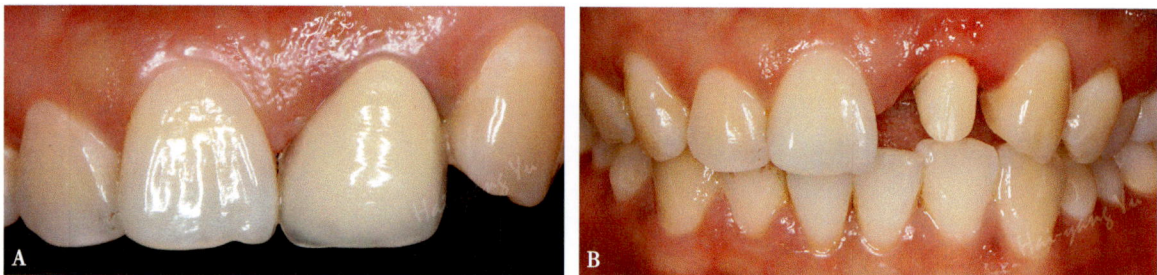

图 12-33　旧义齿与拆冠后

2. 研究模型(图 12-34)。

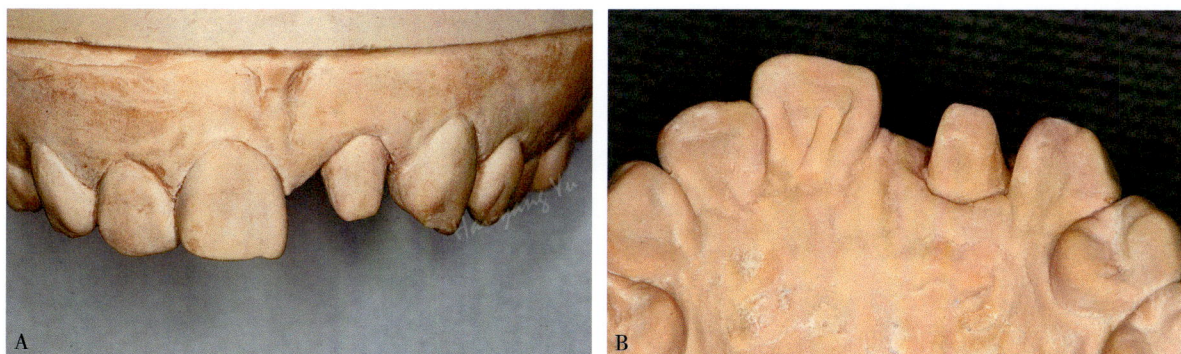

图 12-34　研究模型唇侧与舌侧观

3. 在研究模型上进行模型设计,用彩色笔标记需进行牙龈及基牙修整部位(图 12-35)。
4. 选择适合的车针,按照标记线对模型进行修整(图 12-36)。

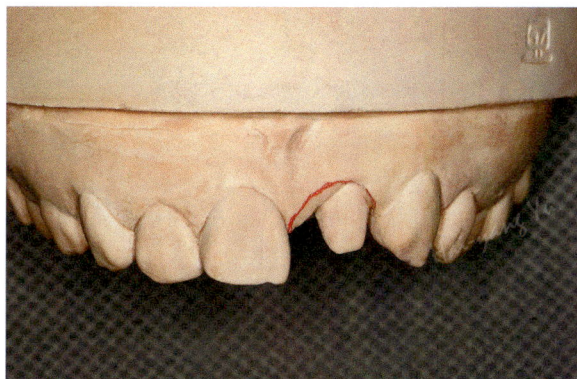

图 12-35　在研究模型上进行标记

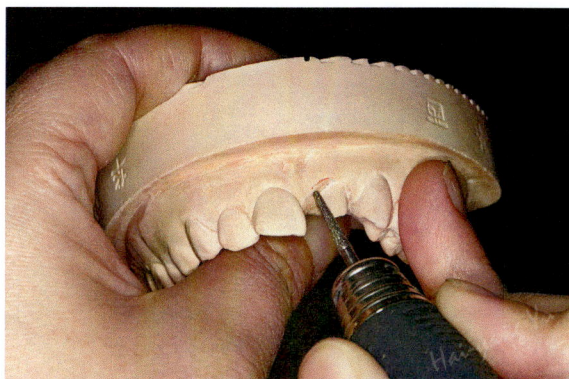

图 12-36　按照标记线对模型进行修整

5. 进行遮色层蜡型的涂布(图 12-37)。
6. 用牙本质层蜡型恢复牙体的大致外形(图 12-38)。

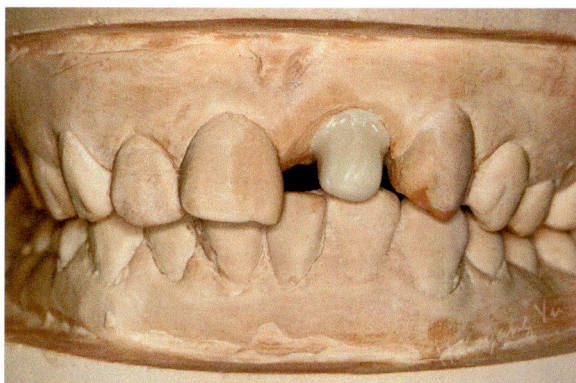

图 12-37　涂布遮色层蜡型

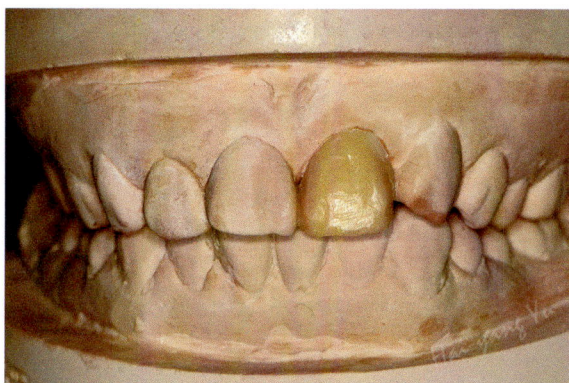

图 12-38　用牙本质层蜡型恢复牙体的大致外形

7. 牙本质层蜡型的回切,并形成发育叶外形(图 12-39)。
8. 釉质层蜡型堆塑后,再进行透明层蜡型的堆塑(图 12-40)。

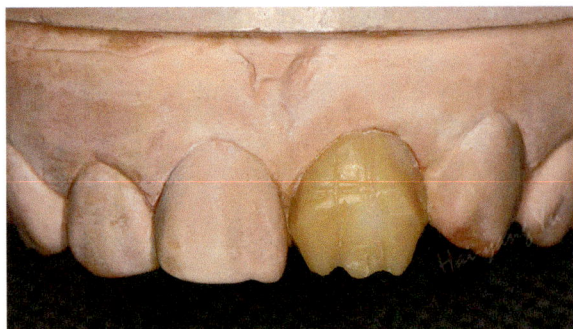

图 12-39　牙本质外形的回切

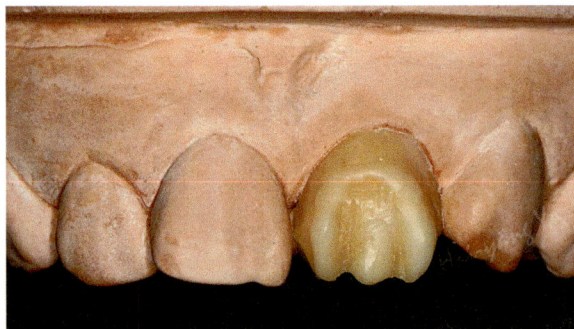

图 12-40　堆塑釉质层及透明层蜡型

9. 牙体表面结构横纹、竖纹的刻画,精细雕刻形成美观蜡型(图 12-41)。

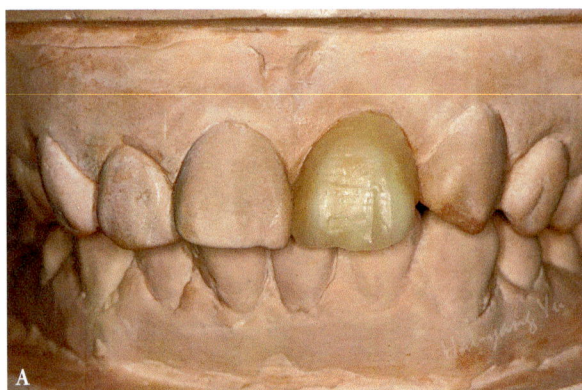

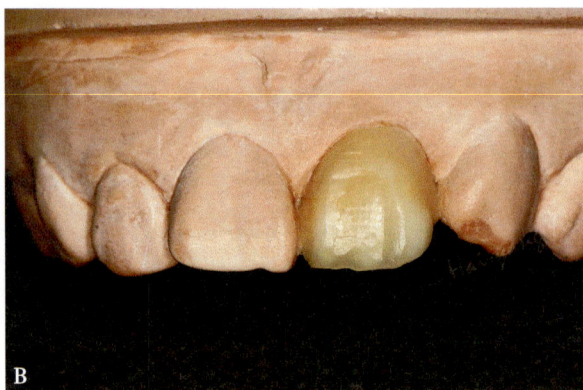

图 12-41　精细雕刻

10. 美观诊断蜡型口内试戴效果(图 12-42)。

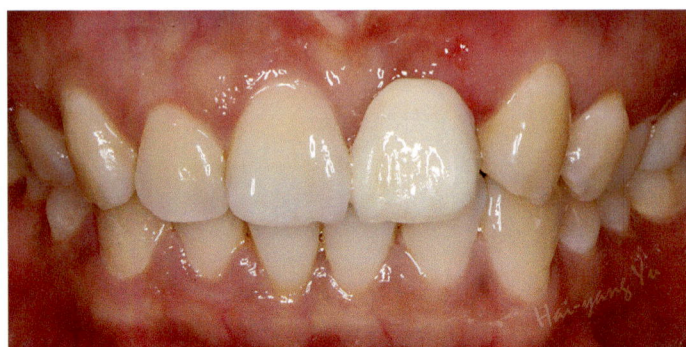

图 12-42　美观诊断蜡型口内试戴效果

第四节　仿真饰面瓷堆瓷法

饰面瓷的构筑方法有很多种,不同名家大师烤瓷技法更是不尽相同,各显神通。同时,不同瓷粉系统的工艺理论基础不同,推荐的堆瓷方法也不同。本节将介绍仿真烤瓷和仿真全瓷的堆瓷方法。

一、仿真烤瓷堆瓷法

我们以 IPS DSIGN 为例,介绍仿真烤瓷的一些常用技法。

（一）前牙的仿真技法

仿真堆瓷的方法和步骤（图 12-43~ 图 12-51）：

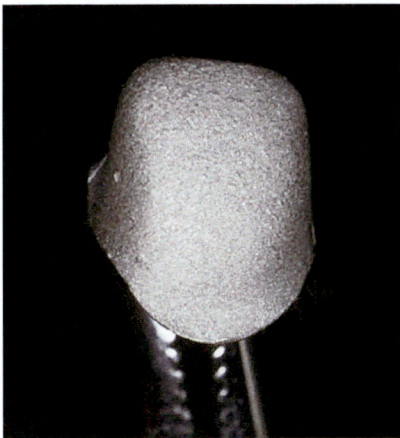

图 12-43　堆瓷前的金属基底

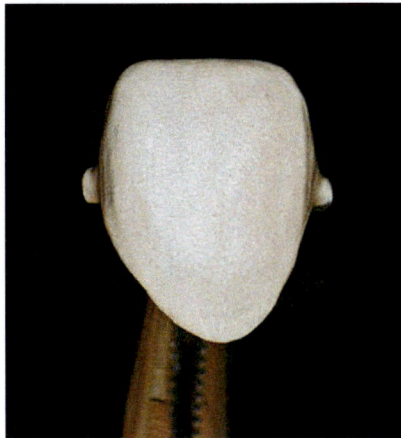

图 12-44　遮色瓷烧结后

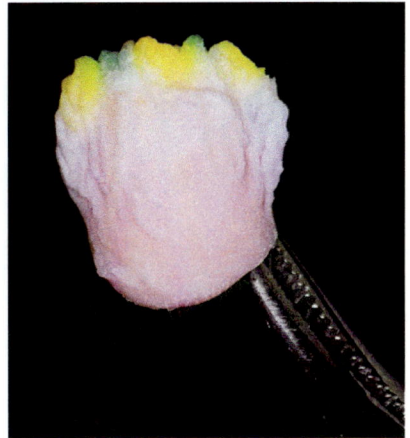

图 12-45　堆塑牙本质瓷层

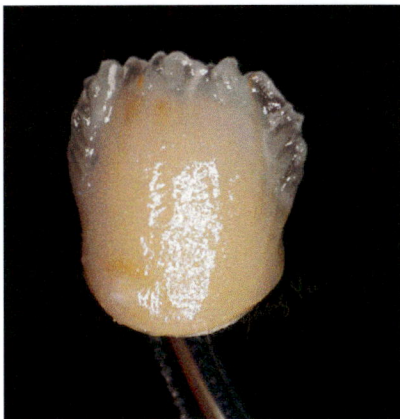

图 12-46　牙本质瓷烧结后唇面

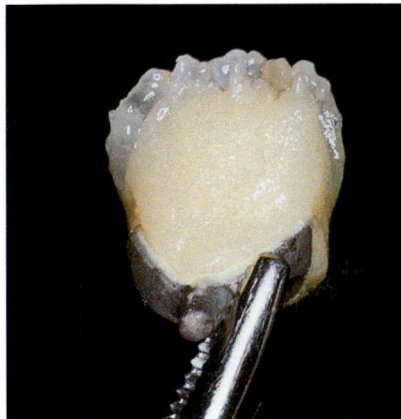

图 12-47　牙本质瓷烧结后舌面

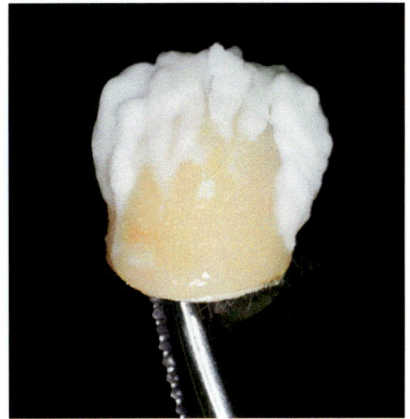

图 12-48　堆塑切端瓷

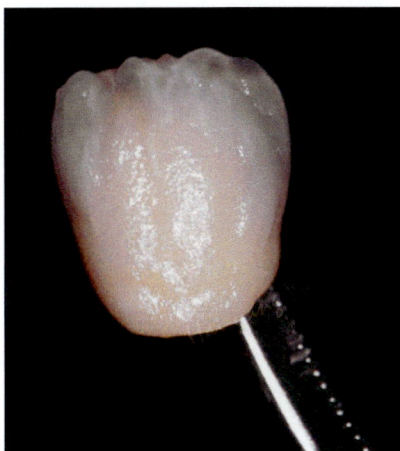

图 12-49　烧结后的形态

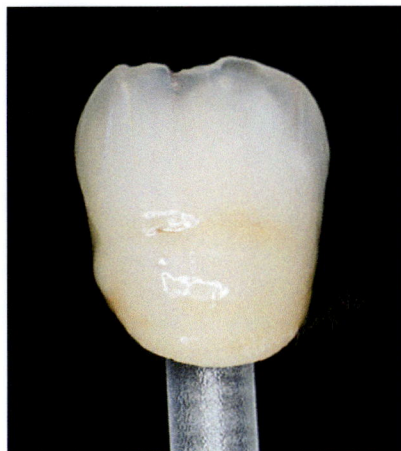

图 12-50　制作完成的修复体唇面

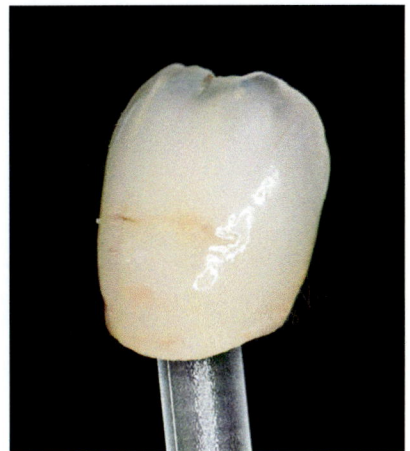

图 12-51　侧面观

（二）后牙仿真堆瓷的方法和步骤（图12-52~图12-55）

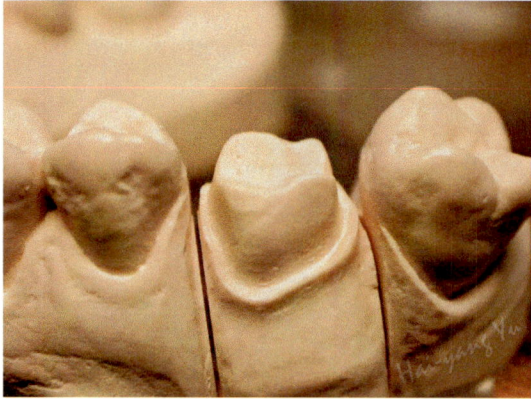

图 12-52 代型

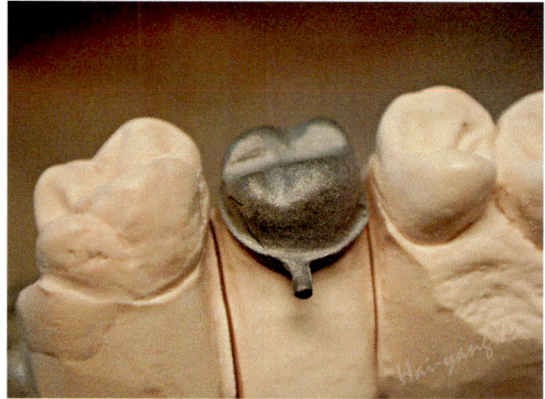

图 12-53 金属基底

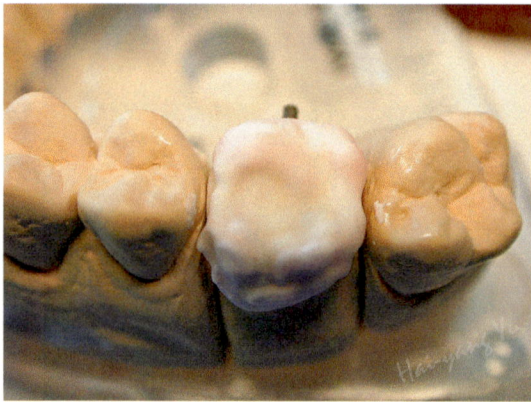

图 12-54 堆塑体瓷

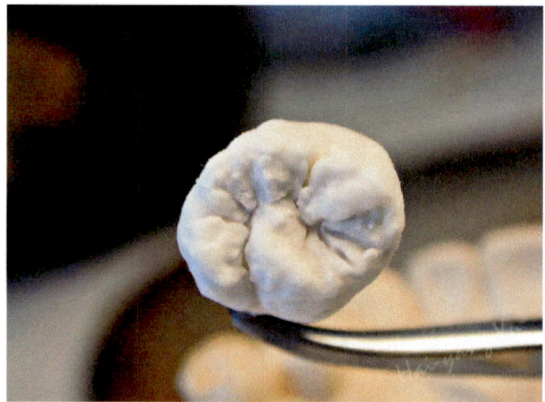

图 12-55 形成殆面特征

（三）仿真烤瓷的实例（图12-56~图12-63）

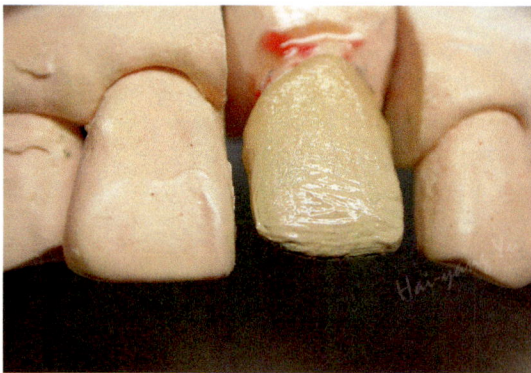

图 12-56 金属内冠涂不透明瓷

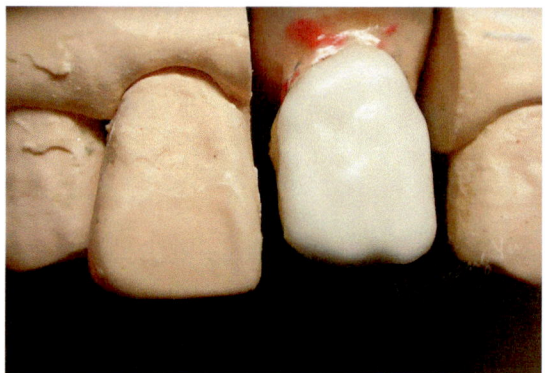

图 12-57 放薄体瓷 DEEP DENTINE

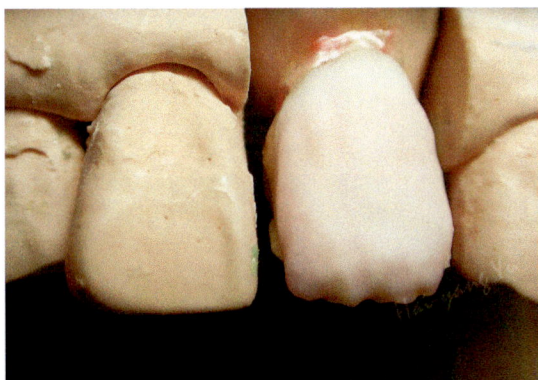

图 12-58　上牙体瓷 BODY CERAMIC

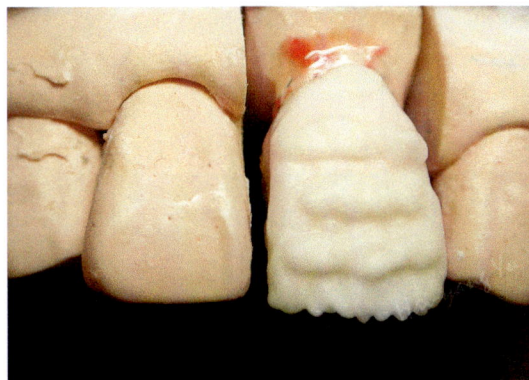

图 12-59　放置特殊效果瓷 IMPULSE1

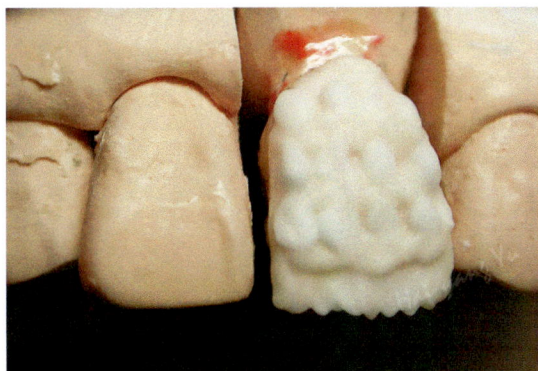

图 12-60　放置特殊透明瓷 IMPULSE2

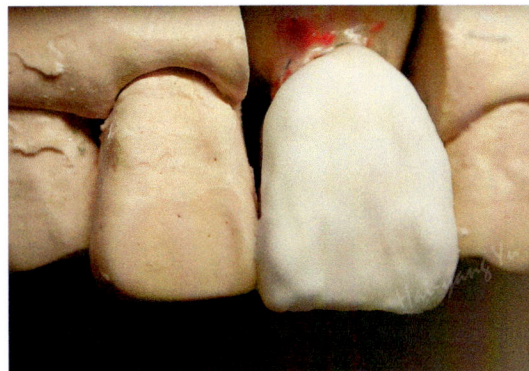

图 12-61　放置釉质瓷 INSICAL

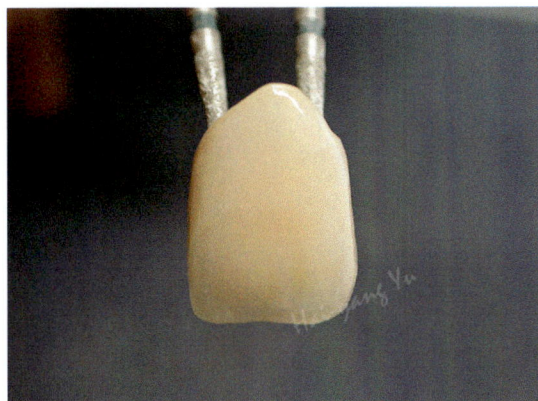

图 12-62　制作完成的烤瓷冠

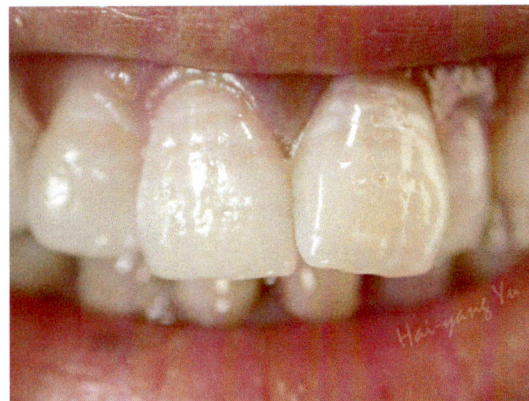

图 12-63　仿真修复后效果

二、仿真全瓷的堆瓷技术

全瓷和金属烤瓷的仿真堆瓷技法有相同的也有不同的地方。不同的是金属烤瓷需要涂不透明瓷。全瓷大多不需要不透明瓷,不透明瓷对瓷体颜色效果影响较大。在牙体厚度不够时,不透明瓷会透出,影响牙齿颜色效果。

各种全瓷系统采用不同的内冠材料和饰瓷材料,最终的烤瓷程序也有所不同。像铸瓷、瓷沉积、氧化铝全瓷、氧化锆全瓷都有不同的特点和适应证。下面分别介绍:

(一)铸瓷

1. 仿真堆瓷方法的特点　以 IPS e.max 为代表的铸瓷冠及瓷贴面的共同特点是内冠的透明度较高,

可以达到30%,用于活髓牙和颜色较浅的牙齿,仿真修复效果较好。但是要注意,铸瓷及瓷贴面最好不要用于死髓牙和颜色较深的牙齿,由于牙齿体部颜色很难遮住,即使采用粘接剂来遮色,效果也不是很好。

2. 铸瓷的图例(图12-64~图12-67):

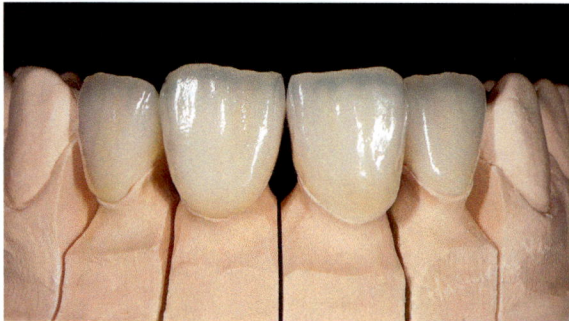

图12-64　前牙铸瓷仿真效果

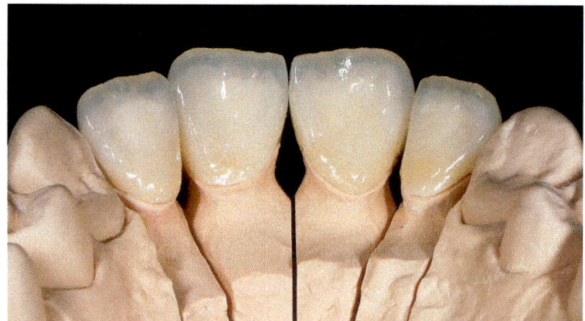

图12-65　铸瓷仿真舌侧效果

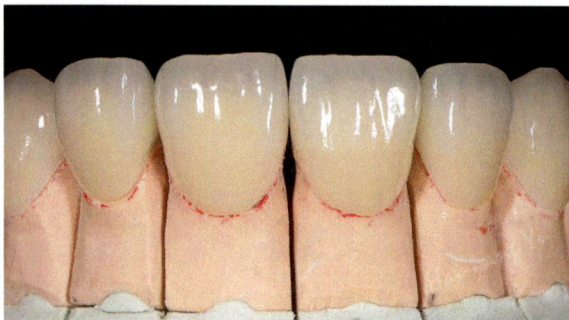

图12-66　上前牙铸瓷仿真效果

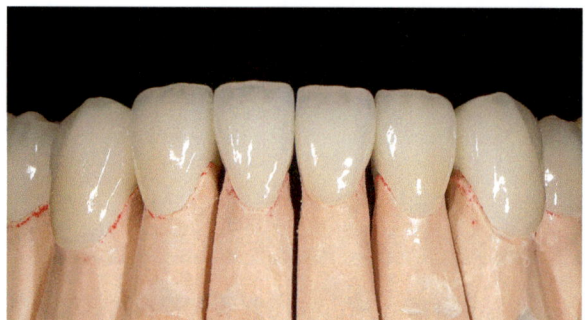

图12-67　下前牙铸瓷仿真效果

(二)电脑瓷沉积氧化铝全瓷

1. 仿真堆瓷方法的特点　瓷沉积氧化铝全瓷的内冠从浅黄到深黄有四种颜色,也可分成 A、B、C、D 四个色系。内冠颜色透光率为5%左右,有些瓷粉也含有着色糊剂瓷,用于加深内冠的颜色。

氧化铝烤瓷的特点是:

(1) 可以在内冠上直接堆塑体瓷和釉质瓷,一次完成。

(2) 可以采用肩台瓷技术。

(3) 通常会有各种仿真效果瓷,用于不同的牙齿部位,体现不同的仿真效果。

(4) 氧化铝烤瓷的瓷粉为专用瓷粉,不能用于金属烤瓷和氧化锆全瓷的烤瓷。

2. 瓷沉积氧化铝的图例(图12-68~图12-71):

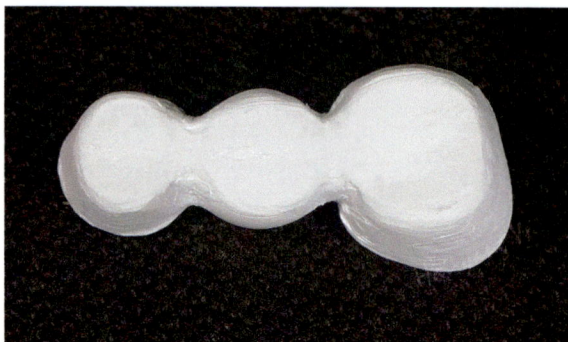

图12-68　未烧结的氧化铝内冠

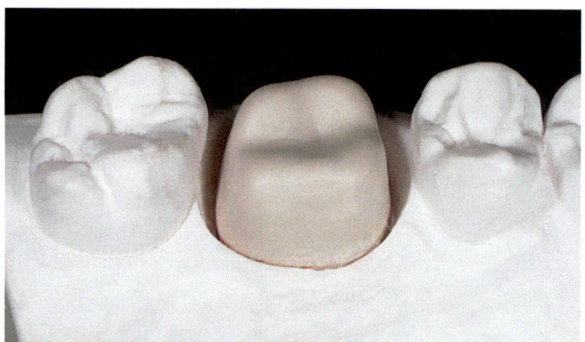

图12-69　烧结的氧化铝内冠

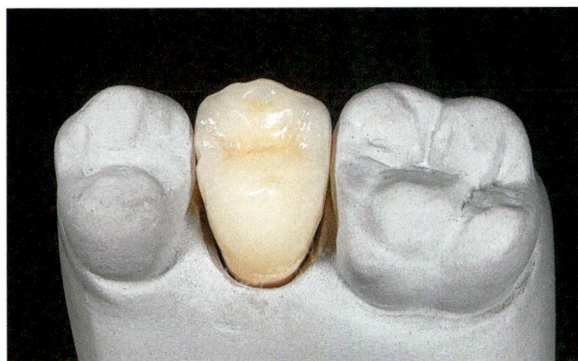

图 12-70　后牙瓷沉积仿真烤瓷

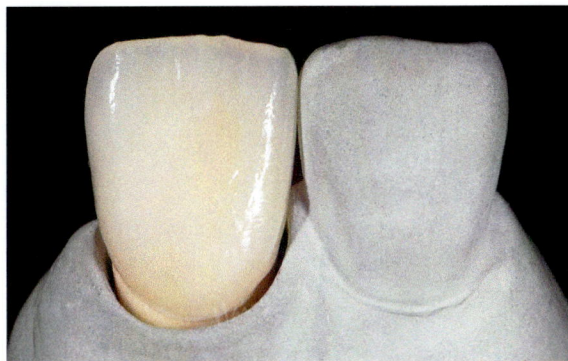

图 12-71　前牙瓷沉积仿真烤瓷

(三) 电脑 CAD/CAM 氧化锆全瓷

1. **仿真堆瓷方法的特点**　电脑 CAD/CAM 氧化锆全瓷内冠大多数为白色,现在出现了一些浅黄色的氧化锆内冠材料,这两种氧化锆基本是不透明的,对于比色较浅的牙齿,可以直接在内冠上烤瓷,而对于颜色较深的牙齿,需要在内冠色表面先烤一层遮色层瓷,大多数为糊剂,与金属烤瓷的不透明瓷类似,然后在其表面堆塑体瓷和切瓷。

氧化锆烤瓷的特点是:

(1) 内冠颜色较白较浅。烤瓷完成后,容易透白,这就要求基牙预备要留出足够的瓷层空间。

(2) 牙颈部体瓷厚度不足,更容易透白。需要时,可以采用肩台瓷技术解决这个问题。

(3) 氧化锆烤瓷瓷粉通常也有仿真效果瓷,可以同其他烤瓷一样制作各种仿真效果。

(4) 氧化锆烤瓷的瓷粉为专用瓷粉,不能用于金属烤瓷、氧化铝全瓷的烤瓷。

2. 氧化锆烤瓷的图例(图 12-72~ 图 12-75):

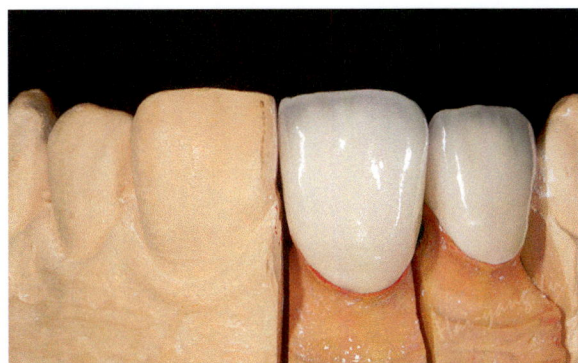

图 12-72　ELC 瓷沉积氧化锆仿真修复

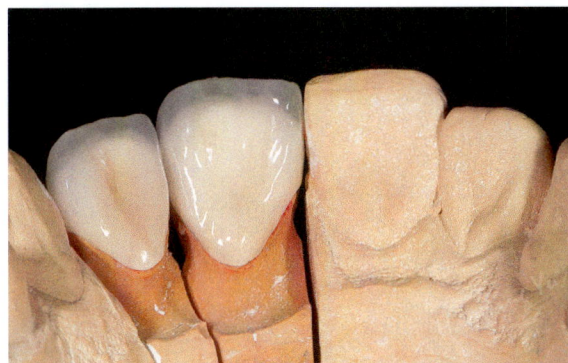

图 12-73　ELC 瓷沉积氧化锆舌侧

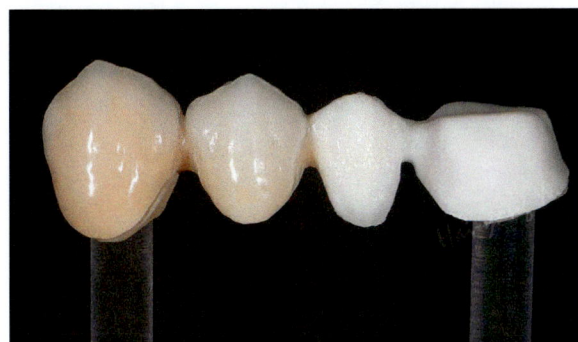

图 12-74　CAD/CAM 氧化锆仿真修复

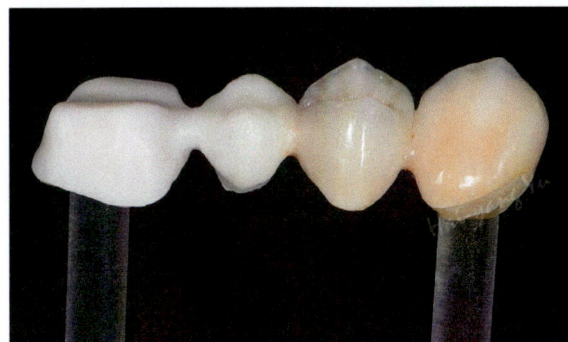

图 12-75　CAD/CAM 氧化锆桥舌侧

第五节　前牙瓷表面的沟纹修整

饰面瓷堆塑、烧结完成后,形成了瓷修复体的初步颜色与形态,但瓷体还需精细的外形修整以及瓷表面沟纹的刻画,才能使瓷修复体达到仿真的效果。瓷体的外形修整在本书第八章已做介绍,本节着重介绍瓷体外形修整阶段前牙表面沟纹打磨的相关方法。

1. 打磨技法(图 12-76~ 图 12-79)　沟纹打磨时,最重要的是选择合适的磨具。技师常选择具有锋利边缘的磨具以提高模切效率,但磨具锋利的边缘使沟纹刻画生硬,难以模拟天然牙沟纹底圆、开口呈 V 字的外形,所以应选择圆头的磨具,磨具的直径也要根据沟纹的宽窄及时更换。其次,打磨横纹和竖纹时,要注意磨具的使用方向。

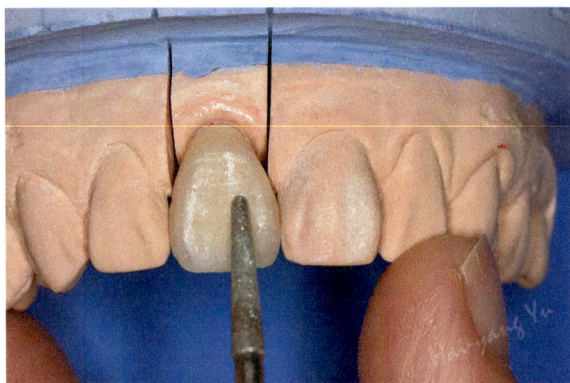

图 12-76　正确的竖纹打磨方式。选择直径大小合适的圆头磨具,磨具的方向与牙体长轴平行

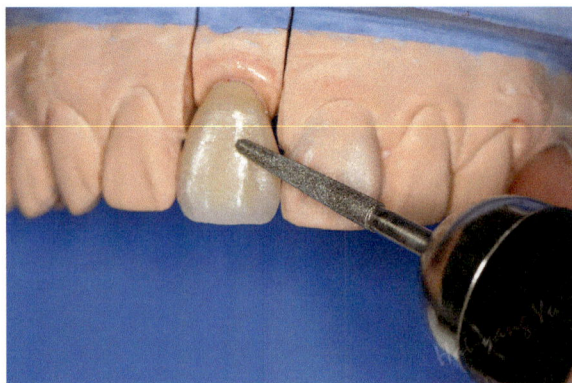

图 12-77　正确的横纹打磨方式。选择直径大小合适的圆头磨具,磨具的方向与牙体长轴垂直

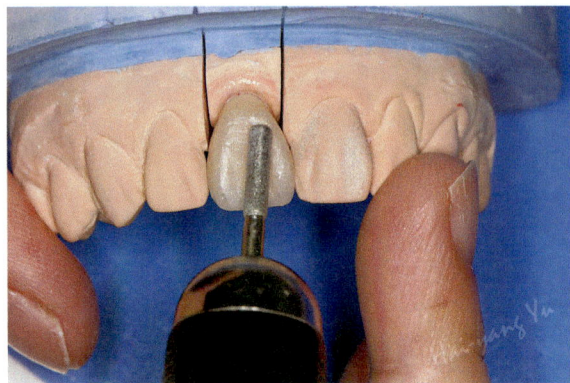

图 12-78　错误的竖纹打磨方式。磨具直径过大,且磨具边缘锐利

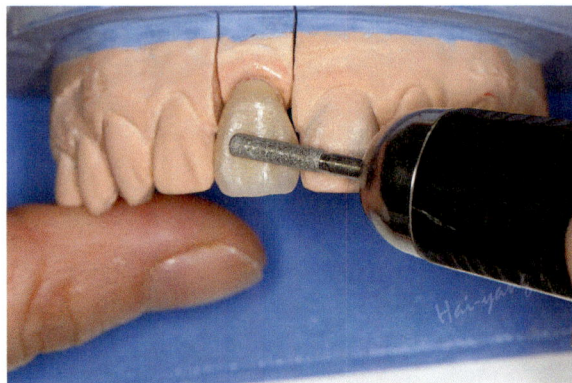

图 12-79　错误的横纹打磨方式。磨具直径不合适,且磨具边缘过锐

2. 沟纹的对比和确认(图 12-80~ 图 12-85)　为了更好地突显沟纹的形态,及时比对刻画的瓷体沟纹曲线与余留牙沟纹形态的区别,可采用咬合纸印迹法、铅笔描记法、荧光粉扫描法描绘出余留邻牙以及瓷体的轮廓,发现区别及时调整,经反复比对打磨直至所需外形,以达到与天然牙的协调一致。

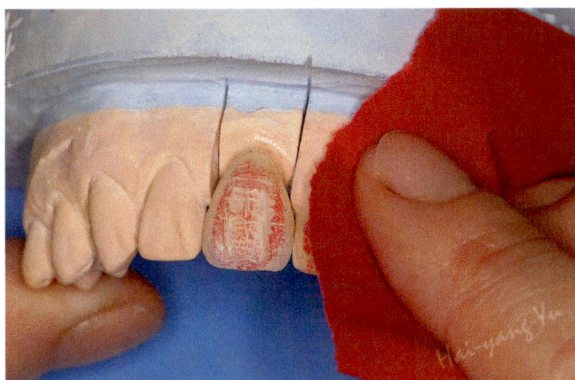

图12-80 咬合纸印迹法。用咬合纸涂抹瓷体和邻牙表面

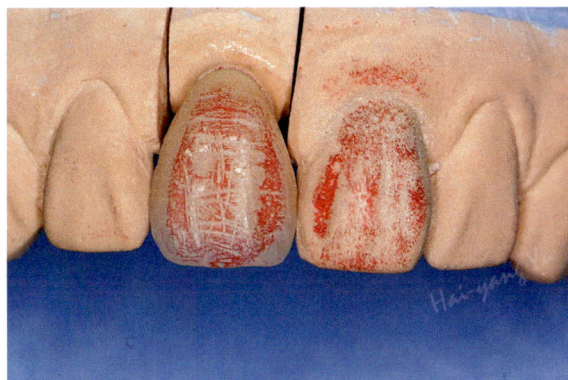

图12-81 咬合纸印迹法。根据咬合纸涂抹印迹,比对瓷体沟纹与邻牙沟纹的差别,及时调整

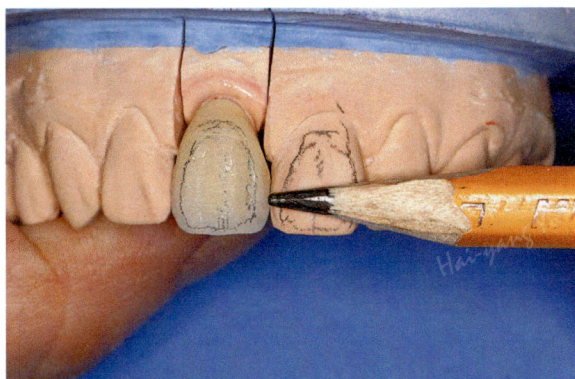

图12-82 铅笔描记法。用铅笔描记瓷体与邻牙轮廓、沟纹线条

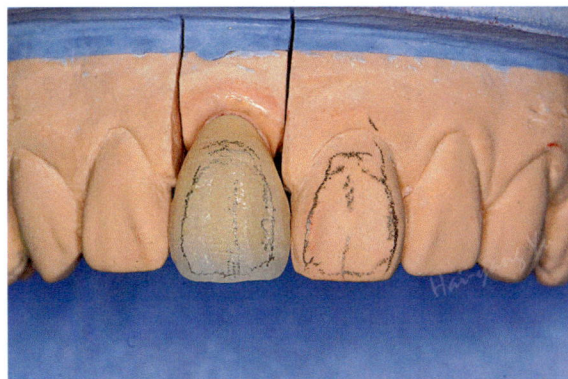

图12-83 铅笔描记法。描记完成后反复比对,修改瓷体外形与沟纹形态

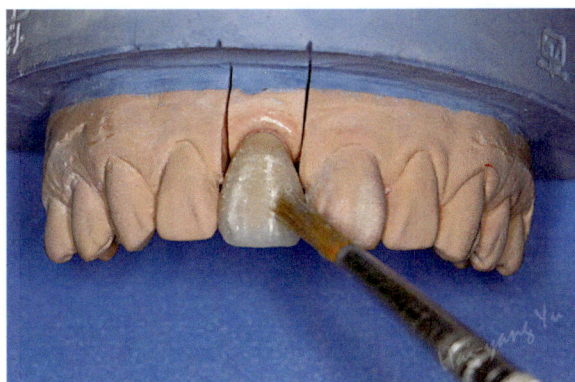

图12-84 荧光粉描绘法。用荧光粉扫描瓷体与邻牙,可让沟纹形态突显

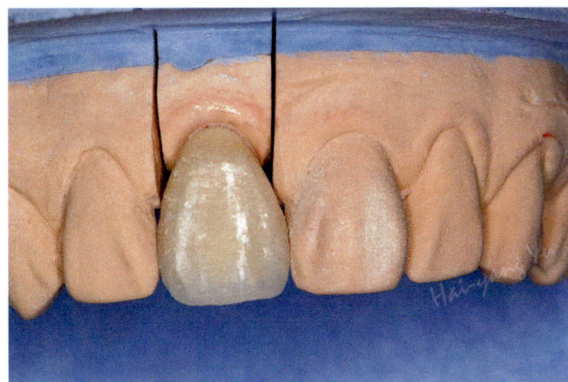

图12-85 荧光粉描绘法。瓷体外形反复调整后,可用荧光粉扫描再次确认

第六节 仿 真 病 例

以下病例展示的是仿真制作的完整流程(图 12-86~ 图 12-99)。

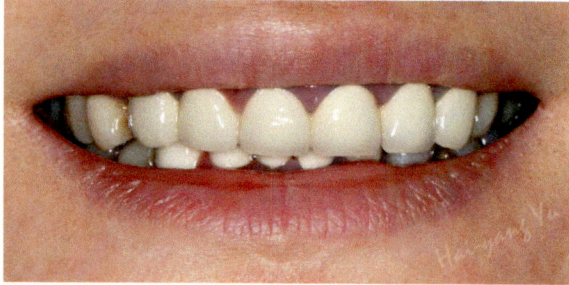

图 12-86 旧义齿微笑时暴露牙龈过多,牙体外形、颜色不理想

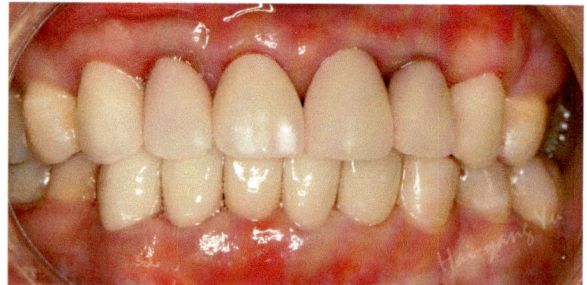

图 12-87 牙龈修整手术后,患者佩戴临时冠

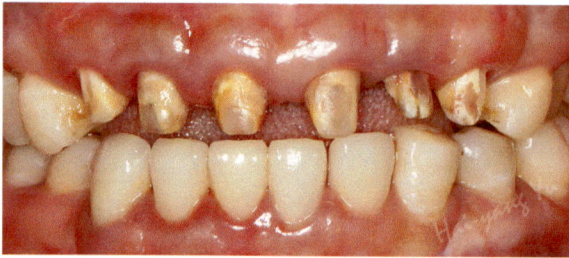

图 12-88 牙龈成型后,口内牙体预备照

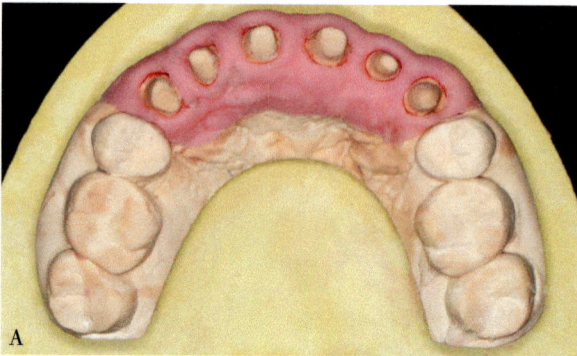

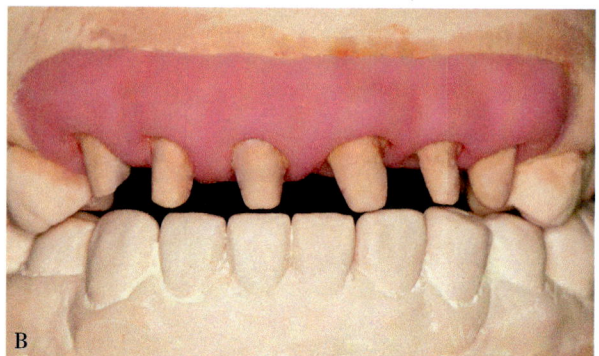

图 12-89 研究模型(正面观和牙合面冠)

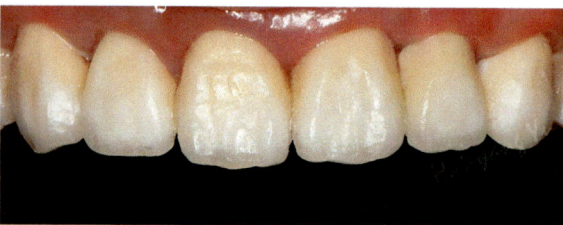

图 12-90 美观蜡型口内试戴

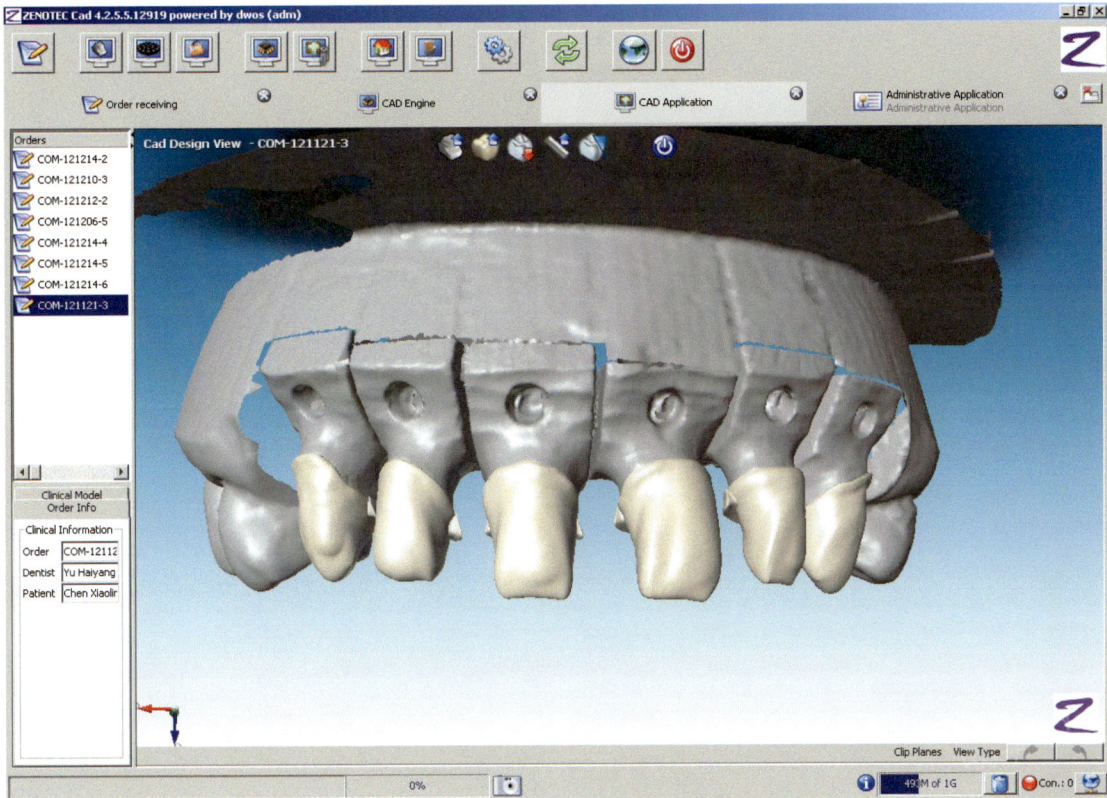

图 12-91　CAD/CAM 设计氧化锆基底冠

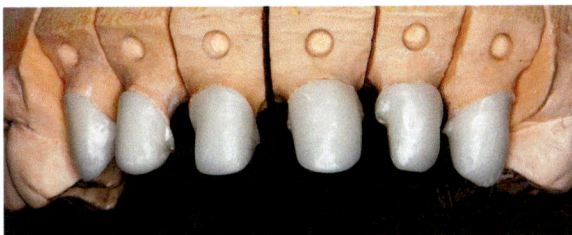

图 12-92　烧结完成的氧化锆基底冠

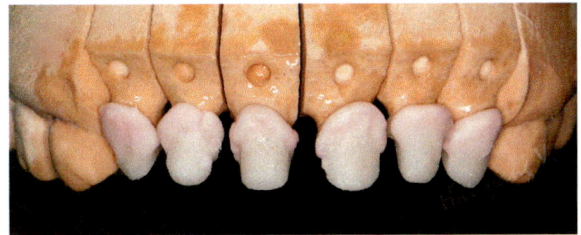

图 12-93　堆塑颈部瓷

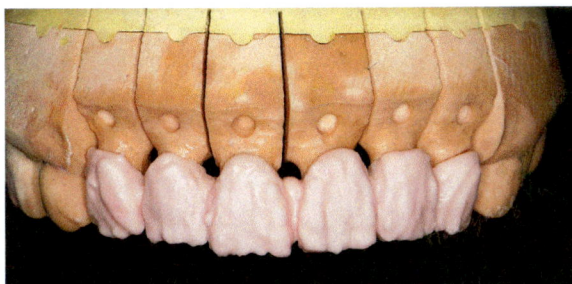

图 12-94　堆塑体瓷

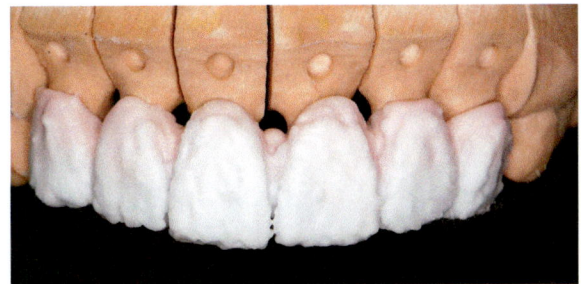

图 12-95　堆塑特殊效果瓷及釉质瓷

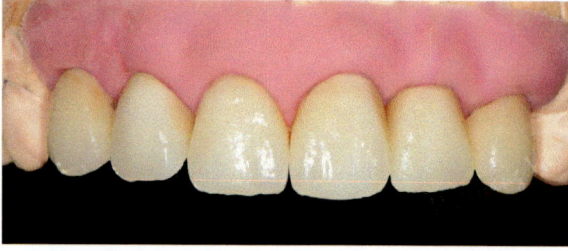

图 12-96　完成后的修复体在模型上就位

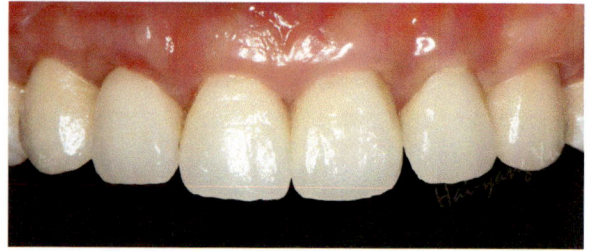

图 12-97　口内试戴

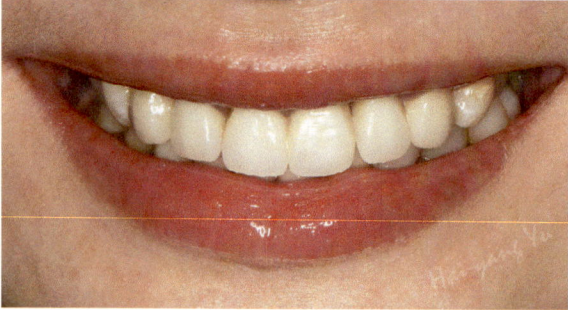

图 12-98　唇齿关系（正面观）

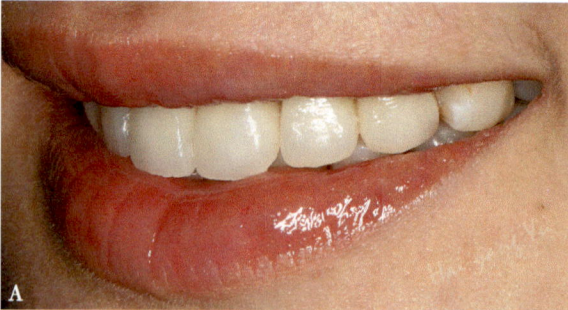

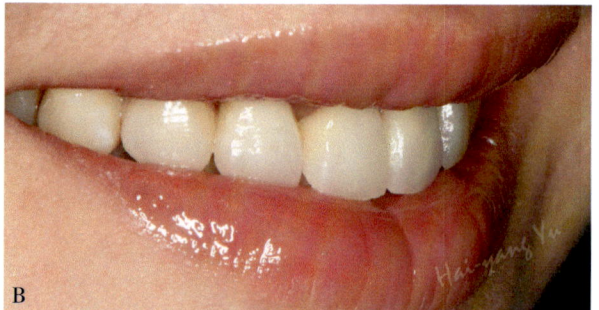

图 12-99　唇齿关系（侧面观）

（岳　莉　于海洋　李俊颖　江　山）

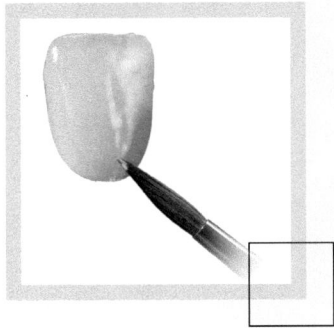

第十三章

焊接和修补

所谓焊接,就是指通过加热、加压等方法,使两个分离的同种或不同种金属连接成一个整体的操作。在牙科领域,焊接技术广泛应用于固定修复、活动修复以及正畸治疗中,还应用于各种金属修复体的修补。根据焊接方法的不同,焊接主要包括三大类:熔化焊、压力焊及焊料焊(钎焊),每一种类又可分为很多小的种类。但主要用于牙科领域的焊接技术,主要分为高温焊接、焊料焊接、激光焊接、氩弧焊接等方法。本章将以焊料焊接为主介绍金属修复体的焊接和修补技术。

第一节 焊 料 焊 接

焊料焊接技术就是将熔点较低的焊料加热熔化,使焊料充满被焊金属或合金的间隙,从而连接焊件成一整体的方法。工业上又称为钎焊或钎接,是目前牙科领域最常用的一种焊接技术。

一、焊料焊接的基本概念

(一) 焊件

两个被焊的金属或合金称为焊件。焊件金属最好是同一种合金,或者能与同一种焊料进行相互熔解形成化合物。此外,在进行焊接之前,焊件的表面应清除氧化层,并进行清洗和打磨。

(二) 焊料

焊料也叫钎料,是焊料焊接必需的材料,指用来连接焊件金属的合金。焊料的熔点一般低于焊件金属熔点100℃左右,根据合金成分的不同焊料分为锡焊、银焊及金合金焊等。焊料的优劣直接影响焊接的质量。因此,焊料应具有良好的性能,除了熔点低于焊件金属外,还应具有良好的流动性和润湿性。焊料应能与焊件金属相互熔解形成化合物,熔化后的焊料液能沿着焊件流动和铺展。此外,作为口腔修复体,焊料还应具有足够的物理、机械性能,以及良好的生物性能。

(三) 焊媒

工业上称为钎剂,是焊接的媒介,其作用是清除焊件和焊料表面的氧化物,并防止焊接中及焊接后形成金属氧化物。此外,焊媒还可以增加焊件和焊料之间的润湿性。焊媒的熔点应低于焊料的熔点。根据焊件和焊料的不同焊媒也不相同。一般锡焊的焊媒为正磷酸,焊接中熔合金时用硼砂加硼酸,而进行不锈钢和钴铬合金焊接时,除硼砂和硼酸外,还应加入氟化物,配成碱性焊媒。

(四) 润湿性

润湿性指液体能够均匀地铺展在固态表面的性质。在进行焊料焊接时,焊料熔化成液态,焊件金属为固态,焊料液体可以良好的润湿在焊件金属表面,从而使焊料液渗入焊接缝隙内。如果焊料液在焊件金属表面的润湿性能差,就不可能实现渗透和扩散,也就不能在焊料焊件间形成牢固的结合。润湿性除了与焊料和焊件成分相关,还与焊媒、表面氧化物、温度以及焊件的表面结构等有关。

221

二、焊料焊接操作的注意事项

1. 焊件的接触面和焊缝　焊件的接触面和焊缝的大小,直接影响焊接的难易和焊接质量的好坏。要求焊件之间成面接触,焊接面具有一定的粗糙度,焊接缝隙一般约 0.1~0.15mm,这样可以加强焊料液的毛细管作用,使焊接后的接头具有较大的强度。

2. 焊件位置的准确固定　焊件焊接前应具有精确的相互位置,否则焊接后影响修复体在口内的就位,确定准确的位置之后,应使用适当的材料固定这种相互位置关系。焊接的包埋材料应耐高温,保护焊件的其他部分不因焊接而变形或损坏。在固定焊件时,要注意保持焊件的精确位置,不能有任何移位。

3. 预热　焊接包埋材料完全固化之后,应先对整个焊接模型进行预热,除了熔化未除尽的固位蜡,还可以提高焊接区域周围的温度,防止焊接时局部温度过高导致修复体和包埋料的变形,并使焊接区域的温度能够迅速升高,使焊料充分进入焊接的缝隙内。

4. 火焰的引导和抗氧化　焊接时使用火焰的还原区,防止金属的氧化,并及时地添加焊媒。此外,操作过程中,应集中局部加热,尽量缩短焊接时间。有条件的还可以进行真空焊接,或者在惰性气体保护下操作。

三、焊料焊接的常见问题

1. 焊件的移位或变形　通常由下列操作导致:①焊件复位不准确;②复位后固定不牢移位;③焊接时间过长、加热过度导致的包埋料和焊件破坏、变形。

2. 假焊　所谓假焊指的是焊料未能完全充满整个焊缝,焊件和焊料之间没有形成相互的溶解结合,只在焊缝表面形成一层连接的现象。其原因包括下列方面:
(1) 焊件之间或焊件和焊料间的性能不匹配,润湿性差。
(2) 没有充分预热,焊接区热量散失快,焊料未能完全流布焊接区域。
(3) 焊接操作时没有很好的防护氧化,使氧化层重新形成,影响焊料的铺展。
(4) 焊媒和焊接火焰的问题。

3. 焊缝有微小缺隙　通常是由于焊接的温度过高或时间过长,导致焊料中部分熔点低的成分蒸发造成的;如果焊媒或焊料中混有杂质,也可能产生该现象。

第二节　激光焊接

1. 技术简介　激光焊接是最近几年用于牙科领域的一种新的焊接技术。常用于长固定桥底冠、钛及钛合金修复体、磁性附着体等精密修复体的焊接和修补。激光是一种电磁波,具有单色性和方向性好的优点。激光焊接的原理是利用聚焦的激光束产生热量,从而进行修复体的精密焊接。激光的光束经聚焦后直径可小至 10μm,热量高度集中,可进行极细微的焊接操作。

2. 激光焊接的优点
(1) 操作者与焊接区不直接接触,无污染。
(2) 热影响区小,焊接部位精确,焊接后变形小。
(3) 将两部位金属直接熔化在一起,焊接后的强度高。
(4) 不需要焊媒,焊件无需包埋,但仍需氩气保护。

第三节　焊料焊接的操作

本节以两个下颌后牙金属全冠(图 13-1、图 13-2)的焊接为例说明焊料焊接的操作流程:

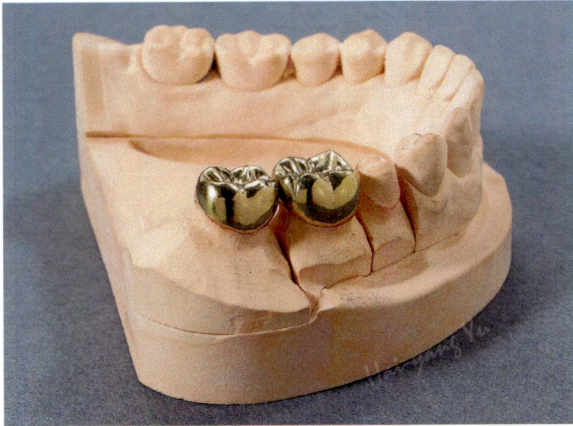

图 13-1　将要进行焊接的下颌后牙金属修复体

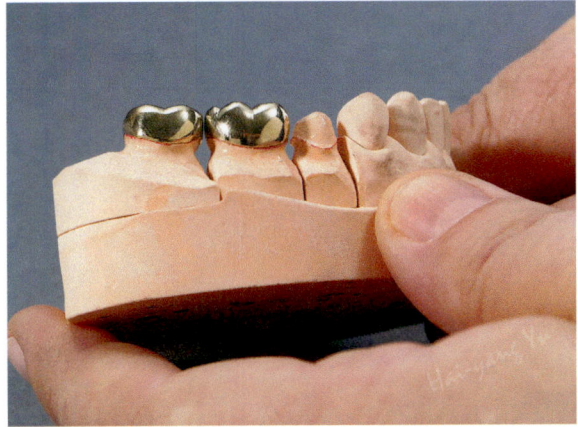

图 13-2　焊接缝隙的大小应适当,一般约 0.1~0.15mm

一、制作复位记录(图 13-3~ 图 13-10)

在进行焊接之前,首先要确定待焊件之间的精确位置关系,并使用适当的材料进行固定,作为包埋时焊件修复体之间关系的纪录,称为复位记录(soldering index)。制作复位记录的材料有很多,常用的为石膏和自凝树脂。

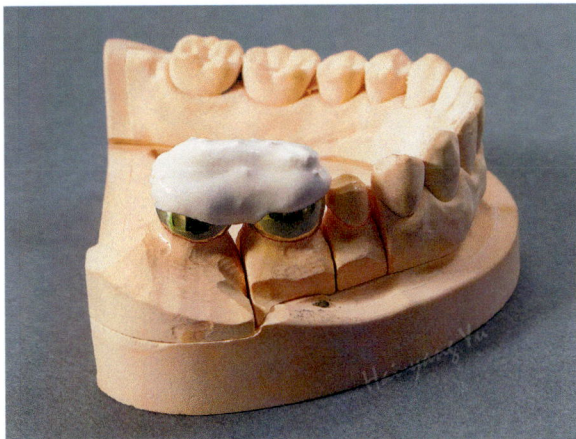

图 13-3　将调拌好的石膏复位材料覆盖在修复体的殆面的 1/3

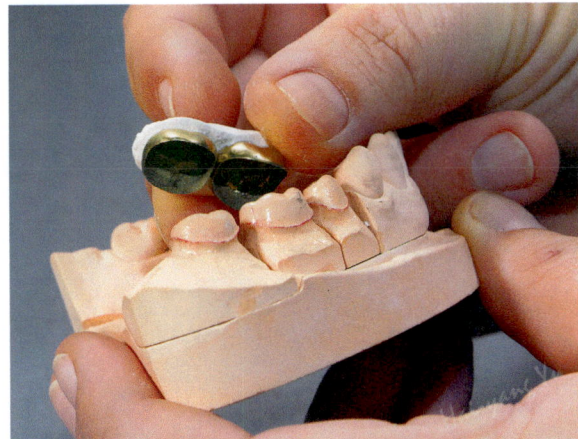

图 13-4　当石膏凝固之后,取下修复体并检查位置是否准确

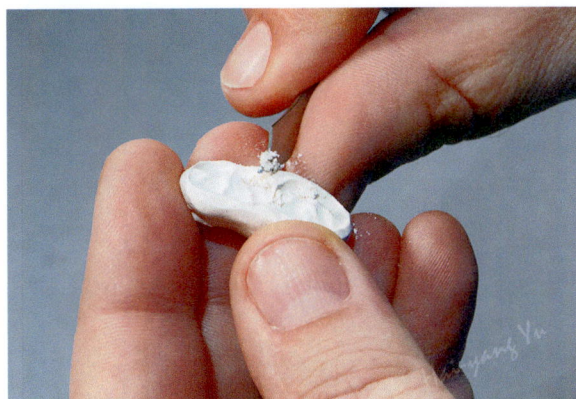

图 13-5　取下修复体,去除复位记录多余部分的石膏

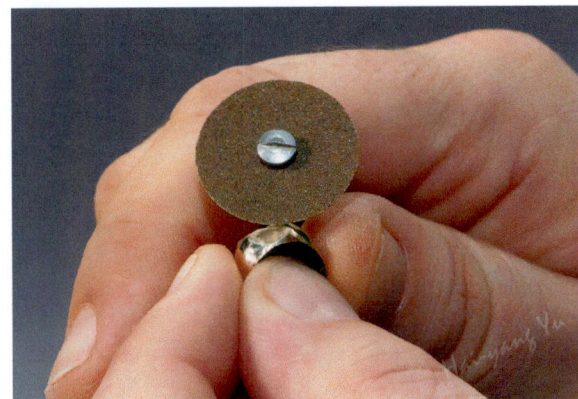

图 13-6　根据焊接缝隙的大小适当的修整焊件的接触面,并进行清洁

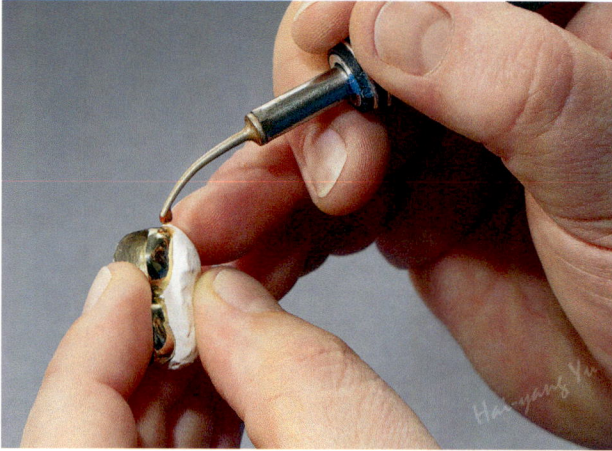

图 13-7 用黏蜡将修复体与石膏记录的缝隙固定。注意在蜡液完全凝固之前要保持修复体的位置

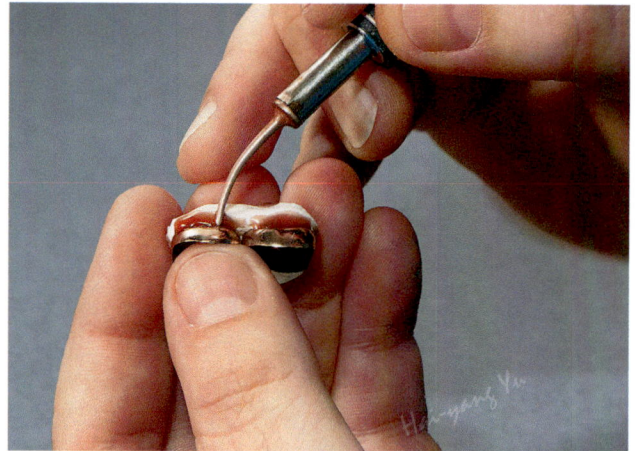

图 13-8 继续用黏蜡封闭修复体与石膏之间的缝隙

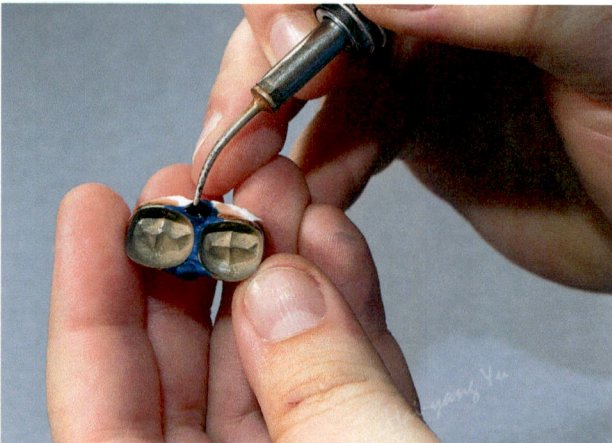

图 13-9 焊接区也用蜡封闭。可以防止包埋材料进入连接区域，并且在除蜡以后可以形成焊接时的排气道

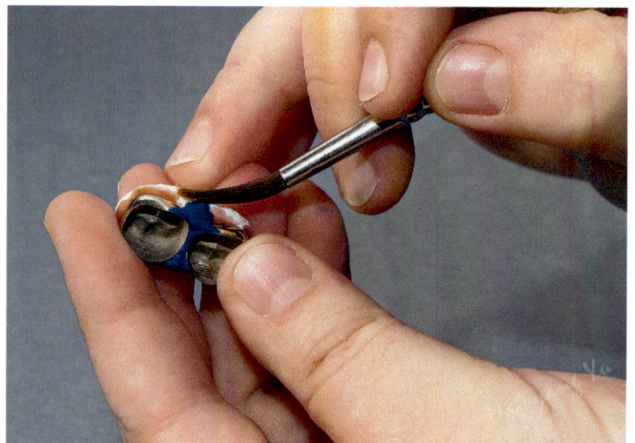

图 13-10 在焊接区涂布分离剂，方便包埋后蜡和石膏记录的去除

二、包埋（图 13-11~ 图 13-21）

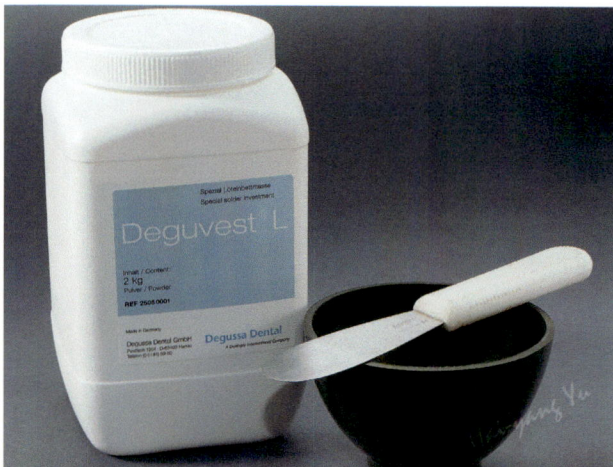

图 13-11 准备适量的焊接包埋材料，根据制造商的说明调配粉液比

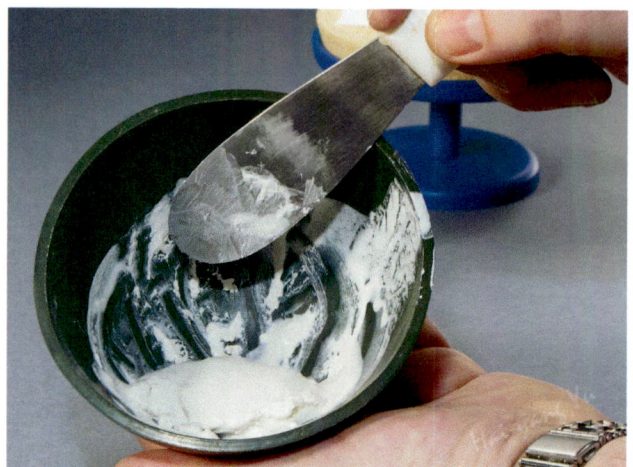

图 13-12 调拌好的包埋材料

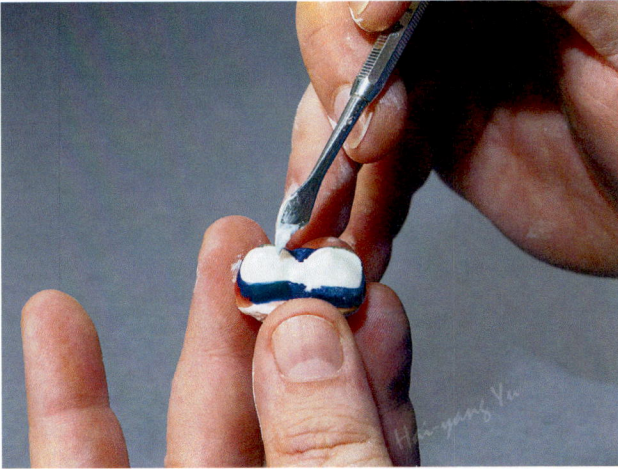

图 13-13 用调拌刀在所有修复体的组织面充填包埋材料，并覆盖修复体的所有暴露区域，包埋时不需振动

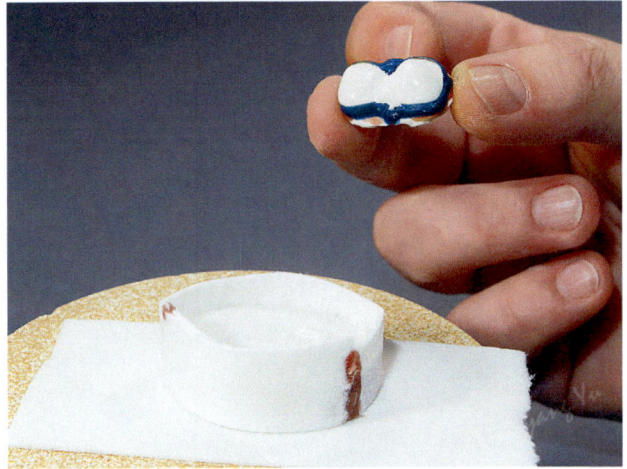

图 13-14 可以将剩余的包埋料用纸巾围成一个底座盒

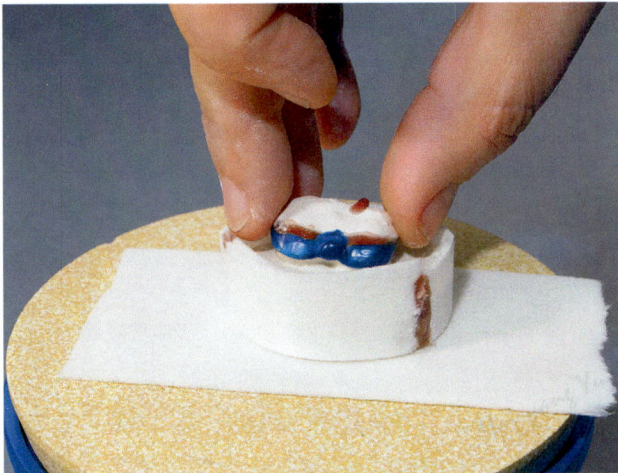

图 13-15 将整个石膏记录和焊接铸件插入包埋料里

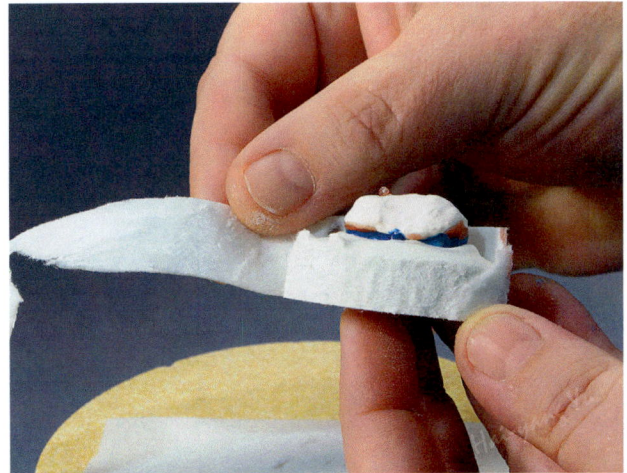

图 13-16 包埋料固化后，去除周围的纸巾

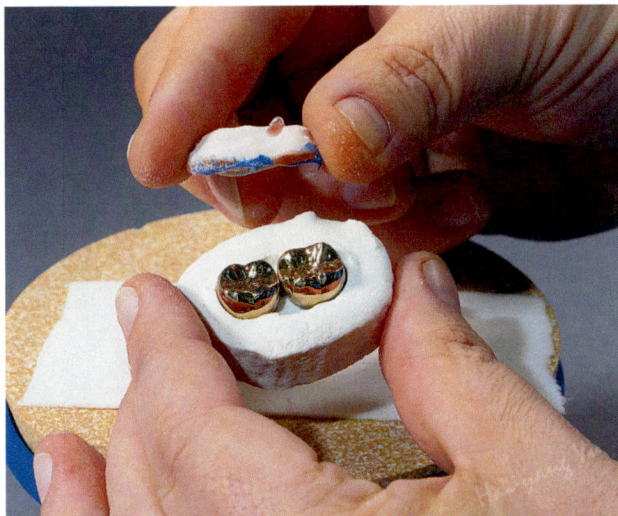

图 13-17 待包埋材料完全凝固后，取下石膏记录。可使用温水软化黏蜡，使石膏记录松动。但不能用强力去除，有可能折断包埋材料，或者导致修复体的移位

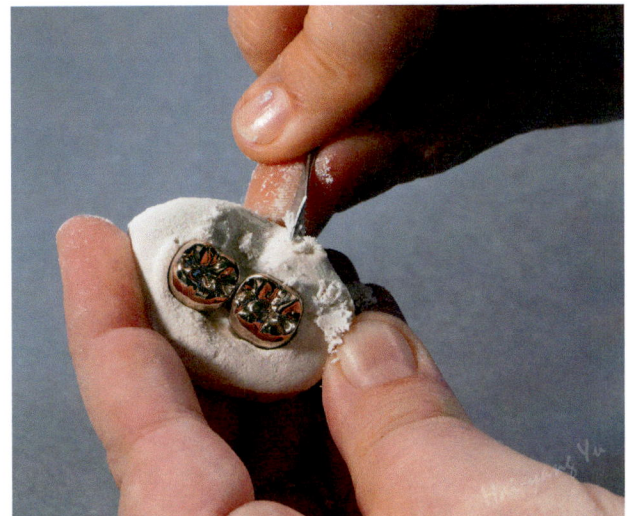

图 13-18 修整焊接区域的包埋料

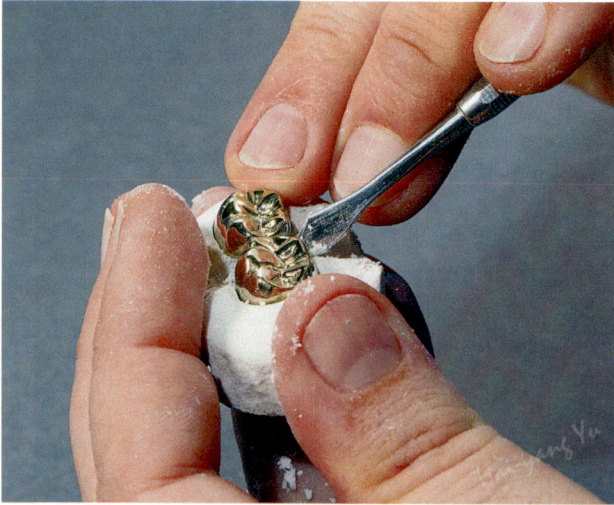

图 13-19　去除焊接连接处下面的包埋料,形成适当的排气通道

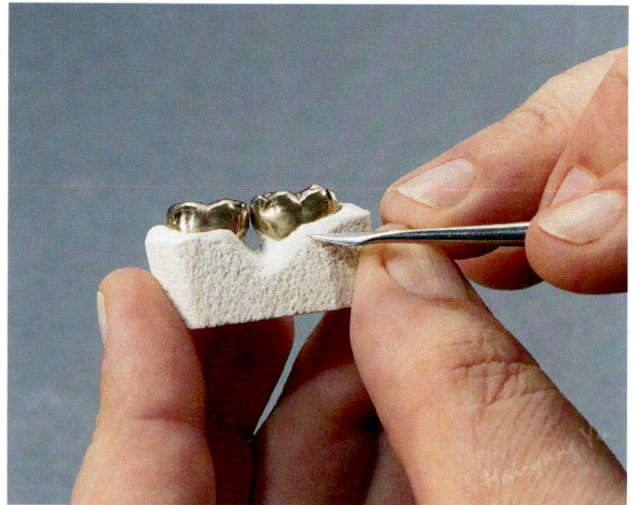

图 13-20　修整好的焊接模型,颊面观

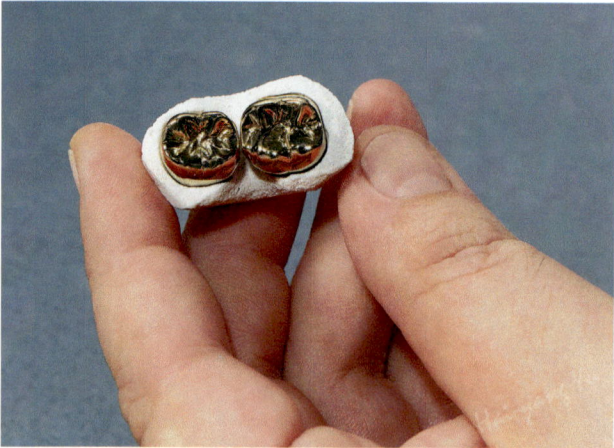

图 13-21　从𬌗面观察修整后的焊接模型

通过上述的修整操作,铸件的焊接区可以与焊接火焰进行最大面积的接触,有利于焊料的流动。而连接区下面的排气通道除了有利于焊料的渗透,还有利于燃料气体的排出,防止燃烧后的气体污染修复体。而且,减少包埋料与修复体的接触,还有利于保持焊接区的热量,加快焊接的时间,防止出现各种焊接问题。

除蜡时可以先用精细的器械去除大部分的蜡,然后用热水煮的方法,有条件的可以选择有冲击力的蒸汽清洗机(图 13-22)冲洗试件,直到蜡被冲洗干净。热水的温度一般为(60~70℃)。在煮沸除蜡后铸件还有热度的时候,吹干多余的水分,然后涂布一定的焊媒液,使焊媒分布在整个焊接区域(图 13-23)。

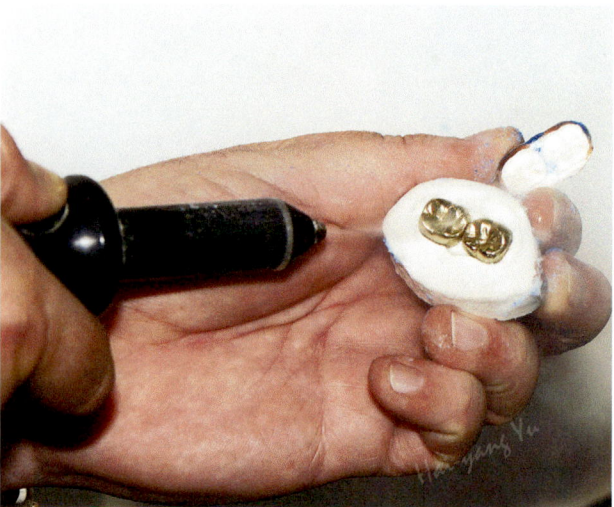

图 13-22　使用蒸汽清洗机去除黏蜡和修整后的各种碎屑

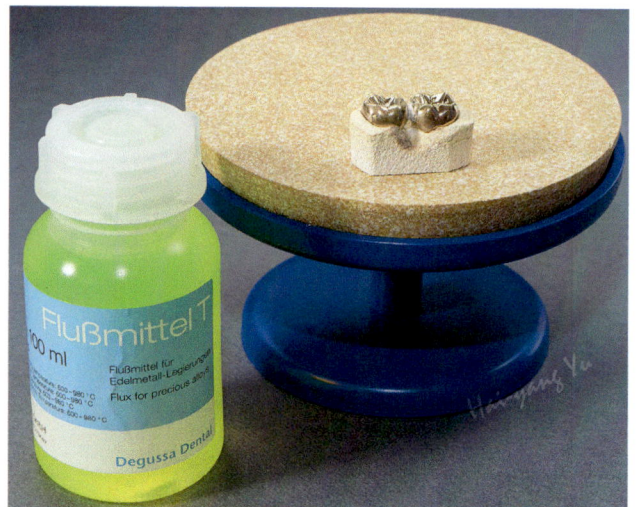

图 13-23　除蜡之后准备涂布焊媒剂

三、焊接

（一）预热

焊接过程中的预热是一个重要步骤。与铸造操作中铸圈焙烧的作用类似。具有以下几个目的：

1. 去除包埋材料中的水分　水分的存在会影响焊接温度的升高，而且在火焰突然局部加热后可能导致包埋料的崩裂。

2. 使包埋料具有一定的热膨胀，与金属铸件的膨胀一致。

3. 进一步蒸发去除连接区残留的蜡碎屑。

4. 有利于焊接区域的温度快速升高，减少焊接的操作时间。

与焙烧铸圈的操作不同，焊接的预热一般直接使用喷灯加热。但是加热要均匀一致，不能集中在一点加热，防止局部温度过高，整体温度一般控制在 400℃左右。

（二）进行焊接（图 13-24~ 图 13-27）

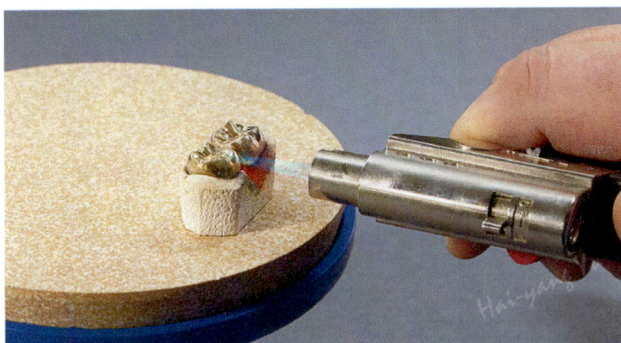

图 13-24　预热到一定程度后加热焊接区域

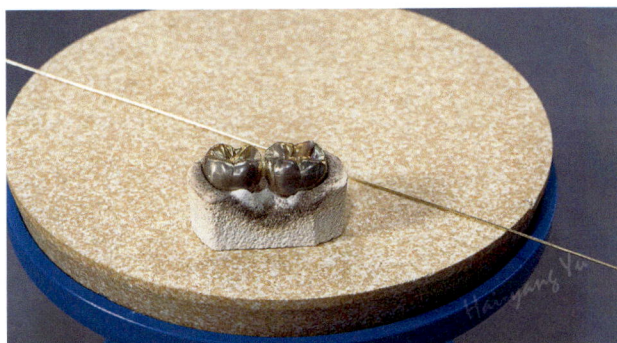

图 13-25　预热到一定程度时准备焊料

持续对焊接铸件进行总体加热，直到铸件的颜色为樱桃红时，表明其温度接近焊料熔化的范围，此时将焊料放在连接缝隙的上方，继续加热铸件表面的连接区域。

如果使用条状或丝状金属焊料，铸件应当加热到刚好熔化焊料的温度（浅樱桃红）。火焰在连接体正上方，使焊料会直接流入连接间隙的䶮面。当焊接间隙基本充满焊料的时候快速去掉条形焊料，防止流焊。需要注意的是，在进行焊接操作时，不要直接加热焊料，而是加热焊接的部位。并将焊料放在一个较高的、远离连接部分的地方，使其熔化后自然流向焊接区域。

当焊接操作完成后，将焊接的铸件淬火，并使用清洗装置进行清洗。彻底清洁后，仔细检查焊接的铸件。尤其要特别注意检查连接体是否有气孔、杂质。

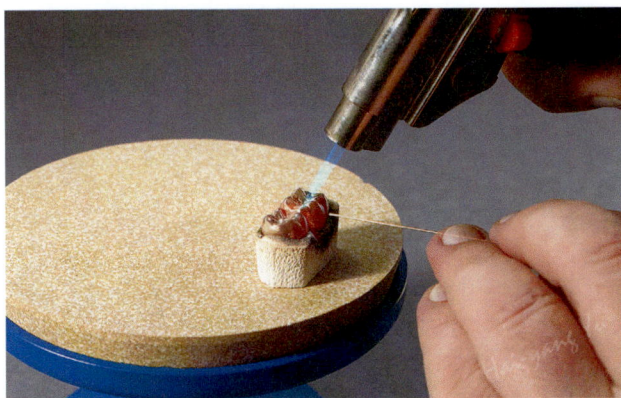

图 13-26　铸件呈樱桃红色时，将焊料放在焊接区上方，进行焊接

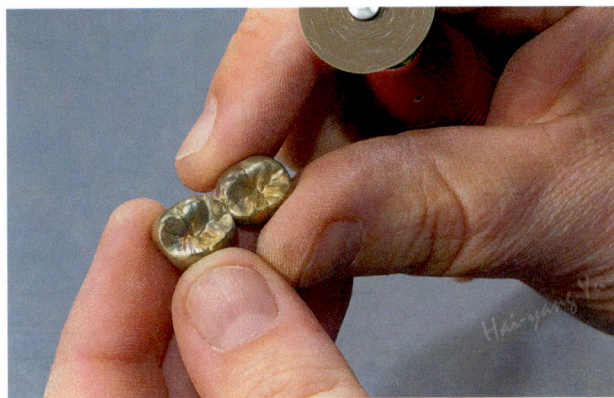

图 13-27　检查焊接的铸件和连接区

227

（三）研磨抛光（图 13-28~图 13-38）

确定焊接区域完整，铸件没有损坏之后，就对铸件及焊接区进行研磨和抛光。如果有小的凹陷，必须使用研磨轮或杆磨平。如果缺陷过大，影响连接区的形态和功能，则必须重新进行焊接。

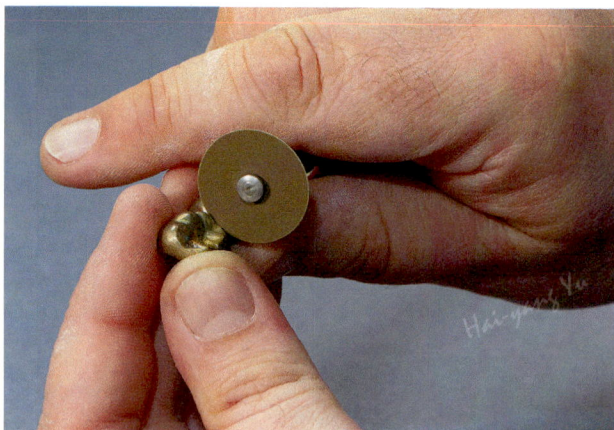

图 13-28　研磨焊接区域

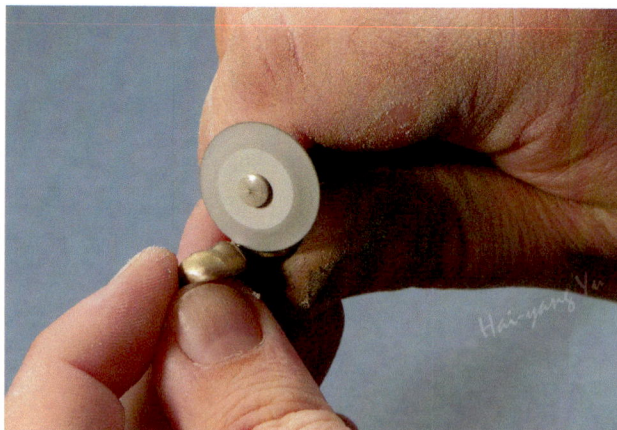

图 13-29　研磨焊接区的轴面

对焊接区域进行初步研磨之后，将铸件小心地在模型上复位。检查修复体的其余部位和适合性。如果确定没有问题，取下修复体进行其他部位的研磨、抛光。

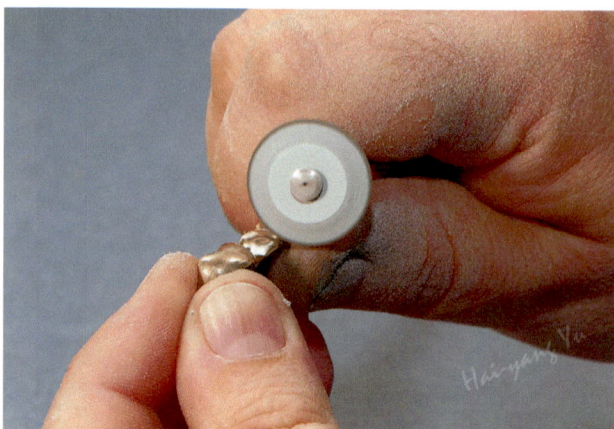

图 13-30　研磨铸件的轴面及边缘

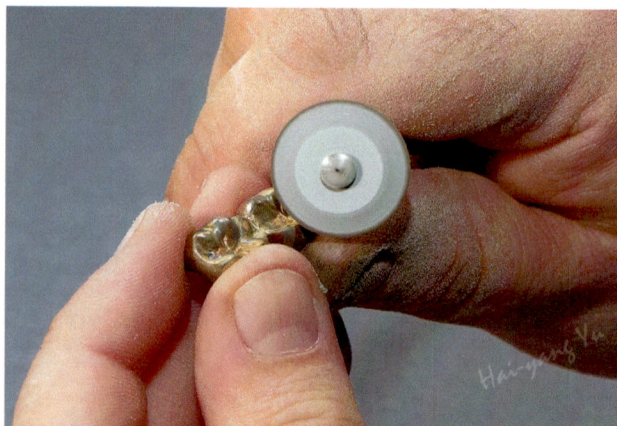

图 13-31　研磨𬌗面及边缘嵴

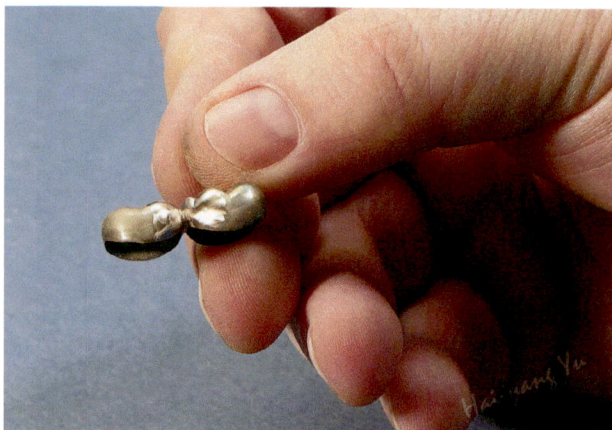

图 13-32　初步研磨后的修复体

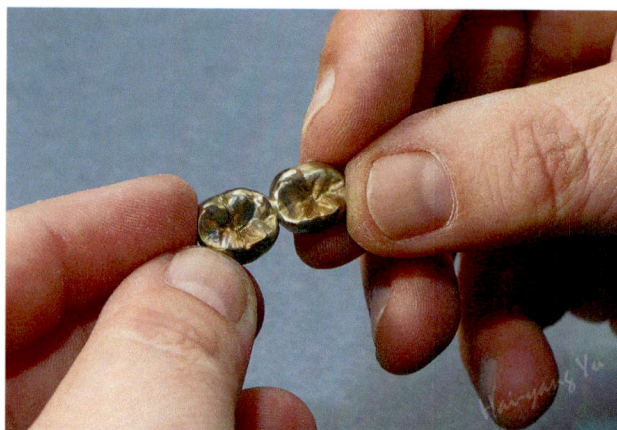

图 13-33　𬌗面观

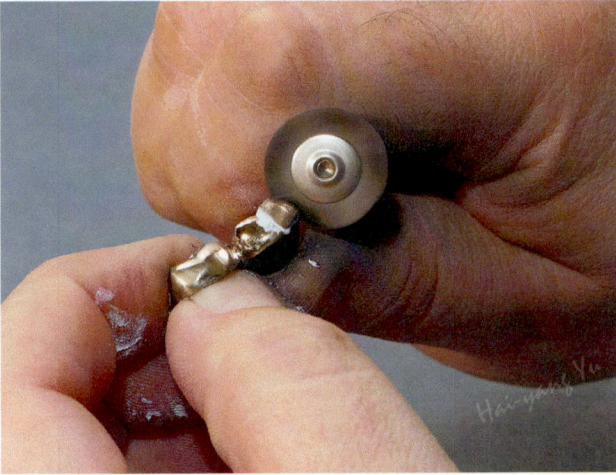

图 13-34　用金属抛光轮和抛光剂抛光修复体的轴面

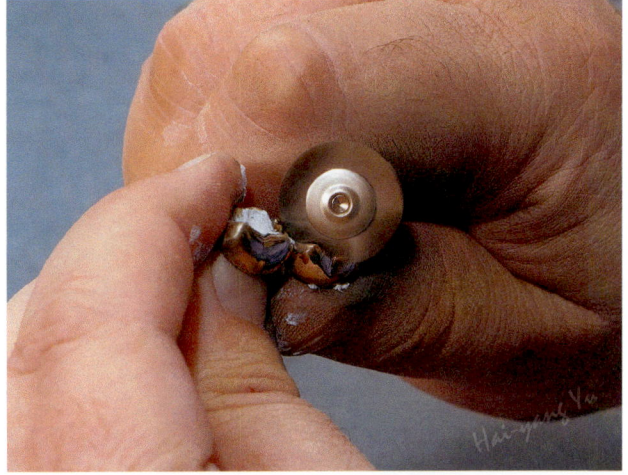

图 13-35　抛光修复体的骀面

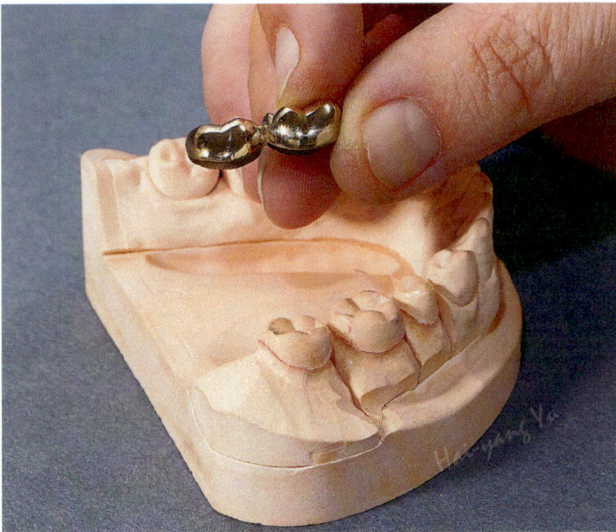

图 13-36　抛光完成后的修复体

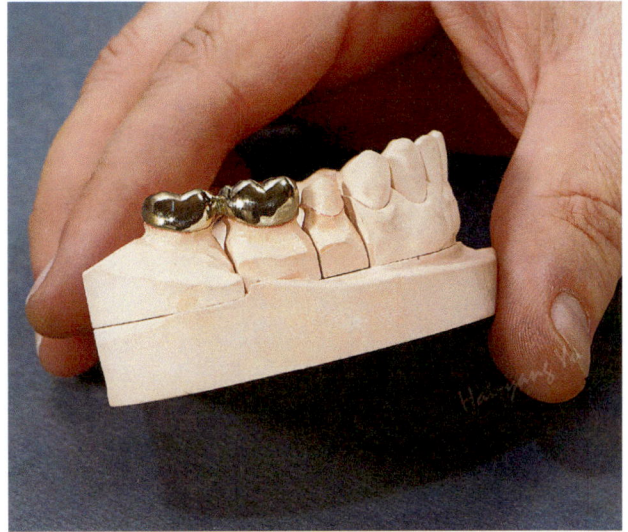

图 13-37　在模型上复位后的颊面观

图 13-38　舌侧骀面斜向观

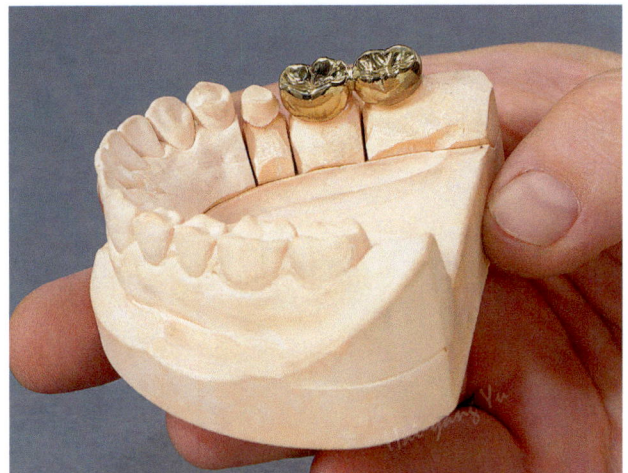

　　完成的连接体外形应当具有光润圆滑的表面,没有尖锐的缝隙或转角。连接体的横断面大致呈 D 形,骀面是平的表面,在唇侧、龈方和舌侧形成曲线轮廓。

四、焊切(图 13-39~ 图 13-43)

焊接后的修复体如果有轻微的缺陷或不足,可以通过表面修整、重新包埋、增加焊料来修改。但如果焊接区域有比较大的焊接缺陷,就必须将焊接区切割重新焊接。焊接区切割的方法分为直接切割和焊切法两类。

直接切割法可以使用金刚砂切割轮,适用于焊接区域比较平直的修复体,而对于连接区比较复杂的焊接区,则多选用通过焊切的方式。

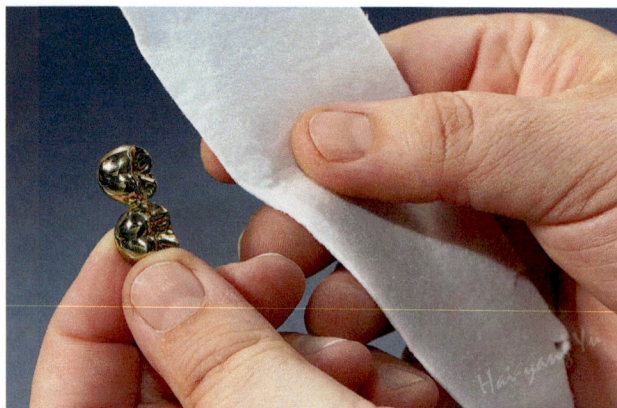

图 13-39　待焊切的修复体

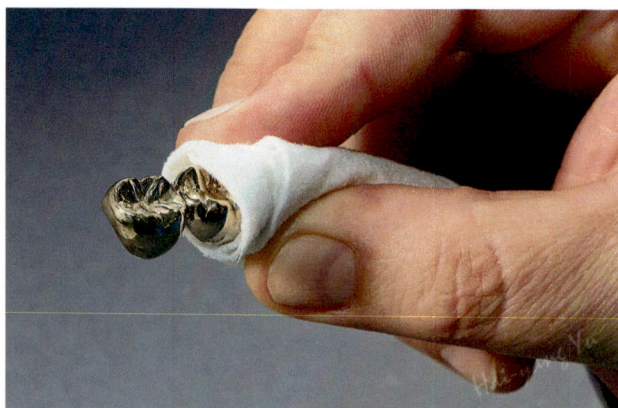

图 13-40　先将焊接修复体用镊子夹住,然后用湿的纸巾将其裹住,暴露出将要焊切的连接体

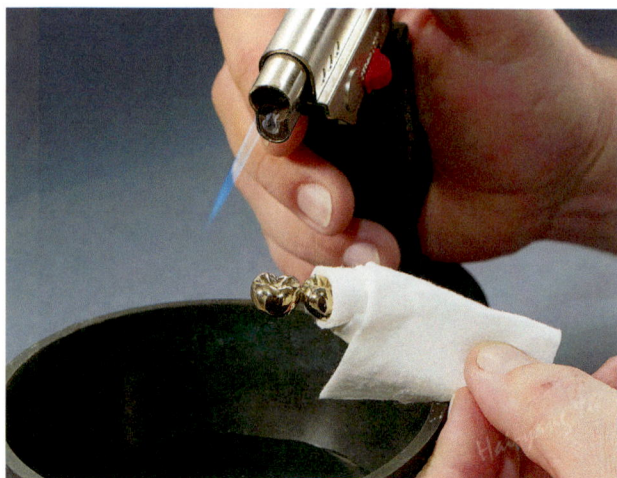

图 13-41　焊切前先调节好喷灯的火焰和方向,并在下面放一个盛水的橡皮碗

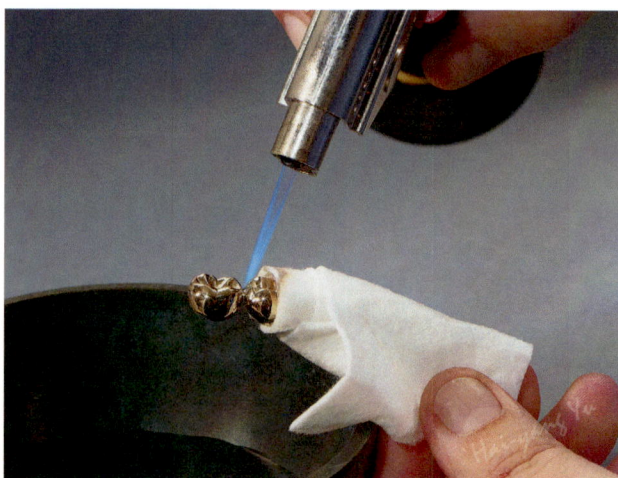

图 13-42　集中喷灯火焰加热焊接区

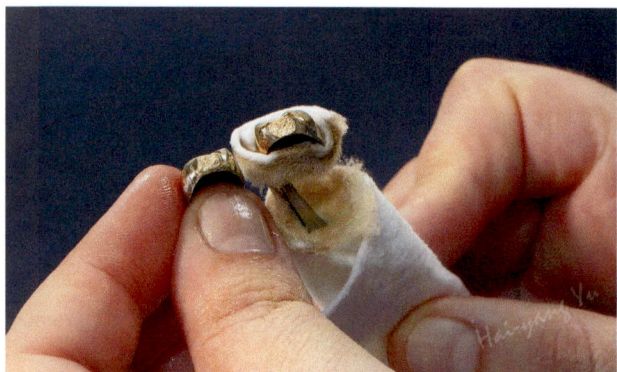

图 13-43　焊切后的连接区断面

第四节　修复体的焊接修补

焊接的另一个主要的作用就是修补各类修复体,包括修复体邻面接触区的添加,𬌗面触点的恢复,以及修复体各种缺损的修补等。

一、邻面接触区的添加(图 13-44~ 图 13-58)

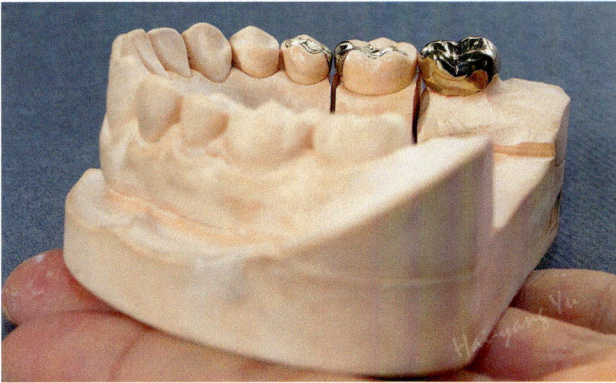

图 13-44　下颌第一磨牙上的嵌体的近中触点不够

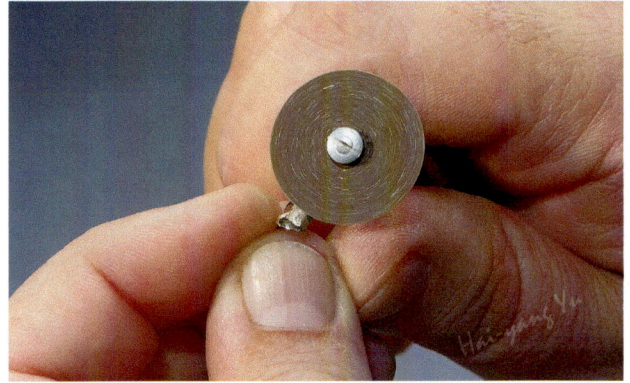

图 13-45　用研磨轮对铸件邻面将要焊接添加的区域进行表面处理

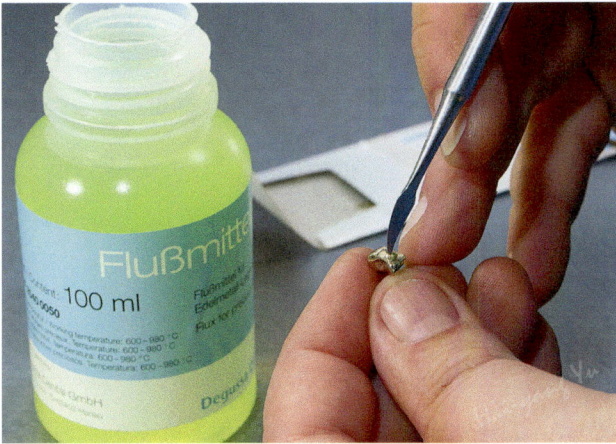

图 13-46　在焊接区涂一薄层糊状焊媒

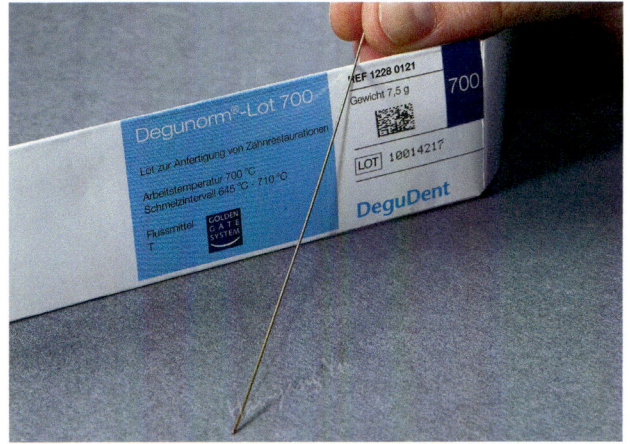

图 13-47　准备金属条状焊料

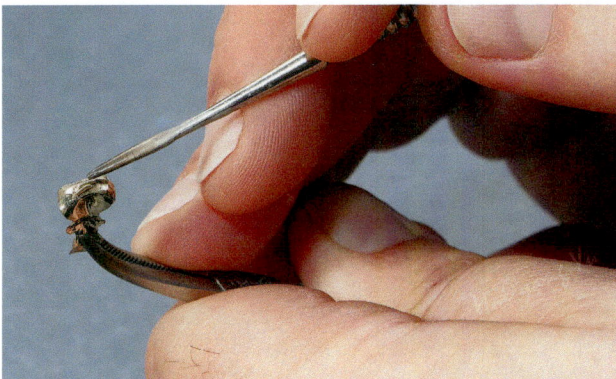

图 13-48　将适当大小的焊料放在待添加部位

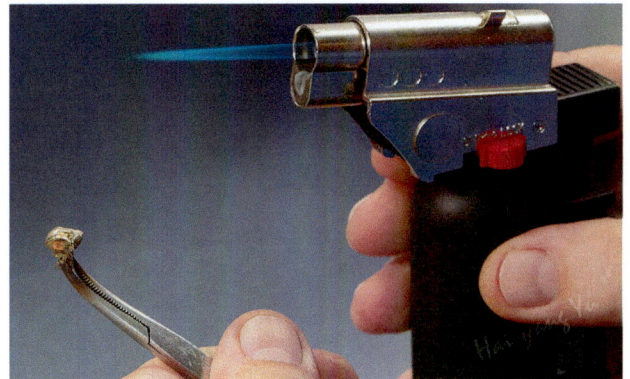

图 13-49　调整喷灯火焰,准备进行焊接修补

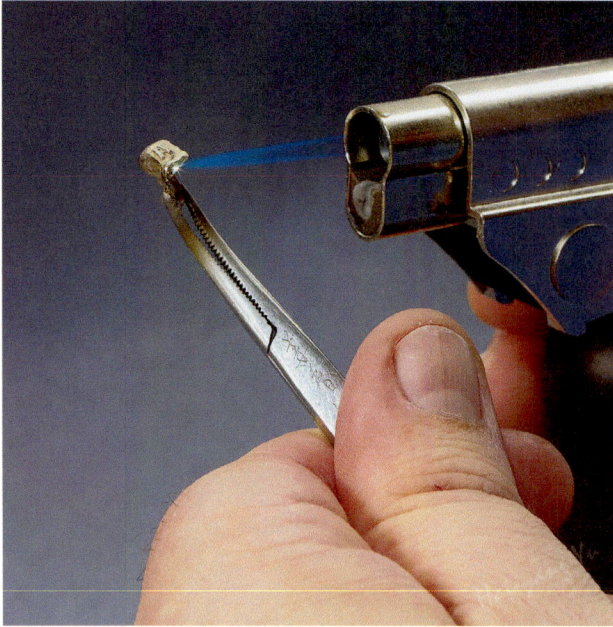

图 13-50　用焊接镊子夹持住铸件,对焊料进行加热

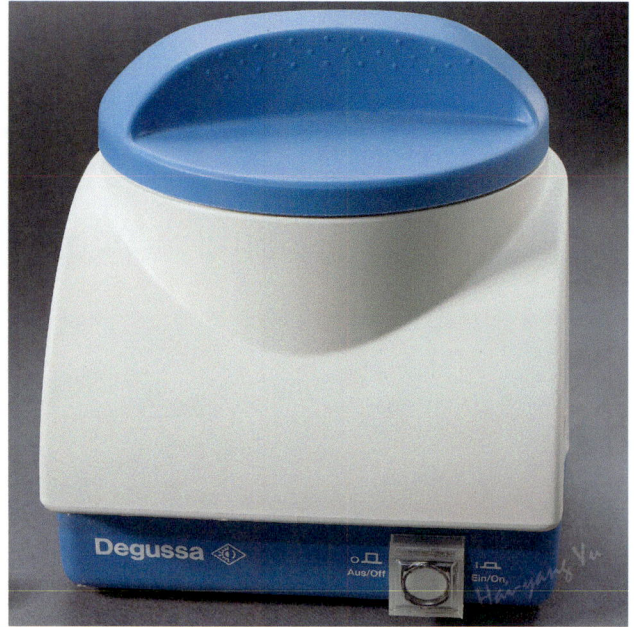

图 13-51　完成之后,将修复体放入清洗液里清洗

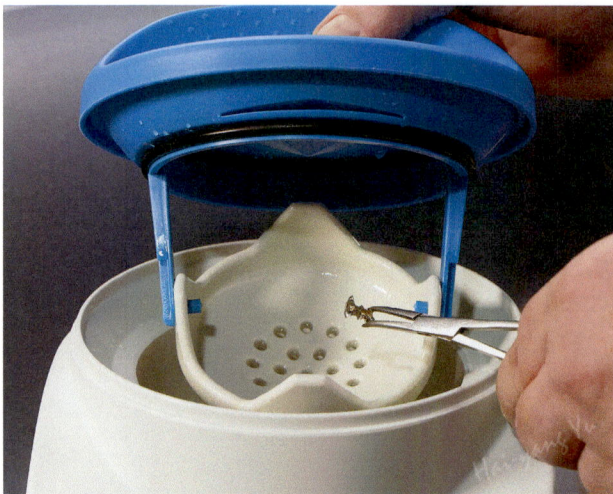

图 13-52　用镊子将清洗后的修复体取出

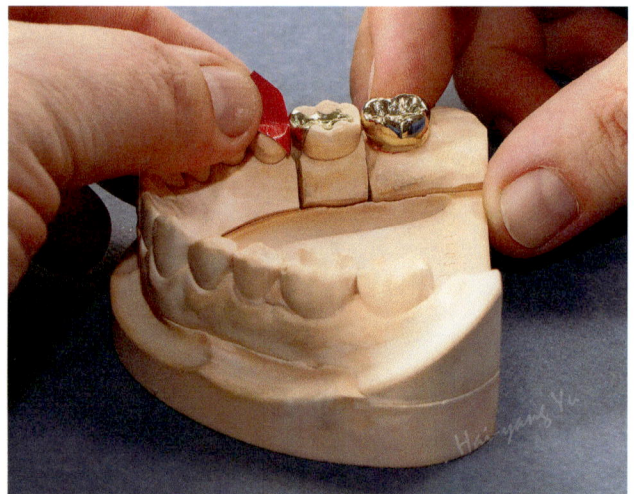

图 13-53　将修复体就位在模型上,用红色的咬合纸调改

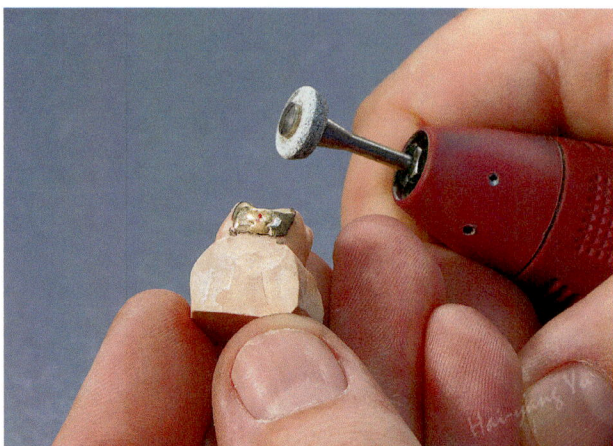

图 13-54　邻接区早接触留下咬合纸的红色印迹

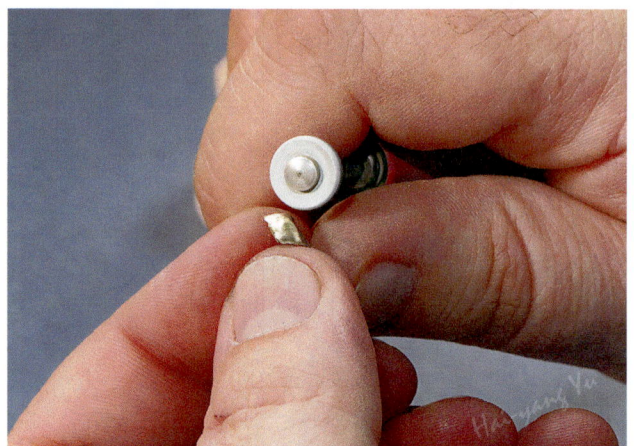

图 13-55　用打磨石调改磨出

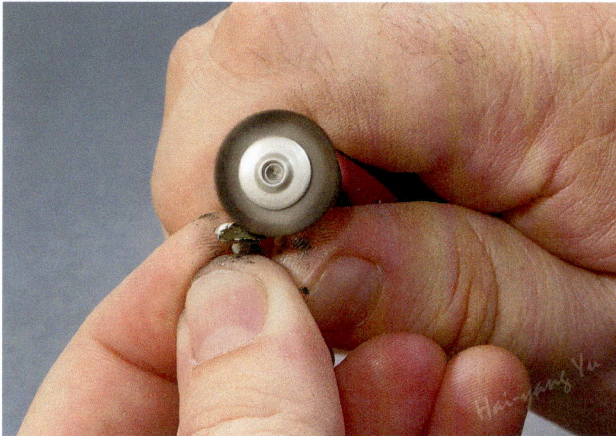

图 13-56 抛光邻面接触区

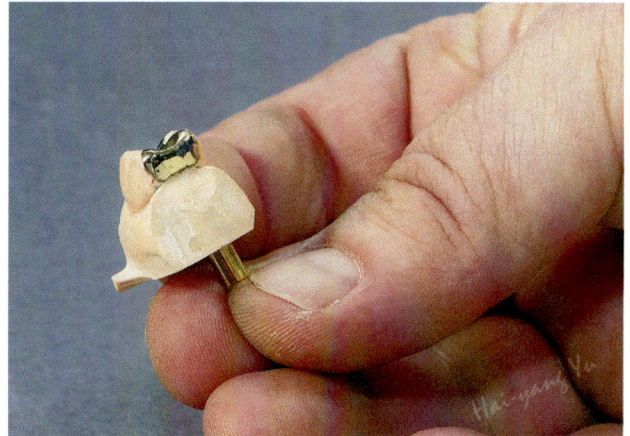

图 13-57 抛光完成的修复体邻面

如果触点正确,将表面打磨光滑并抛光,使焊接体和铸件之间没有明显的连接痕迹。如果不能恢复合理的外形或者有气孔存在,试件的表面必须重新处理和焊接。

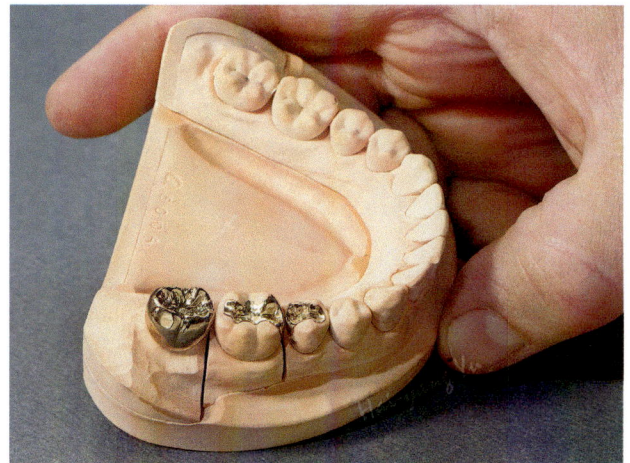

图 13-58 正确的邻接区应该有理想的形状,不能有焊接的痕迹

二、殆面接触点的恢复(图 13-59~ 图 13-65)

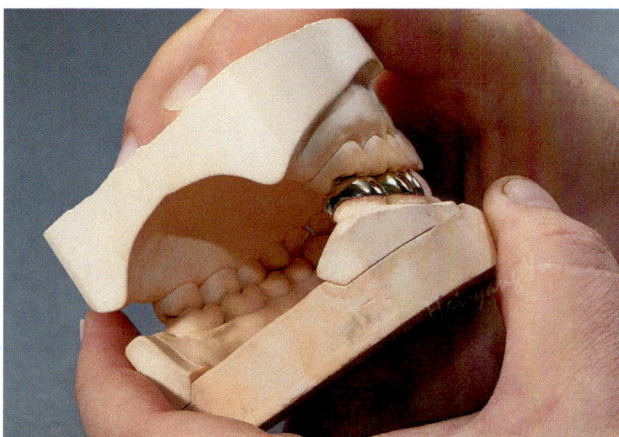

图 13-59 下颌第二磨牙金属全冠的远中颊尖没有殆面接触点

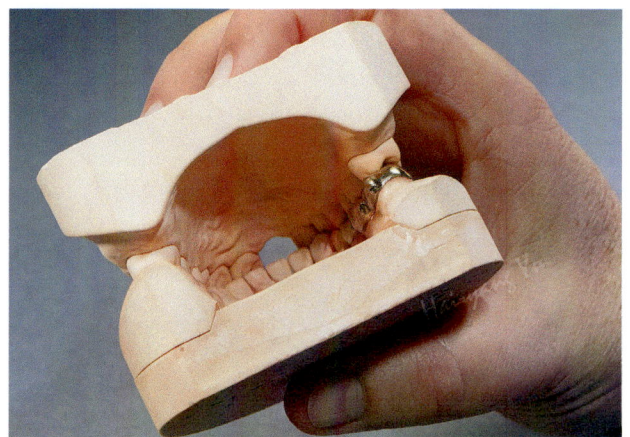

图 13-60 远中面观

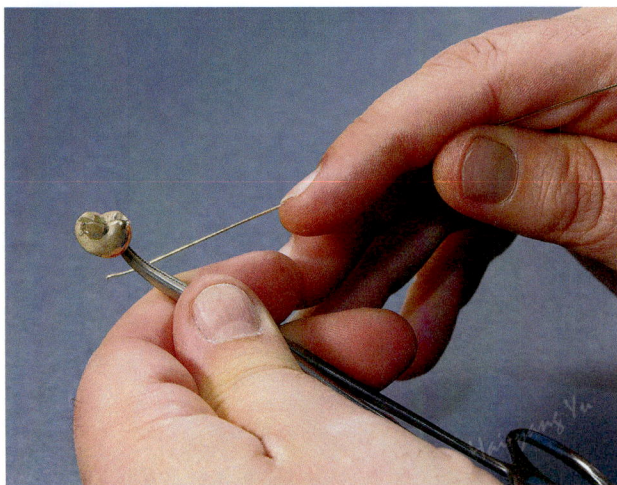

图 13-61 远中牙尖进行表面处理，涂焊媒剂

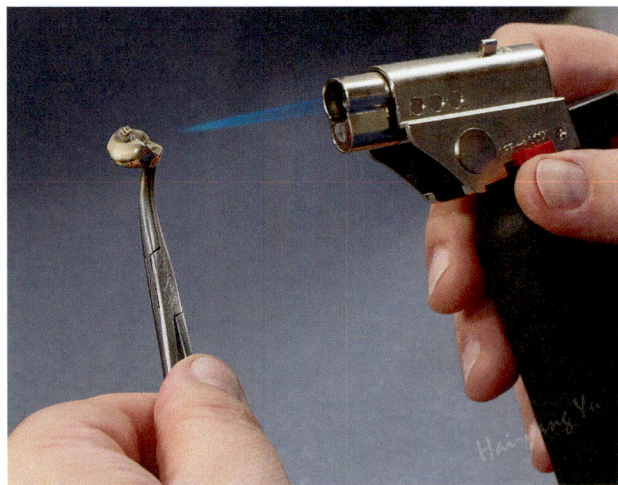

图 13-62 将焊料添加在相应的位置，对修复体进行预热

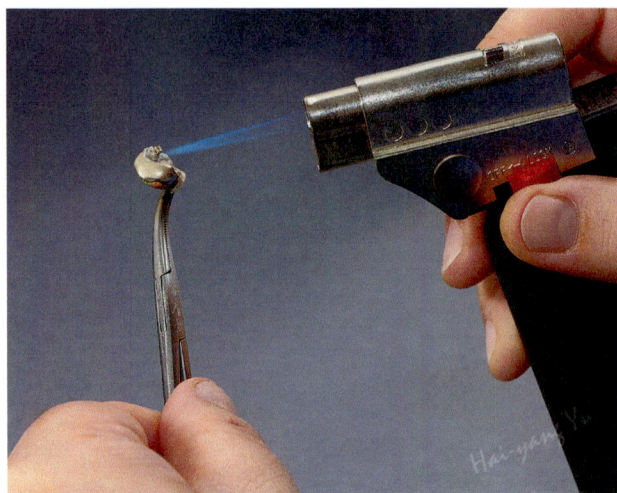

图 13-63 用喷灯加热焊接区

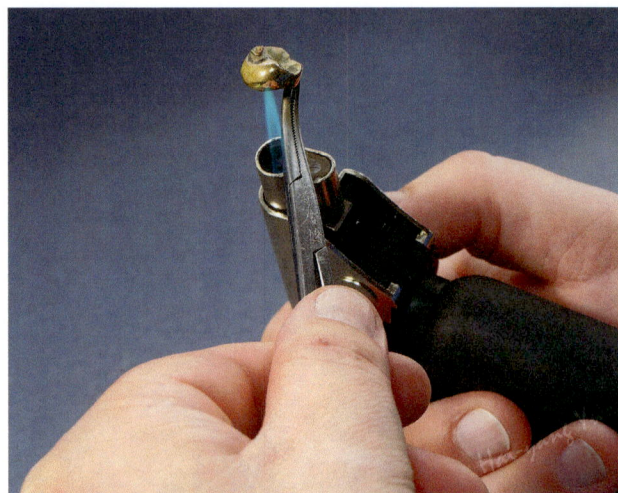

图 13-64 可以加热修复体的组织面，使焊料熔化后自然铺展，形成牙尖的形态

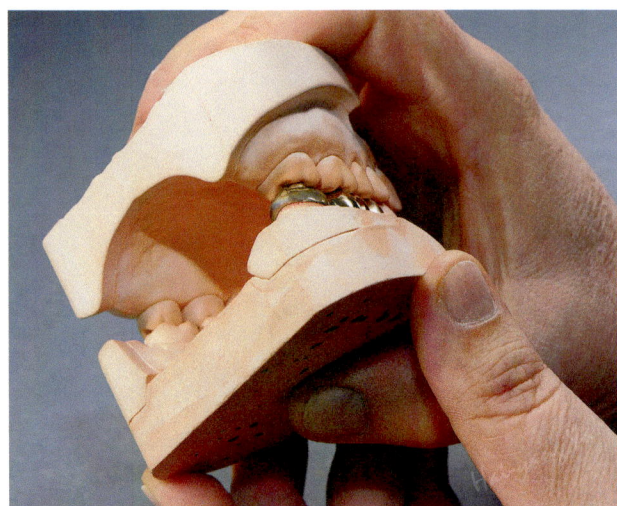

图 13-65 完成后的邻面观

然后同样进行调改，研磨、抛光等操作。

三、船面破损的修补（图 13-66~ 图 13-68）

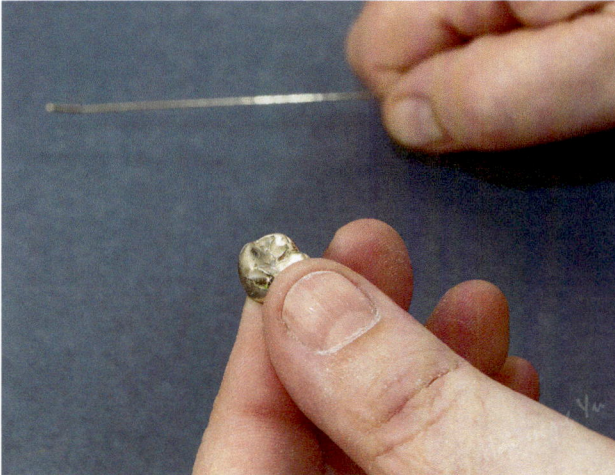

图 13-66　在远中颊尖的舌侧面上有个小洞

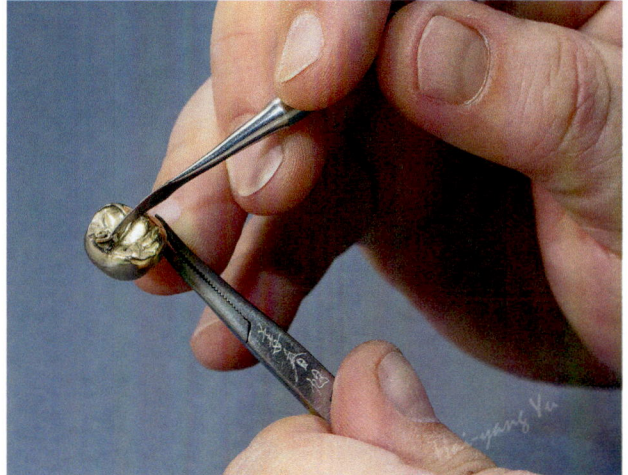

图 13-67　将焊料放在修补的部位

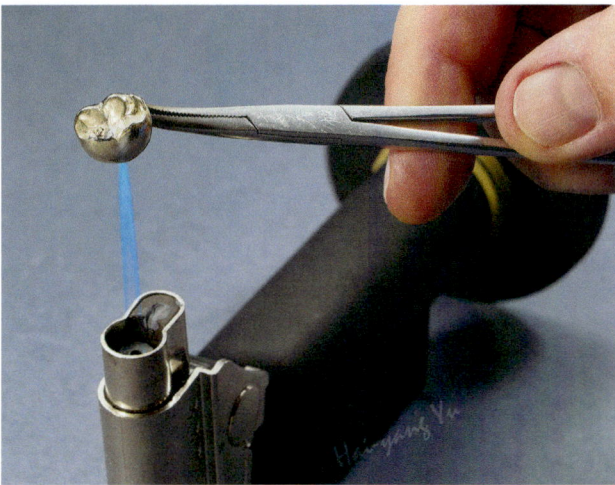

图 13-68　从组织面熔化焊料，使焊料渗入破损的部位

然后进行常规的调磨、抛光。虽然这种方法简便易行，但有时候往往不能完全修复内部的缺陷，将冠剖开之后通常可见没有完全充填的缝隙。针对这种问题，可以通过调磨扩大破损，使焊料能够完全渗入的方式来解决。

四、修复体边缘的修补

对于金属修复体来说，由于模型、代型以及铸造的边缘收缩，通常出现边缘不足的现象，除了重新制作，也可以通过焊接的方法进行修补，具体的操作步骤如下（图 13-69~ 图 13-86）：

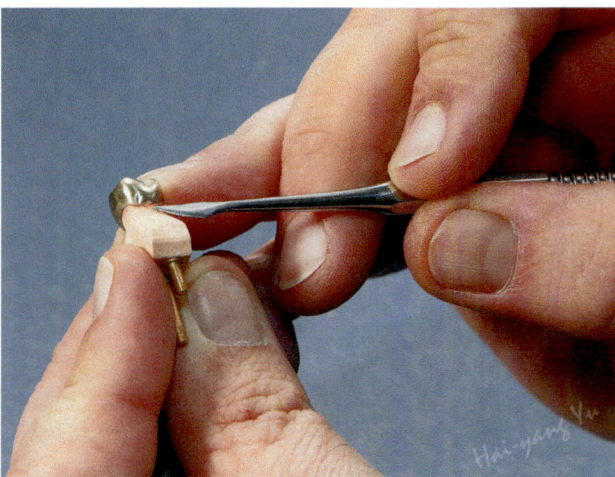

图 13-69　铸件的唇侧边缘较短

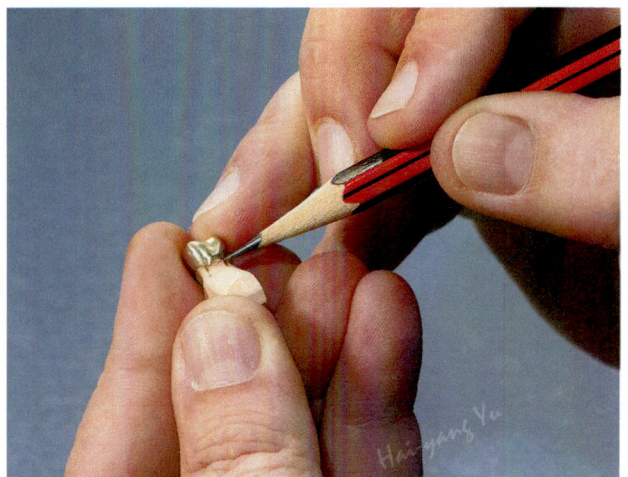

图 13-70　在正确的代型上标记出边缘过短的范围

235

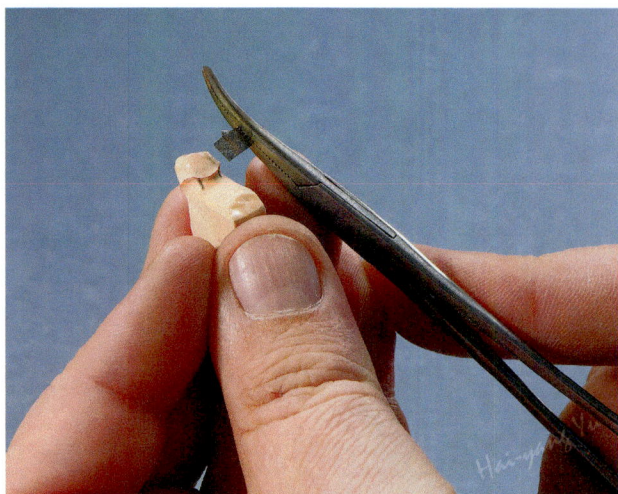

图 13-71 将一个稍长于缺损区的铂片条放在代型上

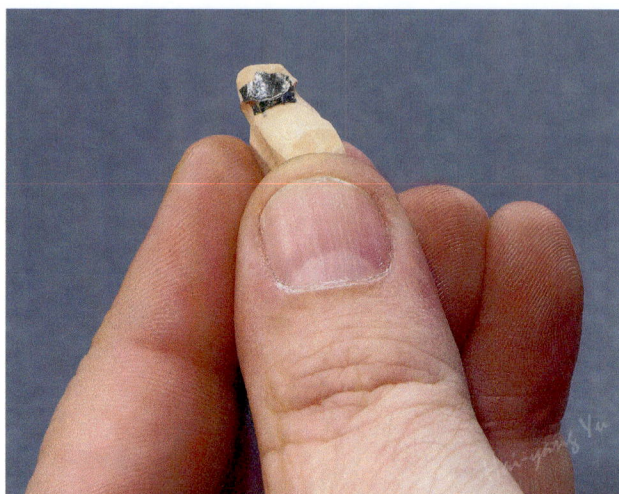

图 13-72 必须在代型上仔细地磨光铂片边缘区

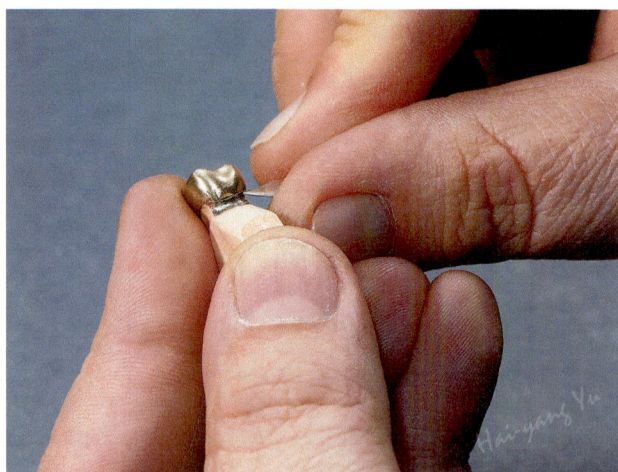

图 13-73 将金属冠就位,再次准确地磨光边缘,使铂片与金属冠边缘完全贴合

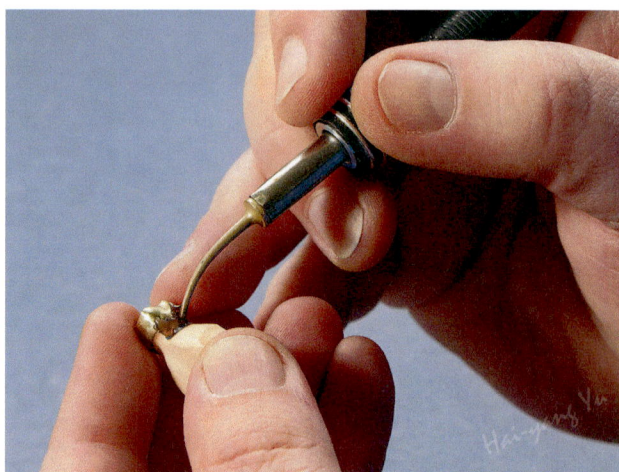

图 13-74 用黏蜡固定冠的边缘和铂片

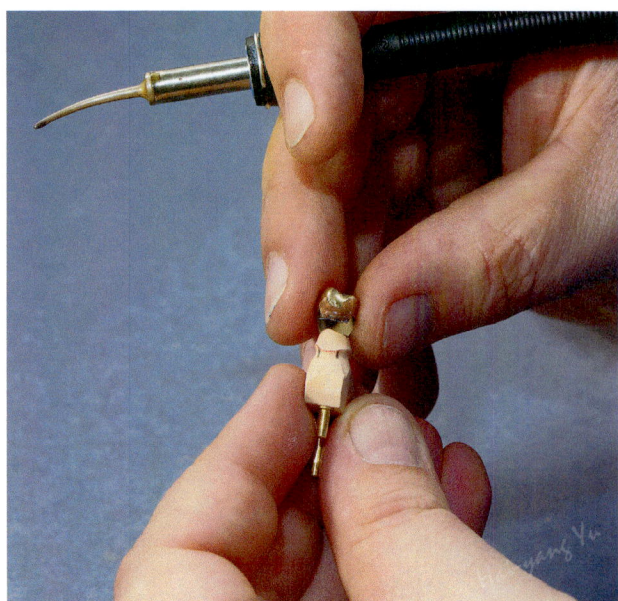

图 13-75 将附有铂片的冠从代型上取下

取下的过程中要仔细观察,确保铂片没有发生移位或变形。如果使用了脆性黏蜡进行固定,铂片变形会使它们产生裂纹。铂片的移位多由于边缘下方有倒凹,必须填倒凹,并磨光铂片的组织面边缘,使其能顺利地从代型上取下。

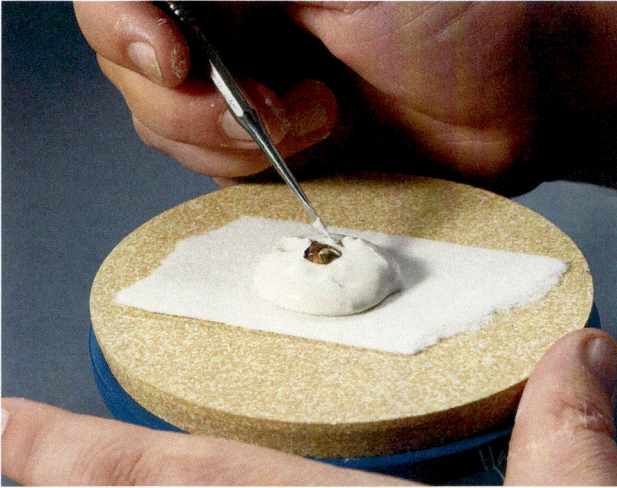

图 13-76　包埋金属冠,暴露进行焊接的边缘区域

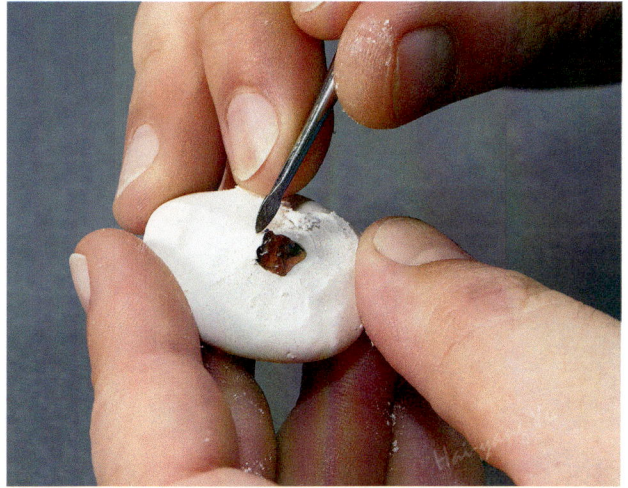

图 13-77　修整包埋块,使边缘区完全暴露,并去除固定的黏蜡

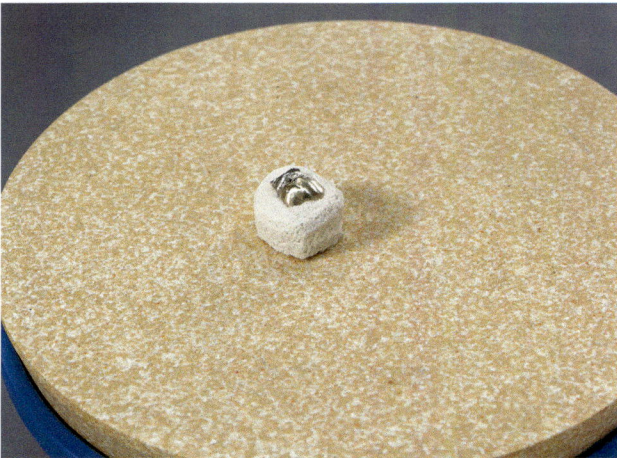

图 13-78　修整完成的焊接模型

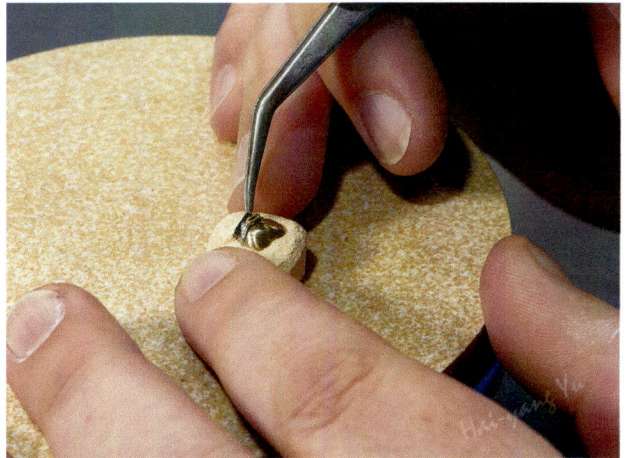

图 13-79　冠和薄片的相应部分轻轻涂上焊媒

图 13-80　用喷灯进行预热和焊接

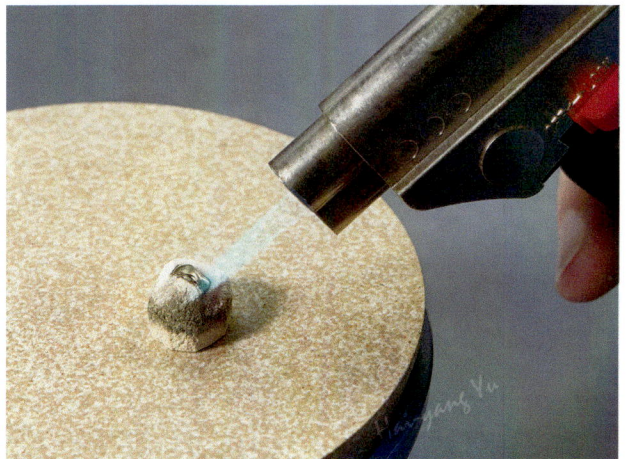

　　然后将冠淬火,收回,用常规方法酸洗。并用剪子修剪多余的铂片,常规修整,调磨。并检查修复体的边缘组织面。

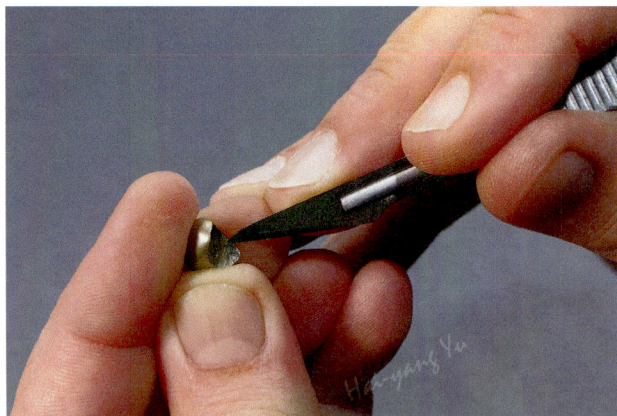

图 13-81　检查修整冠的边缘面

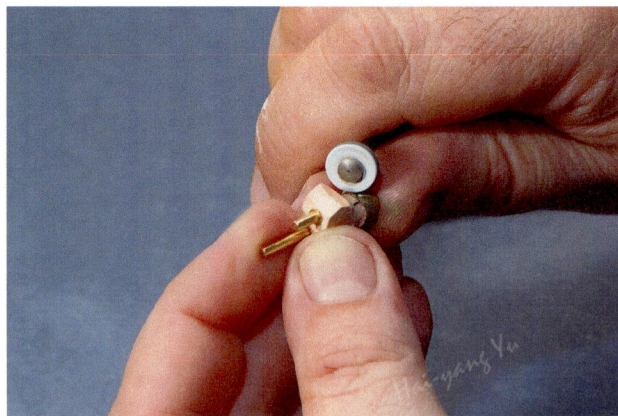

图 13-82　将修复体在代型上就位,并打磨边缘部分

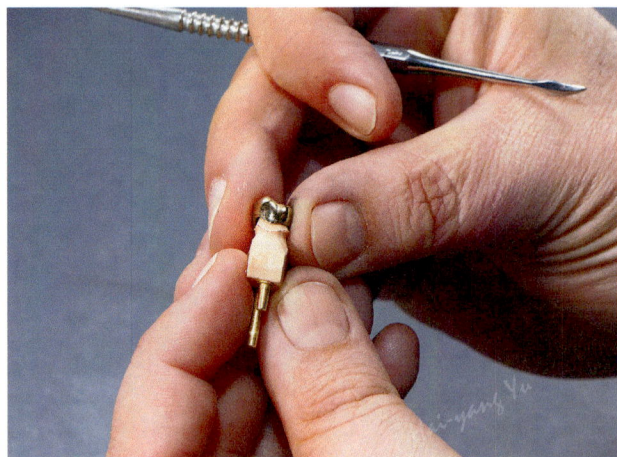

图 13-83　通过反复将冠从代型上取戴,发现边缘过长或不适的地方

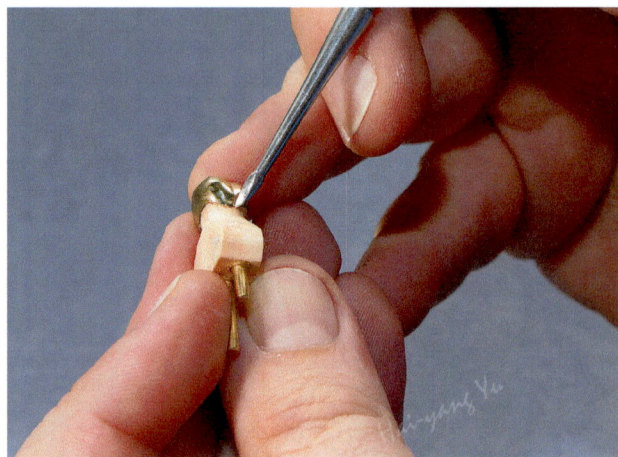

图 13-84　将冠完全就位于代型上,边缘彻底磨光

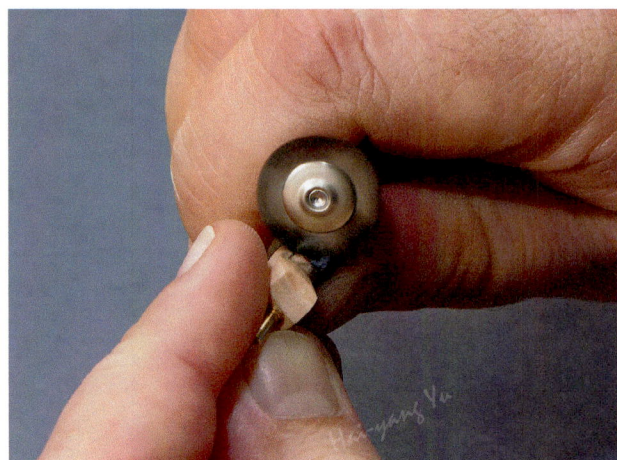

图 13-85　用抛光轮进行抛光

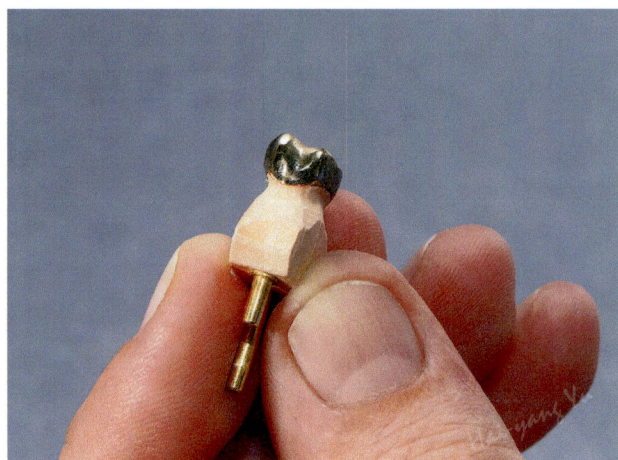

图 13-86　完成后的修复体在代型上复位,边缘密合,到位

（黄嘉谋　于海洋）

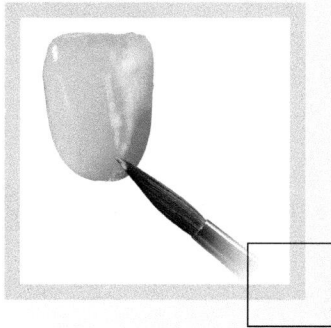

第十四章

粘接修复工艺技术

粘接修复工艺技术是最近 30 年来发展起来的一门新技术,随着粘接材料的不断发展,这种修复技术的应用也越来越广泛。粘接义齿修复的最大优点就是能够保留更多的牙体组织。粘接技术除了应用于贴面和固定桥,还广泛应用于牙体缺损的修复、龋病的防治,以及口腔正畸治疗中。特别是 20 世纪 80 年代酸蚀釉质技术成熟后,酸蚀—粘接修复工艺技术得以迅速地发展。本章就从粘接修复的基本原理、粘接贴面以及粘接固定桥等三个方面进行阐述。

第一节 粘接修复工艺技术概述

一、发展历史

(一)早期的粘接义齿

最早的粘接义齿修复使用拔下的天然牙或丙烯酸塑料牙做桥体,用复合树脂粘接于基牙的邻面和舌侧。但是这种义齿的粘接固位力比较小,常常需要用增力丝或不锈钢支架辅助支持。而且只能用于前牙区域跨度较小的修复体,由于树脂容易老化、美观性差等原因,目前已被淘汰。

(二)金属铸件钻孔粘接固定桥

1973 年 Rochette 介绍了一种金属粘接到牙齿上的技术,采用的方法是在金属修复体上钻孔,使其与牙齿之间产生机械固位的作用。但是,在金属上钻孔削弱了金属固位体的强度,而且存在的孔隙也降低了粘接面积,因此应用十分有限。

(三)酸蚀—粘接固定桥(马里兰桥)

随着人们对丙烯酸和金属酸蚀的研究,马里兰大学的 Thompson 和 Livaditis 发明了电解酸蚀 Ni-Cr 和 Cr-Co 合金的技术,并且成功地应用于口腔修复领域并延用至今。相对于钻孔机械固位技术,酸蚀修复是一种微观的机械嵌合作用。这种嵌合作用的固位力高,因此得到了广泛的应用。

酸蚀 - 粘接固定桥采用的粘接剂是低粒度的复合树脂,它们能渗入到金属酸蚀后的凹陷中产生微观机械固位作用,并且不妨碍金属固位体的完全就位。但是粘接剂与金属和牙体之间仍没有化学的结合作用。

(四)化学结合粘接桥

上述各种粘接修复工艺技术的粘接机制都是宏观或微观的机械固位作用。20 世纪 80 年代末期,人们开始研究具有化学结合作用的粘接技术,以获得更大的粘接固位力。近年来,随着树脂粘接技术的发展,以及对金属、陶瓷及牙齿表面酸蚀处理技术的研究,人们已经形成了酸蚀—树脂粘接的复合修复技术,能够获得最大的粘接力。在后面的章节里,将以此为基础进行介绍。

二、粘接修复的基本知识

(一) 粘接机制

1. 化学作用　指粘接剂与粘接面之间发生原子间的化学反应而形成的结合。如金属与偶联剂之间的结合等。

2. 机械嵌合　釉质的表面经过酸蚀处理之后,形成一定的微孔隙,树脂粘接剂渗入其中,形成一定的嵌合作用。以及早期粘接修复的钻孔技术、微固位珠技术等都是机械的结合作用。

3. 范德华力　属于分子间的结合,任何物质分子之间的距离小于一定的距离时,均可产生分子间的吸附力,即范德华力。

4. 氢键结合　对于水分子而言,其氧原子为负电荷,氢原子为正电荷,相互之间产生吸引力。而其他体系内的带有强负电荷的卤族原子也能与氢原子产生结合力,属于氢键结合力。

5. 扩散作用　粘接剂与被粘接面亲和性较高时,由于分子间的热运动,粘接剂分子与被粘接物质表面分子间能够相互扩散、混合,形成二者之间的交织结合。如自凝塑料修理树脂基托时就有这种结合作用。

(二) 粘接表面的处理

1. 釉质粘接面的处理　大量的研究表明,用 30%~50% 的磷酸处理正常釉质表面一分钟,其粘接效果最佳。如果是釉质发育不全、氟斑牙及四环素牙等特殊情况,则需要特殊考量。釉质的酸蚀处理可以使其表面清洁和粗化、增加粘接面积,增强润湿性,有利于粘接剂与釉质的结合。

2. 牙本质粘接面的处理　由于牙本质与釉质的结构及成分的差别,其表面处理的方法也有所不同。一般采用的是 5% 草酸铁处理一分钟。也可以使用 10-3 溶液,即 10% 的柠檬酸和 3% 的三氯化铁混合液处理 30 秒。

3. 金属粘接面的处理　不同的金属与粘接材料具有不同的结合力,而相同的金属与不同的粘接材料之间的粘接作用也不尽相同,因此金属表面的处理要根据粘接剂与金属材料的种类而加以选择。一般来说,金属表面的处理有以下几种方法:

1) 喷砂处理:非贵金属表面通常采用喷砂的方法使金属表面获得一定的机械固位力,有条件的还可以采用电解酸蚀处理,使金属表面产生一些微孔,从而产生一定的机械嵌合作用。

2) 表面氧化法:通过预氧化技术,在金属表面形成一层氧化膜,使其与粘接剂之间产生一定的化学作用,从而形成化学性结合。

3) 金合金表面处理技术:由于粘接树脂与贵金属之间的粘接力较差,可将金属喷砂后镀一层锡,形成微小的凸凹面,与粘接剂产生机械嵌合作用。

4) 金属表面的微珠固位技术:制作金属烤塑修复体时,通常在金属基底表面制作一层固位珠,从而增强金属与塑料间的结合。

5) 有机硅烷处理法:对于镍铬合金,在表面喷砂后涂一层有机硅烷,可以增加粘接力。

4. 陶瓷表面的处理　陶瓷材料与粘接树脂直接粘接的作用力很弱,必须进行表面处理。陶瓷表面的处理方法包括喷砂、涂酸蚀剂以及化学偶联剂等。陶瓷表面的喷砂一般采用 $50\mu m$ 粒度的氧化铝颗粒,压力为 0.4MPa;至于酸蚀技术,长石质瓷多采用 2.5%~10% 的氢氟酸;化学偶联剂为硅甲烷。

5. 复合树脂的表面处理　在体外制作的树脂贴面等修复体,粘接前也要进行一定的处理。首先应将粘接面清洁干燥,然后可以进行轻微的喷砂处理,最后涂一层均匀的釉质粘接剂进行粘接。

第二节　粘接贴面修复

贴面修复(veneer)是近些年随着粘接技术的发展而出现的一种修复技术,适用于牙体表面缺损、变色牙、着色牙以及畸形牙的修复等。由于具有牙体预备量小、美观效果好的优点,得到越来越多的应用。根据制作材料可分为树脂类、塑料类以及陶瓷类贴面;根据制作方式的不同可分为直接修复和间接修复贴面。

一、直接贴面修复

直接贴面修复又称为口内贴面修复,采用光固化复合树脂在口内直接塑形、固化、修整、抛光,完成贴面的修复。直接贴面修复法一次完成,简便易行,但由于受口内环境的限制,贴面的外形及美观效果难以达到理想的要求,加之树脂材料固化后的体积收缩,常常影响修复的质量。因此,目前仅应用于个别牙的修复和临时修复。一般包括牙体预备、表面处理、树脂塑形以及精修完成等几个阶段。

二、间接树脂贴面

由于直接贴面修复存在的一些不足,目前多采用间接贴面修复技术,根据制作材料的不同又分为间接树脂贴面和间接瓷贴面两类。间接树脂贴面可采用复合树脂或硬质树脂材料,其制作方法较瓷贴面简单,不需要翻制耐火模型。硬质树脂材料的固化方式包括水浴热压和光固化两种。制作时使用普通的硬质石膏模型,模型表面涂石膏硬化剂和分离剂,干燥后在模型表面上进行树脂塑形,然后分别采用相应的固化方式固化,完成后进行修整处理即可。

三、间接瓷贴面

由于树脂材料易老化变色的缺点,间接贴面技术更多地采用陶瓷类材料,即瓷贴面技术。瓷贴面可由铸造和烤塑两种制作技术完成。但由于铸造陶瓷技术需要专门的配套设备,因此多采用直接在模型上涂塑烧结的方法。制作时首先翻制耐火模型,然后按烤瓷的塑瓷技术分别塑遮色瓷、体瓷、切端瓷以及釉瓷等。最后烧结完成。

第三节　粘接固定义齿修复

粘接固定义齿指利用粘接技术修复个别缺失牙的方法,通常不需要磨除或仅需少磨基牙即可,已经有三十年的应用历史(见第一节)。该修复技术与常规固定修复技术的生理基础相同。具有牙体预备量少、保护牙髓的优点。但是相对于常规固定义齿,也具有义齿脱落率较高,美观性较差,试戴繁琐等缺点。因此,临床修复时要具体考虑患者的情况进行选择。粘接桥一般多用于两颗以内的缺失牙的修复,且基牙的釉质完整健康,尤其适用于修复牙髓腔较大的年轻恒牙。

粘接固定义齿根据制作材料可分为树脂粘接桥和烤瓷粘接桥;根据修复的部位可分为前牙粘接桥和后牙粘接桥;根据制作技术则可分为 Rochette 型粘接桥、马里兰桥以及化学粘接桥等。

1. 模型的准备　模型上涂分离剂,准备制作金属支架的蜡型(图 14-1、图 14-2)。

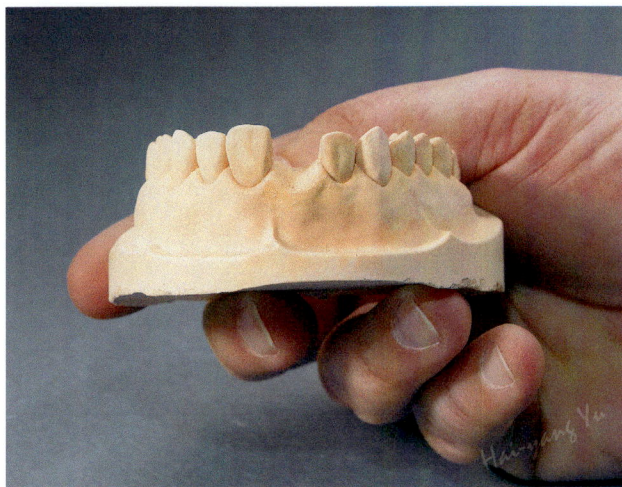

图 14-1　粘接固定桥模型唇面

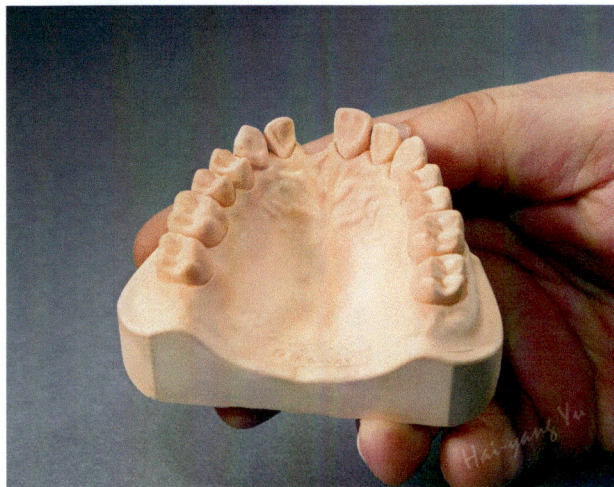

图 14-2　粘接固定桥模型舌面

2. 制作金属支架　制作金属支架的蜡型,基牙固位体蜡型的切端离开切缘 1~2mm,颈缘也应离开牙龈组织 1mm 以上。然后常规包埋,铸造。

3. 金属支架的试戴　金属支架完成之后,在模型上试戴,要达到设计的标准,就位后不下沉,不摆动,从唇侧观察不到金属。

4. 桥体唇面的制作　唇面常规塑瓷,烧结。如果采用树脂唇面,则树脂塑形,固化,修整完成。

5. 义齿的试戴　义齿完成后,在模型上试戴,确保具有良好的固位及美观效果(图 14-3~ 图 14-8)。

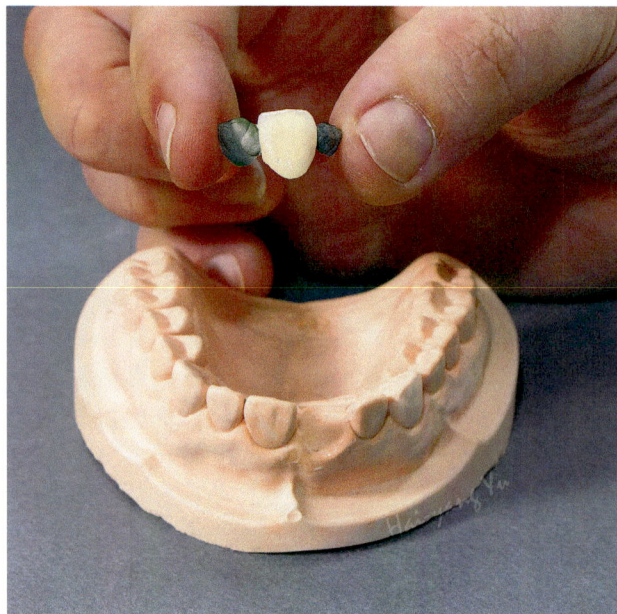

图 14-3　完成后的修复体

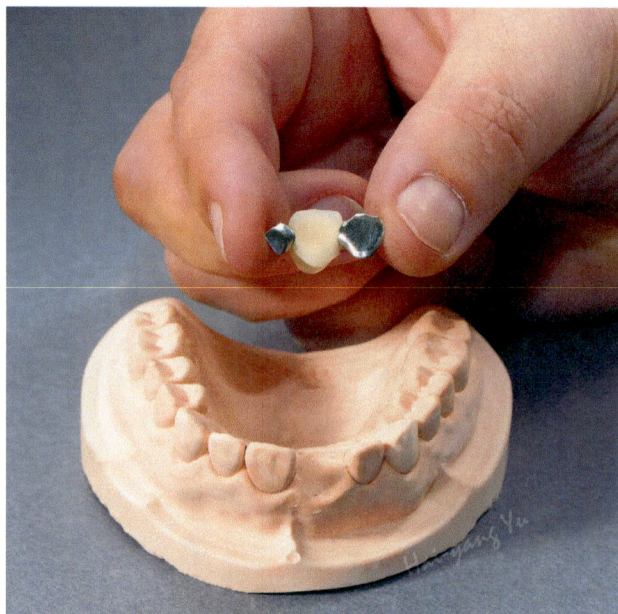

图 14-4　完成后的修复体舌面

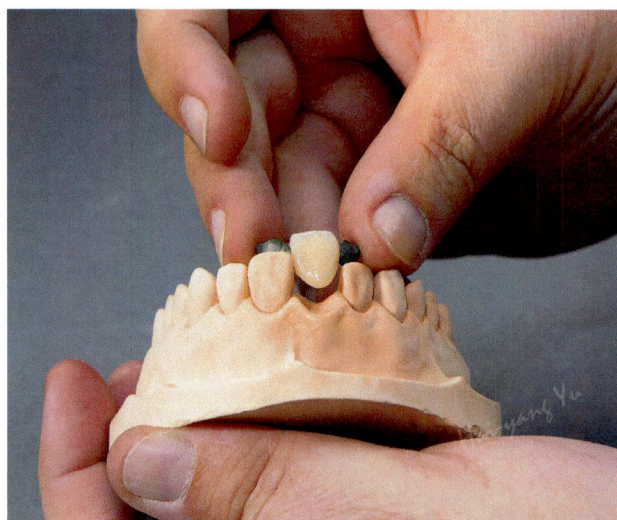

图 14-5　修复体在模型上就位

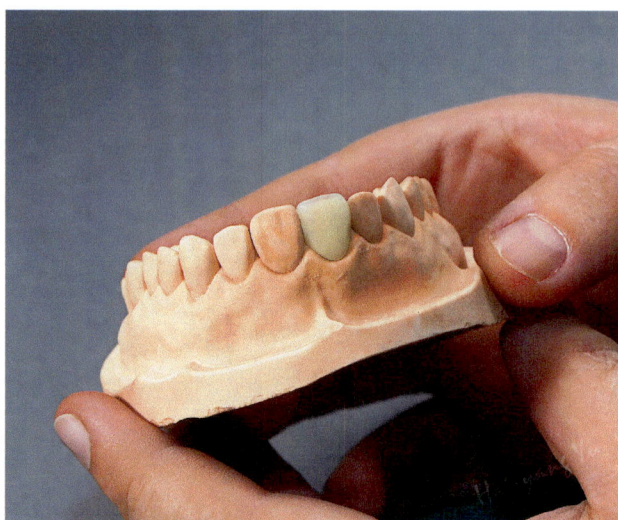

图 14-6　修复体就位后的唇面观

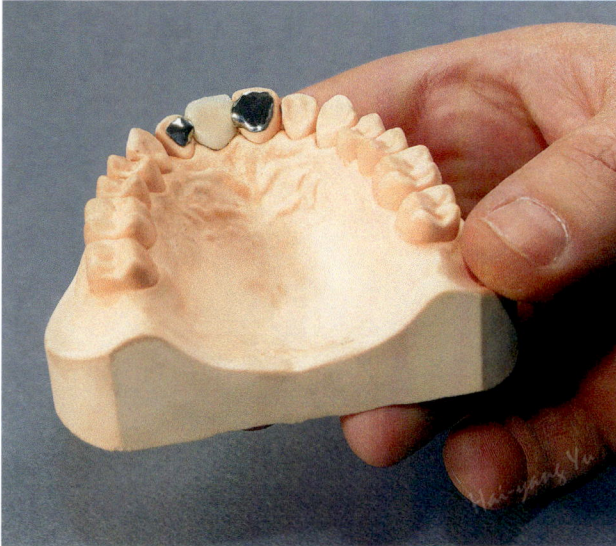

图 14-7　修复体就位后的舌面观

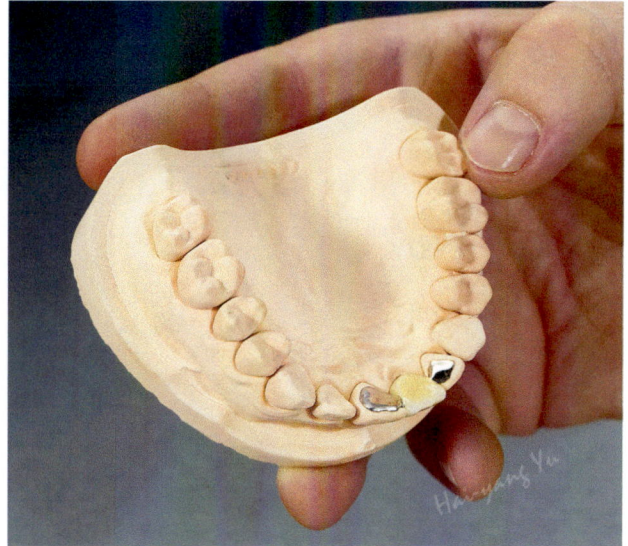

图 14-8　修复体就位后的切向观

　　然后,修复体就可以粘接固定了。先将基牙进行酸蚀处理,金属翼板粘接面也进行处理,然后选用树脂粘接剂将义齿粘接就位。

　　此外,粘接固定义齿也可以应用于后牙的修复,其制作过程与前牙类似。由于后牙区对美观要求较低,有时也可以设计为对半式金属翼板粘接桥。

（孙　珍　于海洋）

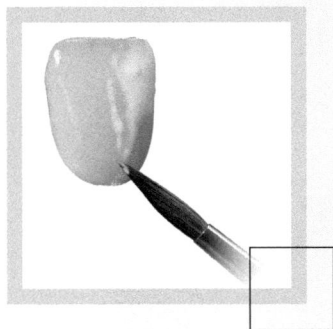

第十五章

定制式义齿的质量管理理论

近十年来国内成立了不少民营的制作中心,以其独立的产权,科学的企业化运作管理,迅速在国内的义齿加工市场上崛起,使得口腔修复工艺学的发展受到了学术界的广泛关注。不少学院内的制作中心(所)也相继独立,正在逐步缩小与国内外先进制作水平的差异,但是由于体制的局限使得其发展矛盾重重。因此,部分民营制作中心的成功除了源于其体制的机动灵活和握有一部分海外市场外,我们认为最重要的一条就是建立了完善的企业化质量管理和控制体系。

同时,由于一些重要法规的出台(《关于规范口腔义齿生产监督管理的通知》(国药监械[2002]323号),《定制式义齿注册暂行规定》(国食药监械[2003]365号),部分省市也相继出台一些具体的法规),使得我们熟知的各种修复体多了一个法定的名称"定制式义齿",其属性为"Ⅱ类医疗器械"。因此,义齿制作中心必须根据《医疗器械监督管理条例》、《医疗器械生产企业监督管理办法》等建立企业化的质量体系,依法对义齿产品注册、生产和销售。

然而定制式义齿属于订单式产品,与批量化产品标准的差异性很大,国际上也无可直接参考的ISO标准,适合行业现状的定制式义齿的产品行业标准的长期缺失,使得我国定制式义齿的加工制造一直存在诸多问题,也对我国定制式义齿加工行业造成了一定的负面影响,影响相关法规的贯彻执行。2011年国家食品药品监督管理局颁布了《定制式义齿产品注册技术审查指导原则》,使得对义齿标准的制订更显急迫。经过多年的努力,2012年,由四川大学华西口腔医院修复制作中心起草的"定制式义齿行业标准"通过终审稿,"定制式义齿行业标准"的出台将对定制式义齿的生产和产品质量监督、义齿加工企业的管理、义齿加工行业的规范以及提高医疗质量起到促进作用。

目前国内口腔修复工艺制作水平已经很难满足患者日益增高的个性化需求。虽然不少口腔医院和义齿加工中心引进了国外最新的义齿修复材料和先进的义齿生产设备,但所生产的定制式义齿依然存在很多质量问题。另一方面,我们也应该清醒地认识到,即便一些加工企业正在为国外市场加工各种义齿,他们在国际市场上所扮演的也只是低端赢家的角色。如何进行我们定制式义齿生产的准确定位,稳步提高生产质量水平已经成为一个严肃的课题。

我们认为,随着市场的成熟、国际化,以及定制式义齿法律法规的进一步完善,定制式义齿行业标准的推行、质量管理体系的建立和实施必将成为提高口腔修复工艺水平和完善口腔医疗质量,提高国际竞争能力,实现由低端向中、高端的转化的重要手段。因此,本章简要概述了质量管理在定制式义齿生产中的应用,并在附录中对定制式固定义齿行业标准的终审稿予以介绍。

第一节　质量管理的基础

质量管理在国际口腔领域中扮演越来越重要的角色,但是打开互联网却很少能查到国内有关口腔行业质量管理体系建立的辅导课程和培训信息,口腔行业内对质量管理推广的相关报道也很少。这一现状是无法和国外进行比较的。以德国为例,德国的牙医协会、技师协会以及德国牙科工业协会都有自己的网站,如果你进入他们的网站就很容易查到关于质量管理的介绍,以及质量管理体系建立的培训和认证信息。有的机构早已开始着手研究并且制订有针对性的适合口腔行业的质量管理体系,建立相应的评估标准和评估方法。相比之下,尽管国内的一些口腔诊所、修复体加工中心和医院进行了 ISO 认证,而且一些走在前列的大学也已经意识到质量管理的重要性,但却很少有相应的口腔机构对质量管理进行深入的研究。鉴于国内的现状,推广、普及质量管理的意识,让更多的口腔医疗机构和医务工作者更多地了解质量管理的意义是当前的首要任务。

一、质量管理的重要概念

1. 质量　质量有两种表达,一是物理上的概念,即量度物体的惯性大小的物理量;二是指社会行为方面,即是人们在社会生产中或社会服务活动中所产生的质量概念,就是一种产品或某一项服务的优劣程度。ISO 8402-1994 对质量的定义是"反映实体满足明确和隐含需要的能力的特性总和"。

1951 年,由美国健康护理组织评审联合委员会(JCAHO)对医学领域所应用的质量概念进行了定义:质量是指在现有的医学知识基础上,医疗系统对每一位患者所期望的治疗结果的产生和对不利的治疗结果的避免所能达到的可能性程度。不过到目前为止,在公共卫生领域仍然没有一个如工业上的被普遍认可的质量概念。

2. 质量管理　相应于 ISO 9000:2000 所给的定义可以将质量管理理解为一个组织彼此协调的控制和领导的活动,其目的是改进所生产的产品和所提供的服务质量。具体地说就是确定企业的质量方针、目标和职责,并通过诸如质量策划、质量控制、质量保证和质量改进使其实现的所有措施和活动。质量管理并不只是管理者的事情,它是在最高管理者领导下由企业所有层面的员工共同实施的。

3. 质量保证　今天我们已经将质量保证理解为是质量管理的一部分。它是为了提供足够的信任,表明实体能够满足质量要求,而在质量体系中实施并根据需要进行证实的全部有计划和有系统的活动。在公共卫生领域则是致力于满足质量要求而得到顾客和合作伙伴信任的所有活动。

4. 质量管理体系　按照国际标准 ISO 9000:2000 的描述,质量管理体系是指在质量方面指挥和控制组织的管理体系。也可以理解为实施质量管理所需的组织结构,程序,过程和资源。

二、质量类别

目前被医学工作者和专业人士普遍所能接受的是美国教授 Donabedian*(1918-2000,美国密歇根大学公共卫生学教授,公共卫生领域质量研究的奠基人之一)所提出的理论,将质量分为三类,即结构质量,过程质量和结果质量。

1. 结构质量　由不同成分组成,包括了一个组织的全部结构特征。

人力资源结构,包括数量、职业教育和所有工作人员的能动性;一个医院的组织结构和对已存在的过程的新投入;财政结构即财政手段;从建筑和设备观点出发的医院设施的购买和评估,包括生产设施以及它的检查、保养、维修和报废。

结构质量是对治疗质量的保证和支持,具有可测量性,但对结果质量所产生的作用是无法测量的。

2. 过程质量　过程是指一系列有逻辑的彼此相关的重复发生的活动,过程要具备可测量的输入,可测量的增殖和可测量的输出。它是由很多部分和过程组成的。所有的部分过程都要为最后的结果做贡献,所以它们必须有效地和有效益地进行。过程可分为核心过程和辅助过程。核心过程我们可以理解为诊断、治疗、咨询等直接参与医疗服务的过程。而辅助过程是对核心过程的支持,如管理、控制和员工进修等。事实上结构质量的改变需要很大的花费,所以过程塑造就成为内部质量管理的重要手段。然而对于过程质量的测定是很难的,因此确定专业上的质量标准是很重要的。在临床上可以通过标准形式的治疗来逐步完善治疗过程。而对于口腔修复工艺技术来说,遵循标准的制作过程就是对过程质量的保证。

3. 结果质量　Donabedian 所定义的结果质量指的是治疗结果。它包括一个患者目前的或者将来的健康状况的改变。结果质量既可以根据客观的事实进行测量,如疾病状况的改善,也可以根据主观的感受进行判断,如患者的满意程度。为了在医疗结果上获得有效的和可比较的依据,必须尽可能将患者初始状态标准化。

结果质量可以通过以下几个方面进行判断和评估：

客观的医疗和护理的结果；治疗的主观感觉：可表现在社会的、心理的和生理的功能性上（如与健康有关的生活质量）；患者对直接感觉到的结构质量和过程质量的满意度；治疗和护理费用。

三、质量管理的目标

我们已经很清楚地看到，在市场经济中质量管理为工业领域所带来的效益，如生产过程中错误率的降低以及产品质量的提高等。那么在以伦理道德为基础的公共卫生领域里，对于质量管理我们应该实现什么样的目标呢？

1. 普遍性目标

(1) 明确地规定任务和权限；

(2) 明确地定义各个环节的接口和职责；

(3) 保证工作能按照逻辑的顺序连续而系统的运行；

(4) 有效地避免无必要的重复工作；

(5) 能及早地识别和纠正隐患；

(6) 纠正错误所需的各方面付出的降低；

(7) 能够对患者或者市场所提出的新要求做出及时迅速的反应；

(8) 对每一个新患者都能够从最初的治疗一直到结束做出质量的证明和保证；

(9) 组织的形象得到决定性的改善。

2. 口腔领域的目标（包括修复体加工中心）

(1) 改善口腔治疗效果；

(2) 有效地和有效益地提供优质服务；

(3) 以质量为导向的人员和组织发展；

(4) 促进团队的质量管理潜力；

(5) 保持或增加透明度；

(6) 质量保证；

(7) 一贯地以顾客为中心。

第二节　医学质量管理体系的模式

通过建立一个有效的质量管理体系，可以促进医疗组织机构持续地改进生产和服务过程，从而满足患者的要求和维护患者的利益。如果口腔领域的组织机构通过了质量管理体系的认证，也就增加了患者对口腔医院或者诊所的信任度以及口腔医师对修复体加工中心的信任度。我在这里介绍几个国际上在医学和口腔医学领域的质量管理体系模式。

一、ISO 9000 族标准

20 个世纪 70~80 年代一些发达国家相继制定了质量管理和质量保证的国家标准，但是由于标准不同而影响了各国之间的贸易和技术合作。为了消除各国之间对工业产品的非关税贸易壁垒，减少重复检查，由国际标准化组织（international organization for standardization, ISO）在 1979 年成立的第 176 技术委员会开始负责制定 ISO 9000 族标准，其目的是要让全世界都接受和使用 ISO 9000 系列标准，提高组织的运作能力，增进国际贸易，促进全球的繁荣和发展；使任何机构和个人，可以有信心从世界各地得到任何期望的产品，以及将自己的产品顺利地销到世界各地。到目前为止先后共颁布了 1987、1994 和 2000 版。ISO 9004-2 是国际标准化组织专门为包括医院在内的十二种服务行业建立质量管理体系制订的国际标准。它为医疗质量管理提供了可借鉴的标准化指导方法和实践经验，有利于质量控制过程的标准化和规范化。

（一）目的

ISO 9000 质量管理在医学领域的目的包括以下内容：

1. 对问题进行识别,分析和解决;

2. 确保或者提高医疗过程和医疗结果的质量;

3. 保证结构质量;

4. 保证护理质量(从患者观点出发);

5. 评估、保证、改善过程质量和结果质量;

6. 优化个人和组织的发展;

7. 改善医疗水平;

8. 提供有效的和有效益的服务;

9. 提高工作满意度;

10. 提高患者满意度。

（二）过程模式（图 15-1）

ISO 9000 系列标准可以跨过行业界限转化到不同企业的质量管理中,即可以运用在生产和服务行业,也可以在医疗卫生行业。ISO 9000 首先考虑的是结构和过程质量,满足顾客的要求则是企业质量管理的目标。

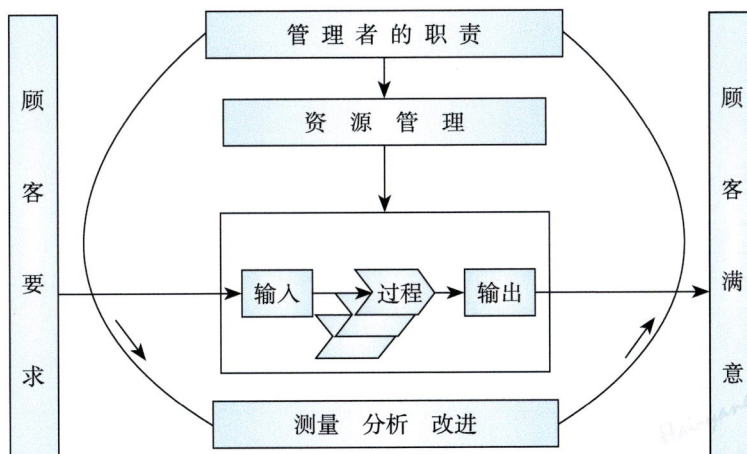

图 15-1　ISO 9000:2000 过程模式

ISO 9000 族标准一方面可以作为质量管理指南,指导企业开展质量管理活动;另一方面以 ISO 9000 为基础的第三方质量体系认证可以向顾客提供证明自己的产品、服务或者质量管理体系符合要求的依据,从而使顾客能够确认企业的实力,提高企业的市场竞争力。不过我们也要看到通过 ISO 认证并不意味着所生产的产品或者提供的服务就是质量好的。因为 ISO 9000 的认证证书只能证明过程与规定要求的一致性,但不能证明产品或者服务质量的好坏,就如同驾驶执照,只能证明司机的驾驶能力,但不能证明其驾驶的好坏。但是通过这种外部认证机构的评审,却可以帮助提高生产好的产品或提供优质服务的可能性。

二、欧洲质量管理基础和卓越牙科

（一）EFQM（european foundation for quality management,EFQM）

在欧洲越来越多的组织机构意识到质量管理对企业的重要性,所以 1988 年由英国电信、菲亚特汽车公司、飞利浦公司和德国大众汽车等 14 家来自于不同行业领域的欧洲大型企业共同发起并创立了欧洲质量管理基金会（EFQM）。欧洲质量管理基金会还为 excellence（卓越）企业设立了欧洲质量奖（European quality award,EQA）。EFQM 的质量管理模式是一个要达到卓越经营 "Business Excellence" 目标的全面质量管理模式,即实现卓越管理和卓越商业成果的目标。全面质量管理（total quality management,TQM）是指以质量为中心,以全员参与为基础,目的在于通过让顾客满意和本组织所有成员及社会受益而达到长期成功的管理途径。"Excellence"的实现以 8 个基本方案作为基础:以结果为导向;以顾客为导向;领导和目标的一致性;过程和事实管理;员工发展和参与;持续地革新、学习和改进;伙伴关系的建立及面对社会的责任。

EFQM 模式强调的是将外部和内部的顾客作为企业全部活动的中心点,以满足顾客的要求和期望作为目的。也就是说,要在顾客满意度、员工满意度、社会职责及医疗和财政收效等方面获得超过平均水平以上的卓有成效的效果并能保持。

EFQM 模式可以通过使用起点标准进行自我评估,从产品或者服务的受益者、实施者或财政提供者的角度对医疗的和组织的结果质量进行详细的评估。最后可以通过第三方认证作为申请欧洲质量奖的基础。

(二) Dental Excellence（卓越牙科）

在大约 10 年前几个在德国和瑞士的牙医团体开始将 EFQM 质量体系模式应用在口腔诊所中,并逐渐产生了"Dental Excellence"的质量管理体系模式。其目的是从顾客的角度出发,以质量为导向不断地完善口腔诊所和修复体加工中心的成效,也就是通过质量管理使更多的顾客和员工满意,同时通过结果的控制能够对企业经济效益和患者的健康保持进行可测量性的证明。其核心元素就是 EFQM- 模式的 9 要素(图 15-2),它们是组织机构运作的重要规范。

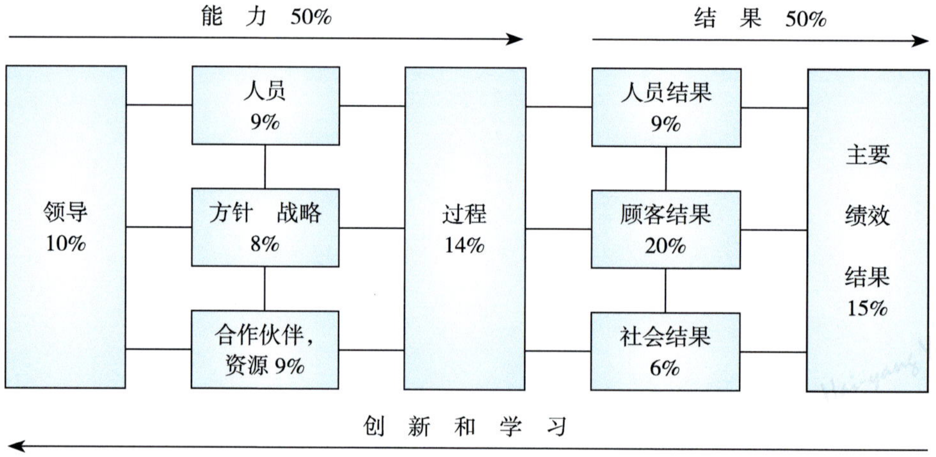

图 15-2　EFQM 模式的 9 要素

我们可以看到这个模式是由两大部分组成,即能力和结果。每一部分在评估上都占有一半的比例。这正是全面质量管理体系模式的基本要点,即不能只注重管理结果,还要将上述能力的要求也包括在质量体系中。EFQM 模式强调,将外部和内部的顾客作为企业全部活动的中心点,以满足顾客的要求和期望作为目的。也就是说,要在顾客满意度、员工满意度、社会职责以及医疗和经济收益等方面获得超过平均水平以上的卓有成效的效果并能保持持续地改进。

为了对一个组织的结构质量、过程质量和结果质量进行评估,EFQM- 模式提供了在所有要素框架下普遍有效的标准。每个组织机构或者机构中的一部分都可以按照这些标准进行自我评估。对于医疗机构也可以从产品或者服务的受益者、实施者或财政提供者的角度对医疗和组织的结果质量进行详细的评估。

对于结果主要从财政和非财政两方面来评估。关键是要从结果中要看到积极的趋势。当然应该知道对于结果我们并不可能立刻而往往是在一些年之后才能根本地认识到一种趋势。评估的方法主要是与选定的标准进行比较:与自己对质量结果设定的目标进行比较;或者与行业中最好的企业进行比较。通过比较来衡量自身在整个市场中的地位。当然这些衡量数据是不易获得的,它们常常属于企业的机密。那么如何获得这类比较数据呢? 可以从文献资料中获取,也可以与竞争对手直接交换,一些协会和组织也可以提供数据。

通过评估可以认识到自己的优势和不足,并利用 PDCA- 循环,即 Plan(计划)、Do(执行)、Check(检查)和 Action(处理),不断地在质量管理层面进行系统的检查、监督、改进以及再评估和再改进。

建立在"Dental Excellence"质量管理体系框架下的口腔诊所或者修复体加工中心必须进行下面的活动：

（1）定期按照欧洲质量管理基金会和"Dental Excellence"的标准进行自我评估；

（2）持续地发展和完善预防措施及文件编制；

（3）查明和公布企业经济效益和患者健康保持的"Dental Excellence"指数；

（4）对顾客和员工进行问卷调查，并通过"Dental Excellence"进行分析；

（5）以向最好的学习为目的，每年参加所举办的参考比较研讨会。

同时"Dental Excellence"和设立在布鲁塞尔的欧洲质量管理基金会（EFQM）达成了一个协议：所有在"Dental Excellence"框架下建立质量管理体系的口腔诊所或者修复体加工中心，在其认证合格后，可以获得欧洲质量管理基金会颁发的"Committed to Excellence"证书。

（三）健康护理组织评审联合委员会（joint commission on accreditation of health care organizations, JCAHO）

1951年美国几家组织共同创立了一个非赢利性组织"Joint Commission on Accreditation of Hospital"（JCAH）医院评审委员会。从1953年开始JCAH开始对医院颁发鉴定证书。在20世纪60~70年代JCAH又和美国的其他组织合作，增加了对公共卫生领域中其他组织机构的鉴定标准并扩大了项目的鉴定范围。由于认证评估范围的增加，1987年正式更名为Joint Commission on Accreditation of Healthcare Organisation（JCAHO）。到目前为止JCAHO已经对全世界公共卫生领域的大约20 000个医疗机构和项目进行了评估和认证。从20年前开始JCAHO模式成为美国公共卫生领域的质量管理体系和检查体系。

JCAHO模式评审的内容包括：

（1）与患者相关的功能：患者的权利和机构伦理、适应证观点、医疗情况、患者信息和治疗的一致性。

（2）组织功能：组织流程的改进、领导、医疗环境的管理、人力资源管理、医学信息管理及控制、对感染的预防、检查和监督。

（3）结构功能：领导层，管理层，医师和护理人员。

其目的主要是通过评审促进医疗机构向公众提供高质量和安全的医疗服务，对公众开放，并有助于制订出更好的标准。

第三节 口腔修复体加工中心质量管理体系的建立

一、为什么实行质量管理

质量保证在医学和口腔医学领域里是一个很现实的问题。对于一个口腔医院、口腔诊所和修复体加工中心来说，内部质量保证的核心就是医疗服务和修复体加工全部过程的持续改进，而这种过程的持续改进恰恰是与结构质量和结果质量紧密联系在一起的。质量管理正是这样一种重要的工具，通过对企业的组织结构、生产或服务过程以及结果建立质量体系文件，进行监督、评估和持续改进，从而达到医疗服务质量的提高和实现患者最佳满意度的目标。

对于一个修复体加工中心而言，它的一般性目的就是生产过程的逐步完善和产品质量的提高。通过质量管理体系的建立，及时地发现问题，并对其进行系统的分析与评估，然后提出切实可行的解决方案并有效地执行这些方案和措施，这样才能够真正实现这一目标。下面通过一个质量循环图来描述推动质量提高的步骤和要素（图15-3）。

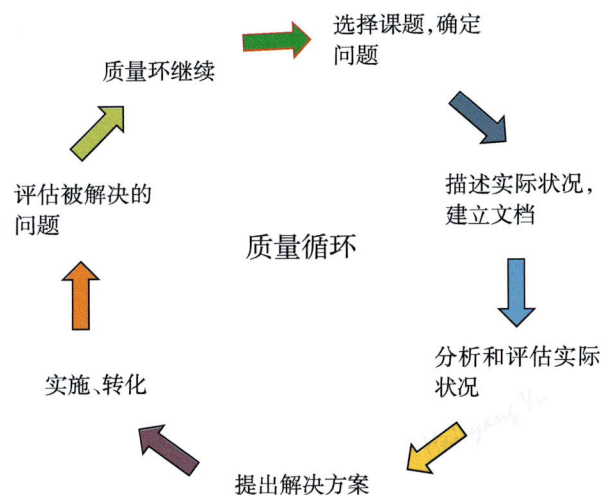

图15-3 质量循环

二、质量管理体系的建立

质量管理是以质量管理体系为基础,通过质量策划、质量控制、质量保证和质量改进等一系列活动发挥效能的。一个有效的质量管理体系应该与这个修复体加工中心的实际情况相适应,也就是说要量体裁衣。质量管理体系的建立和划分是可以自由选择的,因此可以不被强行规定。每一种质量管理体系模式都只能作为一本指导手册,或者说一个指导思想,它描述的只是基本要素,我们可以利用这些要素建立和发展适合自己的质量管理体系。通常企业会在两种情况下建立和实施质量管理体系:一种是根据客户的要求;另一种是管理层为了提高企业的质量和加强企业在市场中的竞争力而主动实施的。无论出于哪种动机,都离不开管理层和全体员工从上到下(up down)和从下到上(bottom up)的共同参与,逐步实现质量管理在实际工作中的切实转化。

目前 ISO 9000 族标准在国内仍是最主要的质量认证体系。质量管理的基本原则是(DIN EN ISO 9004:2000):以顾客为中心;目的性领导;以全员为基础;过程导向;互利的供方关系;以数据为决策依据;符合目标的企业过程;持续改进。

将这八项基本原则作为主导思想将质量管理引入我们日常工作中的每一个环节,实现质量管理在实际工作中的转化。

而质量管理转化的基础包括以下内容:

1. 查明顾客的要求和期望;
2. 确立相应的质量方针和质量目标;
3. 具备重要的资源储备;
4. 有效性和经济效益的评价;
5. 实现持续改进。

下面我就以 ISO 9000 质量手册规定的内容为基础从 5 个方面(管理者的职责;资源管理;评估、分析和改进;生产的实现和质量管理体系文件的汇编)来讨论如何在修复体加工中心建立质量管理体系(图 15-4)。

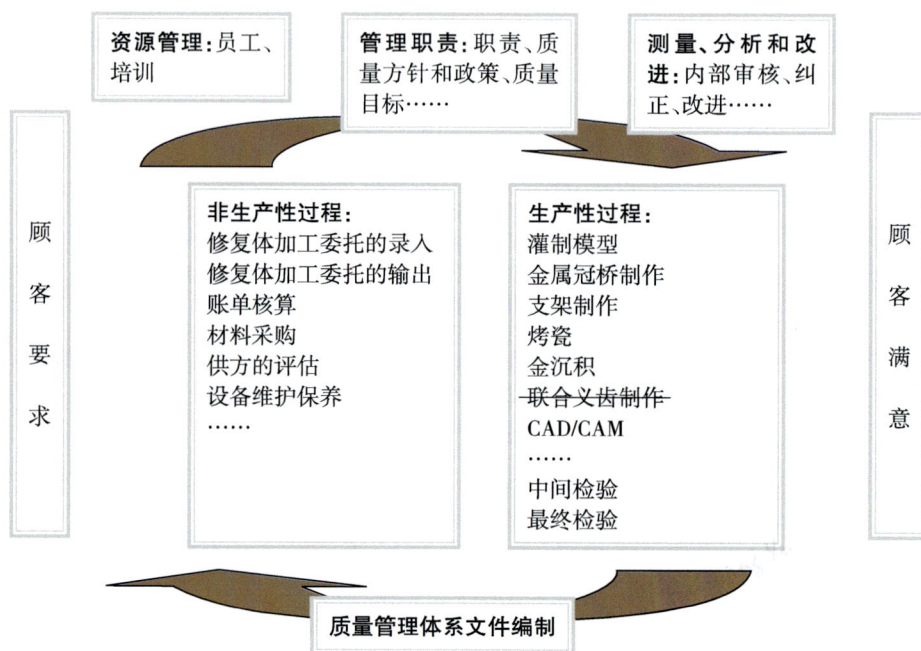

图 15-4　修复体加工中心质量管理体系的过程模式

（一）管理者职责

1. 管理者承诺　质量管理是各级管理者的职责,但必须由最高管理者领导,质量管理的实施涉及组织中的所有成员。一个修复体加工中心只有通过有目的领导和控制,质量管理体系才能实现长期有效的发展,因而管理者在此起到了相当重要的作用。他们的具体职责体现在:决定加工中心的质量方针和质量目标;质量策划,在质量策划中规定必要的措施和方法;起到榜样作用,并且将质量管理的要求及时和员工进行沟通;定期地对目标完成度进行评审。

2. 质量方针和质量目标　质量方针要始终围绕着企业的核心点来起草。

那么什么是修复体加工中心的核心点? 了解医师和患者的要求和期望,赢得医师和患者的信任和满意。

质量方针应该明确地规定企业要达到什么样的顾客满意度、企业未来改进和员工发展的方向、以及哪些资源可以被支配和利用等,同时还要被记录在质量管理手册里。对于一个修复体加工中心我们可以制定这样的企业方针:我们的最高目标就是要达到顾客绝对的满意。为了达到这一目标,企业内部的结构应该能够随时地适应新的需要和要求以及医学专业知识的不断更新;同时我们的员工要根据市场和顾客要求的变化进行相应的专业技能培训;并以完善的生产和销售系统作为后盾,提供规范、高质的产品和优质的服务。

管理者在对企业实际状况充分分析的基础之上,拟定短期、中期和长期的质量目标。并负责建立相应的评估标准和测量方法,例如返工率是否下降、顾客的满意度如何、员工的满意度如何等,目的是定期检查是否已达到了所制定的预期目标。为了实现企业的目标,要保证在所有部门质量观念具有最高的优先权,同时还要不断追求更新和更高的产品和服务,保障员工的社会权益,不断提高员工的口腔专业知识和技能。

3. 医师和患者的要求　将医师和患者的要求和期望作为企业发展的准则,并依据这个准则相应地调整产品和服务,同时积极寻找解决问题的措施,并不断地改进和引进新技术,这是修复体加工中心对口腔临床医师最好的支持。

那么我们如何了解医师和患者的要求呢?

可以通过与医师和患者沟通、对市场的分析、与同行的比较、收集行业协会提供的信息、以及了解其他国家发展和研究的方向来全方面的了解医师和患者对口腔医疗产品和服务的需求(包括明示的和隐含的),以及国家法律法规方面的规定。同时还要从可行性、可靠性、价格、服务等各个角度出发对所收集的信息进行分析,以确定自己是否有能力满足这些要求,并可以不断寻求改进的措施。

4. 质量策划　质量策划是指确定质量以及采用质量体系要素和要求的活动,也就是说对质量的特性进行识别、分析和比较;按照质量方针确定的方向,确定质量目标和质量要求;规定必要的生产和服务过程及相关的资源。

对于一个修复体加工中心来说,首先要明确哪些过程是直接与顾客的满意度发生作用的,然后由企业的最高管理者负责确定适合本企业质量管理体系的质量要求,规定满足这些质量要求的方法措施,制定可测量的阶段性目标,例如在现有生产条件下修复体应该符合的具体标准、社会要求和顾客满意度等。技术负责人和部门负责人要根据需要共同执行和监督质量体系中的核心过程,在每一个生产或服务过程中要明确过程的目的、人员的职责、需要的设备、材料和工具等,并详细地将这些规定记录在质量管理体系文件中。

5. 职责、权限及沟通　质量责任制是质量体系中的重要组成部分,是落实各项质量职能的重要手段。只有将职责和权限转移给全员,并通过系统的质量意识培训、内部沟通和有目的的信息传递将质量方针、要求、目的和要实现的目标传达给全员,才能充分发挥各组织层面的员工在质量管理中的作用,从而使质量管理体系发挥最大的实际效益。

管理层要明确每一个员工在企业中的职责和权限,并将职责和权限在每一个岗位描述中定义下来。管理层要指定一个质量管理代表,该质量管理代表要确保质量管理体系的建立、实施和保持。在工作过程中,质量管理代表有权利对其他同事提出合理的要求并寻求必要的支持帮助;有权利和义务筛选出有质量缺陷的修复体;有权利和义务发现存在问题的产品或服务,并采取相应的措施避免这些产品或者服务的交付使用;同时还要向管理层提供质量报告以及提出相应的改进措施和方法;并负责从事与质量管理体系有关事宜的涉外工作。

网络通讯系统对企业的内部交流能够起到辅助作用。它可以将生产和服务过程中出现的结果和错误及时传达给相关人员,以便立即做出反应。一个配有相应的数据保护和远程电信装置的现代化电子数据处理系统可以确保所有的企业信息和数据通过纸、移动硬盘、局域网和电话等进行传递。国内很多技师中心也都配有电脑和内部网络系统,但大多数只起到进出加工件的登记和账单核算的功能,并没有发挥其信息沟通的作用。在德国等发达国家除了发挥上述功能外,技师很容易在其部门配备的电脑上查到修复体加工的具体步骤和要求,也可以查找每个牙医对修复体制作的特殊要求,还可以查看每个修复体当前所在的部门和相对应的制作技师,以及自己的工作记录等。

国内绝大多数的加工中心都将一类义齿的加工过程分割成很多很细小的分过程,主要是出于控制人员的流动的目的,这样一来就很容易出现衔接的问题。尽管技师所拥有昂贵的设备和高质量的材料但是依然达不到临床的修复要求,所以我们的各部门之间要多进行沟通,交流工作经验,积极地寻找解决问题的方案,提出改进工作的建议,这样才能保证质量目标的最终实现。

企业管理者也可以通过与员工的沟通,将质量管理政策、目标和要求传达给他们,并得到员工的理解和支持。

6. 管理评审　质量管理体系不可能一经建立就是完美的,它是非常灵活的,不是一成不变的。因为随着口腔医学和材料学的发展以及患者对美观和功能要求的不断提高,势必导致临床医师和社会的期望及要求不断提高,所以质量管理体系要始终与变化着的顾客要求、市场需要、企业内部的质量要求及必要的加工方法、产品和服务的改进相适应。这就要求管理层必须对质量管理体系的适宜性、有效性和充分性进行评估,同样对质量方针和质量目标也要进行相应的调整和修改。

管理者、技术主管和质量管理代表要定期地对质量管理体系和过程的有效性进行阶段性的评审。评审的基础可以参照顾客的反馈、产品的返工率、对产品或服务的投诉、内审的结果、预防和纠正措施所带来的转变等方面来考虑。评审的结果、发现的隐患和改进的措施等都应该被记录下来并传达给全员。只有员工也能参与到数据的收集、讨论和提出改进建议的过程中来,质量管理才能发挥有效作用。

(二) 资源提供

具备口腔工艺专业技能的技师、管理人员以及完备的材料、工具和基础设施是企业取得成效的保障。企业的运转要求具备满足顾客要求和达到顾客满意所必需的全部资源,以及相应的管理储备资源的措施和方法:

选拔和培训合适的人才;提供适宜的生产场所和为满足产品不断改进所必需的生产设备;选择合适的人员对设备进行维护;保养和必要的维修;提供恰当的检验方法;提供以硬件和软件形式的合适的生产资料。

1. 人力资源管理　企业目标的实现与全体员工在其各自工作岗位上的表现是紧密联系的。在企业里不能把质量管理单纯地理解为上级对下级的要求,质量管理的实现需要全员的参与。企业管理者要负责各部门全部质量管理活动能够持续地进行。技术主管和部门主管要定期地监督生产过程,检查和改进生产的质量。对每一个工作岗位都要明确定义员工的质量职责。对员工要依据其工作任务对其技能和经验方面进行相应的培训,提供进修的机会。每个加工中心要根据自己的质量目标,在自己的质量管理体系中拟定和执行适宜的培训计划。培训的原则应该是 "should be provided on a just-in-time-basis" 即实时管理,以需定供,这样才能发挥培训的实效性,使培训的知识能够立即得到实践和应用。企业还可以通过培训培养员工的质量意识和沟通能力,并鼓励员工发挥他们的创造性和能动性,使员工认识到他的工作对实现企业质量目标所具有的意义。

2. 基础设施管理　如果企业没有合适的基础设施,技师的工作位置没有配备必要的设备和器械依然无法生产出高质量的产品和提供优质的服务。加工中心的生产设备和设施要确保能够加工广泛的修复体种类,满足企业制定的质量要求,具有很高的功效,对顾客的要求快速地作出反应。

技术主管和相关人员随时根据生产设备和装置的需要进行分析,并制订计划和实施必要的投入。设备和工具维护保养方面要有专人负责,而且还要编制相应的规章制度。很多加工中心都忽视了保养和维护的重要性。我曾经参观了国内的一些加工中心,他们都不乏高档的设备。就拿基本的𬌗架来说,他们也配有德国很昂贵的半可调式和可调式𬌗架,可是遗憾的是因为忽视了保养和维护,对𬌗架的各项指标也没有定期检测,绝大部分𬌗架的切导针已无法归零,而且大多数切导针指针也丢失了。用这样的𬌗架制作义齿,即便是医师在临床上做了面弓转移确定了𬌗位关系,又如何能准确地将模型转移到𬌗架上,并制作出既具备美观性和功能性又符合个体特性的义齿来呢? 操作者也要按照操作规程来使用设备,并负责对设备进行维护保养。设备维修人员要定期维修并做好记录,对于不具备维修能力的设备,由设备维修人员负责和厂家联系。

3. 工作环境 所谓的工作环境是人和物质双重因素的结合。通常我们只单方面的注意物质环境方面,而往往忽视人的因素。为了确保生产的顺畅进行,加工中心的工作环境应该注意以下几个方面:

(1) 依据法律章程;

(2) 工作位置符合人体工程学;

(3) 工作位置的采光、噪音隔离、通风等良好;

(4) 提供良好的卫生条件;

(5) 每个工作位置要根据需要配有相应的机器、工具和辅助设施。

企业管理者有义务依法为企业的正常运转提供适宜的工作环境和足够的安全措施。企业中要有专人负责对工作岗位的安全进行监督,并采取相应的防止事故的措施。另外我在这里顺便提一下,在发达国家,医师在将印模交给加工中心前要对印模进行消毒,或者加工中心在将印模交给技师之前由专人负责消毒。目前我国还没有设立针对印模消毒方面的管理条例,所以还无法从法律上进行约束,在这些方面我们国家还有待逐步完善。

(三) 产品实现

这两年回国我深深地感觉到,在国内口腔领域无论是口腔治疗方面还是技师技术方面都有了很大的提高。随着越来越多的国内和国际间的技术交流,口腔临床医师对修复工艺方面的要求也就越来越高,越来越严格。这就要求加工中心必须对产品或服务,以及必要的生产过程进行策划、转换、记录、监督和进一步的改进。

1. 产品实现的策划 在企业中与产品实现相关的生产和服务过程应该是可检测的,可调节的和可控制的。产品实现过程的策划必须与质量管理体系中的其他过程相协调。修复体加工中心的过程包括对日常的修复体加工委托录入和输出,修复体的加工过程以及与之相关的之前和之后的辅助过程。

明确产品或者服务的质量目标和质量要求,然后根据所要达到的质量要求分析和优化过程;编制质量管理体系文件;保证各方面资源的提供;定义产品认可的标准,以保证对制作过程的持续评估;确定检查和监控活动,通过中间检验和最终检验保证加工完的修复体符合质量要求;同时将交付工作的情况记录在企业内部的工作流程单上。可以指定专人负责与医师和患者沟通,组织生产,改进制作过程和开发新的义齿产品。

2. 与顾客相关的过程 在接受了医师的修复体加工委托后,如果没有清楚地了解医师的具体要求或者没有满足医师的要求,都会让我们付出一定的代价。所以,确定顾客的要求,全面评估企业满足这些要求的能力,与顾客沟通以及达成的相关协议文件都是对企业实现质量目标的有力支持。

要了解医师的要求和期望,特别是每一位医师的特殊要求,这可以帮助我们赢得医师和患者的信任,并可以长期的与医师保持合作关系。企业的管理者和技术主管有义务在与顾客的交流中关注这方面的信息,并将信息首先传递给相关的员工。

针对顾客的要求可以建立自己的评估标准,例如:修复体的加工是否按时完成? 是否明确了医师的全部要求? 修复体的制作是否满足了技术要求等。如果医师所提供的印模或者模型不能满足我们所规定的技术标准或者存在其他不合理的地方,加工中心指定的专人或者质量管理代表要及时与医师沟通,产生的委托修改和最后统一意见要记录在技师委托单上,以保证相关的技师对修改情况的了解。

加工中心要和顾客建立一种互相信任的关系。技术主管和修复体接发送人员运用其专业能力在所有的阶段为顾客提供最佳的关怀和照顾。企业管理者和技术主管应负起与顾客沟通的职责,这种权限要在其岗位描述中被清晰地定义下来。同时还要指定专人负责对在生产过程中和修复体交付后所出现的任何问题和投诉进行答复,然后与技术主管或者企业管理者针对处理措施达成一致。

3. 开发 开发和设计对以后的质量发展具有重要的意义。对于口腔专业的新技术和新产品的开发有其专业的特殊性,和工业上的开发有着很大的差别。对于新的修复方法的设计和开发需要临床和技师双方面的密切配合,甚至还需要口腔工业方面的大力支持。

4. 采购 我们都很清楚牙科材料、器械及设备是影响修复体加工质量的重要因素。如果我们的采购没有系统的计划性、明确的规定和只按价格选择,就会造成低下的生产率,差强人意的质量,甚至出现返工件等。

在采购方面质量管理的第一步是有一个清楚的预订。这里是指除了数量、价格和供货期以外,还要对技术细节有明确的质量规定,例如质量标准、质量保证书、检验标准和抽样调查计划等。对采购的质量要求由技术主管或者质量管理代表负责。第二步是选择合适的供货商。选择的标准是:其提供的产品是否与国家或行业及本加工中心的质量要求相符合;供货方的质量保证能力,包括交货期和售后服务等。我们可以采取经常对供货商进行评估的方法。也可以对提供材料,半成品和辅助材料的供货商之间进行比较,在选定了供应商后再对他们的质量保证能力进行进一步的判断。还有一点也是十分重要的,就是要与供货商之间尽量寻求一种长期的合作关系,这样可以保证修复体加工质量的稳定性。

加工中心同样可以对供货商提出质量管理体系认证的要求。而对于那些与质量关系重大的产品,我们还可以与供货商缔结质量保证的协议。

对购买的物品在使用前要进行目测和功能测试。对于不足之处由技术主管或者仓库保管负责人记录下来。必要的投诉或者额外要求由技术主管或者仓库保管负责人立即向供方提出,供方的反映也要记录下来,作为对其评估的一项内容。对于所做的记录每年至少要检验和评估一次。

对库存应该进行数字化管理,所有材料的流动信息由计算机存储和管理,相关数据可以在相应的数据库中查询,因此数据库可以被看做是支持性文件。

5. 生产和服务的提供 为了达到质量要求和避免错误的发生,要求企业具有合理的工序安排,为全部生产和服务的各个阶段配备适当的机器设备、材料、辅助工具和具有专业技能的人员。通过策划(即技术准备)、监督和控制手段实现过程的质量保证。所谓技术准备在这里是指定制式义齿修复工艺规范总框架的确定。在修复工艺规范总框架确定的基础上编制定制式义齿加工的操作说明和工艺标准,这也成为加工中心质量检验的标准。

(1) 生产和服务的控制及产品和服务的确认:对生产和服务过程要有明确的计划和规定:确定各个部门的工序安排,将操作说明和标准编制成文件。对每一项操作过程都要准确地策划,以发挥设备最佳的工作效率,避免疏漏,保证遵守交货期。对于新的工艺、过程甚至新的材料和软件只有在初次样品测试或者前期系列测试合格后才能被提交使用。对于生产工具的更改和产品的转变也需要由专人负责提交实施。对于生产设施的维护要制订书面的检修制度和检修计划。检测和测量工具的选择要依据产品的规格和公差允许的误差。

各个部门的主管和技术主管负责保证工序流程无干扰地运行,同时进行质量控制。也就是说监督和控制整个加工过程,保证操作严格地按照工艺规范进行;通过持续地检查与质量关系重大的工序(中间检验),以确保在生产过程中的产品质量被控制在规定的波动范围内。

在将产品交付给顾客之前要检验产品是否已达到了所规定的质量要求(最终检验),保证达到要求的产品交付给顾客。此外,还要从已经达到的顾客满意度、检验结果以及所出现的生产和组织问题等方面对下一步的质量循环进行分析预测,同时做好文件记录,所作的记录可以作为对员工内部培训的资料。

(2) 标识和可追溯性:对每一种加工材料、每一个加工委托、每一道工序以及每一件产品和与其相关的服务等都应该进行系统归类、标识(例如以流水号、印章等形式)和编写必要的伴随文件。这样一来,在有可追溯性要求的时候就可以按记录和相应的标识进行追溯。

通过恰当的标识和分类可以使所有的产品在每个制作阶段和在存放时能够被明确地识别出来,并且能够被正确地归类到各个加工和服务过程中。后勤人员负责设备、材料和工具的摆放、标识和定期检查物品的储存状态,必要时还要标识出厂家提供的有效期等。原则上所有的加工委托、资料和中间产品都要按照内部规定进行标识,以避免发生混淆和使用错误。比较实用的做法就是这些都在内部的加工检验单和材料单上做记录,例如每一个技师或者检验人员在其操作后签上名字或者代表其姓名的标记。技师委托单、伴随文件和账单要依法存档,这一过程要在过程控制说明中被明确描述。

(3) 顾客的财产:所谓顾客的财产对于我们这个行业来说就是指修复体、生产资料、医师的工作资料(印模托盘、工作模型、颌位记录等)和包装等。由医师提供的工作资料在收到时要被登记。作为质量管理措施的内容,由医师提供的工作资料或者使用后作为归还给医师的部分(如面弓、比色板等)对修复体的生产过程是有用的。如果发现由医师提供的资料在提供状态就存在缺陷,要将其附注在技师单上,使操作的技师也能获此信息。而一旦发生将医师所提供的物品损坏或者丢失(包括部分丢失)的情况要立即通报技术主管,由技术主管在内部误差允许的框架下处理并做好记录,必要时与医师沟通。

(4) 产品保存:运输和保管两个环节对产品质量的影响是显而易见的。所有与产品有接触的员工都应该具备质量意识,依其所学、所受的培训和所具备的知识正确地对待产品。具体作法如下:

1) 所有制作中所必需的辅助材料和工作资料从一开始就要被保存,并和制作完成的部分一起用于技师委托单的核对。

2) 将中间产品、最终产品和工作资料等一起放在被标识的合适的容器内,以防止质量被部分甚至完全损坏。

3) 员工在工作位置上对上述产品和补充材料以及岗位上所存放的材料也有同样的防护职责。

4) 产品在企业内部和外部的运输过程中要采用合适的运输工具和方式。

5) 如果与顾客之间存在有关运输的特殊协议,要以协议优先。而如果顾客对运输方式没有合同上的要求,就可以由发货部门自行决定。

(5) 对检验工具的控制:很显然一个损坏的计量工具是无法进行准确测量的。企业要制定相应的工具检验制度,包括对新购买计量工具的检验、对使用中的计量工具的定期检验,以及对返还的计量工具的检验。为此加工中心应该指派专人(例如技术主管)负责在购买或使用前后决定使用哪些检测工具来检验。所投入使用的检测工具要具备足够的精度,其公差要在允许的误差范围内。对已证明不合格的检测工具应禁止其在质量检查中被使用,从而避免因误差造成的错误信息。

(四) 测量、分析和改进

俗话说:"停滞不前就是退步"。只有持续地改进才能使企业始终满足市场和顾客不断变化的要求。而持续改进的前提就是通过各种测量和监督手段来发现问题和找出弱点。

1. 测量和监督

(1) 顾客的满意度:顾客是企业的核心。不仅产品的质量,而且顾客对企业的信赖度都直接影响并决定着企业的市场竞争力。

修复体的制作是与顾客(口腔医师)的合作密切相关的。临床上由于患者的口腔情况复杂多样,而且对不同患者的修复设计也各异。有些时候,医师在技师委托单上没有很详细地说明要求,或者忽略了患者的一些特殊情况,甚至使用的工作模型石膏不合格等,都是影响修复体加工质量的不利因素。针对这些问题加工中心要安排具有很高专业能力的技术人员与医师取得联系获取需要的信息和理解,避免矛盾的产生。

对顾客的投诉应该迅速做出反应,要尽可能在第一时间采取解决措施,而对于不能立即解决的要将处理的具体时间和安排通知顾客。企业对此还要制定相关的制度,要指定专人(例如技术主管)负责与顾客沟通。这个负责人还要和企业管理者以及质量管理代表共同寻找避免错误发生的预防措施,如果错误发生要和顾客共同寻求融洽的解决办法和补救措施。

(2) 内部审核:在 ISO 8402-1994 中质量审核指的是确定质量活动和有关结果是否符合计划的安排,以及这些安排是否有效地实施并适合于达到预定目标的、有系统的独立的检查。它包括质量体系的审核、产品或者服务的质量审核以及过程或工序的质量审核。

质量体系审核是质量审核中最重要的审核,是对企业质量保证活动进行综合评价,从而促使质量体系不断完善的重要手段。在质量体系运行的每一阶段结束后,组织进行质量体系审核,检验质量体系的符合性和有效性,并采取相应的纠正和预防措施完善质量管理体系。辅助性的还要进行过程质量审核,检验与质量有关的过程以及过程指导文件的有效性。在必要时要进行产品或服务的质量审核,检验产品或服务的适用性和符合性。

(3) 质量审核的程序

1) 审核提出:企业的管理者责成质量管理代表定期执行内部审核。由于特殊原因所需要的中间审核可由质量管理代表自行决定。

质量管理代表确定审核的方向和范围、决定审核频率、规定审核应遵循的相关标准和文件、任命具有内审资格的审核人员,并负责每次内审后的存档工作。

2) 审核准备

① 审核计划:包括审核的目的和范围、审核的时间安排、被审核的部门、审核组成员名单以及审核依据的相关文件(例如质量管理体系文件)等。

② 审核人员:从事审核的人员应与被审核范围无直接的责任关系。为执行审核所任命的审核组长应该具备审核能力、要具有口腔方面的专业知识、要熟悉质量管理体系方面的知识、要了解相关的法律法规、要十分熟悉修复体加工中心生产性和非生产性的工作流程、同时还应具备发现问题并提出改进意见的能力。审核组长可以协助选择审核人员,负责拟定审核计划,分配审核任务并对审核进行组织领导。审核人员在审核前应该经过一定的审核培训。审核员要对质量管理体系或者体系的一部分进行判断和评估,因此审核人员在审核执行过程中应该坚持做到严格细致、客观公正。

③ 审核工作文件的准备:审核前所有的审核人员要查阅相关档案和文件,例如前次审核报告、质量管理手册、程序文件、作业指导文件和相关表格等。针对审核范围由审核人员分工编制内审检查记录表。审核人员应该对每次审核的记录进行内容上的更新。被批准正式使用的检查记录表由质量管理代表负责存档,以便在下次审核时被参考使用。

3) 审核实施:审核员在被审核范围的相关人员配合下进行内部审核。审核活动通过面谈、现场观察和调查等方式获取证据。

对于评估结果,例如可以采用下面的等级进行划分:

① 满足:该项活动在质量手册和其所属文件中被充分地描述并在加工中心内被完全贯彻执行。

② 有待改进:该项活动在质量手册和其所属文件中没有被充分地描述或者在加工中心内没有完全得到贯彻。

③ 没有满足:该项活动在质量手册和其所属文件中没有被描述并且(或者)在加工中心内没有被执行。

④ 未检:所提出的问题在此次审核过程中没有被检查。

审核人员应将所有的审核结果形成文件,还要考虑所使用的评估方法是否能给审核工作带来预期的效果。审核结束后审核员要整理和综合分析审核结果,依据标准和相关文件确定不合格项,写入审核报告,并附有证据,以获得被审核范围的责任人对审核结果的理解和认可。最后的审核记录表要由审核员和被审核范围的责任人签字。

4) 评估:审核员要在审核结束后规定的时间内完成审核报告。审核负责人负责报告的准确性和完整性。审核报告包括以下内容:

① 审核的目的和范围;

② 审核采用的标准和相关文件;

③ 审核组成员、审核日期和审核实施情况;

④ 不合格项的观察结果;

⑤ 对受审范围质量管理体系的综合评价;

⑥ 提出改进建议和纠正措施。

对加工中心的综合评价可以从以下几个方面进行描述：

① 质量体系、产品或服务在审核范围内是否符合相关的质量标准和文件；

② 质量体系在审核范围内是否得到有效的贯彻和保持；

③ 质量体系或生产过程实现质量管理目标和要求的能力。

审核报告最后要提交给加工中心管理者。然后审核记录表及审核报告由质量管理代表存档。最后相关部门要在企业管理者的监督下执行重要的改进措施。

（4）过程的测量和监督：过程的改进是建立在测量和监督基础之上的。通过对生产性和非生产性过程进行的测量和监督，可以判断过程是否具备持续稳定的能力、是否可以满足质量要求以及是否能够达到预期的效果，从而保证过程一直处于受控状态，有效地控制生产节奏，并及时解决质量上出现的问题。

加工中心中心各部门员工都应该对质量管理体系的过程和操作进行持续的测量、监督和评估。一旦出现偏差，首先要立即在部门范围内做出反应，然后报告技术主管，对于重要的故障和问题要和技术主管一起采取纠正措施。

（5）产品的测量和监督：通过对产品的测量和监督，可以及时发现产品中存在的质量缺陷，从而防止将有质量缺陷的最终产品交付给顾客。针对各类产品的质量检验，要明确产品的质量特性，制订详细的检验计划，确定具体的检验程序，选择适当的检测工具或装置，并将这些规定编制在质量管理体系的文件中。

技术主管负责生产过程中的中间过程检验和最终检验，以保证产品生产质量的高度一致性。通过中间过程检验可以监督对质量有影响的生产过程，出现的错误可以及时采取措施予以纠正，避免不合格的中间产品进入下一操作过程。通过最终检验保证所有交付的产品符合质量标准和顾客要求。

另外通过对材料的测量和监督，可以随时对不适用于生产的材料予以清除。

2. 不合格产品的控制　通过对不合格产品的识别和控制，可以保证企业信誉，同时也是对临床医师医疗服务的大力支持。设想一下如果将一个不能满足质量要求的修复体交付给临床，不但会影响医师的治疗质量，还会造成临床医师对加工中心信任度的下降。因此要及早发现不能满足质量要求的中间产品和最终产品，并立即做出相应的处理，从而避免有错误的中间产品进入下一道制作工序或将有缺陷的最终产品交付给临床医师。

有缺陷的材料或产品可以出现在生产流程中的任何位置和环节。每一位员工在发现有缺陷的产品或者物品时必须立即通报部门主管或者技术主管。部门主管或者技术主管有义务识别和标识有缺陷的产品或者物品，并采取相应的措施将其从生产流程中分离出来。

技术主管负责决定有质量缺陷的修复体是否报废，或者通过与顾客协商取得例外的协议。如果修复体必须返工，那么所有的中间检验仍然要重新被执行。除此以外对相关责任人还要采取一定的处罚方法，以避免此错误再次发生。

对于不合格产品控制方法的具体描述要被编制在质量管理体系文件中，并作为工作的参考。企业应指派专人（例如技术主管）整理和修改这一过程的指导文件。

3. 数据分析　在企业里任何一个决定都不是凭空做出来的，而是建立在数据的收集、整理和分析基础之上的。为了确保质量管理体系的适宜性和有效性，要随时对各个部门的生产环节以及质量管理方面的相关数据加以收集、整理和分析，以发现有价值的信息，寻求可能的改进方案。

数据的分析通常从顾客（口腔医师）的满意程度；产品（定制式义齿）质量状况，即与质量要求的符合程度；产品的特性、发展趋势以及采取的预防措施；供方有关的信息等方面来考虑。

企业可以责成专人定期对所收集的数据采用统计方法进行分析。发现数据变化的规律性，找出问题所在并寻求改进的方法。现在国外市场上应用于口腔领域的质量管理体系数据分析的软件已经越来越多，越来越完善，但由于不同国家之间在体制，法制法规以及保险制度等方面存在着差异，这些软件并不适用于国内的市场，因此国内市场在这方面还有待发展。

4. 持续改进　为了满足顾客的要求并增加企业的市场竞争力，我们必须有效地利用质量管理体系这一利器，不但要预防和发现错误因素，而且还要通过持续的改进，最终达到消除错误因素的目的。

如果生产过程、产品没有达到质量要求，或者服务中存在着缺陷，都应该立即采取相应的措施加以改进和完善。这种措施就叫做纠正和预防措施。

当然实现持续改进的前提是首先要发现问题。前面所提到的质量管理体系的内部审核、过程以及产品的测量和监督都是企业发现问题的重要手段。此外,顾客的投诉也是我们认识和发现问题的一个有效工具。利用顾客所提的意见和建议可以帮助我们完善生产和服务过程,并能预防错误的再发生。企业要责成专人(例如技术主管)对收集的顾客投诉进行评估,并对相关部门采取的具体解决措施进行监督。在处理顾客投诉的问题上,我们要让顾客时刻感觉到我们的真诚和责任心。

部门主管有责任和义务发现问题、分析问题,并负责执行相应的措施,对发现的错误加以改正。此外,我们还要充分发挥员工的积极性,激发其能动作用。对发现的存在于过程或产品中的缺陷,每一个员工都应该立即采取相应的保护措施,以尽可能地降低损失。对于员工所提出的纠正和预防措施的建议可以通过鉴定后予以实施。对所采取的措施和方法都要被记录下来,作为质量管理文件的一部分。

质量管理代表或者技术主管要对纠正和预防措施实施的进度及效果进行追踪和验证,对实施效果的有效性进行评审,并决定是否对措施进行巩固或者必要的修改。

实现过程的持续改进是每一个企业所追求的,这需要全体员工特别是企业管理者及技术负责人的共同努力。在质量方针和质量目标的指导下,通过对其实现程度的不断研究,通过内部审核,数据分析,纠正和预防措施的实施等实现对质量管理体系的不断改进。

(五) 质量管理体系文件的编制

质量管理体系文件是质量体系的具体表现。文件规定了体系运行的质量要求和如何实现这些要求,是企业内部开展质量活动的法规,也是评价质量体系的依据。文件的存在可以使质量的改进有章可循。质量体系文件的编制是灵活的,编制的文件要适合企业自己的特点。ISO 10013《质量手册编制指南》为文件的编写提供了指导性标准和典型的质量体系文件层次的规定。

质量管理体系文件结构的规定并不是硬性的,企业可以根据自己的规模自行选择。小型企业可以将各个层次进行相应的合并、简化,而大型企业可能需要 4 层结构文件才能便于管理。

下面介绍的是由 3 个层次构成的文件结构,它适用于一般的中、小企业:

1. 质量手册 是企业质量管理的纲领性文件,是对产品实现相关的实施控制的基础。它一般包括:质量方针和目标;与产品质量有关人员的职责、权限和相互关系;质量体系过程及程序要点和说明;关于手册的管理规定等。

2. 质量体系程序文件 是对各项质量活动如何开展的具体描述。包括活动的目的和范围、做什么和由谁来做以及执行活动的时间、地点等,例如"过程控制程序"。

3. 作业文件 供具体的管理人员和操作人员使用。是对技术性细节描述的可操作性文件,也是程序文件的支持性文件。

在质量管理体系总体设计(制定质量方针和目标,确定质量管理体系覆盖的产品、组织机构、各部门职能分配、资源需求等)完成后,就可以进行质量管理体系文件的编制。

质量体系文件编制工作通常包括:

文件编制的准备(明确职责、收集资料、文件编写培训等);文件编制策划(文件结构的策划、分配编写任务、安排进度等);体系文件的编制(包括质量手册、程序文件、作业指导书等的编制);文件审核、批准和发放。

质量手册是描述组织的质量管理体系,是企业质量管理工作的"基本法",是企业进行质量活动的法规,具有强制性。质量手册的编制应遵循 ISO 10013《质量手册编制指南》的要求。

程序文件和作业文件需要根据企业的实际情况自行编制。程序文件是描述质量管理体系的过程,是质量手册的具体展开,也是对质量手册的补充。为了统一文件的编写格式、方法、原则、注意事项等,可先编写一个《程序文件编制导则》用来指导整个编写工作。编制导则通常包括标题、目的、范围、职责、权限、工作程序、相关或支持性文件、记录和附录等(例如附录 1)。

作业文件包括作业指导书、质量计划、规范、指南、表格和记录等。作业指导书描述的是某项活动如何实施和记录,也就是技术性细节描述。通常包括标题、目的、材料和设备、工作程序和有效文件(例如附录 2、3)。质量计划是针对特定的产品、项目或合同,规定专门的质量措施、资源和活动顺序的文件。

质量管理体系的建立不是一朝一夕就能完成的,它是一个不断改进的过程,也就是说,是一个动态的过程。但是国内很多人认为,如果他们编制了一本厚厚的质量管理体系文件,就意味着他们已经建立了质量管理体系了。其实这种对质量管理体系的理解是不正确的,也是十分片面的。质量管理体系文件只是一个工作规范,是对产品和服务达到质量要求和实现质量改进的有力保障。我们不能简单地将质量管理体系文件的完成理解为企业的质量管理体系的建立,然后将其放在书架上,束之高阁,而应该有效地利用它,来支持和帮助质量管理体系在企业中真正地被建立并不断地被改进和完善。

目前在我国实施的定制式义齿生产企业质量体系的标准是 0287,其实 0287 就是 ISO 9000 在医疗器械生产企业的质量体系标准,通过内审员的培训或自学就可以掌握该标准。

我们也应该清醒地认识到质量标准的实施是一个复杂的系统工程。其中最重要的部分是企业的全体员工的质量意识的教育与提高。企业的主体是员工,企业的质量标准的实现,依赖于每一个员工的行为。由于种种原因,许多中小企业的员工的质量意识不强,企业内部没有良好的秩序和规范,影响了产品的质量的提高。质量标准的实施,可以细化质量影响因素和环节,控制全生产过程的每一个步骤,不断改进和纠正不利因素.减少人为因素的不利影响,全面提高产品的质量。

附录 1

作业指导书		
有效范围:修复体加工中心名字	程序文件	文件编号:
主题:仓库管理控制程序		版本:1　第 0 次修改
		第 1 页　共 1 页
编制日期:	批准日期:	实施日期:

1. 目的　通过对材料和器械的保管及库存量的控制,保证最低库存量;确保消耗品持续地供给。

2. 适用范围　适用于修复体制作的材料和器械等消耗品。

3. 职责和权限

(1) 由企业管理者 / 技术主管确定应该库存量和最低库存量。

(2) 仓库保管员负责管理和保存入库物品。

4. 工作程序

(1) 企业管理者或者技术主管通过统计和分析制定出不同材料、器械等消耗品的应该库存量和最低库存量。

(2) 仓库管理员根据入库单办理入库手续并登记在电脑里。

(3) 仓库管理员负责按企业质量管理规定的要求将入库物品放置在规定的位置;并按照厂家提供的数据进行存放,以保证不损伤材料质量。同时材料还要按照保质期进行分类。

(4) 仓库管理员负责定期检查登记库存量和消耗品的质量状态,以确保合格消耗品的持续供应。

5. 支持性文件

(1) 仓库管理条例;

(2) 每一种消耗品应该库存量和最低库存量的具体规定。

附录 2

作业指导书		
有效范围:加工中心名字	工作说明	文件编号:1.1
主题:灌制石膏模型		版本:1 第 0 次修改
		第 1 页 共 2 页
编制日期:	批准日期:	实施日期:

1. 目的 制作出精确、无气泡的模型。

工作模型:支架和塑料义齿模型、正畸模型、种植模型、𬌗垫模型、修理义齿模型和可卸代型模型

非工作模型:记录模型和对颌模型。

2. 所用材料及设备

(1) 材料:类型Ⅳ超硬石膏 picodent® U 180,PICODENT;类型Ⅲ普通硬石膏 picodent® N 100,PICODENT。

(2) 设备:电子秤、FINO、真空搅拌机、RENFERT、振荡器、RENFERT。

辅助工具:调拌刀、调拌碗、石膏刀以及其他个人适用的工具。

3. 工作程序

(1) 硅橡胶印模:将减张液喷在印模上,静置 2~3 分钟,然后吹干。

(2) 藻酸盐印模:用稀释的石膏水清洗或者在印模内撒上石膏粉然后加上水静置数十秒后清洗,然后吹干。

(3) 先将秤好的蒸馏水倒入搅拌杯内,然后将适量的石膏粉撒入水中,静置至石膏粉成泥样。

(4) 用调拌刀先将石膏粉和水充分混合然后放入真空搅拌机中搅拌。

(5) 印模置于振荡器上面,打开振荡器,将已调好的石膏浆以小而细的流量向印模内倒入(振荡器强度由大到小)。

(6) 注意石膏要从同一个位置开始灌制,令其慢慢流向其他位置。

(7) 石膏灌至印模托盘边缘时将振荡器关闭。将余下的石膏在无加压的情况下堆在已灌好的石膏上面。

(8) 将灌好的印模和石膏静至于一个平台上。

4. 支持性文件 设备的操作说明书:电子秤、真空搅拌机和振荡器的设备说明书。

材料说明书:picodent® U 180 和 picodent® N 100 石膏说明书。

附录 3

作业指导书		
有效范围:修复体加工中心名字	工作说明	文件编号:1.7
主题:上殆架		版本:1 第 0 次修改
		第 1 页 共 2 页
编制日期:	批准日期:	实施日期:

1. 目的　将患者的殆关系在医师所能提供的信息下准确地转移到殆架上来

2. 所用材料及设备

材料:上殆架专用石膏 pico-arti kontakt、PICODENT。

设备:殆架(ARTEX)、GIRRBACH、电子秤、FINO、真空搅拌机,RENFERT,振荡器,RENFERT。

辅助工具:调拌刀、调拌碗、石膏刀以及其他个人适用的工具。

3. 工作程序

(1) 检查殆架固定底盘与颌体接触部位是否干净,是否处于只能做开闭口运动的状态,是否稳定,切导针是否已归零。

(2) 根据患者实际情况调整正确的髁导斜度和 Benett 角,如果无临床数据则按平均值进行设定:髁导 30 度,Benett 角 15 度

(3) 在殆架上放置橡皮筋,形成假想殆平面。

(4) 在下颌底座石膏固定盘上放置好油泥,将模型置于油泥上。

(5) 以下颌中切牙切端与下颌第二磨牙远中颊尖为殆平面,调整油泥使其与橡皮筋平面重合,切导针指针指在双侧下中切牙近中切角接触点,模型保持左右等距。

(6) 调拌殆架专用石膏(参考工作说明文件 1.1)。

(7) 在上颌石膏固定盘及上颌模型底座上分别堆上石膏,轻轻放下上颌体,使切导针自然接触切导盘。

(8) 等石膏完全凝固,去除油泥,将殆架倒转过来,依同法固定下颌。

(9) 静置,待其完全凝固。

4. 支持性文件　设备的操作说明书:电子秤、真空搅拌机和振荡器的设备说明书。

材料说明书:PICODENT pico-arti kontakt 石膏说明书。

(赵文双　岳莉)

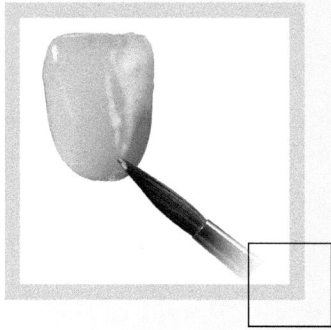

第十六章

义齿制作过程中的质量检验

定制式义齿的生产过程中,质量管理人员对生产流程中的每一步骤都要进行严格的核查,过程中的质检叫做过程检,完成后的质检叫做终检,质检中应及时发现缺陷,保证义齿质量,降低外返率。这里的外返率是指定制式义齿出件后在一定时间范围内重新制作或修补的比率。而与之相对的内返率是指定制式义齿在生产过程中由于各种原因导致的流程逆向返回的比率。

内返率与外返率是一对既对立又统一的概念:在质量体系运行正常的生产条件下,应呈现"内返率与外返率双低",或"内返率高、外返率低"等特点,二者有一定的相关性,但外返率都低;在质量体系运行不正常的生产条件下,二者之间的关系不大,呈现"外返率高、内返率不高或双高"的生产管理混乱的现象。目前国内一般义齿加工企业的外返率定为≤5%,内返率在0.5%~3%之间。

既然过程检查和终检都很重要,其标准的制订和修订更新就显得十分重要。综合了国内部分义齿制作厂(中心)的检验标准,简要概括为一个80~100人的义齿加工中心的过程检验和终检标准,仅供大家讨论参考。

第一节　质量管理条例

一、质量管理总则

全面监控义齿加工中心的生产质量。
1. 负责义齿加工中心各部门的流程质量、流程时间及生产原料的质量与消耗的监控。
2. 对生产流程中出现各种各样的情况做出分析和判断,并做出相应处理。
3. 负责义齿加工中心与医师、患者的沟通,对于质量问题分析、判断并做出相应处理。
4. 归纳总结义齿加工中心质量问题,并结合各部门的生产工作流程,形成自己的质量管理体系。

二、质量管理人员组成

1. 质量管理主管(总监)　整体负责义齿加工中心的质量管理,负责制定生产管理流程,质量标准,检验规程,并对生产过程中出现各种情况做出判断。依照生产质量与质量标准之间关系,对生产提出要求。
2. 质量管理员　依照各部门的生产流程,巡回检查生产质量,依照流程标准,抽查工序生产质量,并对每一工序可能存在的生产质量隐患问题做出判断分析。
3. 流程管理员　对生产流程监控,控制每一工序时间,总体工序时间,并安排加急件的生产。
4. 各工序组长　监控本部门的生产质量,检验上一部门的生产质量。
5. 组员　做好自己的工作进行自检。

三、质量管理细则

义齿加工中心总体质量以内、外返工率为主要考察指标,要求为内、外返工率≤5%(表16-1)。

表 16-1 固定义齿加工工艺、检验流程图(注:★项为主要质量控制点)

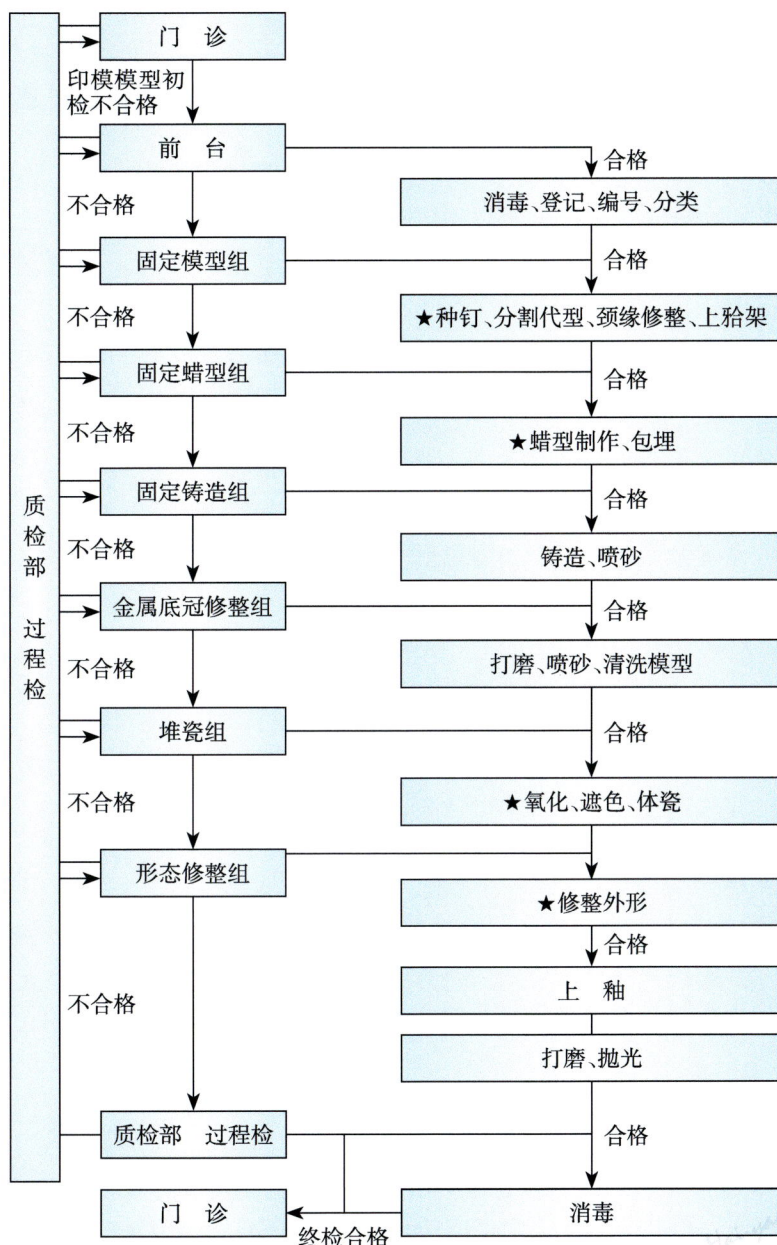

1. 印模、模型的初检 印模与模型的消毒,检查设计、备牙质量与模型质量,有制作问题的模型请示质检部主管。

2. 前台 负责登记、编号、电脑录入、最终产品的包装、分装。

允许返工率:0。流程时间 100 单位/小时每人,超过流程时间以烤瓷单位记误时(如 3 单位烤瓷桥超过流程时间记 3 单位烤瓷误时)。

3. 代型部 修整模型、种钉、装盒、分割代型、颈缘线处理、上𬌗架。

允许返工率:3%,流程时间:4 小时。

冠桥无法就位返工主要是由颈缘修整过长、或过短原因引起记返工(以烤瓷单位记),由于上𬌗架不准引发返工返修以烤瓷单位记返修,由于工作失误而造成返工记差错。

4. 蜡型部 蜡型制作、包埋。

允许返工率:0.5%,流程时间:6 小时。

由于材料原因引发返工不记返工,由于操作不当返工记返工(包括桥体变形、设计错误、颈缘短等)个

263

人基本工作量为 30 单位 /6 小时,超时记误时,计算用金量失误记差错。

5. 铸造部　铸造。

允许返工率:0.5%,流程时间:4 小时。

由于操作不当引发返工记返工,由于操作失误返工记差错(用错金属等)由于意外原因及材料设备原因返工,不记返工,超过流程时间记误时。

6. 金属底层修整组　烤瓷底冠的修整,金属全冠的修整,抛光。

允许返工率 0.5%,流程时间:5 小时。

车破底冠返工记返工,个人基本工作量为 30 单位 /5 小时,超时记误时。

7. 塑瓷组　上 op、上瓷。

允许返工率 1%,流程时间:8 小时。

颜色与比色板不符记返修,形态不佳记返修,个人基本工作量为 30 单位 /8 小时,超时记误时,操作不当引发返工记差错。

8. 形态修整组　修整修复体形态。

允许返工率 1%,流程时间:4 小时。

形态不佳记返修。个人基本工作量为 30 单位 /5 小时,超时记误时。操作不当返工记差错。

9. 上釉组　染色、上釉。

允许返工率:1%,流程时间:2 小时。

颜色不佳记返修。个人基本工作量为 30 单位 /2 小时,超时记误时。操作不当返工记差错。

第二节　质量检验标准

一、印模模型初检

印模要确保清晰的边缘线,不能有血液或唾液等;托盘区内没有孔隙、缺陷和脱模现象;殆面不能咬穿印模材料等。对于模型的表面光洁度,是否完整,有无损伤、倒凹、足够的瓷层预备量和边缘以及殆面清晰度也都要进行核查。特别注意检查基牙的制备情况是否能满足医师设计的要求。

二、制作代型

(一)常规标准

模型编号与设计单编号必须一致。缺失牙位、设计种类、数量与设计单要求完全相符。模型无损伤、断裂,模型的附件(咬合蜡、人工牙、比色板及旧义齿等)必须齐全;模型要清洗干净。设计单上,医师的设计(设计种类、设计要求)必须清楚,应有的附件必须齐全。生产流程单填写必须规范。

(二)技术标准

适合性:支台能顺利复位,复位后必须稳定,与底座要完全密合;支台与底座的交界要清楚;固位槽要清晰、无磨损;代型钉必须粘合牢固。

模型表面:模型表面必须清洁,咬合面不能有瘤子等影响咬合的早接触点,基牙和邻牙无损伤。中切牙缺失或前牙为基牙要画出中线标志线。

颈缘:颈缘线与阶台边缘必须完全一致,标志线要细且必须清晰,隙料要涂在颈缘线上方 0.5~1mm。

就位道:基牙无倒凹,各基牙间必须要有共同就位道。

殆架:模型中线要与殆架中线一致,殆平面要与殆架中轴面垂直,不能给技术员的操作造成视觉误差;咬合记录要吻合正确;确定殆架高度的固位钉必须到位。

(三)注意事项

1. 原始石膏模型在修磨过程中磨除过多,石膏模型过薄,可能导致后续部门操作困难,亦可能导致模型强度不足,造成模型折断。理想厚度为基牙颈缘至底座模型石膏距离约 1~1.5cm。

2. 原始石膏模型修磨过少导致石膏模型过厚,可能导致分割代型的操作困难以及种钉装盒后代型模型可能出现左右晃动,导致钉与模型折断。

3. 原始石膏模型在修整过程中,用力不当、操作不慎可能导致模型折断。因而在操作过程中注意保护模型最薄弱的部位,如下颌前牙区、某些缺牙区。种钉及分割代型也应该注意缺牙区及下颌前牙区等易折断的部位。还需要注意的是双手操作时用力应均匀,防止外力损伤或折断模型。

4. 在修磨过程中,机械操作不当会导致基牙磨损。由于口腔牙齿位置因素,在修磨模型边缘时,垂直操作可能伤及基牙。因而适当调整角度或选用手机等小机械工具修整,避免发生磨损基牙的状况。

5. 种钉过程中,未提前设计种钉位置而直接操作可能出现漏钉或种钉位置不佳。导致以后步骤的操作困难,因而在操作时应提前设计种钉位置,避免出错。

6. 在种钉过程中,如操作不当或工作失误可能有忘记插钉的状况,因此,打孔后须再仔细查看。在插钉过程中应按顺序从一侧到另一侧,同时注意钉的防旋转面朝同一方向。

7. 在分割代型或以后取戴代型过程中发生掉钉现象,可能是使用瞬间粘接剂不成功,也有可能是打孔不良或重叠打孔导致孔钉不密合。有效的办法是孔内加入少许干石膏粉,加瞬间粘接剂后刚好溢满种钉孔后,粘固脱落的钉,但模型底部应保持清洁。

8. 在涂布钉与石膏底部分离剂时可能出现分离剂(凡士林)涂布过多,导致模型与底模不密合,影响模型的精确性。使用时注意分离剂涂布均匀,同时不应过多。

9. 在做底模时,放置模型应适中,若放置位置不佳,模型偏斜,可能会影响代型分割及后续工作不方便。操作要细心,保证有充分的工作时间,避免问题发生。

10. 分割代型时,由于操作不仔细或锯丝过厚,可能伤及基牙肩台而导致修复体不精密。因而操作时注意锯弓及切片的位置,同时仔细观察基牙肩台位置,避免伤及基牙肩台。

11. 在分割代型过程中,离基牙过近可能伤及基牙,过远可能伤及邻牙,都会影响修复体制作的精密性,必要时画线,仔细操作,避免发生问题(或从基底面朝𬌗面反向锯开)。

12. 分割代型时清洁卫生不佳,可能导致代型复位困难,因而分割代型时颈缘修整过程中均应清扫干净。

13. 在分割代型中如果没有画线则有可能锯偏,因此,在上𬌗架前应先画好参考线,对于上准𬌗架有很大帮助。

14. 上𬌗架过程中应参照咬合记录固定上下模型,上准𬌗架,保证以后修复体咬合关系的准确性。

15. 在修好颈缘后,应清洁模型、基牙及底座,保证基牙准确复位。注意检查模型底座与基牙是否吻合,保证修复体的精密性。

16. 在修颈缘过程中基牙表面的瘤子应先刮除,注意分辨基牙、肩台、软组织及其他因素,必要时在显微镜下工作,以利于分辨。

17. 长桥及特殊要求的冠桥,应在观测仪上检查共同就位道及倒凹。

18. 颈缘线一定要清晰,可用石膏硬化剂保护颈缘线的清晰完整。

19. 涂布间隙剂时一定保证均匀光滑,应涂在颈缘线 0.5mm 以上。

20. 保护好邻牙、对𬌗牙;必要时可涂布模型强化剂保护。

三、制作熔模(蜡型)

1. 蜡型的制作　应首先检查医师的设计单、生产流程卡和模型是否相符,模型基牙边缘是否清晰,𬌗架是否准确。制作蜡型的方法有浸蜡、烫蜡、滴蜡等多种技法,而制作蜡型的工具亦有多种,应予针对不同情况分别对待。

(1)涂布分离剂时厚薄均匀,控制好熔蜡器,蜡刀的温度,蜡型边缘应与代型颈缘完全吻合。

(2)制作蜡型有几种技法:直接法、回切法等。常用直接法,优点是快速、省时;缺点是无法控制瓷层的薄厚(即不能控制瓷层)。回切法,先制作出瓷牙的最后形态,再用回切方式预留瓷层需要的空间,做出合适的蜡型。优点是全面考虑修复体各种状况,对邻接关系、连接体、盖嵴部等部位可以正确恢复设计,很好地控制瓷层厚度;缺点是耗时费力,而且还需要硅橡胶的配合使用。而蜡本身又分:软蜡、硬蜡、边缘蜡、研磨蜡、倒凹蜡等。一般来讲:烤瓷及铸造冠桥内层为软蜡,外层为硬蜡,肩台可使用专用的颈缘蜡,尽量减少蜡型的变形。

(3) 应保证蜡型最薄处的厚度≥0.3mm,过薄可能引起铸造不全。

(4) 在代型上小心取下已做好的蜡型,重新均匀涂布蜡型分离剂后,蜡型重新就位,检查咬合、邻接部、盖嵴部、边缘、连接体部位及烤瓷底冠舌侧金属完成线。注意医师的设计及实际的咬合状况,在制作金属殆面及金属舌背时,金属完成线避开咬合处,即(金瓷交界处),最后安置铸道。

(5) 为了避免蜡型的变形,蜡型完成后应即刻安置铸道,注意铸道的粗细,二级铸道及总铸道的安置应保证位于整个铸圈的热中心。保证各个铸件都高于总铸道平面,铸件的倾斜度应大于45°,保证铸造完全。

(6) 各铸件与铸圈周边至少有6mm的间隔。为了防止蜡型变形,铸道储金池(二级铸道)可使用塑料杆,用酒精灯使之软化后弯曲成与牙冠桥弧度一致的形状,待塑料杆硬化后使用。

(7) 铸造包埋分有圈包埋和无圈包埋两种,有圈包埋应注意圈内专用铸圈衬纸的垫衬,这样可以保证包埋料的膨胀,而不会影响铸件的质量。

(8) 离心铸造要考虑旋转方向对铸件的影响,因而要在铸圈底部标记铸圈放置的方向。

(9) 注意舌侧金属完成线,用0.8mm蜡线条制作夹持杆以方便下面部门的操作。

(10) 包埋:包埋前称重蜡型的重量,用特定的计算公式计算铸造用金属量,并予以标记。包埋前阅读包埋料的说明,在蜡型表面喷涂均匀的一层蜡型表面处理剂,按特定的比例调拌粉液,真空搅拌后包埋,注意排出底冠内小气泡。

(11) 包埋30分钟后,待磷酸盐包埋料放热反应结束送铸造部。

2. 蜡型组应注意的问题

(1) 在制作蜡型前,首先使用不同色泽的硬石膏或倒凹蜡,填补代型上的气泡和倒凹,方便蜡型的制作和利于蜡型的取出。

(2) 蜡型制作过程中,可能会出现边缘不密合的现象,仔细检查蜡型的颈缘与代型的颈缘是否吻合,颈部肩台使用肩台蜡保证蜡型颈缘收缩变形的几率小。

(3) 蜡型表面应光滑,避免过锐的尖角出现,因为过锐的尖角可能导致铸造不全,造成金属底冠就位不良。

(4) 制作蜡型过程中,不同种类蜡要烫实,避免在颈缘部位出现飞边、双重边。必要时在显微镜下检查边缘,避免问题发生。

(5) 注意熔蜡器的温度、蜡刀的温度、代型表面的温度。要保证内层软蜡与代型的密合,主要是蜡刀的温度要掌握好,蜡要烫实。

(6) 蜡型制作要保证底冠的厚薄均匀,最薄处的厚度应大于0.3mm。最好使用回切法制作蜡型,可以保证修复体瓷层的厚度均匀,避免瓷层薄厚不均匀,过薄或过厚。

(7) 蜡型制作过程中,注意连接体的位置、大小及强度,保证连接体达到2.0mm×2.0mm的面积,连接体的部位尽可能靠近基牙的舌侧中1/3处,保证外展隙外形(连接体的尺寸因铸造材料和修复种类而异:贵金属长桥至少达到3.0mm×3.0mm)。

(8) 蜡型是最终修复体的缩影,因而基牙和缺失牙的蜡型形态均应参照最终修复体的外形,缺失牙要有正确的形态。医师桥体的设计有几种:马鞍桥、卫生桥、改良盖嵴桥。

(9) 蜡型制作完成后即刻安插铸道避免蜡型的变形,桥体尤其重要,注意二级铸道使用塑料杆,避免桥体从代型上取下时变形。

(10) 注意金瓷结合线的设计,金瓷结合线应避开咬合接触点,否则可能会出现裂瓷。

(11) 蜡型制作过程中,注意检查蜡型的咬合尤为重要,尤其是铸造冠桥,可以使用咬合纸,检查蜡型的咬合,避免咬合过高。如果是烤瓷咬合过紧,应与医师联系,制作金属殆面或金属舌背。

(12) 蜡型制作过程中,桥体不要设计过大,桥体设计过大可能引发咬合力过强,损伤基牙,正确的设计是缺失牙区桥体应以减径。

(13) 蜡型制作前及蜡型检查前代型均应在模型上复位。如果代型复位不良,可能导致桥体变形翘动、咬合过高及无法就位等。因而代型在模型上的复位是制作蜡型的基础。

（14）在制作金属冠桥时注意邻接点的位置。首先熟悉各个牙齿的解剖外形，了解各个面外形高点的位置，制作时考虑邻牙的状况及其外形高点，正确恢复邻接关系。

（15）制作金属冠桥时应正确恢复外形，正确恢复解剖形态，方便后续的工作。

（16）桥体的制作应遵循医师的设计，同时桥体的盖嵴部应光滑，并与模型盖嵴部密合。

（17）桩制作的大小要合适，避免桩过大过小，过大可能伤及牙根，导致牙根折裂，过小可能导致固位不良。

（18）在设计桩时考虑桩的聚合度应小于6°，角度过大影响固位力，角度过小会造成冠的就位困难。

（19）桩的设计应参考最终修复体的形态，桩的大小形态也是最终修复体的缩影。

（20）注意医师的要求，注意不同金属材料的蜡型的设计不同。

（21）蜡型设计应尽量保证前牙的大小，形态对称，避免出现不对称。

（22）在制作蜡型过程中，蜡型的最薄处应大于0.3mm，预防铸造不全。

（23）桥体连接部的设计应避免靠近唇颊侧，否则影响修复体的外形，尤其是前牙烤瓷桥。

（24）长桥可使用舌腭侧的小连接杆预防桥体变形。

（25）注意蜡型的应力释放，保证蜡型不变形。

（26）包埋应标明铸圈内金属的种类及其重量，贵金属应特别注意。

（27）注意工具及设备的清洁。

四、铸造

（一）铸造

铸造部是设备较多的部门，其重要职责是正确安全地使用各种设备完成工作。其主要设备有铸造机、茂福炉、喷砂机，还有明火铸造所需的危险气体如丙烷、煤气、氧气之类，正确使用这些辅助工具将是良好工作的重要保证。

1. 根据包埋材料的不同选择加温方式，进炉应在铸圈完全冷却后，且茂福炉在常温状况下，将铸圈依次放入炉内。以每分钟7℃的速度升温至300℃恒温保持30至60分钟，去除铸圈内的蜡质，及磷酸盐包埋粉材料中的水分。然后以7℃每分钟升温至920℃，停留时间根据铸圈大小和数量而定，以保证包埋料完全烧结成一体，以承受铸造时金属的冲击力。观察铸圈状况准备铸造，铸造前可将铸圈翻转180°，5分钟后铸造，可以保证气体的排出。

2. 铸造　高频铸造机铸造：

（1）仔细阅读高频铸造机的使用说明；

（2）清除坩埚内的杂质以避免影响铸造质量；

（3）接电源；

（4）称好合金量置于坩埚之内放入铸造机；

（5）夹好铸圈放入铸造机内并调整好平衡；

（6）开始熔金，通过观测窗观测合金熔化状况，在所有合金熔化之后铸造；

（7）铸造完成后取出铸圈；

（8）机器冷却后关机。

明火铸造：明火铸造需两个人合作完成。铸造前先做好离心铸造机的准备，包括离心转圈的安置、坩埚的安置、合金的放置。先开煤气或丙烷，点火，逐渐加入氧气调节火焰长度，长约至5cm。用火焰外焰熔化金属，均匀加热，助手在合金熔化后放置铸圈铸造，等铸圈完全停转后取出冷却。

铸件处理：铸圈自然冷却后，用石膏剪剪碎包埋材，防止锤击变形。取出铸件检查铸造后用喷砂机喷砂，检查合格后把铸件交给下道工序。

（二）注意问题

1. 烤瓷合金、铸造冠桥合金、嵌体合金要分清。合金分：低熔、中熔、高熔三种。

2. 调节明火火焰,用最适宜的外焰熔化合金。

3. 铸造时要注意劳动保护,使用护目镜及石棉耐火手套,操作时要迅速,预防金属过火。

4. 三块合金同时熔化时,注意均匀加热,保证合金同时熔化。

5. 注意不同合金不同的铸造方式。

6. 铸造后,不要立即开圈,让铸圈的热力中心对铸件在冷却过程中的收缩做出补偿,过早开圈可能有砂眼等一系列问题。

7. 开圈不可过急,预防开圈力量过大引发铸件折断。

8. 铸件铸造不全时应分析判断原因:合金量不足;铸圈开裂,合金溢出;离心力不足,合金不能完全进入等。

9. 铸件取出后,喷砂处理时要小心过大压力喷穿铸件,钢托要小心,防止折断卡环。

10. 注意设备及安全操作,预防安全事故发生。

11. 保持坩埚清洁,预防杂质进入。

12. 铸造不全是因为铸道角度不正确,蜡型与内壁过近,造成包埋材料破裂而爆钢;烤圈时间,温度不够,包埋材料透气差,造成缩孔。

13. 铸件收缩或过松　包埋材的水粉比例或专用液浓度不正确,膨胀大导致过松。反之,粉少专用液少,膨胀小,导致收缩。

14. 表面粗糙　包埋前未经过脱脂处理或蜡型不干净,包埋液比例不正确。

15. 金属瘤　包埋方法不正确,在蜡型的凹陷处存有气泡。

16. 缩孔　多产生在蜡型的厚大处,转角处,安放铸道处,铸道安放部位或铸道尺寸不正确。

17. 砂眼　安放铸道时出现内尖角,这个部位的包埋容易被液体合金冲坏,导致将砂砾带入金属中形成砂眼。

18. 不同种类合金的铸圈对焙烧温度的要求不同,应适当调整电炉温度,注意电路炉的热源中心,预防铸圈温度不足。

五、金属底冠修整

(一)铸造结束后,清除包埋材料

送金属底层修整组,主要是进行铸件打磨。

1. 检查模型与铸件　主要检查桥基牙在模型上是否复位,桥基牙上间隙剂是否完整;铸件是否完整有无砂眼,铸件金属色泽是否正常,铸件底冠是否光滑,有无杂质或金属瘤。

2. 去除铸道　用切割片按底冠外形切割。

3. 检查适合性　使用硬质的钨钢裂钻去除冠内的气泡杂质小瘤,检查边缘,修除过长边缘,将底冠置于石膏模型观察就位,若包埋的膨胀正确,可以顺利就位,且边缘密合,否则需用冠内指示剂检查底冠影响就位的地方。完全就位后检查边缘密合,用胶轮抛光边缘,预防边缘过于锐利,但不应抛光过度,否则将导致颈缘不密合。

4. 烤瓷面的研磨修整　使用切割片削除铸造的残留部分,切割片可以触及的部分都用切割片来调整。瓷与金属的移行结合部呈90°,用柱状白色氧化铝修整。

修整烤瓷面,保证烤瓷面均匀厚度,但金属最薄处不能低于0.3mm,且预留出瓷层空间:邻轴面1.2~1.5mm,切龈或后牙殆面2.0~2.5mm。

蜡型的连接体尽可能调整在舌侧。龈部外展隙尽可能用切割片分开,以保证最终牙齿的立体感,但应保持连接体强度应有2.0mm×2.0mm(贵金属3.0mm×3.0mm)强度以保证连接体强度。

5. 烤瓷面修整后应用氧化铝磨石均匀研磨,保证金属表面粗糙程度一致,边缘圆钝,研磨时应避免磨石伤及边缘。

烤瓷底冠精细研磨结束后,置于模型上,总体检查后喷砂处理,使用120目的氧化铝,4~6bar的压力喷砂。

6. 喷砂结束后,清洗送上瓷部。

(二) 金属底层修整组注意的问题

1. 不同金属使用不同的磨具,贵金属与非贵金属的磨具应不同。这是因为金属硬度不同,可能在金属表面夹入杂质而影响烤瓷质量。

2. 边缘是一条光滑、连续的曲线。不可过于锐利,肩台就位后应抛光边缘。

3. 就位检查颈缘密合。应注意边缘不要过长,过长边缘是导致临床颈缘就位困难和崩瓷的主要原因。

4. 打磨全冠时注意咬合和邻接关系,邻接的松紧度应为一层咬合纸可抽动但无拉破且有一定阻力。桥体应圆钝,不应过锐利。检查咬合应包括正中、前伸、侧向三种咬合方式。

5. 抛光时注意,烤瓷冠最薄应大于 0.2mm,检测底冠全冠厚度应用精确的卡尺进行。

6. 有砂眼或变形,可用焊接方式修正,要注意铸件固定包埋,焊金的熔入及最终的打磨。

7. 贵金属的打磨应注意方向一致,避免出现条纹不一致,影响修复体质量。

8. 底冠就位时注意保护模型表面的间隙剂,若间隙剂在就位过程中磨损可能会导致底冠就位困难。

9. 较长的冠桥可能会有翘动,因而注意保护铸道,应先就位后再去除铸道,尽量减少金属的变形。

10. 使用工具时注意底冠的厚薄,预防操作失误,造成底冠破损。

11. 贵金属打磨使用专用打磨箱,注意贵金属的回收。

12. 喷砂压力要适当、均匀,预防压力过大而穿孔及压力不足喷砂不到位影响金瓷结合。

13. 喷砂后清洁应完全,可使用超声波及高压高温蒸汽相结合的方法。

六、塑瓷

塑瓷(上瓷)组主要是 OP 的制作,应用瓷粉堆塑牙体形态。并与形态修整组(车瓷组)配合对形态的控制及上釉、抛光时对色泽的微调。

(一) OP 的刷涂

1. 刷涂 OP 前对工作件检查　包括是否与设计单相吻合,工作件及工作附件是否完整,工作件喷砂是否均匀完整,有无喷砂不全,检查完整后工作流程单整收进入下一工作程序,有问题可返回上一工作组或请示部门主管。

2. 工作件的清洗　先使用超声波清洗机清水清洗 10 分钟,清洗工作件表面打磨过程中留下杂质颗粒,后用超声波清洗机置丙酮或高纯乙醇清洗 5 分钟,必须使用相应工作器具正确操作,严禁污染,以防烤瓷过程中气泡及其他不良反应产生。若工作件为焊接品应用酸清洗、高温蒸汽清洗后,再次超声清洗,完成后进入下一工作程序。有问题请示主管。

3. 工作件的除气预氧化　工作件的除气预氧化的目的主要是在金属桥体或冠表面形成一层薄而均匀致密的氧化膜,是瓷与金属化学性结合的关键,因而要保证不能污染除气预氧化过程。不同金属不同工作程序,应严格按金属的说明操作,金属除气预氧化后表面应形成薄而均匀致密的氧化膜,若有其他问题出现如氧化膜过厚,出现异样色斑等应及时请示部门主管,这一过程严格操作,杜绝二次污染工作件,完成后进入下一工作程序。

4. 第一次 OP 的刷涂　正确使用 OP 前应仔细阅读 OP 的操作说明书,对照设计单正确选用 OP 薄薄涂刷工作件表面,做到均匀,注意外展隙及桥体基底以及边缘要厚薄均匀一致,尤其注意两桥基牙间牙龈外展隙处 OP 的刷涂,完成后,用锉刀轻轻振均匀,检查冠内组织面里是否有 OP,若有则需要清除干净,置于烤瓷支架上,按正确 OP 程序烧结,OP 的涂刷过程严禁污染,若有污染应用蒸汽喷枪清洗后重新涂刷,以保证金—瓷结合,完全正确操作后进入下一制作程序。

5. 第二次 OP 的涂刷　第二次 OP 的涂刷与第一次 OP 相同,目的是形成均匀厚薄的 OP 以遮盖金属本色,因而选用与工作设计单相符颜色的 OP 及正确的操作方法是非常重要。OP 刷涂后重点检查外展隙、边缘及龈外展隙等细微位置,注意底冠内不要有 OP 以避免底冠就位不良,并且要预防污染,若有污染应用蒸汽清洗后再次操作,完成后置于烤瓷支架按正确程序烧结。

6. OP 烧结后若过薄不能遮盖金属本色可再次涂刷 OP 后烧结修补;若过厚表面有气泡形成则用车石

轻轻打磨平整气泡,蒸汽喷枪清洗后修补 OP 过薄部位;注意外展隙处的遮盖,OP 不宜过厚以预防气泡的产生。

7. 正常 OP 涂刷烧结后应有 0.1~0.2mm 厚度,亦可应用颜色在 OP 层作内染色处理,完成后进入下一工作流程,应在相应工作流程签收,有问题请示部门主管。

(二) 瓷粉的堆塑

堆瓷是对烤瓷修复体颜色及层次的控制。由于瓷粉的种类及品种不同,因而在操作前应仔细阅读瓷粉说明,正确应用瓷粉配比及烤瓷程序,有问题与部门主管联系。

1. 烤瓷冠或烤瓷桥基牙肩台瓷的应用 肩台瓷是一种高强度且收缩率较小的瓷粉,使用前阅读相关资料,正确使用分离剂,第一次烧结后追加添补少许肩台瓷,进行第二次烧结以达到瓷肩台与医师备肩台完美吻合的效果。瓷肩台可预防烤瓷口内龈缘黑线的产生,达到健康,美观的修复目的。

2. 不透明牙本质的应用 OD 其他特性与 D 相同,只有半透明性的差别,不同品牌的瓷粉半透明性不同,一般以 D 粉标准相当于 D 粉的百分数表示,主要目的是应用于烤瓷冠、桥瓷层过薄,牙本质瓷粉难于遮盖 OP 色的地方。如颈缘、外展隙以及基牙过于突出的烤瓷冠、桥唇颊面,操作时应遵循瓷粉特性,烤结后对照 OD 比色板以确定烤结效果。尤其注意唇颊面颈缘月牙形区域处应用,以确保烧结效果。

3. 牙本质瓷粉的应用 应用牙本质瓷粉堆塑烤瓷冠桥外形,由于牙本质瓷粉决定烤瓷修复体的基牙色调,因而要保证牙本质瓷粉的厚度,先用牙本质瓷粉恢复修复体外形,用回切刀回切、外展隙、唇面、舌面及𬌗面,保证牙本质瓷层至少 0.5mm 左右厚度,回切后修复体可有发育沟及指状结构,以模拟天然牙发育叶,达到最佳色泽效果。

4. 切端瓷的应用 切端瓷是用于模仿釉质色泽因而有多种切端瓷,正确对照修复体色泽图表及瓷粉配套说明操作,恢复修复体外形,并适当加大 10% 以补偿瓷粉的收缩。

5. 透明瓷及其他特殊瓷粉的应用 由于不同色泽及个性化的色泽要求,因而透明瓷粉及其他彩色瓷粉亦有使用,清楚熟悉各种瓷粉烧结后色泽及各种颜色在个性化牙齿表现色度、彩度及明度的细微变化。

6. 瓷粉的堆塑过程有多种手法,有单独一层上瓷烤结后,再追加其他瓷粉,也有一次上成,不管使用何种手法,保证各层瓷层瓷粉不混杂而不影响色泽,另外要充分考虑瓷粉在烧结过程中的收缩,因而在制作过程中要注意外展隙、缺失牙等处瓷粉过薄过厚区域瓷粉收缩状况,做到心中有数达到最佳塑型效果。

7. 不同瓷粉不同烤结方式,要充分阅读瓷粉说明正确操作,特别注意瓷粉与金属热膨胀系数是否匹配。

8. 瓷粉烤结后,若有色泽发白混浊现象,则需检查是否正确使用各瓷粉,烤瓷炉真空度,瓷粉是否有污染,操作手法是否正确等,若瓷层间有气泡产生则需注意操作手法,同时用车石充分打开气泡表面,清洗后,追加烤结以达到最佳效果。

9. 在一次烤结后,若形态及色泽等要求有所差别时,可以进行第二次烤结修补,注意前后程序及各种瓷粉不同部位的应用。完成后可进行下一工序,有问题请教部门主管。

10. 取用瓷粉时注意 根据瓷牙单位,用多少取多少,如取用过多,瓷粉反复调和易干燥结块,影响堆塑、致密度及色泽。

(三) 注意事项

1. 烤瓷间卫生相当重要,对工作间,工具,设备、工衣,工作时瓷粉,操作人员个人卫生都要注意。

2. 上下班对工作间工作设备、工具、模型都要进行清洁。只有做好以上,才可以保证产品的质量。

3. 检查烤瓷炉炉内温度是否准确,适时调整温度,避免温度过高过低影响瓷牙质量。

七、外形修整

外形修整是烤瓷冠桥制作的重点,尤其是目前国内的普通件内在质量不高,修复体的"外表修饰"就显得更加重要。

(一) 准备工作

准备工作包括病例的设计和资料的收集,这一步骤是模型在制作前就开始的,缺少这一步的准备,即很难精准的形态修整。只有模型制作前,参阅同名残留牙齿形态、间隙、大小、长短才能在形态修整时达到逼真效果。因为人的视觉误差,因而建议使用"双脚规",用"双脚规"测量同名残留牙齿的数据是蜡型组,上瓷组形态修整的准确制作标准。另外在修复体设计时参阅人的视觉效果,可设计出牙齿重叠,相距间隙等多种形式,以达到整体牙列的实用及美学效果。因而从开始制作前,到最终的完成,都应该遵循修复体的设计方案。前期的准备及设计十分重要。

(二) 形态修整的第一步:就位

1. 桥基牙及冠的就位 检查底冠组织面有无瓷粉进入,烤结后附着于底冠后影响就位,应清除冠内杂质。用车针车石时预防伤及金属底冠的颈缘和肩台瓷边缘,单冠及桥基牙完全就位置于工作模型,再次检查就位关系,良好后进入下一部。若有肩台瓷颈缘不完全密合,视其吻合大小程度,轻微不密合可上釉时再追加,若相差过大则返回上瓷组重新修复肩台瓷。

2. 盖嵴部及邻接关系的修正 邻接关系的调磨以一张咬合纸可邻接处抽动而咬合纸不撕破为原则,但应注意调整邻接关系的位置,模拟天然牙邻面外形高点,尽可能以面状接触而不是点接触。盖嵴部应在修整模型时根据牙龈的健康状况刮石膏 0.2~0.5mm,应以就位道方向取出、放置烤瓷修复体,以防对基牙产生较大扭转力量,而造成基牙折断,用咬合纸在盖嵴部衬垫,观测高点,适当调节至完全密合,应根据医师对盖嵴部的设计,选择鞍式、改良鞍式、卫生桥等。要正确修磨盖嵴,若与盖嵴部有空隙可返回上瓷组进行添加。

(三) 形态修整的第二步:确定接触区

1. 正常牙弓上的接触区,从切缘(咬合面)上看起来;是在牙弓的垂直线,因而接触区是在邻接面的最大隆突部上(外形高点)。关于邻接面的最大隆突部(外形高点)由于观测的位置和角度不同,接触区向唇侧的移动,往往对牙齿形态产生较大影响,常见到的不协调的形态,可能是接触区面修整过多,使邻接面移动所致。

2. 确定邻接面最大隆突部(外形高点)可以从切缘(咬合面)向下看,用较直工具如瓷粉搅拌刀的平面对着牙弓的垂直线,就容易确定,而在牙齿排列拥挤时,应使接触区移动。

3. 基牙形态和接触区 人工义齿的四种基本形态(方型、方尖型、尖型、卵圆型)应依照患者残留牙齿、脸型、性别、年龄等资料来确定和设计,并根据各个基本形态的接触区的变化而定,总之,形态的设计要考虑邻接区,此为制作要点:

(1) 方型:这种方型没有邻牙间空隙,接触区宽长。

(2) 方尖型:将牙冠二等分,切 1/2 为方型,颈 1/2 为尖型,切 1/3 为接触区所在处。

(3) 尖型:中切至颈部逐渐变窄,接触区在切端 1/3 处。

(4) 卵圆型:牙两侧呈弧型,中部最突出,接触区在中间部分。

4. 中线的确定 在正中咬合情况下,为保证上中切牙对称性及其他牙左右对称性,中线的确定是很重要的,通常以上中切牙基牙位置为基础,上颌正中线为基准,来调整上下颌正中线,若医师在设计单有特殊要求除外,上颌中线确定方法为:

(1) 确定上中切牙的近中牙颈线的中点。

(2) 两中点连一水平线。

(3) 作与水平线相交的垂直线,此垂直线作为上颌正中线。

(四) 形态修整第三步:粗修

1. 首先观测 观测确认牙弓的位置,观测同名对侧牙的基本情况,是否有扭转,倾斜等情况,结合医师要求,确定是否是正常排列还是对称制作。

2. 基础数据,使用"量脚规"对于切端长度,牙齿宽度等基本数据测量,对于每一面的测量,应在同一水平面来观测计量,各个面的测量与设计对于最终形态很重要。

3. 咬合关系的调修 在模型上正确的恢复上下正中关系时,以𬌗架确定正中𬌗,调磨烤瓷或金属修复体的咬合关系,以无咬合高点为原则,调磨原则为,正中𬌗高点调磨牙尖或窝沟处,侧方𬌗时调磨𬌗面或舌侧三角嵴舌嵴,最终达到正中、侧向、前伸三种咬合方式,无咬合高点、𬌗干扰为原则;若无咬合关系或缺失较多时,应返回上瓷组追加咬合。以正常咬合情况下,烤瓷冠咬合间隙 0.5mm 为准(两层咬合纸自由通过),应用研磨材料时应注意磨具的选择及方向的选择:形成舌侧面或殆面,注意舌隆突,边缘嵴及殆面牙尖的保留。

4. 切端长度的调整　以水平线为基准,修整切端长度时适当预留稍长少许以预防失败,注意上下颌切缘唇舌切嵴的高度不同。

5. 唇面颊面丰满度的切磨　在切磨后的切端面上做出丰满度记号,以此为基准,从切端向颈部观测多余部分磨除,注意扭转牙的对称。在切磨切端部分时,应注意磨石的旋转方向应自牙颈方向,否则可能会伤及切端破坏切端形态。在牙颈部:考虑牙颈部对牙龈组织的影响,及自身的自洁作用应在颈 1/3 作近乎直线而呈小角度切磨。边缘的切磨:磨石的方向应旋转朝向中央,连同模型一起操作磨改。注意牙齿是由曲面形成,而非直线形成,唇侧丰满度的修整应从切、中、颈三部分分段完成。

6. 近中转角及近中唇侧面隆突的修磨　转角部的形态修整从近中开始为好,因为牙冠宽度的基准在近中,若从远中开始,由于视觉误差,可能会出现牙冠过宽的现象。另外,近中角直和远中角圆钝是前牙的基本特征,近中角由切端、唇面、舌面、近中面四部分汇集于近中角处形成,因而,在修整近中角时,可适时修整近中面,在修整过程中应小心,不可以只从一个面(例如唇颊面)修磨,这样会造成唇面比实际上窄。

7. 远中转角(远中角)和远中面外形高点修磨　首先以各个角度得到近中侧形态为基准,然后切磨远中部。即远中转角和远中唇侧面隆线切磨到与真实的唇面宽度相一致。

(五) 解剖形态的精细修整

1. 边缘嵴　边缘嵴是控制牙大小的重要解剖标记,因而在解决特殊形态时,注意收敛边缘嵴。

2. 邻接点　邻接的位置以各个牙外形高点为宜,但应考虑各组牙龈孔头的水平高度,保证牙龈乳头处无明显间隙,必要时使用硅橡胶罩制作假想牙龈参照。

3. 发育嵴沟、窝　是牙齿殆面、唇面的解剖标记之一,以记录咬合,有利于食物溢出,保证义齿生理功能为佳,同时亦是后牙各个牙尖分界标记,应注意各牙的解剖形态。

4. 窝沟点隙及隆突　各个牙的细微特征参照解剖生理教材。

5. 正确的外形　用车针磨牙齿使牙齿的大概形态与对侧对称,整个表面做出光滑面是修整的目的,磨切的顺序,一般从牙颈部到中央到切端。

6. 边缘区的半精密修整。

7. 切端部的半精密修整　在下颌前牙唇面的切端,牙齿略带有柔和卵圆之感,与对殆牙的舌面相咬合。并且切端近远中转角的特点同时赋予口腔整体协调柔顺之感觉。

8. 舌侧面的半精密切磨　舌面光滑溜平,舌感要好。

9. 表面形态的半精密切磨　牙的形态实际上有个人差异,针对不同情况,不同处理。

10. 表面的精密研磨　在上釉前的精密研磨中,为使其已赋予的形态能得到良好的釉面,要用精细车石进行细磨,并且同时要注意刻画牙齿自然的发育沟。

11. 桥体　要另外考虑对称性和其他的一些因素,可以做特殊形态的处理。

八、上釉、抛光

(一) 上釉过程

是在修整好外形的烤瓷冠桥表面涂刷一薄玻璃釉,使之有天然真牙的光泽度,同时对颜色进一步的微调,以达到最佳的色泽效果。

1. 首先检查瓷牙冠桥在细微地方有无需要添加的需求。如盖嵴部、邻接点等,可利用特殊的低温修正瓷在上釉过程中同时进行而不影响外形及色泽的改变。

2. 清洗表面打磨瓷粉的粉尘及杂质,再用蒸汽清洗以利于操作。

3. 用适当釉液—粉调好,用釉在表面涂刷一层,振均匀后,对照比色板及个性化牙齿比色效果图,适当地添加色彩后以达到最佳效果。

4. 注意釉液不能过厚,否则会影响表面细微结构,外表等部位防止釉液积涂影响外形。

5. 按正常程序烧结,烧结后比色,若色泽很差,需用车石磨去表面釉面,清洗后重新上釉。

牙列修型完成后应用白色硅丙酮抛光轮抛光牙列突出点,增加其亮度,保证各牙光泽及真实光感。上釉后检查就位,上釉可能就细小邻接进行添加,因而要检查上釉后的就位,无问题后抛光。要求:金属边打磨光滑无黑点,冠内面喷砂干净,盖嵴部及邻接部要光滑,有问题时,适当用抛光工具给予细抛光。

(二) 应注意的问题

1. 瓷体的外形修整一定要有长轴、中线,对称美学、功能等概念,作为技师一定要注意提高自己的综合素质。

2. 要注意检查邻牙的咬合和邻接关系以确定咬合。

3. 注意牙列功能性的恢复,如侧向𬌗、前伸𬌗及正中𬌗。

4. 保证瓷层有 1.0mm 厚度,不能过薄。

5. 就位状况,尤其是上釉之后。

6. 预防遮色瓷涂到冠内组织面和露金属黑边。

7. 桥体与基牙连接合适,牙冠密合。

通过上述的质量管理条例和质量检验标准的简单介绍,我们可以发现义齿生产中质量的管理和控制无处不在。在整个义齿制作过程中,技师对每一步都要进行仔细的检查与评估,在确定没有问题之后才能进行下一步操作。发现问题后技师要立即纠正,否则错误带入后续的工艺操作中,会使误差更加严重,甚至修复体失败、返工。

总之,依照国家的有关法律法规,各义齿制作中心(厂)通过质量体系的建立、认证和认真实施(见第15章),义齿的质量才能最终得到保证。

(岳 莉 任 薇 杨兴强 董 博 朱晓华)

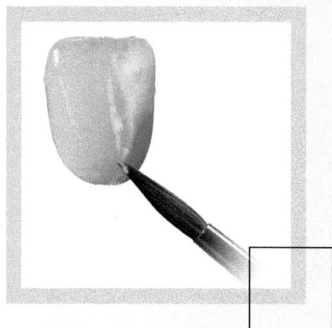

附录一

定制式固定义齿报批稿

ICS 11.060.10
C33

YY

中华人民共和国医药行业标准

YY/T XXXXX——XXXX

定制式固定义齿

Customized fixed denture

（报批稿）

XXXX-XX-XX 发布   XXXX-XX-XX 实施

国家食品药品监督管理局   发 布

目　　次

前　　言

本标准依据 GB/T 1.1-2009《标准化工作导则　第 1 部分:标准的结构和编写》起草。

本标准的附录 A 为规范性附录、附录 B 为资料性附录。

本标准由国家食品药品监督管理局提出。

本标准由全国口腔材料和器械设备标准化技术委员会(SAC/TC 99)归口。

本标准起草单位:四川大学华西口腔医(学)院。

本标准参与起草单位:北京大学口腔医学院。

本标准主要起草人:于海洋、岳莉、郑力维、喻娜、胡晓阳、林红、郑刚、阎春喜、周敏。

引　言

本标准的主要技术指标是根据长期的临床经验确定的。

理论上讲,本标准附件的实验室实验还应考虑以下因素:功能、耐久和抗撕裂性、新材料的发展、环境的影响以及作为评估过程一部分的使用者的活动。对于这些因素的影响,目前尚无规范,所以需要不断进行补充。

因本标准中规定定制式固定义齿所使用的原材料必须已取得医疗器械产品注册证,本标准不再涉及生物相容性的评价。

考虑到目前部分义齿生产企业所生产的定制式固定义齿中,将金属基底冠作为最终产品出厂,因此本标准纳入了金属基底冠的要求。

目前金属内部质量检测方法虽然较多,但用于定制式义齿金属内部质量检测时,这些方法均有其各自的局限性。本标准在附录 B 列出了金属内部质量的要求及检测手段,供需要时参考。

本标准的发布机构提请注意如下事实,声明符合本标准时,可以使用涉及附录 B 中 B.1 方法中的金属内部质量检测所用牙科像质计的相关专利。

本标准的发布机构对专利的范围、有效性和验证资料不提出任何看法。

专利持有人已向本标准的发布机构保证,他愿意同任何申请人在合理和非歧视的条件下,就使用授权许可进行谈判。在这方面,该专利持有人的声明已在标准的发布机构备案,有关资料可从以下地址获得:

专利持有人姓名:北京大学口腔医学院

地址:北京市海淀区中关村南大街 22 号

请注意,除上述已识别的专利外,本标准的其他某些内容也可能涉及专利。本标准的发布机构不应承担识别这些专利的责任。

定制式固定义齿

1. 范围　本标准规定了定制式固定义齿的要求和试验方式。

本标准适用于定制式固定义齿以及作为产品出厂的金属基底冠。

2. 规范性引用文件　下列文件对于本文件的应用是必不可少的。凡是注日期的引用文件,仅注日期的版本适用于本文件。凡是不注日期的引用文件,其最新版本(包括所有的修改单)适用于本文件。

GB/T 9937.1　口腔词汇　第 1 部分:基本和临床术语;

GB/T 9937.2　口腔词汇　第 2 部分:口腔材料;

GB/T 9937.5　口腔词汇　第 5 部分:与测试有关的术语;

YY 0300-2009　牙科学　修复用人工牙;

YY 0462-2003　牙科石膏产品 YY 0621-2008 牙科金属　烤瓷修复体系;

YY 0716-2009　牙科陶瓷;

JB/T 9217-1999　《射线照相探伤方法》;

ISO 22674　牙科学　固定和活动修复用金属材料。

3. 术语和定义　GB/T 9937.1、GB/T 9937.2、GB/T 9937.5 以及下列术语和定义适用于本文件。

3.1　定制式义齿(customized denture):义齿加工企业根据医疗机构委托提供的患者模型,并按照工作授权书的要求,使用口腔材料从事修复设计与工艺制作,最终为医疗机构提供,能够恢复患者牙体缺损、牙列缺损、牙列缺失的形态、功能和美观的修复体。包括定制式固定义齿和定制式活动义齿。

3.2　修复体(prosthesis):用于修复缺损或缺失的天然牙及其邻近口腔组织的人工部件。

3.3　定制式固定义齿(customized fixed denture):一种依靠粘接力或其他固位力固定在患者口腔中,一旦修复体戴入以后,患者不能自行取戴的定制式义齿。

3.4　固定桥(fixed bridge):一种以缺失牙的近远中天然牙作为基牙,修复牙列缺损中所缺失的一个或几个天然牙,恢复其解剖形态和生理功能的固定义齿。

3.5　烤瓷熔附金属冠、桥(porcelain fused-to-metal crown and bridge,PFM):一种用合金制成金属基底,在其表面覆盖与天然牙颜色相接近的低熔瓷粉,然后在真空烤瓷炉中烧结而成的固定义齿。

3.6　连接体(connector):固定桥中固位体和桥体之间的连接部分。

3.7　桥体(pontic):固定桥中修复缺失牙的形态和功能的部分。

3.8　工作授权书(dental laboratory work authorization):在定制式义齿加工时,作为委托方的医疗机构给受托方(义齿加工厂等)关于所送义齿加工事宜的加工单,包括患者的基本信息、设计的要求、成品出件的时间和加工费及授权人(本人)签字等内容,说明受托方对义齿的加工依法享有合同处置权。

3.9　品质保证卡(warranty card):定制式义齿生产企业所出具的表明及保证其材料品质及真实性的具有法律效应的单据。

4. 分类

4.1　按修复体的结构和功能分类:嵌体、贴面、部分冠、桩核冠、固定桥、粘接固定修复体等。

4.2　按修复体的制作主要原材料分类:金属修复体、非金属修复体、金属非金属联合修复体。

4.3　按修复体的加工工艺分类:铸造金属冠桥(简称"金属冠桥")、烤瓷熔附金属冠桥(简称"金属烤瓷冠桥")、金沉积烤瓷熔附冠桥、全瓷修复体等。

5. 命名规则　定制式固定义齿的命名应能反映制作产品的主要材料、工艺和结构并适当考虑临床的习惯称谓,一般采用"主要原料 + 工艺 + 结构功能"的命名方式。如:金沉积烤瓷冠、钴铬合金烤瓷桥等。

6. 要求

6.1　总则

6.1.1　定制式固定义齿所用原材料应具有医疗器械产品注册证书,并说明原材料名称和生产企业。

实验按 8.1.1 进行。

6.1.2　定制式固定义齿的设计制作应根据具备资质医疗机构提供的患者模型及工作授权书的要求制作。

实验按 8.1.2 进行。

6.1.3　定制式固定义齿应保留相应的制作过程记录,内容至少应涵盖所使用的原材料(包括商品名称、注册证号、批号)和生产流程记录(包括工序名称、加工人员签名及工序完成时间),以保证可追溯性。

实验按 8.1.3 进行。

6.2　金属基底

6.2.1　表面性能:金属基底应外形完整、表面光滑平顺,不应有砂眼、瘤子、锐边角,金属 - 树脂联合修复体的金属基底应形成有效的固位形,如表面形成突起或网格等固位形。

实验按 8.2.1 进行。

6.2.2　组织面:金属基底的组织面应光滑平整,不应有皱褶、瘤子。

实验按 8.2.2 进行。

6.2.3　适合性:金属基底应能顺利就位,颈缘与基牙应完全密合,就位后不应有翘动。

实验按 8.2.3 进行。

6.2.4　桥体:桥体形态和盖嵴部设计应符合工作授权书的设计要求。

实验按 8.2.4 进行。

6.2.5　交界线:金瓷交界线、金塑交界线应清晰,金属带阶台厚度最小处应不小于 0.4mm,金瓷交界线的位置应避开咬合功能区和邻面接触区。

实验按 8.2.5 进行。

6.2.6　厚度:非贵金属基底厚度不应小于 0.2mm,贵金属基底厚度不应小于 0.3mm。

实验按 8.2.6 进行。

6.2.7　连接体:非贵金属连接体最小横截面积应不小于 $4mm^2$,贵金属连接体最小横截面积应不小于 $6mm^2$。

实验按 8.2.7 进行。

6.3　成品

6.3.1　表面性能:定制式固定义齿的外表面应光滑、有光泽。抛光后的金属冠桥表面,应无裂纹、无气泡,无任何粗糙面和纹理,反光均匀一致。

实验按 8.3.1 进行。

6.3.2　外形轮廓和表面细微结构:定制式固定义齿的外形轮廓和表面细微结构应与同名天然牙和(或)邻近天然牙相协调,外形轮廓还应符合牙的正常解剖形态。

实验按 8.3.2 进行。

6.3.3　邻接关系:定制式固定义齿的邻面与相邻牙之间的接触部位、形状、面积应与同名天然牙的接触部位、形状、面积相似。

实验按 8.3.3 进行。

6.3.4　咬合关系:定制式固定义齿的咬合面应根据工作授权书的咬合设计要求调改正确,前磨牙宜恢复两点及以上接触,磨牙宜恢复三点及以上接触,不应有早接触和𬌗干扰。

实验按 8.3.4 进行。

6.3.5　适合性:定制式固定义齿在模型上就位后应有良好的密合性,用牙科探针(划过时)探查时,应无障碍感。

实验按 8.3.5 进行。

6.3.6 颜色:定制式固定义齿的颜色(金属冠桥除外)应与工作授权书要求的比色板相符,除了患者邻牙或同名牙有相应的特殊色调,在影响美观的唇颊面不应有色线、黑点、白斑、白雾状等特殊色调,混色牙唇面的切缘和颈部之间不应有明显的分界线。

实验按 8.3.6 进行。

注:本要求不针对工作授权书要求的特殊颜色仿真制作的病例。

6.3.7 交界线:金瓷、金塑交界线应对接,光滑移行,位置应避开咬合功能区和邻面接触区。

实验按 8.3.7 进行。

6.3.8 表面粗糙度:若定制式固定义齿设计有金属部分暴露于口腔内,则抛光后金属部分按 8.3.8 的方法实验,表面粗糙度 Ra≤0.025μm。

6.3.9 孔隙度:在金属烤瓷修复体,全瓷修复体的受试表面,直径大于 30μm 的孔隙不超过 16 个,其中直径为 40~150μm 的孔隙不超过 6 个,并且不应有直径大于 150μm 的孔隙。

实验按 8.3.9 进行。

6.3.10 耐急冷急热性:金属烤瓷修复体,全瓷修复体在接受 8.3.10 的急冷急热试验时,任何瓷质部分不应出现裂纹。

6.3.11 金瓷结合特性:固定义齿为金属烤瓷修复体时,按 8.3.11 试验,金属陶瓷的分离/断裂起始强度应大于 25MPa。

7. 试样的制备

7.1 送检试样:送检方应制备送检试样并包含必要的附件进行型式检验。

7.2 送检试样附件:送检试样的附件包括:送检试样的预设模型(包括对颌模型、模型要求见附录 A)、对应的工作授权书(由加工方填写,应注明人工牙选择的颜色等信息)及对应的比色板或比色物,模型由符合 YY 0462-2003 要求的超硬石膏灌制。

7.3 试样的制备:预备完成修复牙位为 11 号、修复牙位为 26 号、缺失牙位为 12 号(基牙牙位为 11、13 号)和缺失牙位 26 号(基牙牙位为 25、27 号)的超硬石膏标准模型(图 1),采用符合 YY 0716-2009、ISO 22674

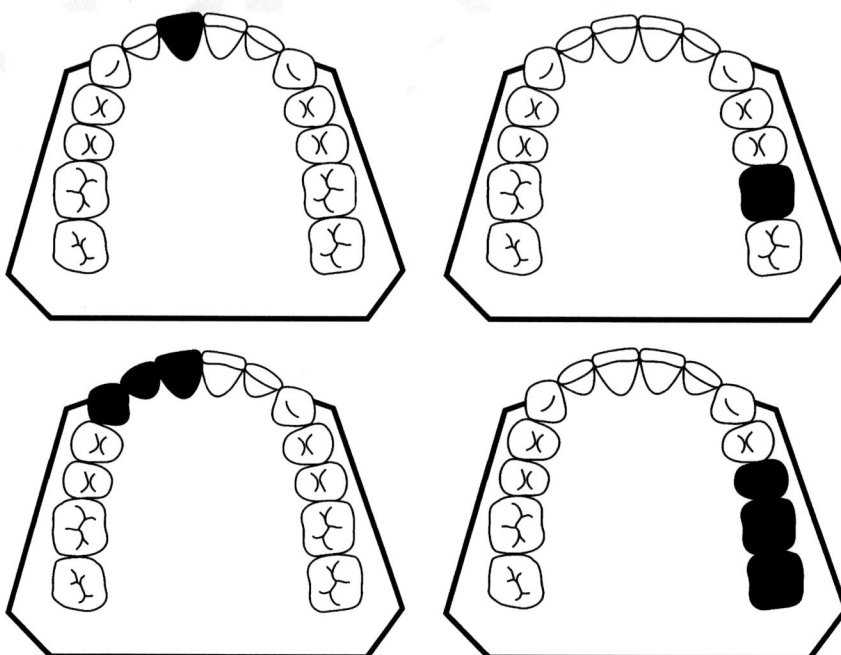

图 1 送检试样牙位示意图

且具有注册证的材料,按牙科技工室技术制作前牙单冠、后牙单冠、前牙固定桥和后牙固定桥四种类别的非贵金属金属基底、贵金属金属基底、非贵金属烤瓷修复体、贵金属烤瓷修复体和全瓷修复体试样各 2 例。

8. 试验方法

8.1 总则

8.1.1 检查义齿所用原材料的医疗器械产品注册证复印件,并根据注册证信息追溯生产厂商备案资料。结果应符合 6.1.1。

8.1.2 检查义齿设计与工作授权书及模型是否一致。结果应符合 6.1.2。

8.1.3 检查义齿的制作过程记录。结果应符合 6.1.3。

8.2 金属基底

8.2.1 表面性能:用正常或矫正视力在 2 倍及以上放大镜下观察并结合手感检查表面,检查结果应符合 6.2.1 的要求。

8.2.2 组织面:用正常或矫正视力在 2 倍及以上放大镜下观察组织面,检查结果应符合 6.2.2 的要求。

8.2.3 适合性:用正常或矫正视力在 2 倍及以上放大镜下观察结合牙科探针检查金属基底的颈缘,就位后按压固位体不同点检查有无翘动,检查结果应符合 6.2.3 的要求。

8.2.4 桥体:核对金属基底的桥体设计与工作授权书中的桥体设计要求,检查结果应符合 6.2.4 的要求。

8.2.5 交界线:用正常或矫正视力目测金瓷交界线和金塑交界线,检查结果应符合 6.2.5 的要求。

采用卡尺(精度为 0.1mm)测量金瓷交界线和金塑交界线三个不同位点的厚度,检查结果应符合 6.2.5 的要求。

8.2.6 厚度:使用精度为 0.1mm 及以上的卡尺测量金属基底唇(颊)面、舌面、𬌗面(切端)、邻面三点及以上不同位置处的厚度,检查结果应符合 6.2.6 的要求。

8.2.7 连接体

8.2.7.1 器具和材料:高速切割机或其他用于切割金属的装置;标准坐标纸,最小刻度为 1mm。

8.2.7.2 试样制备:按 7.3 制备金属基底试样 8 个(贵金属与非贵金属前牙固定桥和后牙固定桥试样每种各 2 个),用高速切割机或其他金属切割装置在冷却的条件下将制作的金属基底沿着平行于牙长轴的方向从连接体的部位切开。然后用笔将切割面的形态描记在坐标纸上,计数网格全部包含在描记线内的网格的个数为 n,计数网格内包含描记线的网格的个数为 m。

8.2.7.3 结果评定

应用公式(1)计算金属基底连接体的横截面积 s。

$$s = n + 0.5 \times m \quad\cdots\cdots\cdots\cdots\cdots\cdots\quad (1)$$

公式中:

s——连接体的横截面积,mm^2

n——网格全部包含在描记线内的网格的个数,

m——网格内包含描记线的网格的个数。

试验结果应符合 6.2.7 的要求。

8.3 成品

8.3.1 表面性能:用正常或矫正视力在 2 倍及以上放大镜下观察结合手感检查定制式固定义齿的外表面,检查结果应符合 6.3.1 的要求。

8.3.2 外形轮廓与表面细微结构:用正常或矫正视力在 2 倍及以上放大镜下观察定制式固定义齿的外形轮廓和表面细微结构,检查结果应符合 6.3.2 的要求。

8.3.3 邻接关系:根据工作授权书的设计要求选择适合厚度的咬合色带置于定制式固定义齿的近中(远中)与邻牙之间并抽出,逐侧检查咬合色带是否有阻力而无破损地抽出,同时检查咬合色带在邻面留下的颜色印记的形状、大小、位置,检查结果应符合 6.3.3 的要求。

8.3.4 咬合关系:固定义齿在模型上就位之前,根据设计要求选择适合厚度的彩色咬合色带置于模型的咬合面及对殆牙之间,做正中咬合留下咬合印记;固定义齿在模型上就位以后,将相同厚度的不同颜色咬合色带置于模型的咬合面及对殆牙之间,做正中咬合留下咬合印记,检查模型两种颜色的咬合印记的一致性和义齿咬合面的接触点情况,检查结果应符合 6.3.4 的要求。

8.3.5 适合性:用正常或矫正视力在 2 倍及以上放大镜下观察结合牙科探针检查固定义齿的颈缘适合性,检查结果应符合 6.3.5 的要求。

8.3.6 颜色:采用工作授权书要求的比色板,在标准光照下(D_{65},色温为 6500k,照度为 700LX)或自然光线(中午 12 点前后两小时),以同一背景(中性色调)正常或矫正视力目测检查,修复体的唇面或颊面应与比色板沿同一平面放置,检查结果应符合 6.3.6 的要求。

8.3.7 交界线:用正常或矫正视力观察定制式固定义齿的金瓷或金塑交界线,检查结果应符合 6.3.7 的要求。

8.3.8 表面粗糙度

8.3.8.1 目测检查:采用正常或矫正视力检查固定义齿的表面是否存在明显影响表面功能的表面缺陷,有无明显粗糙的表面。

8.3.8.2 比较检查:采用粗糙度标准比较块($Ra \leq 0.025$)的视觉法和触觉法,视觉法时应借助 5~10 倍放大镜进行比较检验。

检查结果应符合 6.3.8 的要求。

8.3.9 孔隙度

8.3.9.1 器具和材料

a. 湿研磨装置;

b. 长度测量工具,精度为 0.01mm;

c. 固位材料,例如自凝聚甲基丙烯酸甲酯(PMMA);

d. 能制备抛光面的设备;

e. 研磨用碳化硅砂纸,P240 至 P600;

f. 金刚石膏或粉,粒度为 3.0μm;

g. 光学显微镜,放大倍数为 100 倍,配有成像装置。

8.3.9.2 试样制备:按 7.3 制作的贵金属烤瓷修复体、非贵金属烤瓷修复体和全瓷修复体:前牙单冠、后牙单冠、前牙固定桥、后牙固定桥试样各 1 个,合计 12 例试样。将试样包埋在固定材料中,采用湿研磨装置沿垂直牙长轴方向磨除切端或殆面(固定桥选择最靠远中的 1 单位义齿研磨),用长度测量工具控制磨除量为 1mm,用湿的碳化硅砂纸抛光磨除面,然后依次用 P240 至 P600 湿的碳化硅砂纸磨平滑,最后用粒度为 3.0μm 的金刚砂石膏或粉抛光,直到用光学显微镜可以看到孔隙的清晰轮廓。

8.3.9.3 金属烤瓷修复体、全瓷修复体孔隙度实验:贵金属烤瓷修复体、非贵金属烤瓷修复体和全瓷修复体孔隙度实验方法按照 YY 0300-2009 中 7.6 的方法进行。结果应符合 6.3.9 的要求。

8.3.10 耐急冷急热性:参考 YY 0300-2009 中 7.10 陶瓷牙耐急冷急热试验方法,按 7.3 制作的贵金属烤瓷修复体、非贵金属烤瓷修复体和全瓷修复体:前牙单冠,后牙单冠、前牙固定桥、后牙固定桥试样各 1 个,合计 12 例试样进行实验。结果应符合 6.3.10 的要求。

8.3.11 金瓷结合特性:固定义齿为金属烤瓷修复体时,按照 YY 0621-2008 中 5.3.3 的方法进行。试验结果应满足 6.3.11 的要求。

9. 检验规则

9.1 总则

9.1.1 定制式固定义齿应经义齿加工企业质量检验部门检验,合格后方可提交验收。

9.1.2 定制式固定义齿的检验分为出厂检验和型式检验。

9.2 出厂检验

9.2.1 所有产品应逐个进行检查。

9.2.2 检验的项目由企业视规模而定,推荐检验的项目包括除 6.2.7、6.3.9、6.3.10、6.3.11 外的所有项目以及本标准的 10 和 11.1。

9.2.3 检验过程中有一项不符合标准要求时,该产品应退回并修改,然后进行复检产品,所有出厂检验项目均合格后方能验收。

9.3　型式检验

9.3.1 总则:正常生产时,下列情况下应进行型式检验:

a. 新产品投入使用前;

b. 在设计、工艺或材料有较大变化,可能影响产品质量时;

c. 间隔一年以上再投入生产;

d. 国家质量监督部门提出要求时。

型式检验的项目应包含 6 中的所有项目。

9.3.2 送检试样:定制式义齿加工单位应按照本标准第 7 章制备定制式固定义齿试样并送检。型式检验所有项目在送检试样上进行。

9.3.3 判定:型式检验的项目应全部合格。

10. 标志、随附文件

10.1　包装标志:包装上应印刷有企业名称、地址、生产许可证号、产品注册号、联系方式等真实信息。

10.2　随附文件:随附文件包括使用说明书、检验合格证、品质保证卡。

10.2.1 使用说明书:使用说明书应有下列主要内容:

a. 产品名称;

b. 企业名称、注册地址、生产地址、联系方式及售后服务单位;

c.《医疗器械生产企业许可证》编号、医疗器械注册证书编号;

d. 产品标准编号;

e. 产品的功能、主要结构、适应证;

f. 禁忌证、注意事项;

g. 使用说明;

h. 产品维护和保养方法;

i. 产品的使用期限;

j. 产品使用前应进行消毒;

k. 有害元素含量的声明。

10.2.2 检验合格证:检验合格证是根据出厂检验规则,由义齿加工方质检部开具的标明产品合格的单据,应有下列内容:

a. 企业名称;

b. 产品名称;

c. 注册产品标准号;

d. 检验日期和检验员代号。

10.2.3 品质保证卡:品质保证卡应有下列内容:

a. 材料厂商名称;

b. 材料名称;

c. 材料的注册产品标准号;

d. 授权信息及法律责任声明;

e. 批号;

f. 患者姓名及身份证号。

11. 包装、运输

11.1 包装 定制式固定义齿的包装应清洁,防碰撞。

11.2 运输

11.2.1 运输工具应安全可靠,温度为常温,应避免阳光直射。

11.2.2 运输应避免与有毒、有害、有腐蚀性、易挥发、有异味或其他易影响产品质量的物品混装。

11.2.3 运输过程应轻拿轻放,严禁挤压、摔扔、撞击。

附 录 A
（规范性附录）
定制式固定义齿模型要求

A.1 工作模型必须以超硬石膏灌制,具有一定的硬度,操作时不易被损伤或折断;

A.2 准确复制基牙及与修复有关的软硬组织的形态和结构,基牙边缘线须完整清晰,可辨别软硬组织分界;

A.3 上下颌模型间必须有准确稳定的咬合关系;

A.4 除基牙、基牙邻牙及基牙对殆牙外可以有少量瑕疵,但不能影响咬合和修复体的制作。

附 录 B
（资料性附录）
定制式固定义齿金属内部质量检测方法

B.1　概述　定制式义齿的金属部分的内部质量是评价定制式义齿质量的指标之一。但目前尚无公认的检测方法,因此在进行义齿金属部分内部质量检测时应考虑到方法的局限性。

在需要对金属内部质量进行评判时,可根据如下指标进行检测:金属铸造全冠咬合面的厚度 ≥0.7mm;贵金属烤瓷内冠咬合面的厚度 ≥0.5mm;非贵金属烤瓷内冠咬合面的厚度 ≥0.3mm;金沉积内冠测量部位为咬合面厚度 ≥0.2mm。若医师有特殊设计要求时,可不受此数值限制。

附录 B 中所列 3 种金属内部质量检测方法,均可以检测定制式义齿的金属内部缺陷。但是,3 种方法都有局限性。随着科学技术的不断发展,附录中的方法可能由新型检测手段取代。

B.2　方法一、X 射线照相检测方法——牙科专用孔型像质计法

B.2.1　设备及器具:牙科 X 线机、牙科专用孔型像质计、密度计。

B.2.2　试样放置:将固定义齿(如金属冠、金属桥、烤瓷冠、烤瓷桥等)的咬合面放置在牙科用胶片表面的中心位置。

B.2.3　像质计类型与放置:按照定制式义齿所采用的金属材质选择同类材质的牙科专用孔型像质计,像质计放置在待照射的义齿旁,像质计的薄板面直接与胶片接触。

B.2.4　射线照相质量等级及胶片灰度:射线照相的质量等级分为 A 级(普通级)和 B 级(高灵敏度级)。采用的质量等级必须能使胶片上显示出像质计的清晰图像,该图像中,应能观察到所有不同阶梯灰度的圆孔。

B.2.5　选择射线机参数:根据射线机的说明书设定各种参数,如电压、电流、距离和照射时间。射线机参数的选择以将像质计影像的各阶梯灰度显示出来为准。

B.2.6　胶片的暗室处理:胶片的暗室处理应按胶片的使用说明书或公认的有效方法处理,胶片的自动冲洗应注意精确控制胶片显影、定影、水洗和干燥等工序的温度、传送速度和药液的补充。胶片手工冲洗宜采用槽浸方式,在规定的温度(20℃左右)和时间内进行显影、定影等操作不允许在显影时用红灯观察来调整显影时间,以弥补曝光量不当来调整胶片灰度。定影后的胶片应允分水洗和除污处理,以防止产生水迹。可采用定期添加补充液的方法来保持显影性能的恒定。

B.2.7　射线胶片的观察:射线胶片应在背景照明较低的场所观察,观片灯的亮度和照明范围应可调节,胶片的观察条件应符合表 B.1 规定。

表 B.1　胶片观察条件

胶片背景照明的最高允许亮度	胶片灰度 D	观片灯亮度 cd/m²
30cd/m²	1.0	300
	1.5	1000
	2.0	3000
	2.5	10 000
10cd/m²	3.0	10 000
	3.5	30 000

B.2.8 结果评判

B.2.8.1 肉眼观察:将义齿影像中的灰度与像质计影像的各阶梯灰度比较,判定义齿相应部位的厚度及是否存在厚度小于要求的缺陷。

B.2.8.2 密度计测量:使用 PHOTOSHOP 软件,将扫描的 X 光片输入软件中,使用灰度测量功能,可以直接测量出缺陷处和像质计各孔下的阶梯灰度,两者比较,即可判断缺陷处厚度。

B.2.9 记录:书面记录每次完成的射线照相操作。其中至少包括样品编号(此编号也应出现在胶片上)、义齿名称、测量部位的厚度和照相部位、照相日期以及完整的射线照相技术参数等,其详细程度应达到易于重复进行同样的射线照相检验。记录中还应记入阅片人员对所发现的各种义齿缺陷及对其做出的判定,以及阅片者的签名。

B.3　方法二、X 射线照相检测方法——线型像质计法　采用 X 射线照相探伤方法,依据 JB/T 9217-1999《射线照相探伤方法》检测。X 射线探伤技术可以在不破坏金属修复体的条件下,利用 X 射线的穿透性和衰减性判断金属修复体内部是否存在缺陷,从而对修复体的内部质量进行监控。目前实验室采用的具体方法如下:将牙科铸造金属修复体和丝形像质计放在照相胶片上,用 X 射线机在其正上方 1m 处以 60kV 的管电压,0.9~1.2mAs 曝光量进行照射。照射完毕后,对胶片进行冲洗,观察胶片上牙科铸造金属修复体和像质计的成像结果,并借助像质计评价 X 光片的成像灵敏度。

B.4　方法三、微焦点 CT 法　微焦点 CT 法具有小靶点 X 射线源,适用于检测小型金属材料的内部缺陷,通过对金属结构的全方位三维扫描,电脑数据采集和图像重建获得金属材料的内部质量情况。

参 考 文 献

1. 徐君伍.现代口腔修复学.北京:高等教育出版社,2000
2. 徐君伍.口腔修复学.北京:人民卫生出版社,2001
3. 马轩祥.口腔修复学.北京:人民卫生出版社,2006
4. 巢永烈.口腔修复学.北京:人民卫生出版社,2006
5. 陈治清.口腔材料学.北京:人民卫生出版社,2000
6. 皮昕.口腔解剖生理学.北京:人民卫生出版社,2006
7. 于海洋.口腔固定修复工艺学.北京:人民卫生出版社,2004
8. 于海洋.口腔修复工艺学.北京:科学技术文献出版社,2005
9. 于海洋.现代牙科技师手册.北京:科学技术文献出版社,2007
10. YY/T 0287-2003 医疗器械 质量管理体系 用于法规的要求

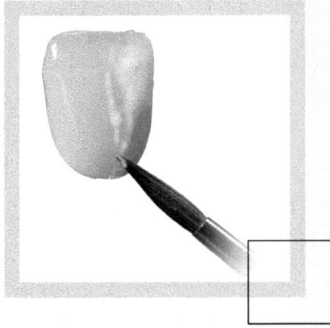

附录二
专业术语英汉对照

A

abrasive	研磨剂,磨料
abutment	基桩,基牙
acid pickling of castings	铸件酸蚀清洗
acrylic resin	丙烯酸树脂
acetal resin	缩醛树脂
adaptation	适合性
add porcelain	加瓷
additional clinical test	辅助性检查
adherend	黏附体,黏合体
adherend failure	粘接体失败
adhesion	粘接力,附着力,粘接
adhesion promoter	粘接促进剂
adhesive agent	粘接剂
adhesive or bonding strength	粘接强度
adhesive resin	粘接性树脂材料
adjust opposing	调对颌
adsorption	吸附力
aesthetics	美观性
affinity	亲和力
agar impression material	琼脂印模材料
air firing	空气烧结
air-abrasion	喷砂
Akers	三臂卡环
alginate impression material	藻酸盐印模材
all ceramic	全瓷
all ceramic fixed bridge	全瓷固定桥
alloy	合金
aluminous porcelain crown	氧化铝瓷全冠
aluminum oxide	氧化铝
alveolar bone	牙槽骨
alveolar ridge	牙槽嵴
anatomic impression	解剖式印模
anatomic tooth	解剖式牙

anatomical　　　　　　　　　　　　　　解剖的

anchorage unit　　　　　　　　　　　　支抗单位

anesthetic　　　　　　　　　　　　　　麻醉剂

angled abutment　　　　　　　　　　　角度基桩

anterioposterior curve　　　　　　　　纵𬌗曲线

anterior bite plate　　　　　　　　　　前牙𬌗垫

anterior palatal bar　　　　　　　　　前腭杆

appliance　　　　　　　　　　　　　　矫治器

appointment　　　　　　　　　　　　　复诊,预约

aqua regia　　　　　　　　　　　　　　王水,硝盐酸

armamentarium　　　　　　　　　　　　设备

arranging artificial teeth　　　　　　排列人工牙

articulated　　　　　　　　　　　　　关节的

articulator　　　　　　　　　　　　　𬌗架

artificial device　　　　　　　　　　人工装置

artificial organ　　　　　　　　　　　人工器官

artificial stone　　　　　　　　　　　硬石膏,人造石

artificial teeth　　　　　　　　　　　人工牙

artificial tooth　　　　　　　　　　　人工牙,义齿

asbestos　　　　　　　　　　　　　　石棉

atmospheric pressure　　　　　　　　大气压力

attached keeper　　　　　　　　　　　附着体衔铁

attachment　　　　　　　　　　　　　附着体

attachment denture　　　　　　　　　附着体义齿

average values articulator　　　　　平均值𬌗架

axial proximal groove preparation　　邻轴沟的预备

axis dimension　　　　　　　　　　　轴向

B

back pressure porosity　　　　　　　返压性气孔

back-action clasp　　　　　　　　　　回力卡环

balanced occlusion　　　　　　　　　平衡𬌗

bar clasp　　　　　　　　　　　　　杆形卡环

bar-clasp attachment　　　　　　　　杆卡式附着体

barrel shaped stone　　　　　　　　　柱状石

base　　　　　　　　　　　　　　　　基托

base metal　　　　　　　　　　　　　贱金属

base plate　　　　　　　　　　　　　基托,基底板

bending moment　　　　　　　　　　　屈矩

bending stress　　　　　　　　　　　屈应力

bi-cuspid　　　　　　　　　　　　　前磨牙

binding　　　　　　　　　　　　　　约束

binding force　　　　　　　　　　　约束力

binocular microscope　　　　　　　　双目显微镜

bioceramic-coated implant　　　　　生物陶瓷涂层种植体

biocompatibility　　　　　　　　　　生物相容性

biomechanical　　　　　　　　　　　生物力学

bisque bake　　　　　　　　　　　　烤瓷

bite plane	咬合面
bite plate	𬌗夹板,𬌗托
bite registration	咬合记录
bitewing	咬合翼片
blend	混合
blind vent	盲端逸气道
block out	填倒凹
blotting	印迹
body	体部
body porcelain	体瓷
bond angle	粘接角度,键角
bonding	粘接
bonding fixed bridge	粘接固定桥
bonding restorations	粘接修复体
bone torus	骨隆突
Bonwill triangle	邦威尔三角
borax	硼砂
border seal area	边缘封闭区
box form	箱状洞型
bracket	支架
bridge	牙桥
bristle	鬃毛(刷)
broken-stress bridge	应力缓冲式桥
brux	磨牙
buccal	颊的
buccal flange area	颊侧翼缘区
buccal frenum	颊系带
buccal shelf area	颊棚区
buccal space	颊间隙
buccal surface inlay	颊面嵌体
buccoocclusal inlay	颊𬌗嵌体
Bunsen burner	本生灯,煤气灯
burnout	焙烧
burnout temperature	焙烧温度

C

CAD/CAM	计算机辅助设计/计算机辅助制作
camel hair brush	驼毛刷
cantilever	悬臂
cantilever bridge	悬臂桥
cantilever fixed bridge	单端固定桥
cantilever pontic	悬臂梁桥体
capillary action	毛细管作用
carbonize	碳化
cast	模型
cast(casting)	铸造
castable ceramic	铸造陶瓷
castable ceramic(porcelain)crown	铸瓷全冠

castable coping	铸造帽,铸造顶盖
casting	铸造
casting clasp	铸造卡环
casting labial bar	铸造唇杆
casting machine	铸造机
casting metal full crown	铸造金属全冠
casting ring	铸圈
casting torch	铸造喷灯
casting wax	铸造蜡
cavity pattern	洞型
cement	牙骨质,粘接剂,水门汀
cement space	粘接间隙
cementation	粘固,粘固作用
center of heat	热中心
center of mass	质心
center screw	中央螺栓
central incisor	中切牙
centric balanced occlusion	正中𬌗平衡
centric stop	正中止接触
centrifugal casting machine	离心铸造机
ceramic implant	陶瓷种植体
ceramic ingots	陶瓷铸块
ceramic veneer	瓷贴面
certified dental technician	执业牙科技师
check bite	正咬合法,𬌗矫正法
chemical strengthening	化学加固
chewing efficiency	咀嚼效率
chief complaint	主诉
Christensen phenomenon	克里斯坦森现象
chroma	色饱和度,彩度
CIE LAB system	三色亮度和颜色空间的关系体系
cingulum	舌隆凸
cingulum rest	舌支托
circumferential clasp	圆环形卡环
clasp	卡环
clasp arm	卡环臂
clasp retainer	卡环型固位体
clasp shoulder	卡环肩部
clay	黏土
clinical crown	临床牙冠
closed magnetic field	闭合磁场
closed-mouth impression	闭口式印模
coefficient of thermal expansion	热膨胀系数
cohesion	内聚力
cohesive failure	粘接剂破坏,粘接失败
collar	颈袖
collar or cingulum wall reduction	颈袖的预备
collar preparation	颈袖预备

collarless metal ceramic restoration	无金属颈袖的烤瓷修复体
colloidal silica	硅橡胶
color	颜色
color blindness	色盲
color corrected	色彩校正
color deficiency	颜色缺陷
color rendering index	显色指数
color temperature	色温度
color vision deficiency	色弱
combined clasp	联合卡环
combined impression	联合印模
compensating curve	补偿曲线
complementary colors	互补色
complete denture	全口义齿
complication	并发症
composite implant	复合种植体
composite resin	复合树脂材料
compound fixed bridge	复合固定桥
comprehensive history	系统病史
comprehensive physical examination	临床检查
compressibility	可压缩性
compressive layer	压缩层
compressive strength	压缩强度
compressive stress	压应力
concave	凹面的
condensing mallet	填压槌
configuration	构造,结构
conical pontic	锥形桥
connector	连接体
connector location	连接体位置
contact	接触
contaminant	污染物
continuous clasp	连续卡环
continuous spectrum	连续光谱
contour	外形轮廓
contouring	外形修整
conventional design	传统设计
converging	收缩,会聚
convexity	凸面,凸度
coping	顶盖,套筒,底冠
coping fastening screw	顶盖固定螺丝
core-vent implant	核孔种植体
corrosion resistance	耐腐蚀性
cover screw	覆盖螺丝
cradle	支架,托架
creamy	奶油色的
creep	蠕变
cristobalite	方石英

cross bite	错殆
cross section	横切面,切(断)面
crown	冠
crucible	坩埚
crucible former	铸造底座
crystalline phase	晶相
crystalline reinforcement	结晶加固
crystallization	结晶
curette	刮匙
curve of occlusion	殆曲线
curve of Spee	司比曲线
curve of Wilson	威尔逊曲线
cusp angle	牙尖斜度
cusp height	牙尖高度
cuspal ridges	牙尖边缘嵴
cusp-fossa occlusion	尖窝咬合
cuspid(canine)	尖牙
cusp-marginal ridge occlusion	牙尖 - 边缘嵴咬合
custom impression tray /individual tray	个别托盘
custom tray	个别托盘
custom-attachment	定制附着体
cut-back	回切
cyanoacrylate	氰基丙烯酸酯
cylinder attachment	柱状附着体
cylinder fastening screw	柱状固位螺丝

D

defect of maxilla and mandible	颌骨缺损
definitive overdenture	永久覆盖义齿
degas	除气
dehydration	脱水
demineralize	脱矿
dental bonding technique	牙科粘接技术
dental cast	牙科模型
dental implant	牙种植体
dental laboratory	牙科技工室
dental laboratory work authorization	工作授权书
dental prosthetic appliance / prosthesis	修复体
dental stent or diagnosticate indicator	模板
dental stone	人造石
dental technician	口腔技师
dentine	牙本质
dentistry	牙医学,牙科学
dentition defect	牙列缺损
denture placement	全口义齿就位
denture retained by attachment	附着体义齿
denture space	义齿间隙
denture surfaces	义齿表面

design	设计
detachable implant support denture	可拆卸式种植义齿
developmental	发育性的
devest	从包埋材料中取出修复体
devitrification	不透明处理
diagnosis	诊断
diagnostic cast or study cast	研究模型
diagnostic occlusal adjustment	诊断性调𬌗
diagnostic wax up	诊断蜡型
diastema	牙间隙
dichromatic vision	二色性色盲
die	代型
die hardener	硬化剂
die lubricated	代型隙料
die spacers	代型隙料
die trimming	修整代型
dimensional stability	体积稳定性
direct bonding system	直接粘接系统
direct method	直接法
direct retainer	直接固位体
direct veneer technique	直接贴面技术
discoloration	变色,脱色,褪色
disinfected	消毒
dispersing agent	分离剂
distal	远中
distal extension denture	远中游离端义齿
distobuccal angle area	远中颊角区
disto-occlusal inlay	远中邻𬌗嵌体
double bar	双舌杆
double surface inlay	双面嵌体
dovetail	鸠尾
dovetail-shaped	鸠尾型
dowel pin	代型桩钉
ductility	延展性
dynamic impression	动态印模法
dual major connector	双大连接体

E

E-line	审美线
eccentric balanced impression	非正中𬌗平衡
edentulous	牙列缺失
edentulous jaws	无牙颌
elastic limit	弹性极限
elastomer	弹性体,合成橡胶
electroform	电铸
electrolytic etching	电解酸蚀
electroplated die	电镀代型
electroplating	电镀

elimination of centric relation interference	消除正中关系殆干扰
elimination of lateral and protrusive interference	消除侧方及前伸殆干扰
elongation	延伸率
embrasure	楔状隙(外展隙)
emergence profile	过凸的外形
enamel	牙釉质
endodontic	牙髓的
endodontic history	牙髓治疗史
endodontic implant	根管内种植体
endosteal implant	骨内种植体
epoxy resin	环氧树脂
esthetics	美学
esthetic analysis	美学分析
esthetic retentive zone	美观固位区
esthetic rehabilitation	美学重建
etching	酸蚀
etching gel	酸蚀剂
etching technique	酸蚀技术
evacuate	排气
explorer	探针
extension clasp	延伸卡环
external magnetic field	开放式磁场
extra-coronal attachment	冠外附着体
extra-coronal retainer	冠外固位体
extraction	拔牙

F

fabricated	焊接的
fabrication	装配,加工,制造
facial	面部的
facial reduction	唇面预备
fastening screw	固定螺丝
fatigue	疲劳
faulty casting	铸造缺陷
FDI	国际牙医学会
feldspar	长石
ferrite	铁氧体,亚铁盐
ferrule	肩领,金属箍
FGC (Full Gold Crown)	全金冠
filtered suction machines	过滤抽吸机
final impression	终印模
final try-in	最终试戴
fineness	精度,纯度,细度
finish line	终止线
finishing	打磨,精修完成
firing	烧结
first visit	初诊
fissure bur	裂钻

fixed	固定的
fixed bridge	固定桥
fixed implant supported denture	固定式种植义齿
fixed partial denture	固定局部义齿
fixed splint	固定夹板
fixed transitional denture	暂时固定义齿
fixed-removable combined bridge	固定 - 可摘联合固定桥
fixed-removable denture	固定 - 可摘义齿
fixed-removable prostheses	固定 - 可摘修复体
flabby ridge	松软牙槽嵴
flasking	装盒
flat plane	平面板
flexural strength	挠曲强度
fluorescence	荧光
fluoride	氟化物
flush	冲洗
flux	焊媒
food impaction	食物嵌塞
forceps	镊子, 钳子
formulation	组成, 成分
fracture toughness	断裂韧性
fragile	易碎的, 脆的
framework	支架
free end	游离端
free-end denture	游离端义齿
frictional force	摩擦力
FUD / FLD（Full Upper / Lower Denture）	上颌 / 下颌半口义齿
fulcrum line	支点线
full denture	全口义齿
full palate	全覆盖
full-adjustable articulator	全可调节𬌗架
functional stability	功能稳定性
functional trimming	功能行修整
furnace	烤瓷炉

G

gas-air tip	喷气头
gas-air torch	空气喷灯
gas-oxygen	氧气喷灯
gingiva	牙龈
gingival former	牙龈成形器
gingival margin preparation	龈缘预备
gingival porcelain	龈瓷
gingival retraction	龈缘退缩
gingival stained	龈染色
glass slab	玻璃调拌板
glass-ceramic	玻璃陶瓷
glass-infiltrated	渗透玻璃

glazing	上釉
golden ratio	黄金比例
gothic arch	哥特式弓
grain boundary	晶界
grain refining	晶粒细化
grinding debris	磨屑
groove	沟
guide line	导线
guide pin	导针
guide plane	导平面,斜面导板
guided tissue regeneration,GTR	膜引导组织再生技术
gypsum products	石膏产品

H

half and half clasp	对半卡环
hard area	上颌硬区
healing abutment	愈合基桩
healing cap	愈合帽
healing screw	愈合螺丝
heat source	热源
heating muffle	加热烘炉
height of contour	外形高点
hemostat	止血钳
hexlock	六面体抗旋转结构
hexlock transfer	六角转移器
high-impact resin	高强度树脂
holder	电镀仪顶盖
hollow cylinder implant	中空柱状种植体
horseshoe	马蹄型
hot-pressed	热压法
hue	色调
hydrofluoric acid	氢氟酸
hydroxyapatite ceramic	羟基磷灰石
hygiene cap	卫生帽
hygiene screw	卫生螺丝
hygienic pontic	卫生桥体
hygroscopic expansion	吸湿性膨胀

I

I Bar	I卡
iatrogenic	医源性的
immediate complete denture	即刻全口义齿
immediate denture	即刻义齿
immediate overdenture	即刻覆盖义齿
immersion	浸泡
implant denture	种植义齿
implant supported single crown	种植单冠
implant-supported fixed bridge	种植固定桥

impregnation	浸润
impression	印模
impression compound	印模膏
impression material	印模材料
impression technique	印模技术
impression tray	印模托盘
incisal（edge）	切端（缘）的
incisal curve	切缘曲线
incisal groove preparation	切沟预备
incisal porcelain	切端瓷
incisal preparation	切缘预备
incisal reduction	切端预备
incisal rest	切支托
incisive papilla	切牙乳头
incisor	切牙
inclination of condylar path	髁道斜度
inclination of cusp or height of cusp	牙尖斜度或牙尖高度
inclination of incisal guidance	切导斜度
inclination of incisal path	切道斜度
inclination of lateral condylar guidance	侧方髁导斜度
inclination of plane of orientation	定位平面斜度
Inclination of protrusive condylar guidance	前伸髁导斜度
indenter	刻压机,压头
indirect method	间接法
indirect retainer	间接固位体
indirect retention	间接固位
induction current	感应电流
infection control	感染控制
infiltrated ceramic crown	渗透陶瓷冠
infrabulge clasp	倒凹区卡环
initiating factor	诱发因素
inlay wax	嵌体蜡
inlay/onlay	嵌体
inner-crown convergent degree	内冠聚合度
intaglio	雕刻牙模型
interalar line	鼻翼线
intercuspal contact	牙尖交错接触
intercuspal position,ICP	牙尖交错位
intercuspation	牙尖吻合
interdental cleaning aids	牙间清洁器
interface failure	界面破坏
interpupillary line	双瞳线
interlocking	锁结
internal attachment	冠内附着体
internal stress	内应力
interocclusal appliance	𬌗间矫治器
interocclusal therapy	𬌗间矫治
interproximal	邻牙之间的

interproximal contact	邻面接触
intracoronal attachment	冠内附着体
intracoronal rest	冠内支托
intra-coronal retainer	冠内固位体
intraoral evaluation	口内检查
intrinsic coloring	内染色
invest（investment）	包埋
irreversible hydrocolloid	不可逆性水（解）胶体
isopropyl alcohol	异丙基酒精

K

kaolin	高岭土,白陶土
key and key way	栓体栓道
key-key way	栓道式
Knoop hardness test	努氏硬度测量
konuskronen telescope	圆锥型套筒冠
konuskronen telescope denture	圆锥型套筒冠义齿
konuskronen telescope splint	圆锥型套筒冠夹板

L

labial	唇的,唇状的
labial corridor	口角颊间隙
labial frenum	唇系带
laboratory test	实验室检查
laminae	板
lateral balanced occlusion	侧方𬌗平衡
lateral incisor	侧切牙
lateral palatal bar	侧腭杆
lattice structure	晶格结构
layered impression	分层印模法
light occlusion	轻咬合
light source	光源
linear coefficients	线胀系数
lingo-occlusal inlay	舌𬌗嵌体
lingual	舌的
lingual bar	舌杆
lingual eminence rest	舌隆突支托
lingual flange area	舌侧翼缘区
lingual frenum	舌系带
lingual plate	舌面板
lingual reduction	舌面预备
lingual rest	舌支托
lingual surface preparation	舌面预备
liquid	液体
long arm clasp	卡臂卡环
longitudinal section	纵剖面
loose tooth	松动牙

lost wax	失蜡
lost-wax casting technique	失蜡铸造法
lost-wax process	失蜡法
luster	光泽
luting	封闭，粘接剂

M

magnetic attachment	磁性附着体
magnetic implant	磁种植体
major connector	大连接体
mandibular movement recording	下颌运动记录
mandibular movement track	下颌运动轨迹
mandibular orthopedic repositioning appliances	下颌矫正性再定位咬合板
mandibular torus	下颌隆突
mandibule	下颌的
manufactory	制作
manufactured attachment	成品附着体
manufactured crown or preformed crown	成品冠
manufactured tray	成品托盘
margin	边缘
margin design	边缘设计
marginal ridges	边缘嵴
mask	防护罩
master cast trimming	修整模型
master die	工作代型
master model（Working model）	主模（工作模）
mastication function	咀嚼功能
masticatory efficiency	咀嚼效率
maxillary	上颌的
maxillary tuberosity	上颌结节
maxillofacial prosthetics	颌面赝复学
maxillofacial prothesis	颌骨缺损的修复体
mechanic attachment	机械式附着体
mechanical property	机械性能
mechanism of metal-porcelain bonding	金瓷结合机制
medical history	病史
melting point	熔点
meshwork	网格
mesial	近中
mesio-occlusal inlay	近中邻𬌗嵌体
metal	金属
metal bases	金属基托
metal ceramic restoration	金 - 瓷修复体
metal collar（(band)	金属边
metal full crown	金属全冠
metal implant	金属种植体
metal island（stop，pad）)	金属触点
metal occlusion	金属𬌗面

metal post	金属桩
metal tooth	金属牙
metal-oxide layer	金属氧化层
metal-resin metal crown	金属 - 树脂混合全冠
methyl methacrylate resin	甲基丙烯酸树脂
midline	中线
microcrack	微裂纹
microleakage	微渗漏
microporosity	微孔
milling	碾磨 磨碎
minor connector	小连接体
mixer	混合机,调拌器
mixing spatula	调拌刀
model	模型
modeling knife	模型修整刀
modeling with wax	制作蜡型
modified ridge lap pontic	改良盖嵴式桥体
modulus of elasticity	弹性模量
moisture control	隔湿
molar	磨牙
mold	模型
monochromatic vision	全色盲
monomer	单体
mortise	栓道
mounting	上𬌗架
mouth preparation	口腔预备
movability	松动度
mucodynamic impression	黏膜运动式印模
mucosa support	黏膜支持
mucostatic impression technique	黏膜静止印模法
multiorifice tip	多孔喷头
multiple pour technique	多次灌模技术
muscle functional trimming	肌功能整塑
muscle relaxation splints	肌松弛咬合板
muscular contact position, MCP	肌肉接触位
mylohyoid lines	颌舌骨线
mylohyoid ridges	下颌舌骨嵴
myo monitor	肌监测仪
myocentric	肌正中

N

natural glaze	自上釉
neck	颈部
negative waxing/wax reduction techniques	负蜡法 / 熔模回切技术
neutral zone	中性区
nickel	镍
noble metal	贵金属
non working interference	侧𬌗干扰

non-anatomic tooth	非解剖式牙
none-metal full crown	非金属全冠
nonprecious metal	非贵金属
non-pressure impression	非压力印模
nonrigid	非刚性的,弹性的
nonrigid attachment	非刚性附着体
nonrigid connector	活动连接体
non-undercut area	非倒凹区
notch	切迹

O

oblique ridge	斜嵴
observer	观察者
occluded gas porosity	包藏气体性气孔
occlusal (occlusion)	𬌗的
occlusal adjustment	调𬌗
occlusal clearance	咬合间隙
occlusal disease	咬合病
occlusal disease treatment device	咬合病矫治器
occlusal force	𬌗力
occlusal groove	𬌗面沟
occlusal interference	𬌗干扰
occlusal level adjusting splint	𬌗平面夹板
occlusal overabrasion	咬合面过度磨耗
occlusal pad	𬌗垫
occlusal plane	𬌗平面
occlusal plane guide	𬌗平面规
occlusal reconstruction	咬合重建
occlusal rest	𬌗支托
occlusal splint	咬合夹板
occlusal surface	咬合面
occlusal surface inlay	𬌗面嵌体
occlusal trauma	𬌗创伤
one arm clasp	单臂卡环
onlay	高嵌体
opacity	不透明性
opalescence	乳白色
opaque	遮色的,不透明的
open bite	开𬌗
open vent	开放逸气道
open-mouth impression	开口式印模
operative dentistry	牙体修复学
eyebrow line	眉弓线
opposing	对口
optical hallucination principle	视幻觉原理
optimum	最适条件
oral vestibule	口腔前庭
orifice	孔,喷孔

out of occlusion	无咬合
ovate pontic	卵圆形桥体
over denture	覆盖义齿
overclosure	咬合过度,超𬌗
overcontouring	外形过凸的
overglaze	二次上釉
overhang	悬突
overlay	罩面
overlay denture	覆盖义齿
oxidation	氧化(作用)
oxyacetylene	氧乙炔喷灯

P

palatal	腭的
palatal bar (strap)	腭杆
palatal plate	腭板
palatal rugae	腭皱
palatal torus	腭隆突
palatal vault	腭穹隆
palatine fovea	腭小凹
partial crown	部分冠
partial dentrue	局部义齿
partial edentulisum	牙列缺损
paste	糊剂
path of insertion	就位道
path of esthetic insertion	美观就位道
pattern cleaner	模型清洁剂
performed dowel /post	预成桩即成品桩
performed shell crown	预成金属壳冠
perikymata	釉面横纹
periodontal disease	牙周疾病
periodontal history	牙周病史
periodontal membrane	牙周膜
periodontal splint	牙周夹板
permeability	渗透性,透过性
permucosal extention	愈合基台
perpetuating factor	持续因素
petrolatum	凡士林
PFM (Porcelain fused to metal)	烤瓷
phosphate	磷酸盐
phosphate-bonded investments	磷酸盐粘接剂包埋材料
pickle	酸蚀液
pigment	颜料,色素
pinledge	钉支抗
pitting corrosion	点蚀
plaster	石膏,熟石膏
plaster die	石膏代型
plaster model	石膏模型

platinum foil	铂箔
polish	抛光,抛光剂
polishing	抛光
polishing surface	磨光面
polycarbonate manufactured crown	聚酯成品冠
polyether	聚醚印模材料
polyethylene	聚乙烯
polyethylene glycol gel	聚乙烯乙二醇凝胶
polygon surface inlay	多面嵌体
polymer implant	聚合体种植体
polymer powder	聚合粉
polymerized	聚合的
polyurethane dies	聚氨酯代型
polyvinyl	聚乙烯的
pontic	桥体
porcelain	瓷料,瓷器
porcelain butt margin（porcelain shoulder）	肩台瓷
porcelain fused to metal crown	瓷熔附金属全冠
porcelain laminate veneer	瓷贴面
porcelain slurry	瓷浆
porcelain tooth	瓷牙
porcelain tweezers	陶瓷摄子
porcelain-metal junction	金 - 瓷结合部
porosity	气孔率
porous	多孔的
positioning	复位
positive Waxing / wax-added waxing / functional waxing	正蜡法 / 加蜡法 / 功能蜡型技术
post crown or dowel crown	桩冠
post dam area	后堤区
posterior palatal bar	后腭杆
precious	贵金属
precision attachment	精密附着体
predisposing factor	易感因素
preformed metal crown	金属成品冠
preheating	预热
preliminary or primary impression	初印模
premature contact	早接触
pre-restorative preparation	修复前准备
pressed ceramic crown	热压陶瓷全冠
pressoreceptor	压力感受器
pressure casting ceramic crown	热压铸瓷冠
pressure impression	压力式印模
pressure indicator paste	压力指示糊剂
primary colors	三原色
primary stress-bearing area	主承托区
primer	底漆
prognosis	预后
prominence of compensation curve	补偿曲线曲度

proportional limit	比例极限
prosthesis	赝复体
prosthesis screw	固定螺丝
prosthodontic therapy procedure	修复治疗过程
prosthodontics	口腔修复学
protective end plate	末端板
protrusive balanced occlusion	前伸𬌗平衡
protrusive interference	前伸𬌗干扰
provisional appliance temporary splint	暂时性夹板
provisional restoration	过渡性或临时修复
proximal contact location	邻面接触区
proximal preparation	邻面预备
proximal surface inlay	邻𬌗嵌体
pterygomaxillary notch	翼上颌切迹
pulp	牙髓
pumice	浮石粉
push type clasp	推型卡环

Q

quartz	石英
quench	淬火

R

radiolucent	射线可穿透的
radiopacity	射线不可透过的
reciprocal arm	对抗臂
reciprocation	交互作用
recording maxillomandibular relation	颌位关系记录
red-glass deficiency	红绿色弱
reflectance	反射比,反射系数
refractory	耐火材料
refractory cast (mold)	耐火模型
register cast or record cast	记录模型
registering jaw relationship	确定颌位关系
relief area	缓冲区
relining	重衬
remake (redo)	重做(返工)
remineralization	再矿化
remounting and occlusal equilibration	上𬌗架检查𬌗平衡
removable	活动的
removable partial denture	可摘局部义齿
removal implant supported denture	可摘式种植义齿
removal permanent splint	可摘式恒久夹板
reorganization	组织再生
repositioning appliances	再定位矫治器
requirements of abutment	基牙条件
reservoirs	储金池
residual ridge	剩余牙槽嵴

residual root	残根
residual stress	残余应力
resilience	回弹性
resilient attachment	弹性附着体
resin tooth	塑料牙
resin-bonded fixed partial denture	粘接固定义齿
resin-retained prosthesis	树脂粘接修复体
resistance form	抗力形
resorption of the residual ridge	剩余牙槽嵴的吸收
rest	支托
rest jaw position	息止颌位
rest L-bar stabilizer clasp	RLS 卡环
rest occlusal space	息止𬌗间隙
rest seat	支托凹
retainer	固位体
retention	固位
retention finger	固位指
retention form	固位形
retentive area	卡环固位区
retraction cord	牙线
retromolar pad	磨牙后垫
retruded contact position, RCP	后退接触位
reverse back action clasp	反回力卡环
reverse hook clasp	倒钩卡环
ridge	牙槽嵴
ridge augmentation	牙槽嵴增高术
ridge lap	盖嵴部
rigid attachment	刚性附着体
rigid fixed bridge	双端固定桥
rigidity	劲度,刚度
rigidity binding	刚性约束
ring clasp	圈卡
ring liner	铸圈内衬
roach clasp	Y 卡
root covering	根帽
root surface attachment	根面附着体
roughness	粗糙度
round stones	轮形石
RPD (Removable Partial Denture)	可摘局部义齿
rubber cup	橡皮杯
rubber wheel	橡皮轮
runner bar	连接杆

S

saddle	鞍基
sanitary pontic	卫生桥体
sanitary ware	卫生设备
saturation	饱和度

scalpel	手术刀
secondary ridges	副嵴
secondary stree-bearing area	副承托区
selective grinding	选磨
selective pressure impression	选择性压力印模
self-etching technique	自酸蚀粘接技术
self-limiting	自限性
semi precision attachment	半精密附着体
semi-adjustable articulator	半可调𬌗架
semi-anatomic tooth	半解剖式牙
semi-rigid bridge	半固定桥
separating medium	分离剂
sequence of preparation	牙体预备程序
serrated instrument	锯齿状器械
setting expansion	固化膨胀
shade guide	比色板
shade matching	配色
shade selection	选色
shearing stress	剪切应力
shellac base plate	虫蜡基托板
short shank diamond points	短柄金刚砂车针
shoulder	肩台
shrinkage	收缩
shrink-spot porosity	收缩气孔
silane	甲硅烷
silane coupling agent	硅烷偶联剂
silica	二氧化硅
silicon index	硅橡胶印记
silicone	硅树脂,硅酮
silicone rubber impression material	硅橡胶印模材料
simple articulator	简单𬌗架
simple surface inlay	单面嵌体
single complete denture	单颌全口义齿
Size & Shape	大小和形态
slender instrument and long, narrow neck	细长颈金刚砂车针
slippage frictional force	滑动摩擦力
smear layer	玷污层
smile line	笑线
social factor	社会因素
soft vinyl splint	软弹性咬合板
softening temperature	软化温度
solder	低温焊接,焊料
soldering flux	焊媒
soldering index	焊接复位记录
soldering procedures	焊接程序
solid model	参考模型
solid solution	固溶体
solidification	凝固,固化

solidification porosity	固化气孔
solvent	溶剂
spark erosion	火花蚀刻
spatula	软膏刀,匙形器械
spatulation	调拌
specific gravity	比重
spectrum	光谱
spiral plugger	螺旋充填器
splint	夹板
split major connector	分裂大连接体
split-cast procedure	离心铸造
spray	喷雾法
sprue	铸道
sprue button	铸造金属钉扣
spurring	安插铸道
stain	染色
staining	着色
standard light source	标准光源
stiffness	稳定性,劲度
stone	石膏
stone die	人造石代型
strain gauge	应变规,应变仪,变形计
strain measurement	应变测量
stress breaker design	应力中断设计
stress concentration	应力集中
stress relaxation	应力松弛
stress relief	应力释放
stress-corrosion	应力腐蚀
stress-strain	应力应变
structural factor	结构因素
stud	按扣,螺栓
study model	对照模型
sublingual gland	舌下腺
submerged root retentive overdenture	潜没牙根覆盖义齿
substructure	下部结构,基底结构
subtractive color system	减色体系
suck back	回吸
superhard stone	超硬石膏
superstructure	上部结构
supportive periodontal therapy	牙周支持治疗
supragingival	龈缘上的
supraocclusion	超𬌗
surface	表面
surface quality	表面特性
surface tension	表面张力
surface texture	表面质地
surfactant	表面活性剂,表面活化剂
survey line	观测线

surveyor	模型观测器
swage	成型模
swing lock clasp	悬锁卡环

T

tab	比色板
tag	微突
telescope crown	套筒冠
telescope crown retainer	套筒冠固位体
telescope denture	套筒冠义齿
temporary restoration	暂时性修复体
temporary splint	暂时性夹板
tenon	栓体
tensile stress	拉应力
tensile dislocation force	拉伸脱位力
test firings	试烧结
tetracycline staining	四环素着色
thermal contraction	热收缩
thermal expansion	热膨胀
thermal tempering	热回火
thermoplastic	热塑性塑料, 热塑性的
three arms clasp	三臂卡环
tissue condition	组织情况
tissue surface	组织面
tissue-conditioning material	蜡或组织衬垫材料
tooth and mucosa support	混合支持式
tooth color selection	牙色选择
tooth defect	牙体缺损
tooth exposure at rest	息止位前牙暴露量
tooth preparation or tooth reduction	牙体预备
tooth proportion	牙冠比例
tooth proprioception	牙本体感受器
tooth support	牙支持式
torus mandibularis	下颌隆突
torus palatinus	腭隆突
toughness	韧度
transfer coping	转移帽
transition line	转折线
transitional splint	临时夹板
translucency	透明度
translucent	透明的, 半透明的
transparent celluloid crown	暂冠
tray	托盘
treatment planning	治疗计划
triangular ridges	三角嵴
trichromatic system	三元色体系
trim	修整
tripod	三角架

tripoli	硅藻土
try in	试戴
two arms clasp	双臂卡环
two-phase materials	两相材料

U

ultimate strength	极限强度
ultimate tensile strength	极限抗张强度
ultrasonic agitation	超声调拌器
ultrasonic cleaning	超声清洗
undercut	倒凹
undercut area	倒凹区
use and maintain	使用和保养

V

vacuum compression former	真空压缩成形机
vacuum firing	真空烧结
vacuum mixing	真空调拌
vacuum technique	真空技术
value	亮度
veneer	帖面
veneer laminate	贴面修复
venting	排气,逸气
vertical dimension	垂直距离
vestibular extension	前庭沟加深
vibrating line	颤动线
vibration	振动
vibrator	振荡器
viscosity	黏(滞)性,黏(滞)度
visible spectrum	可见光谱
vital pulpal	活髓牙
vitreous carbon implant	玻璃碳种植
volatilization	挥发

W

wave length	波长
wax	蜡
wax dipping technique	浸蜡法
wax dripping technique	滴蜡法
wax elimination	除蜡
wax expansion	蜡膨胀
wax pattern	蜡型
waxing	蜡型制作
wetting	润湿
whipping brush	抖动刷子
work hardening	冷加工硬化,加工硬化,冷作加工
wrought full crown	锤造全冠
wrought wire clasp	锻丝卡环

wrought wire framework	弯制法制作支架

Z

zinc oxide-eugenol	氧化锌丁香油
zinc phosphate	磷酸锌
zinc polycarboxylate	聚羧酸锌
zoning impression method	分区印模法
zygomatic process	颧突

（于海洋　马超逸　郑力维）

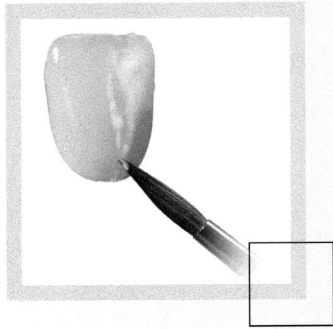

参 考 文 献

1. 周学东.口腔医学史.北京:人民卫生出版社,2013

2. 周学东.华西口腔百年史话.第2版.北京:人民卫生出版社,2010

3. 赵铱民.口腔修复学.第6版.北京:人民卫生出版社,2008

4. 赵信义.口腔材料学.第5版.北京:人民卫生出版社,2012

5. 于海洋.口腔固定修复工艺学.北京:人民卫生出版社,2006

6. 于海洋.美学修复的临床设计与路径.北京:人民卫生出版社,2014

7. 于海洋.口腔微距摄影速成.北京:人民卫生出版社,2014

8. 于海洋,周敏.中国修复工艺学的发展与展望.中国口腔医学年鉴2004卷:17-20

9. 赵云凤.口腔修复技术与工艺学.成都:四川大学出版社,2001

10. 周大成.中国口腔医学史考.北京:人民卫生出版社,1991

11. 郑麟蕃.国口腔医学发展史.北京:北京医科大学协和医科大学联合出版社,1998

12. 余取民,余捻宏.GB/T19000-2000 idt ISO 9000:2000质量管理基础教程.北京:机械工业出版社,2003

13. 徐斌.质量管理.北京:企业管理出版社,2001

14. Chaoyi M,Liwei Z,Li Y,et al. Current status,crisis and trends in Chinese dental technicians. Int Dent J,2012,62(2):79-83

15. Zheng L,Yue L,Zhou M,et al. Dental laboratory technology education in China:current situation and challenges. J Dent Educ, 2013,77(3):345-347

16. Zhang R,Wu Y,Zhu ZL,et al. A study of labial groove-textures of upper central incisors by Shadow Moire technology. J Oral Rehabil,2010,37(7):501-508

17. Reid DJ,Ferrell RJ. The relationship between number of striae of Retzius and their periodicity in imbricational enamel formation. Journal of human evolution. J Hum Evol,2006,50(2):195-202

18. Storrer CM,Sanchez PL,Romito GA,et al. Morphometric study of length and grooves of maxillary lateral incisor roots. Arch Oral Biol,2006,51(8):649-654

19. Aschheim KW,Dale BG. Esthetic Dentistry:A Clinical Approach to Techniques & Materials. London:Mosby;2001

20. Wu JZ,Yu HY,Zhang DS. Study on measuring method for surface micromorphology of human incisor. Journal of Medical Biomechanics. 2011;26(3):269-73

21. Brunski JB. Biomechanical aspects of oral/maxillofacial implants. Int J Prosthodont,2003,16 Suppl:30-32

22. F.R. Stephen,F.L. Martin,F. Junhei. Contemporary Fixed Prosthodontics,London:Mosby,2006

23. V.M. Henry,B.S. Troy. Fixed Restorative Techniques. The University of North Carolina Press,1989

24. T.S. Herbert,L.W. Edwin,T.M. Jack. Guide to occlusal waxing. London:Quintessence Publishing Co.,Inc.,2000

25. Hrsg. v. Thomas Lehmann. Handbuch der Medizinischen Informatik. KöLn:Hanser Fachbuchverlag,2005

26. Informationsdienst des Instituts der Deutschen Zahnärzte. Qualitätsmanagement-System für die Zahnarztpraxis,KöLn,2005,ISSN 0931-9816